George Vithoulkas

Homöopathisches Seminar

Esalen Band I

George Vithoulkas

Homöopathisches Seminar Esalen Band I

Materia Medica, Arzneimittelprüfungen,
Unterdrückung von Symptomen,
Nephritis, Enzephalitis, Psychosen

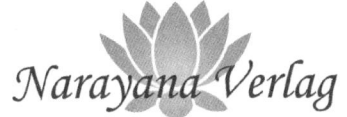

George Vithoulkas
Homöopathisches Seminar
Esalen Band I

1. deutsche Ausgabe Silvia Stefanovic 1988 und 1993
2. überarbeitete deutsche Ausgabe Narayana Verlag 2009
ISBN 978-3-939931-72-0

Coverabbildung © Archiv der Right Livelihood Award Stiftung,
Stockholm, Schweden

Herausgeber:
Narayana Verlag GmbH, Blumenplatz 2, 79400 Kandern
Tel.: +49 7626 974970-0
E-Mail: info@narayana-verlag.de
www.narayana-verlag.de
© 2010 Narayana Verlag GmbH

Alle Rechte vorbehalten. Ohne schriftliche Genehmigung des Verlags darf kein Teil dieses Buches in irgendeiner Form – mechanisch, elektronisch, fotografisch – reproduziert, vervielfältigt, übersetzt oder gespeichert werden, mit Ausnahme kurzer Passagen für Buchbesprechungen.
Sofern eingetragene Warenzeichen, Handelsnamen und Gebrauchsnamen verwendet werden, gelten die entsprechenden Schutzbestimmungen (auch wenn diese nicht als solche gekennzeichnet sind).
Die Empfehlungen dieses Buches wurden von Autor und Verlag nach bestem Wissen erarbeitet und überprüft. Dennoch kann eine Garantie nicht übernommen werden. Weder der Autor noch der Verlag können für eventuelle Nachteile oder Schäden, die aus den im Buch gegebenen Hinweisen resultieren, eine Haftung übernehmen.

Inhaltsverzeichnis

Vorwort vii
Lebendige Materia medica 1
Meningoenzephalitis (Fall) 3
Pyelonephritis (Fall) 21
Aconitum 27
Drüsenfieber (Fall) 29
Arzneimittelprüfung und die Wirkung toxischer Substanzen 39
Die Unterdrückung von Symptomen 49
Anacardium orientale 57
Cuprum 83
Multiple Ängste (Fall) 97
Natrium carbonicum 121
Jodum 141
Depression (Fall) 153
Schwäche der Beine (Fall) 165
Gelsemium 169
    Schwäche der Beine (Fall-Fortsetzung) 173
    Vergleich von Staphisagria und Lycopodium bei Impotenz 180
Conium 187
Psorinum 203
Todesangst während Schwangerschaft (Fall) 213
Prädispositionen und Krankheitsschichten 227

Inhaltsverzeichnis

Sulfur 239
    Sykose und Unterdrückungen 258
    Weitere Merkmale von Sulfur 261

Erschöpfungszustand (Fall) 265

China officinalis 275

Helleborus niger 295

Hypochondrie, versch. Ängste (Fall) 311

Bryonia alba 329
    Empfindlichkeitsstufen der Arzneimittel 334
    Hyoscyamus-Fall / Die Abfolge der Potenzen 343
    Bryonia alba im Vergleich 348

Asthma (Fall) 359

Zystitiden (Fall) 365

Natrium sulfuricum 385

Psychose (Fall) 397

Stenokardie (Fall) 415

Hund mit Staupe (Fall) 429

Medorrhinum 433
    Gonorrhoe und das sykotische Miasma 451
    Impfungen und ihre Auswirkungen 456
    Was kann Medorrhinum? 461

Netzhautblutung (Fall) 463
    Akute Zwischenbehandlungen 474
    Weiterer Verlauf des Falles 477

Zum Thema Heilung 481

Magnesium muriaticum 491

Arzneimittelindex 509

Stichwortverzeichnis 513

Vorwort zur ersten Auflage

Es handelt sich bei dem vorliegenden Buch, das nun in der Neuauflage der deutschen Übersetzung erscheint, um die Aufzeichnung des bereits legendären Homöopathie-Seminars, das 1980 in Esalen/Kalifornien stattfand.

Das Buch trägt – aufgrund seines Zustandekommens – eher den Charakter des gesprochenen Wortes als den eines schriftlichen Werkes.

Es versteht sich von selbst, dass die spontanen Elemente, die sich während eines solchen Seminars zeigen, das Geschehen sehr lebendig gestalten. George Vithoulkas' Ausführungen zeichnen sich zudem durch eine besondere Bildhaftigkeit aus, die den Leser unmittelbar in das „Seminargeschehen" versetzt.

Die Fallbeispiele werden ausführlich besprochen und der Lösungsweg detailliert aufgezeigt. Soweit es die vorgestellten „Arzneimittel-Essenzen" betrifft, weist George Vithoulkas darauf hin, dass es sich hierbei nicht um vollständige Arzneimittelbilder handeln kann, sondern um eine Art „Schlüssel" oder Leitfaden, der ein Verstehen des Wesentlichen bzw. der „Idee" eines homöopathischen Mittels ermöglicht.

Begriffen, die sich nicht eindeutig übersetzen ließen, ist der englische Ausdruck beigestellt.

Lücken in der Tonbandaufzeichnung sind kenntlich gemacht. Offene Klammern stehen für Worte bzw. Satzteile, die akustisch untergegangen sind.

Die Symptome, die den Fallbeispielen vorangesetzt wurden, sind je nach Wertigkeit, also je nach Deutlichkeit und Intensität bei der Fallaufnahme von dem behandelnden Homöopathen bewertet worden.

Bielefeld, im März 1993 **Die Herausgeber**

Anmerkungen:

Vithoulkas: George Vithoulkas

Teilnehmer: Kursteilnehmer

[...] Steht für Lücken in der Tonbandaufzeichnung und Textstellen, die aufgrund von Raumgeräuschen oder mangelnder Tonqualität nicht zu übersetzen waren.

Aus Übersichtlichkeitsgründen wird die direkte Rede von Vithoulkas im Wesentlichen nicht extra gekennzeichnet. Ausnahmen bilden Dialoge mit den Kursteilnehmern.

Die Wertigkeit ist als Zahl in Klammer hinter dem jeweiligen Symptom vermerkt.

Lebendige Materia medica

Vithoulkas: Wir werden uns nun auf einer Ebene unterhalten, die bestimmte Kenntnisse voraussetzt. Ich möchte Sie deshalb bitten, auftretende Fragen offen auszusprechen, damit ich mir in etwa ein Bild über Ihren Wissensstand machen kann und nicht von falschen Voraussetzungen ausgehe und Ihnen womöglich Dinge erzähle, die für Sie wie Chinesisch klingen.

Ich werde versuchen, Ihnen die Materia medica in einer ganz bestimmten Weise darzulegen, so, wie ich sie im Laufe der Jahre verstanden habe. Ich halte das für angebracht, weil es dann leichter für Sie sein wird, sie anzuwenden. Unsere Materia medica reicht eigentlich völlig aus, weshalb ich nicht glaube, dass wir weitere Arzneimittellehren benötigen.

Bevor ich aber über die Materia medica spreche, möchte ich Sie bitten, sich mit den Arzneimitteln *Anacardium, Cuprum, Jodum* und *Natrium carbonicum* zu befassen. Studieren Sie diese Mittel bitte, das muss leider sein. Des Weiteren bitte ich Sie, eine Zusammenfassung des Wesentlichen dieser Arzneimittel auf nur einer Seite niederzuschreiben. Ich nenne Ihnen diese Mittel, weil sie wichtig, nützlich und zuverlässig sind.

Wir verwenden hier nur den Teil unserer Materia medica, der auch wirklich brauchbar und zuverlässig ist. Sie ist ja von enormem Umfang, doch nicht alles von diesem Material ist, insbesondere, wenn es um das Studium geht, brauchbar.

Wie gehen die Homöopathen nun bei dieser Fülle an Material vor? Sie haben eine Methode gefunden, dasjenige aus der Materia medica zu extrahieren, das brauchbar, zuverlässig und wichtig ist. Das wenden sie dann an. Das macht auch den Unterschied zwischen denen aus, die gute Verordner sind, ohne viel Materia medica-Wissen zu besitzen, und denen, die eine Menge Arzneimittelkenntnisse besitzen, aber dennoch schlechte Verordner sind.

Ich habe das während meines Studiums in Indien beobachten können. Wir hatten Lehrer, die uns in Arzneimittellehre unterrichteten. Die Inder können sehr gut auswendig lernen, wenn es aber darum geht zu verschreiben, dann können sie die gespeicherten Informationen oft nicht in die Praxis umsetzen.

Was ich Ihnen also vermitteln möchte, ist die Art und Weise, wie man die Materia medica richtig und sinnvoll nutzt.

<u>Wenn wir über Homöopathie sprechen, meinen wir sowohl eine Wissenschaft als auch eine Kunst.</u> Die Aufmerksamkeit des Arztes ist in jedem Moment, besonders aber in Krisensituationen, gefordert. Sie sind Ärzte, deshalb werden Sie nicht nur leichten, sondern auch schwierigen Fällen gegenüberstehen. Wenn sich jemand in Ihre Behandlung begibt oder sein Kind bzw. seine Eltern mit vollstem Vertrauen in die Homöopathie in Ihre Sprechstunde bringt, kann für Sie die Situation dann schwierig werden, wenn Sie vielleicht noch nicht gänzlich in der Lage sind, richtig (homöopathisch) zu verordnen. Ihre ganze Aufmerksamkeit ist dann gefordert.

Meningoenzephalitis (Fall)

FSME

Ich beginne mit einem Fall, der genau dies aufzeigt. Es handelt sich aus mehreren Gründen um ein gutes Lehrbeispiel, wie Sie noch sehen werden.

Es betrifft das Kind eines mit der Homöopathie vertrauten Ärztepaares. Es war seit seiner Geburt homöopathisch behandelt worden.

Ich hatte das Kind bereits einige Jahre lang beobachten können und habe es persönlich behandelt. Der Junge war zu dem besagten Zeitpunkt (Oktober 1979) vier Jahre alt.

Wenn einer (kranken) Person noch kein Konstitutionsmittel verabreicht worden ist, ist sie nicht richtig gesund. Der Junge hatte hohes Fieber und Schmerzen im Abdomen bekommen. Das war vorerst alles.

Als die Eltern mich konsultierten, bestanden diese Beschwerden bereits seit einigen Tagen. Die Eltern sagten, dass sie keine richtige Symptomatik fänden. Was glauben Sie, habe ich verschrieben? Sie werden vor solchen Fällen stehen. Ich erzähle Ihnen deshalb, was ich in diesem Fall tat.

Natürlich versuchte ich, weitere Symptome zu finden. Da war Hitze, der Junge schwitzte, aber sonst war nichts festzustellen.

Sie brauchen nicht ängstlich zu sein. Sie können gerne sprechen. Ich verschrieb etwas Falsches. Seien Sie also nicht ängstlich, sagen Sie mir, ob Sie eine Idee haben.

Teilnehmer: *Sulfur*. Es wird manchmal *Sulfur* gegeben, wenn keine richtige Symptomatik vorliegt.

Vithoulkas: Das wäre eine Idee. Gibt es noch andere Vorschläge?

Teilnehmer: Das Konstitutionsmittel wäre zu wiederholen.

Vithoulkas: Das wäre eine weitere Idee, falls das Konstitutionsmittel schon bekannt wäre. Ich sagte Ihnen zwar, dass ich das Kind bereits behandelt hatte, aber ich sagte nicht, dass ein

Meningoenzephalitis (Fall)

Konstitutionsmittel gefunden worden war. Sie werden im Verlauf des Geschehens noch sehen, wie wichtig es tatsächlich sein kann, das „tiefere" Mittel zu geben. Ich hatte das Kind vorher schon des Öfteren behandelt, es war jeweils in Ordnung gekommen. Es hatte vor seinem vierten Lebensjahr mit Mandelentzündungen und Durchfällen zu tun gehabt. Ich hatte aber kein Konstitutionsmittel gefunden. Es wird aber später noch erscheinen.

Teilnehmer: Hatten Sie die Eltern behandelt?

Vithoulkas: Ja, die Eltern sind behandelt worden. Da gab es aber nichts Besonderes.

Teilnehmer: Was ergab die Untersuchung des Kindes?

Vithoulkas: Die Eltern waren ja Ärzte. Die Auskultation ergab keinen Befund. Es war auch sonst nichts festzustellen.

Teilnehmer: Waren Halsschmerzen vorhanden?

Vithoulkas: Ein wenig. Die Tonsillen waren jedoch nicht geschwollen, und auch die Drüsen waren nicht vergrößert.

Teilnehmer: Wie war der Charakter des Schmerzes? Hat sich der Junge gekrümmt, lag vielleicht eine Entzündung im Abdominalbereich vor?

Vithoulkas: Es waren keinerlei Modalitäten auszumachen. Wir nehmen an, Sie hätten das Kind untersucht, aber nichts gefunden. Ich bitte um eine Arznei!

Sie haben hohes Fieber ohne weitere Symptome. Wie heißt das Arzneimittel? Es wird im *Kent* erwähnt. Um welches Mittel handelt es sich? Es beginnt mit „F".

Ferrum phosphoricum ist das Arzneimittel, das für gewöhnlich verschrieben wird, wenn Fieber ohne eine weitere Symptomatik vorliegt. Wenn keine richtige Symptomatik vorliegt, gibt man *Sulfur*. Doch warum geben wir in diesem Fall kein *Sulfur*?

Es muss immer ein Grund für eine Mittelgabe, aber zumindest ein Anlass, vorhanden sein. *Sulfur* wird gegeben, wenn nur wenige Symptome vorhanden sind. Sie haben einen Patienten konstitutionell, also wegen eines chronischen Elementes, behandelt; nun kommt er ein zweites Mal, nachdem Sie ihm die Symptome, die er hatte, genommen haben. Doch er fühlt sich noch nicht richtig gesund und sagt dies. Denken Sie dann an *Sulfur*! Das ist aber bei einem akuten Fall anders. *Sulfur* ist ein Arzneimittel, das später angebracht sein könnte.

Ich verschrieb *Ferrum phosphoricum*. Es tat sich nichts, wie Sie sich vielleicht denken können.

Am dritten Tag entschlossen sich die Eltern, Antibiotika zu geben. Sie wollten nicht länger warten. Sie wussten nicht, was vorging, und ich wusste es auch nicht.

Sie gaben vier Tage lang Antibiotika. Es ging dem Kind dann eine Woche lang besser. Danach traten das Fieber und die Bauchschmerzen wieder auf. Mit dem Rückfall zeigten sich nun Schwellungen der Submaxillar- und der Nackendrüsen. Der Puls war klein, und es waren Entzündungszeichen sowie eine deutliche Röte vorhanden. Außerdem zeigte sich Durst.

Ich fand keine weiteren Symptome und konnte auch aus den Eltern nichts weiter herausholen. Ärzte können wohl die Symptome von Familienangehörigen bzw. eigene Symptome nicht besonders gut angeben.

Ich verordnete nun ein Mittel, das ebenfalls nicht richtig war. Konnte ich überhaupt etwas verordnen?

Es zeigte sich eine Spannung des Abdomens, die Nacken- und Submaxillardrüsen waren geschwollen, und es war Durst vorhanden, der zwar nicht sehr ausgeprägt war, aber eindeutig zunahm. Ich gab *Bryonia*. Wenn eine Tonsillitis in Verbindung mit Durst vorliegt, verordnen wir *Bryonia*. Es wirkt aber nicht immer. Das brachte also auch nichts.

Das Fieber war konstant geblieben, ohne zwischendurch abzufallen. Nach *Bryonia* verschrieb ich *Sulfur* und dann *Pulsatilla*.

Die Eltern hatten mir erzählt, dass das Kind etwas Furcht im Dunkeln habe, ängstlich und rot sei. Der Durst war nach *Bryonia* und *Sulfur* verschwunden. Das Kind war heiß und weinte, ich gab also *Pulsatilla*. Es vergingen einige Tage, und es ging dem Kind schlechter. Das Fieber hielt an, alle Symptome verschlimmerten

Meningoenzephalitis (Fall)

sich. Der Kinderarzt wurde gerufen. Er meinte, es handle sich um eine Mononukleose. Es wurde Penicillin gegeben. Normalerweise gibt man bei Mononukleose kein Penicillin, aber hier sollte es eine Schutzmaßnahme gegen eine mögliche Streptokokken-Pneumonie oder Ähnliches sein. Ich wusste nicht, wo da die Logik sein sollte.

Teilnehmer: Ist ein Test auf Mononukleose gemacht worden?

Vithoulkas: Ja, aber der war nicht eindeutig. Dem Kind wurde nun eine Woche lang Penicillin gegeben.

Sehen Sie, wie man einen Fall durcheinanderbringen kann? Wir benötigen sogar die Hilfe der allopathischen Medizin. Sie können diesen Sachverhalt zwei Umständen zuschreiben, erstens meiner Unfähigkeit, richtig zu verordnen, und zweitens der Sorge der Eltern, die das Kind, damit es schnell wieder gesund würde, behandelt wissen wollten.

Wenn Sie einen Fall wie diesen übernehmen, dann müssen Sie psychologisches Durchstehvermögen besitzen. Sie müssen den Eltern klarmachen, dass Sie dem Kind nichts anderes geben dürfen. Wäre das Kind ohne die Behandlung mit Antibiotika verblieben, hätte es schließlich ein klares Bild für das richtige Arzneimittel entwickelt. Ganz egal, welches Stadium auch erreicht sein mag, spätestens im Stadium unmittelbar vor Eintritt des Todes kommt dieses Bild auf jeden Fall wieder durch.

Es wurde eine siebentägige Behandlung mit Penicillin durchgeführt. Das Fieber sank, worauf das Kind sechs Tage lang fieberfrei blieb. Dann kam das ganze Bild wieder auf.

Fieber, vergrößerte Drüsen, Schmerzen im Abdomen, sobald etwas gegessen oder getrunken wurde. Nun wurden Antipyretika verabreicht, aber ohne Erfolg. Ich verschrieb noch nichts, sondern wartete ab. Die Symptomatik blieb konstant, also hohes Fieber. Die Bauchschmerzen traten unmittelbar nach dem Essen oder Trinken auf. Das Kind war ohne Appetit und hatte auch schon an Gewicht verloren. Es zeigten sich bereits Abmagerung und Erschöpfung. Ich hatte versucht, mir ein Bild aufgrund der Angaben der Mutter zu machen. Sie sagte, das Kind würde ihrer Ansicht nach seine Empfindungen nicht ausdrücken; es sei sehr brav und tapfer. Es waren nun einige Tage lang fiebersenkende Mittel verabreicht worden, worauf das Kind die Masern bekam. Ich glaube allerdings nicht, dass es sich von Anfang an um Masern gehandelt hat.

Vielleicht war es eine Mononukleose, ich weiß es nicht. Die Laboruntersuchungen hatten gezeigt, dass bestimmte weiße Blutkörperchen in größerer Anzahl vorhanden waren.

Nun hatte das Kind die Masern bekommen, was nichts anderes war als die Fortsetzung der ganzen Geschichte in einer anderen Version.

Ich versuchte nun, während der Masern etwas zu verordnen. Es handelte sich wirklich um einen ernsten Fall. Das Kind war vom Hautausschlag übersät, es war erschöpft und hatte sichtlich zu leiden. Wir versuchten, durch eine Arzneimittelgabe Linderung zu verschaffen.

Ich verschrieb – gemäß der Symptomatologie, die ich fand – noch einmal *Sulfur*. In Hinsicht auf den Hautausschlag war am nächsten Tag eine Besserung zu verzeichnen, außerdem war der Verlauf nun ruhiger; er dauerte jedoch noch weitere drei Tage an, was ja dem natürlichen Verlauf entspricht. Das zeigte mir, dass ich bis jetzt eigentlich nichts ausgerichtet hatte. Ob nun mit oder ohne Arznei, die Masern wären sowieso verschwunden.

Das Fieber ließ nach und der Hautausschlag verschwand langsam. Das war am fünften Tag. Sobald das Kind etwas aß, traten die Bauchschmerzen in der Nabelgegend wieder auf. Der Kinderarzt wurde erneut gerufen. Auch ich fuhr los, um mir das Kind anzuschauen. Nun fängt die Geschichte eigentlich erst richtig an.

Das Kind war dermaßen ausgetrocknet, dass es bereits blutige Risse an den Lippen hatte. Es lag da und sah den Vater an, als ob es sagen wollte: „Was ist mit mir los? Rette mich!" Das Kind zeigte ein melodramatisches Element. Es wollte nicht sprechen und klagte nicht.

Ich hob den Kopf des Kindes an, das Brudzinski-Zeichen war positiv. Es war Nackensteifigkeit vorhanden, und das Kind begann, über Kopfschmerzen zu klagen. Das Fieber war nicht hoch, es lag bei 38,3° C. Das höchste Fieber, das man bekommen kann, ist

Meningoenzephalitis (Fall)

41° C. Die Temperatur war also erhöht, aber sie war nicht hoch. Das Kind hatte nicht mehr die Kraft, hohes Fieber zu produzieren. Mir gefiel die Sache nicht. Der Kinderarzt deutete bereits an, dass das Kind fertig gemacht werden solle, damit es ins Krankenhaus gebracht werden könne.

Der Vater weinte. Außerdem zeigten sich bei dem Kind noch verschiedene andere Reaktionen.

Es konnte sich um eine Enzephalitis oder Meningitis als Folge der Masern handeln, was bedenklich gewesen wäre. Ich konnte kein Arzneimittel ausmachen. Das Kind brauchte auf jeden Fall eine intravenöse Salzinfusion, also die Zufuhr von Flüssigkeit.

Das ereignete sich in der Nacht. Am nächsten Morgen wurde das Kind ins Krankenhaus gebracht, wo eine Rückenmarkspunktion vorgenommen wurde. Die Diagnose lautete: Virusbedingte Meningoenzephalitis. Die Ärzte wurden angewiesen, mit Hydrokortison noch zu warten, da der Schaden dadurch eventuell noch größer hätte werden können. Die Eltern riefen mich vom Krankenhaus aus an, und ich sagte ihnen, dass ich kommen würde. Sie können sich vorstellen, dass die Eltern als Ärzte wussten, was diese Diagnose bedeutete.

Das Fieber war nicht sehr hoch, doch das Bewusstsein war eingetrübt. Das Kind klagte über Kopfschmerzen, wenn es in der Lage war zu sprechen. Der Assistenzarzt, der das Kind untersucht hatte, sagte, dass er noch nie ein Kind mit einer Meningoenzephalitis gesehen habe, das dermaßen ausgetrocknet gewesen sei. Wir stimmten darin überein, dass es sich um einen sehr ernsten Zustand handelte. Das Kind sollte zehn Tage zur Behandlung im Krankenhaus bleiben. Die Untersuchung brachte folgende Symptome:

Trockenheit der Lippen, die sich pellten. Totale Trockenheit der Zunge; die Zunge fühlte sich wie Sandpapier an, und dies, obwohl das Kind die ganze Nacht über intravenöse Kochsalzinfusionen erhalten hatte. Das ist schon bemerkenswert. Ich war um etwa 11 Uhr vormittags ins Krankenhaus gekommen; doch hören Sie weiter.

Die Trockenheit war besonders in der Mitte der Zunge sehr ausgeprägt. Der Zungengrund war dunkelbraun verfärbt. Das Kind war schon fast bewusstlos, aber noch wach. Es war sehr ruhig. Die Mutter hatte mir erzählt, dass das Kind sehr tapfer sei, da es beim Einstechen in die Venen und auch während der Rückenmarkspunktion nicht geklagt habe. Das war eigentlich schon alles.

Sie müssen in einem solchen Fall sehen, was Sie finden können. Das Kind zeigte keinen Durst, entweder, weil es nicht in der Lage dazu war, oder weil es die Infusion erhalten hatte.

Dies sind Anhaltspunkte, die Sie nur durch Beobachten bekommen werden. Ich sage Ihnen das, um Ihnen klarzumachen, dass, falls Sie nicht richtig beobachten, Sie nicht in der Lage sein werden, das passende Arzneimittel zu finden. Das ist der Punkt, an dem die Kunst hinzukommt und sich mit der Wissenschaft vereint. Wir haben hier eine Symptomatologie, die noch nicht eindeutig genug ist, um ein Arzneimittel finden zu können. Irgendwelche Vorschläge?

Teilnehmer: *Natrium muriaticum.*

Vithoulkas: Sehr gut. *China?* Ja, nicht unlogisch. *Opium?* Ja.

Teilnehmer: *Stramonium.*

Vithoulkas: Bei *Stramonium* würde das Bild in einem solchen Fall viel heftiger sein. Das Kind würde vor Schmerz schreien. Ich werde Ihnen das Schlüsselsymptom nennen!

Ich bemerkte, dass die Mutter unmittelbar neben dem Kind saß. Das Kind lag da und hielt ihre Hand.

Teilnehmer: *Phosphorus.*

Vithoulkas: Warten Sie, ziehen Sie keine voreiligen Schlüsse!

Ich sagte der Mutter, sie möge doch einmal ihre Hand wegziehen. Sie zog vorsichtig die Hand weg, worauf das Kind sofort zu weinen anfing. Schnell nahm sie wieder die Hand ihres Kindes, das gleich wieder ruhig war. Sie wiederholte dies auf meine Bitte hin, und das Kind begann sofort wieder zu weinen. Das machten wir dann noch einmal. Dann war ich mir des Mittels sicher. Aber warum? Wie heißt das Mittel?

Ich nahm das Repertorium und schaute nach „Trockenheit in der Mitte der Zunge".

Teilnehmer: *Acon.*, Ant-c., Ant-t., Arg-m., *Arum-t.*, *Bapt.*, *Colch.*, *Crot-h.*, Hyos., Lach., **Phos.**, Seneg., *Stram.*, Sulf-ac., Verat.

Teilnehmer: *Phosphorus*!

Vithoulkas: Dreiwertig?

Teilnehmer: Ja.

Teilnehmer: *Stramonium* ist zweiwertig.

Teilnehmer: *Acidum sulfuricum.*

Vithoulkas: So, das wäre diese Rubrik. Aufgrund der Tatsache, dass die Trockenheit so deutlich ausgeprägt ist, können wir auf dieser Rubrik aufbauen. Außerdem haben wir die Braunfärbung der Zunge, die auch sehr deutlich ist. Es ist nicht genau am Zungengrund, aber auch nicht vorn.

Teilnehmer: „Zunge braun, in der Mitte": *Arn.*, *Ars.*, *Bry.*, Canth., Colch., Crot-h., *Eup-pur.*, Hyos., *Jod.*, *Lac-c.*, *Nat-p.*, *Phos.*, *Plb.*, *Pyrog.*, *Vib.*

Vithoulkas: Welche Mittel laufen durch beide Rubriken?

Teilnehmer: Colch., Crot-h., Hyos., Phos.

Vithoulkas: Wir haben hier deutlich ausgeprägte sichere Symptome, die uns bestimmt weiterbringen werden. Nun, welches Arzneimittel ist es?

Das Kind hat große Angst, alleingelassen zu werden. Es braucht jemanden, der ihm beisteht. Die Mutter sagte fälschlicherweise, das Kind sei sehr tapfer.

Teilnehmer: Weil die Mutter da war.

Vithoulkas: Das Kind hatte nicht gesprochen, es hatte Angst. Es musste mehrere Male die Einstiche ertragen, hatte aber währenddessen nichts gesagt. Es hatte so furchtbare Angst, dass es wirklich sprachlos war. Die Mutter hatte das falsch interpretiert, sie nannte mir völlig entgegengesetzte Symptome.

Es gibt hier übrigens noch einen Umstand, der unumschränkt auf *Phosphorus* hinweist. Wer kann mir sagen, was ich meine? Der Homöopath muss alles in seine Betrachtungen einbeziehen, alles. Was immer Ihnen auch gesagt wird, wenn Sie ein Krankenzimmer betreten, es ist alles von Wichtigkeit. Wer kann mir also sagen, was ich meine?

Teilnehmer: Die Furcht vor der Dunkelheit sowie die Tatsache, dass das Kind so schnell austrocknete.

Vithoulkas: Warum?

Teilnehmer: *Phosphorus* ist sehr durstig.

Vithoulkas: Genau! Es war das erste Mal in meinem Leben, dass ich gesehen habe, dass ein Kind so schnell austrocknet. Wenn *Phosphorus-Kranke* also dauernd Wasser trinken möchten, bedeutet das, eine Anlage zur Austrocknung ist vorhanden. Dies und die Angst, allein zu sein, bestätigten das Mittel. Wir konnten nun absolut sicher sein. Die Eltern hatten mir lediglich zwei, vielleicht drei Symptome genannt. Alles andere musste ich durch genaue Beobachtung ermitteln.

Ich sah, wie sehr (2) das Kind bereits ausgetrocknet war und dass es nicht wollte, dass die Hand weggenommen wird. Es hatte also Angst, allein gelassen zu werden.

Ich fragte die Mutter, wann sie das Kind gesund sehen möchte, ob heute oder morgen, und sagte ihr, dass wir sicher sein können, das richtige Mittel gefunden zu haben!

Sie sah erst mich an, dann ihren Mann und fragte, ob das ein Witz sein solle. Ich erwiderte, dass ich es ernst meine, und schlug für den Fall, dass das Kind schon heute Abend gesund sein soll, eine 50 M und für den, dass es erst morgen gesund sein soll, eine 10 M vor.

Das war interessant, da die Eltern homöopathisches Wissen besaßen. Die Mutter wusste, in welcher Verfassung sich ihr Kind befand, und fragte, ob eine 50 M nicht zu hoch sei. Das

Meningoenzephalitis (Fall)

beeindruckte mich, denn man muss alles in Betracht ziehen, und vielleicht hat sie als Mutter die nötige Intuition. Ich sagte deshalb: „In Ordnung, gib dem Kind eine 10 M." Was geschah nun?

Teilnehmer: Das Fieber kam zurück.

Vithoulkas: Warten Sie, bis Sie die ganze Geschichte gehört haben.

Sie holten sofort die Arznei und verabreichten dem Kind die 10 M. Das war gegen 14 Uhr. Um 20 Uhr riefen mich die Eltern bei bester Laune an und erzählten, dass das Kind aufgestützt im Bett stehen würde, die Austrocknung gänzlich verschwunden sei, die Zunge wieder normal wäre und die Risse in den Lippen schon nach vier oder fünf Stunden nicht mehr zu sehen gewesen seien. Das Kind würde fragen, ob es Eiscreme bekommen könne.

Am nächsten Morgen riefen sie mich gegen 10 Uhr an, um mir mitzuteilen, dass das Fieber wieder ansteigen würde. Ich sagte ihnen, dass sie die 10 M wiederholen sollen. Um 11 Uhr war das Fieber bereits wieder gefallen, und es ging dem Kind besser. Um 12 Uhr stieg das Fieber erneut an, das Kind klagte wieder über Kopfschmerzen. Ich sagte den Eltern, sie sollen jetzt eine 50 M geben. Das geschah dann auch.

Von diesem Tag an – das ist jetzt ein Jahr her – hat das Kind nicht einmal eine Erkältung oder etwas Ähnliches gehabt. Es fühlte sich so gut wie nie zuvor.

Leider war in den vorausgegangenen vier Jahren kein Konstitutionsmittel gefunden worden. Glücklicherweise haben wir es während dieser akuten Krankheit, die ja bereits ein sehr ernstes Stadium erreicht hatte, finden können. Es richtete das Kind vollkommen auf. Das heißt, es nahm ihm nicht nur die akute Symptomatik, sondern heilte es umfassend. Es konnte bereits nach drei Tagen aus dem Krankenhaus entlassen werden.

Es tauchte noch eine interessante Frage auf, die Sie sicher leicht beantworten können.

Das aktuelle Geschehen am dritten Tag war, dass das Kind große, feuchte, rote Knoten an den Beinen bekam, ein Erythema nodosum.

Teilnehmer: Das würde mich nervös machen.

Vithoulkas: Die Eltern meinten, man brauchte dem Kind lediglich Penicillin zu geben, dann käme alles in Ordnung. Es sei ein schlimmer Streptokokkus, der mit Penicillin behandelt werden müsse.

Sie nahmen das Kind und führten Untersuchungen durch. Der Laborwert lag bei 2.500, was sehr hoch ist. Sie meinten, dass mit Komplikationen zu rechnen sei, falls das Kind kein Penicillin bekäme. Ein Kind, das bei einem Erythema nodosum mit so hohen Testwerten kein Fieber bekommt, befindet sich in einer sehr guten Verfassung. Seine Lebensgeister waren zurückgekehrt. Was würden Sie tun?

Natürlich kennen Sie meine Antwort. Ich sagte den Eltern, dass ich die volle Verantwortung übernehmen würde und dass sie dem Kind nichts geben sollten. Wenn das Mittel bis jetzt so gut gewirkt hatte, dann würde es auch dies in Ordnung bringen.

Machen Sie aber nicht den Fehler, ein Kind nach einer Arzneimittelgabe zu verlassen, nur weil Sie meinen, das Mittel würde wirken; so wie bei den Masern.

Sie geben ein Mittel und es tut sich etwas, aber Sie wissen, dass es nicht wirklich greift. Während der Masern verschrieb ich *Sulfur*. Die Eltern meinten, es würde wirken, doch wir müssen in einem solchen Fall deutlichere Wirkungen von *Sulfur* erwarten.

Wenn es also heißt, dass es dem Patienten ein bisschen besser geht, dann wissen wir, dass sich nicht wirklich etwas getan hat.

Lassen Sie deshalb niemanden zurück, wenn Sie sich nicht absolut sicher sind.

In diesem Fall übernahm ich die Verantwortung, da ich mir sicher war. Die Mittelwirkung war so deutlich, dass man nicht fehlgehen konnte.

Wäre ich schon vorher auf *Phosphorus* gekommen, dann hätte das Kind nicht all dies Leid ertragen müssen.

Teilnehmer: Woher wissen Sie das?

Vithoulkas: Das ist eine sehr gute Frage, da wir das Kind ja nicht zweimal in der gleichen Verfassung vorfinden können. Doch von vergleichbaren Fällen wissen wir, wie sich die Kinder mit bzw. ohne Konstitutionsmittel entwickelt haben.

Wenn das Kind nicht so viele Antibiotika bekommen hätte, zwei oder drei Serien Penicillin, dann wäre das System nicht so geschwächt worden, dass es zusammenbrechen musste. So gehen dann die Masern möglicherweise in eine Meningoenzephalitis über. Es muss sich um einen schwachen Organismus handeln, damit sich ein so ernster Zustand überhaupt entwickeln kann. Wir schwächten das Kind. Wir halfen dem Kind – durch die Antibiotika und diese homöopathische Behandlung – die Enzephalitis zu bekommen. Natürlich machte die homöopathische Behandlung das Kind nicht schwächer, aber andererseits half sie auch nicht.

Teilnehmer: Woher wissen Sie das?

Vithoulkas: Weil es nicht half! Man kann nicht mit einem homöopathischen Mittel helfen, das auf solche Weise verordnet wird. Es ist aber auch nicht schädlich. Sie verordnen ein Mittel, dann warten Sie ab.

So werden auch die Arzneimittelprüfungen durchgeführt. Eine Prüfung wird mit der Absicht durchgeführt, dem Prüfer zu helfen, wie *Hahnemann* sagt. Um eine solche Prüfung handelt es sich, wenn man einer Person ein Arzneimittel gibt, worauf diese dann Arzneimittelsymptome produziert. Sie geben ein Arzneimittel, das in Bezug auf die Empfänglichkeit der Person ähnlich genug ist, um Symptome hervorzurufen. Es ist nicht das ähnlichste Mittel, aber fast das ähnlichste. Deshalb bringt es auch keine Heilung, sondern ruft Prüfungssymptome hervor. Das ist eine gute Sache. Wenn Sie möchten und bei guter Gesundheit sind, können Sie alle drei Monate eine Arzneimittelprüfung durchführen. Sie können einigen Nutzen daraus ziehen. *Hahnemann* regte seine Schüler stets zu Mittelprüfungen an, die er auch an sich selbst durchführte. Es liegt keine Gefahr darin.

Meningoenzephalitis (Fall)

Die Gefahr liegt in der Art von Homöopathie, bei der morgens *Magnesium carbonicum* C 200, mittags *Calcium carbonicum* M und abends *Graphites* M verordnet wird.

Dann geht es am nächsten Tag mit *Antimonium crudum* 200, dann mit *Gelsemium* 10 M und schließlich mit *Phosphorus* 200 weiter. Am dritten Tag folgt dann die nächste Serie. Vielleicht wird das Ganze sogar noch wiederholt. Wer weiß dann noch, was eigentlich geschieht?

Wenn solch eine Person fortfährt, all diese Mittel über einen Zeitraum von vielleicht sechs Monaten oder einem Jahr zu nehmen, dann prüft sie schließlich ... Gott weiß was.

Teilnehmer: Was glauben Sie, wäre passiert, wenn Sie eine tiefere Potenz gegeben hätten? Hätte es dann lediglich länger gedauert?

Vithoulkas: Das ist ebenfalls eine gute Frage. Sie müssen Folgendes wissen: *Je klarer der Fall ist, desto höher können Sie in der Potenz gehen. Die Wirkung des Mittels zeigt sich dementsprechend schnell,* sogar bei Organismen, die schwach bzw. erschöpft sind.

Wenn Sie in die alte Literatur schauen, werden Sie sehen, dass die guten Homöopathen, die im 19. und zu Beginn des 20. Jahrhunderts lebten, sehr hohe Potenzen verordneten. Wenn wir im vorliegenden Fall eine 200 gegeben hätten, dann wäre eine Zeitspanne von drei oder vier Tagen nötig gewesen, bis wir endlich bei der 50 M angelangt wären, die das Kind für eine durchgreifende Wirkung benötigte.

Auch bei niedrigeren Potenzen wäre eine Wirkung eingetreten. Wir hätten dann aber jeweils warten müssen, bis die Symptome wiederkommen, bevor wir die 200 wiederholen dürften bzw. die M, 10 M und schließlich die 50 M geben könnten. Es scheint mir, dass das Kind tatsächlich die 50 M benötigt (2) hat.

Ich möchte nicht sagen, dass es sicher war, aber es bestand durchaus die Möglichkeit, dass das Kind keine weiteren Arzneimittelgaben benötigt hätte, wenn es gleich die 50 M bekommen hätte. Das bestätigt sich auch durch diese Genesung nach der 50 M.

Meningoenzephalitis (Fall)

Teilnehmer: Warum haben Sie die 10 M wiederholt, anstatt gleich auf die 50 M zu gehen?

Vithoulkas: Gute Frage. Wenn Sie mit einem Arzneimittel einsteigen und es zeigt sich eine Wirkung, gehen Sie dann nicht gleich auf eine höhere Potenz. *Wenn Sie ein Arzneimittel gegeben haben, und es hat gut gewirkt, dann sollten Sie es noch einmal mit der gleichen Potenz versuchen, bevor Sie höher gehen.*

Teilnehmer: Gilt das für akute Fälle?

Vithoulkas: Ja, das gilt für akute, aber auch für chronische Fälle. Es ist eine grundsätzliche Regel.

Teilnehmer: Sie würden die Potenz wiederholen, auch dann, wenn keine Antidotierung stattgefunden hat? Einfach nur, weil sich ein Rückfall zeigt?

Vithoulkas: In dem Fall – ich bin mir nicht absolut sicher – würde ich es, um Zeit zu gewinnen, folgendermaßen machen: Ich würde bei einem Rückfall sofort „hoch gehen", wenn ich merke, dass der Patient irgendetwas tun könnte, was den Fall stören würde.

Ich habe allerdings einige Male festgestellt, dass, nachdem zum Beispiel eine 200 bei einem Ulcus duodeni gewirkt hat, diese auch beim Rückfall wieder geholfen hat. Die 10 M jedoch, die ich vor der Wiederholung der 200 gab, hatte nichts ausgerichtet. Ich hatte die 10 M sogar wiederholt, aber ohne Erfolg. Dann bin ich zurück auf die 200, und die wirkte abermals.

Teilnehmer: *Kent sagt, dass man die gleiche Potenz je zweimal geben soll, falls sie Wirkung zeigt.*

Vithoulkas: Ja, das ist die Regel. Wenn das Arzneimittel gewirkt hat, dann soll man die Potenz nicht gleich wechseln. Probieren Sie es noch einmal mit der gleichen Potenz. Zeigt sich dann ein Rückfall, so gehen Sie höher.

Teilnehmer: Das ist interessant, denn ich habe sehr häufig genau das Gegenteil beobachten können. Ich hatte versucht, diese Regel zu befolgen, doch auch wenn keine Einflüsse vorhanden waren, die eine Antidotierung bewirkt haben könnten, zeigte sich bei der Wiederholung keine Wirkung.

Vithoulkas: Es lässt sich nicht vermeiden, dass man manchmal fehlgeht, besonders bei chronischen Fällen. Es sind nicht immer klare Hinweise vorhanden, die einem sagen, ob man das Mittel bzw. die Potenz wiederholen soll oder ob man in der Potenz höher gehen muss. Es gibt keine untrüglichen Anhaltspunkte, die ich Ihnen als Richtschnur mitgeben kann, damit Sie sich das Wiederholen der zuerst gegebenen Potenz sparen können.

Es ist eine gute Vorgehensweise, jeweils in der Potenz höher zu gehen. Sie haben in einem chronischen Fall ein Mittel in einer bestimmten Potenz gegeben. Der Patient kommt nach sechs Monaten wieder und sagt, er hätte einen Rückfall. Sie können dann eine Stufe höher gehen. Sie haben beispielsweise eine 10 M gegeben und geben nun eine 50 M. Falls diese nicht wirkt, geben Sie noch mal die 10 M. Normalerweise wirkt die 50 M und deckt den Fall ab. Sie haben also nichts zu verlieren, wenn Sie sofort von der 10 M auf die 50 M gehen. Es kann aber vorkommen, dass Sie auf die 10 M zurückgreifen müssen, doch das ist selten.

Es gibt noch andere alte homöopathische Meister, die gesagt haben, man solle nie die Potenz wechseln, solange eine Wirkung zu verzeichnen ist, auch nicht, wenn diese gering ist und nur einen Monat oder wenige Tage anhält. Erst danach soll man die höhere Potenz geben.

Teilnehmer: Ich möchte etwas zu *Phosphorus* sagen. Sie hatten *Ferrum phosphoricum* als Fiebermittel erwähnt; dazu möchte ich sagen, dass ich etwas über Fieberzustände gelesen habe. Da wurde gesagt, dass *Phosphorus* bei Kindern mit hohem Fieber oft gut wirken würde, wenn weitere Hinweise fehlen.

Vithoulkas: Das ist interessant. In unserem Fall hatte ich das Arzneimittel sozusagen aus den Augen verloren. Es ist ja nicht so, dass keine Symptome vorhanden waren. Wenn Sie zurückdenken, werden Sie sich erinnern, dass die Mutter in einem bestimmten

Stadium gesagt hatte, das Kind habe Angst vor der Dunkelheit. Dann hat es auch noch Durst entwickelt. Ich meine damit, dass ich die Spur verloren hatte, die zum Mittel geführt hätte, denn die Symptome waren ja vorhanden.

Ich halte nicht viel davon, blind zu verordnen, um auf Ihre Frage zurückzukommen. Aus der Verzweiflung heraus müssen Sie es vielleicht manchmal tun, aber es ist eben blindlings.

Fragen Sie auch niemals die Mutter, ob das Kind heute noch gesund werden soll.

Teilnehmer: (Frage konnte akustisch nicht verstanden werden.)

Vithoulkas: Ja, das können Sie so machen. Sie können das Bild dadurch ein wenig verändern. Wenn Sie den Patienten dann in Ruhe lassen, wird es zurückkehren.

Teilnehmer: Nicht so wie bei toxischen Substanzen?

Vithoulkas: Sie arbeiten immer auf der gleichen Ebene. <u>Sie können eine Person durch eine homöopathische Verordnung nicht auf eine andere (schlechtere) Ebene der Gesundheit bringen.</u> Durch allopathische Mittel können Sie die Ebene ändern.

Ein Beispiel: Jemand hatte einen Hautausschlag, und nun hat er Ängste. Diese Veränderung zum Mentalen ist, die Stufe der Gesundheit des Patienten betreffend, eine wirkliche Veränderung. Durch homöopathische Mittel wird dies nicht geschehen. Die Ebene bleibt gleich, aber die Symptome verändern sich. Die Gesundheit bleibt mehr oder weniger auf der gleichen Ebene. Sie können also keinen Schaden anrichten, wenn Sie ein Mittel verordnen.

Teilnehmer: Wird auch dann die Ebene der Gesundheit nicht verändert, wenn man mit einem falschen homöopathischen Mittel etwas unterdrückt und sogar die Kraft der Person schwindet?

Vithoulkas: Das wird die Stufe der Gesundheit nicht verändern. Wenn Sie unterdrücken, werden Sie die Folgen der Unterdrückung eine Weile beobachten können, aber dann wird der vorherige Zustand von selbst wiederkehren. Wenn Sie also einer

Unterdrückung begegnen, brauchen Sie nur abzuwarten, bis der alte Zustand von selbst wiederkehrt.

Teilnehmer: Was ist, wenn man nicht wartet?

Vithoulkas: Dann liegt eine falsche Verordnung vor. Wenn der Patient sagt, dass er sich schlechter fühlt, und Sie ihm daraufhin ein anderes Mittel geben, das Sie durch ein weiteres ergänzen, wenn er sich am nächsten Tag noch schlechter fühlt, und abends geben Sie ihm noch ein anderes. Wie wollen Sie da noch das richtige Mittel finden?

Das wurde lange Zeit so gemacht. In Frankreich und Deutschland können Sie in die Apotheke gehen und beispielsweise ein Fläschchen *Cim.* kaufen und dies dann über einen längeren Zeitraum einnehmen. Diese Art der Verordnung können Sie mit verschiedenen Arzneimitteln vornehmen, aber dennoch werden Sie damit keinen Schaden anrichten. Sie können einen Monat lang drei, vier oder fünf Mittel täglich in verschiedenen Potenzen einnehmen. Möglicherweise ist manches Mittel fast ähnlich, so dass es etwas ausrichtet. *Kent* hat sich auch mit diesen Dingen beschäftigt, mit den Ärzten, die wahllos Hochpotenzen verschrieben, möglichst noch mehrere gleichzeitig. Da können schon echte Schwierigkeiten entstehen. Es wird, bezogen auf den chronischen Fall, keine Schwierigkeiten geben, wenn Sie ein Mittel geben und dann einen Monat abwarten. Wenn wir Zeit haben, werde ich Ihnen einen sehr dramatischen Fall schildern. Sie werden sehen, dass die Unterdrückung gefährliche Ausmaße angenommen hatte, es bestand sogar Lebensgefahr. Es ging dann aber doch nicht tödlich aus.

Ich habe niemals erlebt, dass Schwierigkeiten aufgrund einer homöopathischen Verordnung entstanden sind; und ich habe ungefähr sechzigtausend Fälle erlebt, wenn ich mal so die Zahl meiner Aktenordner überschlage.

Teilnehmer: Meinen Sie Dauerpatienten?

Vithoulkas: Patienten, die in längerer Behandlung waren. Ich folge eben diesem Behandlungssystem. Ich werde Ihnen den Fall schildern, sobald ich ihn wiedergefunden habe. Sie werden dann sehen, was bei einer falschen Behandlung passieren kann.

Teilnehmer: Wenn Sie versehentlich ein falsches Mittel geben, was würden Sie dann tun? Würden Sie sofort hinterher das richtige Mittel geben oder eine Woche warten?

Vithoulkas: Woher wissen Sie denn, dass Sie das falsche Mittel gegeben haben?

Teilnehmer: Wenn man zum Beispiel das falsche Fläschchen erwischt hat.

Vithoulkas: <u>Ach so, das falsche Fläschchen! Dann geben Sie sofort ohne zu zögern das richtige Mittel. Da gibt es gar keine Probleme.</u>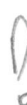

Wenn ein Arzneimittel sozusagen zufällig gegeben wurde, dann ist es selten, dass es überhaupt in irgendeiner Beziehung zu dem Fall steht. Es ist fast so, als wäre nichts gegeben worden.

Teilnehmer: Das ist mir einmal passiert; es hat sich herausgestellt, dass es sich um ein vortreffliches Mittel gehandelt hat.

Vithoulkas: Das geschah sicherlich durch höhere Kräfte. Es kommt manchmal vor, dass Dinge durch höhere Intelligenzen geregelt werden. Jemand geht in sich und findet das Arzneimittel ...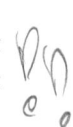

Pyelonephritis (Fall)

Nierenbeckenentzdg. [handwritten annotation]

Ich möchte Ihnen einen anderen Fall vorstellen. Er soll Ihnen zeigen, wie ich die Materia medica anwende. Außerdem soll Ihnen die Wichtigkeit der Kenntnis der Materia medica sowie die Bedeutung der „Essenz" einer Person aufgezeigt werden.

Eine 35-jährige verheiratete Frau berichtet, dass sie sich in den letzten Tagen nicht richtig wohl gefühlt habe. Sie war müde und befand sich in einer schlechten psychischen Verfassung. Sie hatte am Tag vorher Fieber bekommen, welches in der Nacht bis auf 40° C angestiegen war, und auch Schüttelfrost gehabt.

Sie hatte starke Schmerzen im Bereich der Nieren. Es waren beide Seiten betroffen; die Nierengegend war sehr klopfempfindlich. Es war Harndrang vorhanden. Außerdem hatte sie schneidende Schmerzen im Unterleib, verbunden mit Schmerzen in den Extremitäten, am schlimmsten in den Waden. Wie lautet Ihre Diagnose?

Teilnehmer: Eine Pyelonephritis – eine Nierenbeckenentzündung.

Vithoulkas: Sie hatte keinen Durst, obwohl sie normalerweise recht durstig sei, wie sie sagte. Es gab keine Verschlimmerung durch Hitze oder Kälte. Weitere Symptome waren nicht vorhanden.

Können Sie mit dieser Symptomatologie etwas anfangen und ein Arzneimittel finden?

Teilnehmer: Sie sagten, dass sie sich in einer schlechten psychischen Verfassung befand.

Vithoulkas: Sie fühlte sich psychisch schlecht. Bereits vor einigen Tagen hatte sie bemerkt, dass sie sich nicht recht wohl fühlte. Zum jetzigen Zeitpunkt hatte ich noch keine nähere Beschreibung ihres psychischen Zustandes, das kam erst später.

Teilnehmer: Was war sie für ein Mensch?

Pyelonephritis (Fall)

Vithoulkas: Das werde ich Ihnen später noch sagen. Sie sollen sehen, wie schwierig es ist, ein Arzneimittel zu finden, ohne dass man das Wesen der Person berücksichtigt. Diese „Essenz" wurde mir durch den Ehemann gegeben.

Teilnehmer: *Pulsatilla.*

Teilnehmer: Ich hatte eine Patientin wie diese, es war schrecklich.

Teilnehmer: Durstlosigkeit, Wadenschmerzen, Nierenschmerzen, Müdigkeit.

Vithoulkas: Hat niemand das Arzneimittel gefunden? Noch andere Vorschläge?

Teilnehmer: Niemand würde versuchen, mit diesen Informationen ein Arzneimittel zu finden.

Vithoulkas: Sie haben meist nicht mehr. Deshalb ist es wichtig, dass Sie in die Lage versetzt werden, die Person zu verstehen, damit Sie trotz der dürftigen Symptomatologie zu einer Verordnung kommen können.

Die Misserfolge in der Homöopathie finden ihre Begründung entweder im Mangel an Symptomen oder darin, dass wir nicht wissen, wie wir den Fall angehen sollen.

Ich versuchte herauszufinden, wie der psychische Zustand der Frau beschaffen war, und bezog den Ehemann in das Geschehen ein. Er erzählte, dass er seine Frau an jenem Abend mit hohem Fieber und auffallend sentimental, weinend und irgendwie sanftmütig, vorfand. Sie hatte gesagt, dass sie besonderer Zärtlichkeit bedürfe und das starke Gefühl hätte, dass diese Krankheit schlimm enden würde und sie sterben könne.

Wie heißt das Arzneimittel?

Hat der letzte Satz Sie verwirrt? Vor dem letzten Satz war es *Pulsatilla*. Ich weiß, der letzte Satz hat Sie durcheinander gebracht. Ich verschrieb *Pulsatilla*. Ich war absolut sicher, dass es richtig ist. Aus diesem Grund gab ich eine 50 M.

Es handelte sich um eine Infektion der Harnwege, die aufgestiegen war und die Nieren in Mitleidenschaft gezogen hatte.

Pyelonephritis (Fall)

Das hatte sich in den letzten fünf bis sechs Tagen entwickelt. Ich verschrieb die 50 M am Abend. Am nächsten Morgen war kein Fieber mehr vorhanden, die Schmerzen waren weg, der Urin war normal. Die Frau stand auf, um verschiedene Tätigkeiten zu verrichten. Natürlich war sie noch müde, aber das verging in den folgenden Tagen.

Warum gab ich in diesem Fall nicht *Aconitum?*

Teilnehmer: Das Plötzliche fehlte.

Teilnehmer: Es war nicht einfach nur ein Entzündungszustand.

Vithoulkas: Der Ehemann gab den Hinweis, dass sie irgendwie melodramatisch war und ein Bedürfnis nach Zärtlichkeit hatte. Sie hatte Angst. Dies alles lässt an *Pulsatilla* denken. Es ist uninteressant, was im Repertorium steht. Wenn wir etwa unter chronischer Infektion der Harnwege nachschlagen, finden wir dort *Agnus castus.*

Teilnehmer: Da wir gerade darüber sprechen; wie stark waren die Symptome?

Vithoulkas: Sie müssen das im Zusammenhang sehen. Der Ehemann sagte, sie sei melodramatisch, verlange nach Zärtlichkeit und weine. Lassen Sie diese Szene einmal auf sich wirken, dann werden Sie einen Menschen sehen, der sehr weich und tränenreich ist.

Bei *Aconitum* haben wir Angst, Todesangst, Ruhelosigkeit, Hitze. Außerdem sind die Symptome bei *Aconitum* sehr viel heftiger. Zudem finden Sie neben Fieber und Hitze die Vorstellung, sterben zu müssen. Das ist ein ganz anderes Bild, eine völlig andere Essenz. Man hat den Eindruck, dass etwas wirklich Schlimmes passiert.

Unsere Patientin hingegen war sanft. Die Symptome mögen heftig gewesen sein, aber die gesamte Haltung war seicht. *Aconitum* zeigt Angst. Es ist eine völlig andere Sache, wenn der Zustand erreicht wird, in dem der Patient erklärt: „Ich werde morgen um 12 Uhr sterben!" Wenn Sie das Wesen dieser Mittel kennen, können Sie sie nicht verwechseln. Aus diesem Grund ist diese Art, die Homöopathie und die Arzneimittel zu betrachten, von so großem Wert.

Dies soll veranschaulichen, wie viel Feingefühl Sie benötigen, um Informationen zu erhalten und diese so einzuordnen, dass Sie zum richtigen Ergebnis gelangen.

Oft sind es die kleinen Dinge. Natürlich ist es für den letzten Schritt erforderlich, dass man die Materia medica kennt.

Ich weiß, dass Sie alle sehr feinfühlig sind, sonst wären Sie nicht zur Homöopathie gekommen. Dieser Umstand allein garantiert, dass Sie feinfühlig im Umgang mit anderen Menschen sind. Doch Sie müssen den Vorgang der Mittelfindung genau beherrschen, um das richtige zu erkennen.

Teilnehmer: Der *Pulsatilla*-Patient hat auch die „Todesahnung".

Vithoulkas: Das ist aber eine andere Sache. Er sagt nicht die Todeszeit voraus, kommt in diesen Zustand der Weichheit.

Eine Patientin hat zum Beispiel ein Fibrom. Sie war beim Gynäkologen, der ihr gesagt hat, sie habe eine Geschwulst von der Größe einer Orange. Nun gibt es diesen eigenartigen Zustand bei *Pulsatilla,* in dem sie sich nach außen wendet und sich selbst bemitleidet. Dies macht sie auf eine niedliche Art. Wie soll ich das nur beschreiben?

Sie wird sagen: „Oh, ich Arme." Das klingt aber nicht hart, sondern irgendwie weich. „Oh, ich muss sterben!" Dann werden Tränen fließen. „Ich habe den falschen Arzt, es ist Krebs." Es ist keine Furcht! „Ich werde sterben; es wird schön sein, denn die Menschen werden um mich weinen …" usw.

So ist *Pulsatilla*. Die Patientin kann durchaus gebildet und recht intelligent sein. Wir sprechen hier über pathologische Zustände. Es ist nicht so, dass der Bildungsstand einer Person, das Bewusstsein oder die Auffassungsgabe etwas damit zu tun haben. Es geschieht aus einem pathologischen Zustand heraus. Die Person ist normalerweise nicht so.

Sie geben ihr das Arzneimittel und können dann die Geschichte mit dem Sterben, das Nachdenkliche, die Blumen, die zum Begräbnis mitgebracht werden, die weinenden Menschen usw. vergessen. Sie wird sich dann wieder an all die schönen Dinge erinnern, die sie mit ihrem Mann erlebt hat.

Sie meinte zwar, sie könne sterben, aber nicht in Verbindung mit Furcht oder Todesangst. Aus diesem Grunde gebe ich kein Arzneimittel für „Todesangst", sondern ein Arzneimittel, das sie psychisch aufrichten wird.

Teilnehmer: Würden Sie auch dann an *Aconitum* denken, wenn keine Brust-, Herz- oder Atemsymptome vorhanden sind? Für mich zeigt *Aconitum* einen Schwerpunkt in der Brustregion.

Vithoulkas: Ich werde Ihnen einen Fall schildern, der einen Ausblick auf das erlaubt, wovon wir hier sprechen. Der folgende Fall wird Ihnen die gesamte Perspektive aufzeigen. Ich möchte Sie nicht in die Irre führen und Ihnen erzählen, dass immer eine Essenz vorhanden sein muss. Das ist nicht so.

Aconitum

Es kann zum Beispiel sein, dass Sie *Aconitum* benötigen, weil Sie sich während einer Autofahrt dem Luftzug ausgesetzt haben. Sie steigen ins Auto und wollen nach Hause fahren. Weil Sie schwitzen, öffnen Sie unterwegs die Fenster und bevor Sie die fünf oder sechs Kilometer bis nach Hause zurückgelegt haben, fühlen Sie ganz plötzlich (2) eine Steifheit im Nacken und Schmerzen in der Nackenregion!

Sie nehmen *Aconitum* und innerhalb einer dreiviertel Stunde wird sich Ihr Nacken wieder normal anfühlen.

Wir haben hier einen Aspekt von *Aconitum* – die Intensität des Geschehens binnen kurzer Zeit. Dieses Element zieht sich durch das Geschehen. Der psychische *Aconitum*-Zustand ist hier nicht vorhanden, die geistige Ebene ist nicht betroffen. Sie benötigen den geistigen Zustand in diesem Fall nicht. Sie werden auch nicht immer einen besonderen Geisteszustand finden können.

Sie müssen gemäß den Tendenzen eines Arzneimittels verordnen. *Aconitum hat plötzliche Elemente. Die Plötzlichkeit ist die Essenz auf der körperlichen Ebene.*

Es ist üblich, *Aconitum* routinemäßig bei dieser Art der Nackensteifheit zu verordnen. Hier ist die Essenz vorhanden. Ist diese Plötzlichkeit nicht vorhanden, wird *Aconitum* auch nicht helfen.

So können *Causticum, Calcium phosphoricum* oder *Cimicifuga* nötig sein, wenn die Nackenregion und die Randbereiche des Trapezmuskels schmerzen und diese Steifheit vorhanden ist. Analysieren Sie den Fall und verordnen Sie dann dementsprechend.

In dem genannten Fall, bei dem nach nur fünf Kilometern Autofahrt plötzlich diese Nackensteifheit auftrat, war es *Aconitum*. Es ist also nicht notwendig, dass Sie bei *Aconitum* immer das Element „Angst zu sterben" vorfinden müssen, das Sie wohl auch nicht so plötzlich entwickeln würden.

Drüsenfieber (Fall)

Es geht im folgenden Fall um ein vierjähriges Kind mit dunklem Haar und dunklem Teint. Es ist das Kind eines Arztes, der in unserer Klinik gearbeitet hat. Es hatte Fieber bekommen, und die Submaxillardrüsen waren geschwollen. Auf der linken Seite war es schlimmer, hier war die Drüse so groß wie eine Walnuss.

Das Kind war heiß und verlangte nach Wasser. Es fragte, ob es sich im kühleren Flur aufhalten dürfe. Das Konstitutionsmittel des Kindes ist *Sulfur*.

Was würden Sie verordnen?

[handschriftliche Notiz: Speicheldrüse unter dem Unterkiefer]

Teilnehmer: Es verlangte nach Wasser, weil es krank war?

Vithoulkas: Es hatte keinen Appetit und wollte nichts essen, sondern verlangte lediglich Wasser. Die Temperatur lag bereits seit drei Tagen bei 40° C.

Teilnehmer: War es ungewöhnlich für dieses Kind, krank zu sein?

Vithoulkas: Ja. Es war in der Tat ein sehr gesundes Kind. Für gewöhnlich deckte *Sulfur*, das es in der Vergangenheit circa drei Mal bekommen hatte, seine Symptome.

Es mochte im kühlen Flur spazieren und wollte deshalb aus dem Bett steigen. Außerdem wollte es auch auf dem kühlen Fußboden sitzen.

Teilnehmer: Wie krank war das Kind eigentlich?

Vithoulkas: Es war nicht sehr krank, denn es stieg ja aus dem Bett. Sicher, das Fieber war hoch, außerdem fühlte sich das Kind nicht sehr kräftig.

Es wollte nichts essen, war aber aus dem Bett gestiegen, um im kühlen Flur zu sitzen bzw. dort umherzugehen. Richtig krank wurde es erst nach meiner Verordnung.

Teilnehmer: Ich glaube nicht, dass ich schon zu diesem Zeitpunkt ein Mittel gegeben hätte.

Drüsenfieber (Fall)

Teilnehmer: Was ist mit *Sulfur*?

Teilnehmer: War es *Lachesis*?

Vithoulkas: Natürlich machte ich den üblichen Fehler. Wissend, dass *Sulfur* ihm geholfen hatte, es außerdem heiß war, den kühlen Flur aufsuchte und dazu noch durstig war, gab ich *Sulfur*.

Ich hatte keine weiteren Symptome, also gab ich *Sulfur*. Wir können hier einige interessante Beobachtungen machen:

Obwohl *Sulfur* als Konstitutionsmittel geholfen hatte, brachte es in diesem Falle keinen Erfolg. Ich gab *Sulfur* und am nächsten Tag hieß es, dem Kind ginge es ein bisschen besser, da das Fieber gefallen sei. Wenn Sie solch eine Aussage hören, sollten Sie gleich wissen, dass das Mittel nicht gewirkt hat. Der Vater hatte wohl eher das Bedürfnis zu sagen, dass es dem Kind besser gehe.

Er rief mich dann am nächsten Tag an, um mir mitzuteilen, dass das Fieber jetzt noch höher als zu Anfang sei.

Teilnehmer: Welche Potenz hatten Sie verabreicht?

Vithoulkas: Ich glaube, ich gab eine 10 M, da wir bis dahin bei der 10 M angelangt waren. Ich hatte die nächstniedrige Potenz ungefähr sechs Monate vorher gegeben.

Teilnehmer: Das Fieber war also zwei Tage nach der Verordnung von *Sulfur* noch höher?

Vithoulkas: Ich gab das Arzneimittel am Morgen. Am Abend oder am späten Nachmittag rief mich der Vater an, um mir zu sagen, dass *Sulfur* sehr wahrscheinlich wirken würde. Es ginge dem Kind besser, denn das Fieber läge nun bei 38° C.

Ich sagte, es sei noch abzuwarten, denn ich hatte so meine Befürchtungen. Ich wusste, dass die Sache nicht in Ordnung war. Am nächsten Morgen rief der Vater an, um mir mitzuteilen, dass das Fieber wieder gestiegen sei, aber sonst keine Symptome vorhanden wären, die er mir nennen könnte. Ich riet abzuwarten.

Am Abend des folgenden Tages berichtete mir der Vater, dass das Kind sehr hohes Fieber habe und im Bett läge.

Drüsenfieber (Fall)

Die Eltern erzählten mir, dass das Kind eine Art Unzufriedenheit darüber zeige, dass es nicht wisse, was mit ihm nicht stimme. Es wollte sich nicht unterhalten und auch nicht angesprochen werden.

Wenn man es ansprach, fing es an zu schreien. Es begann zu kreischen, wenn die Eltern eine ganz normale Frage stellten. Die Drüsen waren noch größer und steinhart geworden.

Ich fragte, ob sich irgendein Anzeichen für Eiterbildung oder vielleicht eine Rötung zeige.

Der Vater sagte, es sei nichts festzustellen. Ich fragte, ob er das Kind auskultiert habe. Er bejahte dies. Es handelte sich hier um eine Telefonbehandlung.

Der Vater erklärte, das Kind sei in einen komatösen Zustand gefallen. Wenn Ihnen ein Arzt dies erzählt, dann können Sie ihm glauben. Ich sagte ihm, er solle das Kind ins Krankenhaus bringen, nachdem er das Medikament verabreicht hätte.

Wie hieß das Mittel, welches ich bei dieser Symptomatologie verschrieben habe?

Es ist hier nicht viel von einer Essenz zu finden. Es war Juli in Athen, normalerweise ist es dann sehr heiß dort.

Teilnehmer: War das Kind durstig?

Vithoulkas: Es wollte nichts essen. In den Unterlagen wird nichts Weiteres über den Durst gesagt.

Denken Sie nicht, dass ich so ohne weiteres ein Mittel verordnen konnte. Bevor ich zu einem Ergebnis kam, habe ich intensiv überlegen müssen und ungefähr eine dreiviertel Stunde im Repertorium geblättert. Das Kind wollte nicht angesprochen werden und sich nicht unterhalten, auch nicht mit den Eltern.

Teilnehmer: Es sprach nicht, sondern schrie stattdessen?

Vithoulkas: Ja.

Teilnehmer: Wollte es immer noch in den kühlen Flur?

Vithoulkas: Nein. Das Kind befand sich im Bett und stand nicht auf. Noch eine Sache fiel auf; die Haut war trotz des hohen Fiebers sehr trocken. Das Kind schwitzte nicht.

Teilnehmer: Was ist mit *Conium?* Ich weiß zwar nichts über das Geistige, es hat aber diese steinharten Drüsen.

Vithoulkas: Sie sollen nun verordnen.

Teilnehmer: *Sepia.*

Teilnehmer: Sieht das Bild so aus, dass das Kind im Bett liegt und stöhnt, aber aufschreit, wenn man ihm eine Frage stellt, und danach stöhnt es dann weiter?

Vithoulkas: Die Eltern wollten es fragen, was mit ihm los sei. Das Kind reagierte, indem es aufkreischte oder sagte, sie sollen es allein lassen.

Teilnehmer: Hat jemand ein Exemplar des *Kent?*

Vithoulkas: Wir nehmen an, dass wir nichts Weiteres über den geistigen Zustand dieses Kindes herausbekommen können. Ich werde Ihnen etwas aus dem *Kent* vorlesen:

„Dieses Mittel zeigt eine Drüsenschwellungen; die Drüsen werden hart, eitern aber selten. Für gewöhnlich bleiben sie auch hart. Die Nackendrüsen, die Ohrspeicheldrüsen, die Unterzungendrüsen und die Unterkieferspeicheldrüsen sind stark vergrößert und sehr, sehr hart. Der Entzündungsprozess ist nicht von so heftiger Art, wie wir es von *Belladonna* kennen."

Es ist einige Tage her, seitdem das Kind krank wurde. Wir gaben *Sulfur* und warteten ab. Wir haben sehr heißes Wetter, das ganze System ist überhitzt, und das Kind ist sozusagen in einem warmen Raum „eingesperrt". Dies führt uns zu dem Arzneimittel. Nachdem das Kind wieder aus dem kühlen Flur in die Hitze gekommen war, hat sich die vorliegende Symptomatik entwickelt.

Der Juli in Athen ist schon eine sehr heiße Zeit. Wir haben ein Kind mit Fieber und vergrößerten Drüsen. Stimmt diese Beschreibung mit der Symptomatologie des Falles pathologisch gesehen überein? Was betrachten Sie zuerst?

Drüsenfieber (Fall)

Teilnehmer: Ich würde mir zuerst die harten, geschwollenen Drüsen anschauen.

Vithoulkas: Das ist welche Rubrik?

Teilnehmer: Äußerer Hals.

Vithoulkas: Wo können Sie sonst noch nachschauen, um genau das zu finden, was bei diesem Kind an Symptomen vorliegt? Denken Sie an die Submaxillardrüsen, schlimmer auf der linken Seite.

Teilnehmer: Schwellung des Gesichtes.

Vithoulkas: Ja, geschwollenes Gesicht; Parotis, Submaxillardrüsen geschwollen, hart. Das sind die Rubriken, die Sie in solch einem Fall zuerst anschauen müssen.

Teilnehmer: *Bromum, Chamomilla, Calcium carbonicum.*

Vithoulkas: Sie können dem Repertorium Hinweise entnehmen, dann müssen Sie allerdings zur Materia medica greifen und dort nachschauen.

Was steht dort über *Corallium rubrum* bzw. *Vespa*? Wenn wir diese Mittel ausschließen, bleibt nur noch *Bromum*. Schwellung der Submaxillardrüsen, links, hart. Das schließt die beiden anderen Mittel aus.

Teilnehmer: Da läuft nur *Bromum* als Mittel durch.

Vithoulkas: Eine andere interessante Sache ist, dass die Schwellung nicht schmerzhaft ist.

Teilnehmer: Das haben Sie aber nicht angegeben.

Vithoulkas: Das Kind hätte sich doch beklagen müssen, wenn es Schmerzen gehabt hätte. Wir haben die genannte psychische Verfassung, aber keine Schmerzen.

Teilnehmer: Verlief diese Drüsenschwellung nicht so, wie sie normalerweise abläuft? Waren die Drüsen die ganze Zeit über hart?

Vithoulkas: Die Drüse war ganz hart, charakteristisch hart.

Teilnehmer: Ist diese steinerne Härte der ganze Fall?

Vithoulkas: Dazu kommt die fehlende Eiterungstendenz. Erinnern Sie sich außerdem an die Hitze, mitten im Sommer? All dies bezog ich in meine Überlegung mit ein.

Können Sie mit diesen Angaben das richtige Mittel finden? Ein Symptom war ja das Schreien; es passt zu *Borax*. Ist es *Borax*?

Teilnehmer: Ich ging davon aus, dass dieses Schreien und Stöhnen die Hauptsymptomatik darstellen würde. Ich fand in *Silicea* das einzige Mittel, das schreit, wenn es angesprochen wird. Es hat auch einen starken Bezug zu den Drüsen und außerdem intensive Hitze. Es deckt praktisch alles ab, sogar die trockene Haut ohne Schweiß.

Vithoulkas: Es wurde *Silicea* vorgeschlagen. Das ist ein gutes Arzneimittel, aber Sie würden bei *Silicea-Kranken* eine Menge Schweiß finden. Es ist nicht üblich, dass Sie Trockenheit der Haut und fehlenden Schweiß finden. Zweitens werden Sie selten einen warmblütigen *Silicea-Typ* finden. Dieses Kind war sehr heiß. Wir haben hier Beschwerden, die durch Wärme entstanden sind.

Silicea bekommt normalerweise Beschwerden durch Kälte.

Das Kind wollte nicht angesprochen werden, es verhielt sich reaktiv, fast boshaft. Die Eltern wollten helfen und fragten: „Möchtest du dies, möchtest du das?" In gewisser Weise handelte das Kind boshaft. Aus all diesen Gründen ist es nicht *Silicea,* auch wenn es beim Repertorisieren durchlaufen mag. Ich verordnete *Bromum*.

Teilnehmer: Hatten Sie auch an *Jodum* gedacht?

Vithoulkas: Daran kann ich mich nicht erinnern. Ich schaute ins Repertorium und dann in *Kents Arzneimittellehre*. Als ich den entsprechenden Teil gelesen hatte, dachte ich, dass dies das Arzneimittel sein müsse.

Wenn wir uns in entsprechenden Situationen an den beschriebenen Zustand erinnern, können wir dies auch in anderen Fällen verwenden und werden sehen, dass das Mittel wirkt. Die Wirkung wird sich bestätigen, bis wir irgendwann das geistige Bild von *Bromum* gefunden haben.

Drüsenfieber (Fall)

Doch im Moment stecken wir noch fest, soweit es die Essenz von *Bromum* betrifft. Die Essenz ist bis jetzt noch nicht bekannt. Doch wissen wir, dass die Essenz eine andere sein muss als etwa die von *Calcium, Pulsatilla* oder *Silicea*. Wir haben hier die harten Drüsen, aber das reicht nicht aus.

Chamomilla ist ähnlich, doch wenn Sie den psychischen Zustand von *Chamomilla*-Patienten betrachten, werden Sie sehen, dass neben diesem Ächzen und Stöhnen viel mehr Aggressivität vorhanden ist. Das ist viel ausgeprägter, es ist eine Sache des Grades, der Intensität. Vielleicht sind die Mittel fast ähnlich, aber nicht ganz. Es gibt, wie gesagt, diese Abstufungen.

Ich ließ mich bei meiner Betrachtung nicht von den pathologischen Veränderungen abbringen, aber dennoch für eine Weile durch diesen geistigen Zustand in die Irre leiten und wusste nicht, wie ich vorgehen sollte. Da die pathologischen Veränderungen jedoch von entscheidender Wichtigkeit und sehr ausgeprägt waren, versuchte ich, ein Mittel zu finden, welches diese pathologischen Veränderungen in deutlicher Ausprägung zeigt.

Teilnehmer: Ist das der Grund, warum Sie nicht an *Bryonia* gedacht haben, weil es nicht diese Härte zeigt?

Vithoulkas: *Bryonia* kann das haben, aber nicht so ausgeprägt wie *Bromum*. Wir haben es hier mit vergrößerten, verhärteten Drüsen zu tun, aber es besteht keine Eiterungstendenz. Es ist keine Rötung, und es sind auch keine Schmerzen vorhanden.

Ich verschrieb eine Dosis *Bromum*. In welcher Potenz?

Teilnehmer: 200?

Vithoulkas: Ich verschrieb eine 10 M.

Teilnehmer: Sie haben aber eine Menge Zuversicht.

Teilnehmer: Darf ich fragen, was mit *Calcium phosphoricum* ist, haben Sie das ausgeschlossen?

Vithoulkas: *Calcium phosphoricum*, ja. Das ist ein anderes gutes Mittel für Kinder dieses Typs. Sie stöhnen und klagen und wissen nicht, was sie wollen. *Calcium phosphoricum* liegt nah bei

Chamomilla. Es handelte sich hier nicht um das geistige Bild von *Calcium phosphoricum*.

Also noch einmal: Sie sehen schreiende Kinder und denken an *Borax*. Es ist ein schreckliches Kreischen, besonders wenn es sich um Infektionen des Gehirns oder der Hirnhäute handelt. Da drängt sich *Borax* förmlich auf. Aber bei einem Fall wie diesem müssen Sie die anderen Krankheitszeichen einbeziehen.

Das war also die „Essenz", soweit man das so nennen kann. Ich habe das bei *Kent* gelesen.

Der Vater nahm das Kind, um zum Krankenhaus zu fahren. Als sie im Auto waren, gab er dem Kind die Arznei. Er versuchte, dem Kind das Pulver zu geben, es wehrte sich jedoch. Während sie miteinander rangen, gelang es, dem Kind etwas von dem Pulver einzugeben. Der Rest verblieb in der Tüte. Nach ungefähr einer Minute sagte das Kind: „Gib mir auch den Rest!" Es nahm dann den Rest des Pulvers ein. Dies zeigt, das Mittel hatte von dem Moment an gewirkt, in dem es die Lippen berührt hatte. <u>Es hat den psychischen Zustand des Kindes innerhalb von zwei Minuten verändert.</u> Als sie das Krankenhaus erreicht hatten, war das Kind bereits ein völlig anderes.

Das Fieber war innerhalb einer halben Stunde gesunken. Das Kind blieb nicht im Krankenhaus, sondern konnte gleich wieder mit nach Hause fahren. Am nächsten Tag war es vollkommen genesen.

Aber noch einmal, wo liegt die Essenz?

Die Idee des Mittels steht in Bezug zu dem heißen Klima, den steinharten Drüsen, die keine Eiterungstendenz aufweisen und nicht schmerzen. Wir wollen uns merken, dass dieser Zustand, in dem sich das Kind befand, ein *Brom*-Zustand ist.

Denken Sie also an diesen Zustand, und vergessen Sie nicht, dass Sie bei ähnlichen Zuständen auch *Calcium phosphoricum* und *Chamomilla* anwenden können. Bei diesen Mitteln ist diese Symptomatik aber weniger ausgeprägt.

Solche Fälle sind nicht alltäglich. Das sind Fälle, die leider viel zu selten sind. Wenn ich mich nicht intensiv mit dem Fall beschäftigt hätte, wäre ich wahrscheinlich auf irgendein gängiges Mittel gekommen.

Teilnehmer: Gab es diese Schwierigkeiten durch die Gabe *Sulfur,* oder hat das nichts miteinander zu tun?

Vithoulkas: Nein, das war ein Fall von Drüsenfieber.

Teilnehmer: Ich würde sehr zögern, eine Person, die chronisch behandelt wurde, nun mit einem akuten Mittel zu behandeln. Diese Gedanken haben sich durch Ihre Fallbeschreibung verstärkt. Ist es das, was Sie aufzeigen möchten?

Vithoulkas: Nein. Ich versuche, Ihnen Fehler aufzuzeigen, die ich gemacht habe und die Sie auch machen können.

Teilnehmer: Sie verordnen also durchaus akute Mittel bei Patienten, die Sie konstitutionell behandelt haben?

Vithoulkas: Sicher. Wir sollten dies ausführlich besprechen. Jemand hat gefragt, wie es mit akuten Verschreibungen während einer konstitutionellen Behandlung aussieht. Das ist eine umfangreiche Frage. Dieses Thema sollten wir vertiefen.

Arzneimittelprüfung und die Wirkung toxischer Substanzen

Wer ist nicht empfindlich in Bezug auf Giftsumach? (Rhus tox)

Teilnehmer: Meinen Sie damit, ob wir diesbezüglich ängstlich sind?

Vithoulkas: Wer kann die Pflanze berühren bzw. anfassen, ohne dass etwas passiert? Nur drei Teilnehmer? Es ist wirklich eine überwältigende Mehrheit, die dadurch in Mitleidenschaft gezogen wird. Das ist interessant, wir sollten uns mit diesem Phänomen auseinandersetzen.

Teilnehmer: Wir haben eine Menge Leute gesehen, die sehr krank durch diese Pflanze geworden sind. Es gibt aber auch einige Menschen, die überhaupt nicht darauf reagieren; bei anderen treten bereits Erscheinungen auf, wenn sie die Pflanze nur berühren. Eine weitere Gruppe kann sie ruhig anfassen, es zeigt sich bei ihnen nur eine schwache Reaktion, die bald wieder abklingt. Es ist eine Reaktion auf das Öl dieser Pflanze.

Vithoulkas: Wir müssen in einem solchen Fall überlegen, was für eine Mittelprüfung erforderlich ist. *Um ein Arzneimittel erfolgreich prüfen zu können, ist es erforderlich, dass man eine Empfänglichkeit dafür besitzt!* Anhand dieses Themas können wir erörtern, wie sich eine Empfänglichkeit entwickelt.

Durch die Aufnahme winziger Dosen Giftsumach über einen längeren Zeitraum, zum Beispiel durch Pollen, die sich in der Luft befinden, entwickelt sich eine Empfänglichkeit für diesen Stoff.

Teilnehmer: Wie groß ist der Anteil an Menschen, der nicht in einem Giftsumach-Gebiet lebt und trotzdem empfänglich dafür ist?

Vithoulkas: Gering. Wenn Sie zum Beispiel aus Griechenland kommen, so wie ich, würden vielleicht nur drei Menschen eine Reaktion zeigen, der Rest nicht.

Teilnehmer: Dann würde ich wohl nicht darauf reagieren, da ich mich vorher nie in Giftsumach-Gegenden aufgehalten habe.

Vithoulkas: Sehr wahrscheinlich. Wenn ich mir allerdings Ihre Haut anschaue, dann würde ich sagen, dass Sie doch darauf reagieren würden. Ich vermute das aufgrund Ihrer Hautstruktur.

Teilnehmer: Ich reagiere auf Brennnesseln.

Vithoulkas: Jeder reagiert auf Brennnesseln. Dieser Teilnehmer dort kommt aus Norwegen. Ich glaube nicht, dass sich bei ihm eine Wirkung zeigen würde.

Teilnehmer: Aber man reagiert doch immer auf Giftsumach, das ist doch nicht unbedingt gleich eine Arzneimittelprüfung.

Der eine bekommt *Anacardium-Symptome,* der andere *Sulfur-* und der nächste *Ledum-Symptome;* obwohl der auslösende Reiz jeweils gleich ist.

Vithoulkas: Das stimmt. Andererseits wäre das sowieso nur eine grobe Prüfung, da es sich ja sozusagen um eine Urtinktur handelt. Sie werden Reaktionen in verschiedenen Abstufungen vorfinden. Wenn Sie einmal die Gelegenheit haben sollten, die verschiedenen Hautausschläge zu sehen, die durch diese Pflanze hervorgerufen werden, dann werden Sie sie immer gleich wiedererkennen.

Diese drei verschiedenen Typen entwickeln drei deutlich unterschiedliche Arten von Hautausschlägen.

Teilnehmer: Warum können bei solch einer Vergiftung so viele verschiedene Heilmittel nötig sein? Jemand hat Giftsumach ...

Vithoulkas: Weil Giftsumach den Organismus, welcher letztlich eine Reaktion produziert, lediglich stimuliert. *Sie können die Art der Reaktion, die der Organismus hervorbringen wird, nicht immer vorhersagen, weil diese von der Anlage und auch von der Empfindlichkeit des Organismus abhängt.*

Wir setzen zum Beispiel einen Reiz bei einer Person mit einem empfindlichen Magen. Es kann sein, dass sich nun eine Gastritis entwickelt. Der gleiche Reiz kann bei einer Person mit einer empfindlichen Leber eine Leberstörung hervorrufen. Der nächste zeigt vielleicht eine Hautreaktion, ein anderer reagiert mit einer Entzündung. Das hängt von der Anlage der Person ab.

Teilnehmer: George, diesen Teil Ihrer Ausführung kann ich noch verstehen, aber was ist mit der Tatsache, dass eine Person eine ganz und gar andere Essenz zeigen kann als eine andere? Wie kommt es, dass völlig verschiedene Heilmittel nötig sein können? Ich kann wohl verstehen, dass unterschiedliche Körperteile betroffen sein können.

Vithoulkas: Sehen Sie, da ist ein Organismus, auf den irgendein Reiz einwirkt. Es zeigt sich dann eine Reaktion in Form einer Symptomatologie. Diese entwickelt sich nicht nur aufgrund dieses Stimulus, sondern aus der Kombination von Stimulus *und* Organismus. Sie fragen, warum bei ein und demselben „Reizmittel" nicht immer die gleiche Reaktion auftritt. Die Reaktion ist nicht in dem Stimulus allein festgelegt, es ist eine Verbindung dieser beiden Elemente.

Teilnehmer: Ist es egal, ob der Stimulus potenziert ist oder ob es sich um eine grobe Substanz handelt?

Vithoulkas: Nein, bei der Urtinktur bekommen Sie ganz andere Symptome als bei Potenzen. Es besteht ein Unterschied zwischen Potenzen und giftigen Substanzen.

Ein Gift wird, wenn es stark genug ist, immer den gleichen Zustand hervorrufen. Wenn wir *Arsenicum* in großen Dosen in der Ursubstanz verabreichen, dann werden wir damit eine ganze Reihe von Symptomen hervorrufen, an denen wir aber als Homöopathen nicht interessiert sind. Die Symptomatologie wird immer gleich sein.

Zwar stammen einige unserer Symptome von Giftsubstanzen, aber die meisten Symptome haben wir durch potenzierte Stoffe erhalten. Warum?

Wir versuchen herauszufinden, wie es um die Anfälligkeit einer Person beschaffen ist, wogegen sie empfindlich ist. Diese Anfälligkeit bzw. Empfindlichkeit kann nur ermittelt werden, wenn wir sehr sanfte Reize setzen. Wenn Sie einen sanften Reiz setzen, und es zeigt sich keine Reaktion, dann ist auch keine Empfänglichkeit vorhanden.

Ich kann die Dosis vergrößern, kann sie gröber und gröber gestalten; dann werde ich deutliche Auswirkungen bei jedem menschlichen Organismus feststellen können. Das ist aber uninteressant. <u>Was mich interessiert, ist die finale Empfindlichkeit, das Charakteristikum eines Organismus.</u> Um diese herauszufinden, benötige ich, da ich eine feine Ebene des Organismus ansprechen möchte, verfeinerte Energien. Ich stimuliere den Körper nicht mit chemischen Reizen. Für mich ist die Reaktion wichtig, die der Organismus zeigt, nachdem ein Reiz mit verfeinerten Energien gesetzt wurde. Dies ist wirklich eine besondere Art von Krankheit, die ich in Beziehung zu dem Arzneimittel setzen kann.

Teilnehmer: Bedeutet das, dass Sie innerhalb dieser von Ihnen aufgezeigten Extreme, der rohen Giftsubstanz und der potenzierten Form, verschiedene Reaktionen hervorrufen können, je nach Empfänglichkeit des Individuums?

Vithoulkas: Oh ja. Sie geben eine bestimmte Menge einer Substanz, die vergiftend wirkt, und dann reduzieren Sie die Menge mehr und mehr. Sie werden sehen, dass die Reaktionen ebenfalls mehr und mehr nachlassen, bis sie sich irgendwann nicht mehr zeigen werden.

Es gibt eine andere Personengruppe, die aber weiterhin Reaktionen zeigen wird.

Teilnehmer: Ist die mittlere Gruppe diejenige, die auf Giftsumach reagieren würde, die diesbezüglich empfindlich wäre? Könnte man sie mit *Anacardium* behandeln?

Vithoulkas: Nein, bezüglich Giftsumach ist die dritte Gruppe die empfindlichste. Die grobe Substanz gibt uns keine zuverlässigen Hinweise. Ich werde zwar eine Reaktion hervorrufen können, aber diese ist nicht zuverlässig in Bezug auf die eigentliche Besonderheit dieser Droge. Wenn ich eine Hochpotenz einnehme, aber keine Empfindlichkeit für diesen Stoff besitze, dann wird sich keine Reaktion zeigen. Wenn ich eine Reaktion hervorrufen kann, eine starke Reaktion, siehe Gruppe drei, dann wird sehr wahrscheinlich ein großer Prozentsatz dieser Personen mit einer hohen Potenz *Astacus* geheilt werden können.

Teilnehmer: Als Konstitutionsmittel oder zur Behandlung dieser Reaktion?

Vithoulkas: Als akute Behandlung. Ich weiß nicht, was konstitutionell geschehen würde. Es mag sein, dass es auch als Konstitutionsmittel gut wirkt.

Diese Menschen besitzen, da sie so stark auf dieses Mittel reagieren, bereits eine Empfindlichkeit. Da sie diesem Einfluss ständig ausgesetzt sind, bildet sich eine Art miasmatische Schicht. Diese kann durch *Rhus toxicodendron* oder *Croton tiglium* beseitigt werden.

Teilnehmer: Ich habe einen Patienten, der über einen längeren Zeitraum Salztabletten eingenommen und Prüfungssymptome von *Natrium muriaticum* entwickelt hat. Er hat dann *Natrium muriaticum* eingenommen, was auch zu Beginn half, aber nach einer Weile ging es ihm noch schlechter. Das geht nun schon über Jahre so. Würden Sie hier *Natrium muriaticum* in hoher Potenz verordnen?

Vithoulkas: In hoher Potenz, genau, das würde ich.

Wenn diese Menschen, die so empfindlich auf Giftsumach reagieren, diesem Einfluss in genügender Stärke ausgesetzt sind, können sie eine tödliche Reaktion hervorbringen. Geben Sie ihnen jedoch eine potenzierte Arzneimittelgabe *Rhus toxicodendron,* können Sie sie heilen; etwa mit der 200. Aus diesem Grund sagt *Kent* in einer seiner Vorlesungen, dass Praktiker, die niedrige Potenzen, welche gerade noch jenseits der tödlichen Grenze liegen, verwenden, schlechte Verordner sind.

Wenn Sie das angezeigte Mittel gefunden haben und es in dieser niedrigen Potenz verabreichen, kann der Patient daran sterben. Das gilt auch für *Rhus tox*. Eine kleine Menge davon wird dies bewirken können, wenn eine starke Empfindlichkeit vorhanden ist. Das Gleiche passiert, wenn Sie *Lycopus* zu niedrig geben. Geben Sie diese Mittel also nicht zu tief, Sie könnten den Patienten sonst töten. Das können Sie sich nicht vorstellen? Ich sollte Ihnen mal einige Verordnungen der französischen Ärzte zeigen ...

Teilnehmer: Kann ich noch einmal nachfragen? Wenn jemand potenzierte Mittel ausprobiert, sagen wir mal in der M, und diese über einen längeren Zeitraum einnimmt ...

Vithoulkas: ... und ein *Natrium muriaticum*-Bild entwickelt. Der genannte Patient nahm die D 6 ein, es zeigte sich eine starke Verschlimmerung. Hätte er eine 200 genommen, wäre er wahrscheinlich gesund geworden.

Teilnehmer: Aber angenommen, er hätte eine 30 oder 200 über sechs Monate täglich eingenommen, etwa *Natrium muriaticum*, würde ihn eine höhere Potenz in Ordnung bringen?

Vithoulkas: Wenn er welche Potenz genommen hätte?

Teilnehmer: Die 200.

Vithoulkas: Über einen Monat?

Teilnehmer: Nein, sagen wir über sechs Monate.

Vithoulkas: Das ist eine andere Sache. Er nahm ja reines Salz zu sich, sozusagen die Ursubstanz in großen Mengen, worauf sich ein *Natrium muriaticum-Bild* entwickelte. Auf diesen Fall bezogen sagte ich, dass man eine 10 M geben könne, um ihn zu heilen. Sie konstruieren nun einen rein hypothetischen Fall; dass jemand eine 200 über einen Monat einnimmt. Was würde also geschehen?

In solch einem Fall muss man die verschiedenen Möglichkeiten durchspielen.

Die erste Möglichkeit wäre, dass nichts passiert, weil die Person nicht empfänglich für *Natrium muriaticum* ist. Das ist übrigens einer der Gründe, warum man der Ärzteschaft die Wirkung von Hochpotenzen nicht so ohne weiteres beweisen kann.

Teilnehmer: Es existiert keine statistische Sicherheit.

Vithoulkas: Ja, aber Sie wollen jetzt auf die zweite Gruppe hinaus, die eine Symptomatologie entwickeln würde. Diese Personen würden eine ganze Facette an Symptomen entwickeln. Ob man eine 50 M geben soll, um dieser längeren Einnahme der 200 entgegenzuwirken, hängt davon ab, ob das Bild, das sich bei dieser Person entwickelt hat, auch ein *Natrium muriaticum*-Bild ist. Wenn es das sein sollte, dann wird eine 50 M die 200 oder die M antidotieren.

Teilnehmer: Das verwirrt mich, ich hatte nämlich einen Fall, der diesem sehr ähnlich war. Es handelte sich um einen deutschen Automechaniker, der einen Ausschlag an den Lippen hatte. Er ging in New York zu einem Homöopathen, der ihm *Natrium muriaticum* als Konstitutionsmittel gab. Es gab erst eine Verschlimmerung, dann wurde es besser.

Nach ein oder zwei Monaten trat die Beschwerde erneut auf. Anstatt zum Arzt zu gehen, sparte er das Geld und kaufte sich ein Mittel in der Apotheke. Er nahm die D 6 täglich ein, so wie es auf dem Fläschchen stand. Es ging ihm erst schlechter, dann aber für kurze Zeit besser. Dann wurde es erneut schlimmer und die D 6 brachte nichts mehr. Er nahm dann täglich eine D 12 ein. Es zeigte sich eine gewisse Wirkung, aber dann lief es wie vorher. Es ging ihm schlechter und schlechter. Er ging höher und höher in der Potenz, bis er schließlich sogar ein oder zwei verschiedene Potenzen täglich einnahm. Er zwang seinem System eine Mittelprüfung auf.

Ich ging dann so vor, dass ich auf das Bild zurückging, das er vor zwei Jahren, also vor der Einnahme dieser verschiedenen Potenzen, zeigte. Ich fand, dass einige Symptome auf *Sepia* hinwiesen. Ich gab *Sepia*, was, soweit ich es beurteilen kann, die aufgepfropften *Natrium muriaticum*-Symptome wegnahm. Ich sollte noch erwähnen, dass sich während dieser „Prüfungsperiode" deutliche Auswirkungen auf der geistigen Ebene gezeigt hatten. Er konnte seine Arbeit nur noch mit Mühe verrichten, musste sich alle fünf Minuten die Fingernägel bzw. Hände säubern und isolierte sich völlig von anderen Menschen. Er hatte alle möglichen Symptome, es war ein sehr schlimmer Zustand.

Sepia klärte das Bild auf der geistigen und emotionalen Ebene. Der Ausschlag an den Lippen trat wieder deutlich hervor. Ungefähr einen Monat nach der *Sepia*-Gabe verordnete ich eine hohe Potenz *Natrium muriaticum,* die den Fall dann klärte.

Vithoulkas: Das ist interessant. Wir müssen hier zuerst untersuchen, ob die anfänglich verabreichte *Natrium muriaticum*-Gabe etwas bewirkte, ob sie heilend wirkte. Ich meine, brauchte er wirklich von Anfang an *Natrium muriaticum?* Das müssen Sie in einem solchen Fall zuerst untersuchen. Wenn er *Natrium muriaticum* als Heilmittel gebraucht hätte, würde es seine Arbeit getan haben und dann nichts mehr bewirken, auch wenn er es weiter eingenommen hätte. Sehr wahrscheinlich brauchte er aber das Komplementärmittel *Sepia.* Stattdessen nahm er aber weiterhin *Natrium muriaticum* ein. In diesem Fall brauchen wir nicht zu erwarten, dass er ein *Natrium muriaticum-Bild* entwickeln wird, er kann auch ein *Sepia-* oder *Arsen-Bild* entwickeln.

Teilnehmer: Dieser Patient war vollständig *Natrium muriaticum,* in jeder Hinsicht. Jedes Symptom passte, es war geradezu unglaublich.

Vithoulkas: Ich weiß oder verstehe nicht, wie eine Person mit einem *Natrium muriaticum-Bild* auf *Sepia* reagieren kann. Ich meine damit, dass da etwas nicht stimmen kann.

Teilnehmer: Können Sie uns erklären, wie es zum Aufpfropfen von Symptomen durch Arzneimittel kommen kann?

Vithoulkas: Ja, lassen Sie uns versuchen, dies zu verstehen.

Ich denke, wenn *Natrium muriaticum* gleich zu Beginn heilend gewirkt hätte, dann hätte sich das Bild verändern müssen. Wenn Sie mir sagen würden, dass diese Person nicht von Anfang an *Natrium muriaticum,* sondern *Sepia* gebraucht hätte, der Arzt aber stattdessen *Natrium muriaticum* gegeben hat, dann kann ich verstehen, dass sich ein *Natrium muriaticum*-Bild entwickelt hat. Wenn der Patient aber von Anfang an *Natrium muriaticum* gewesen wäre und dieses Mittel auch bekommen hätte, dann wäre die *Natrium muriaticum-Tendenz* weggenommen worden. Das *Natrium muriaticum*-Bild hätte zu irgendeinem Zeitpunkt während der Einnahme der verschiedenen *Natrium muriaticum*-Potenzen verschwinden müssen. Dann wäre ein neues Bild erschienen – *Sepia, Apis* oder was auch immer. Wenn Sie also *Sepia* gaben, war diese Person wahrscheinlich mehr *Sepia* als *Natrium muriaticum*.

Teilnehmer: Würden Sie bitte die *Sepia*-Symptome nennen?

Vithoulkas: Bei beiden Mitteln können Sie Symptome wie Verlangen nach Süßigkeiten oder Salz finden. Das Verlangen nach Salz ist bei *Sepia* weniger ausgeprägt, es kann aber ein gewisses Verlangen nach Salz haben. Beide Mittel können eine Abneigung gegen Gesellschaft haben, aber Sie müssen bestimmte Symptome ... war es ein Mann oder eine Frau?

Teilnehmer: Es war ein Mann.

Vithoulkas: Er mag ein vermindertes sexuelles Verlangen gehabt haben, was auf *Sepia* hinweisen würde. Das zeigt auch an, wann der Patient zu einem anderen Mittel wechselt.

Teilnehmer: Warum sind Sie denn auf *Natrium muriaticum* zurückgegangen? Das kann ich nicht richtig verstehen.

Vithoulkas: Das kann sein. Man verwendet ein Arzneimittel, geht dann zum Komplementärmittel und kommt danach wieder auf das erste zurück. Dieser Patient muss sich, wenn er wirklich genesen ist, so fühlen, als habe er eine neue Gesundheitsstufe erreicht.
Er nahm drei Arzneimittel ein und ist nun auf eine andere Ebene gestiegen. Wenn er die Behandlung fortsetzt, wird er sich wie ein anderer Mensch fühlen; es wird ihm allgemein viel besser gehen.

Teilnehmer: Wenn er am Anfang *Sepia* gebraucht hätte, der Arzt ihm aber *Natrium muriaticum* gegeben hat und der Patient eine diesbezügliche Prüfung gemacht hat, würden Sie dann *Natrium muriaticum* in einer hohen Potenz geben?

Vithoulkas: Wenn er tatsächlich ein *Natrium muriaticum*-Bild zeigt, würde ich *Natrium muriaticum* in einer höheren Potenz geben, als er es bekommen hat. Dann würde ich abwarten.

Aber ich sehe schon, das ursprüngliche Bild war hier *Sepia*. Nach der Einnahme von *Natrium muriaticum* haben sich innerhalb des *Sepia*-Bildes lediglich einige *Natrium muriaticum*-Symptome gezeigt. Bei einem *Sepia*-Bild würde ich natürlich *Sepia* und bei einem deutlichen *Natrium muriaticum*-Bild würde ich *Natrium muriaticum* in hoher Potenz geben.

Die Unterdrückung von Symptomen

Teilnehmer: Wir haben hier einen sehr interessanten Fall, er betrifft ein Melanom. Dürfen wir den vortragen?

Teilnehmer: Es geht um eine Patientin, die wegen einer Petit-Mal-Epilepsie behandelt wurde. Ich gab *Natrium muriaticum*, worauf die Petit-Mal-Epilepsie verschwand. Danach habe ich die Patientin etwa fünf Monate nicht mehr gesehen. Sie kam dann zu mir und erzählte, dass ein Freund ein Muttermal auf ihrer Haut entdeckt hätte.

Sie war zu einem Hautarzt gegangen, der das Mal entfernt hatte. Die Biopsie hatte erbracht, dass es sich um ein Melanom handelte, welches bereits über einen längeren Zeitraum vorhanden war. Es war eine weite Ausschneidung gemacht worden, worauf die Petit-Mal-Epilepsie wiederkam. Wie würden Sie diese Veränderungen beurteilen?

Vithoulkas: Das ist genau das, was normalerweise geschieht.

Sie fühlt sich wahrscheinlich besser, wenn sie Milch trinkt. Das ist eine interessante Frage, die Sie stellen können. In den Fällen, in denen Milch bessert, ist ein starkes Verlangen nach Milch vorhanden.

Wenn der Schwerpunkt der Krankheit völlig im Körperlichen liegt, dies aber nicht zugelassen wird, dann handelt es sich um eine Unterdrückung.

Das Melanom kann, wenn es operiert wird, Metastasen setzen. Normalerweise findet eine Metastasierung zum Gehirn statt.

Teilnehmer: Es ist also ein gutes Zeichen, dass die Petit-Mal-Epilepsie zurückkam?

Vithoulkas: Ja, das ist ein gutes Zeichen. Es zeigt, dass diese Dinge in Beziehung zueinander stehen und wie gefährlich ein Melanom ist. Was die Bösartigkeit betrifft, so heißt es, sind alle Melanome von der gleichen Intensität; deshalb werden sie herausgeschnitten. Nach drei Monaten hat der Patient dann Metastasen im Gehirn.

Teilnehmer: Hätten Sie empfohlen, das Melanom nicht herauszuschneiden?

Vithoulkas: Ja.

Teilnehmer: Wie würden Sie sich dabei vorkommen?

Vithoulkas: Ich würde mich auch so behandeln. Es besteht hier kein Unterschied zwischen der Petit-Mal-Epilepsie und dem Melanom. Die Petit-Mal-Epilepsie und das Melanom stellen bei dieser Person die gleiche Sache dar.

Wie lange hatte sie das schon?

Teilnehmer: Eine längere Zeit. Sie bekam es, als sie ungefähr 14 oder 15 Jahre alt war.

Vithoulkas: Wie alt ist sie jetzt?

Teilnehmer: Sie ist Ende 20.

Vithoulkas: Und sie hat nie eine Epilepsia major gehabt?

Teilnehmer: Nein.

Vithoulkas: Und aus welcher Quelle haben Sie, dass es eine Petit-Mal-Epilepsie war? War es die Diagnose eines einzelnen Arztes?

Teilnehmer: Es war die Diagnose eines Neurologen.

Vithoulkas: Welche Untersuchungen hat er durchgeführt?

Teilnehmer: EEG-Untersuchungen.

Vithoulkas: Die Diagnose wurde praktisch aufgrund der Symptomatologie gestellt?

Teilnehmer: Das EEG lag vor.

Vithoulkas: Zeigte es irgendwelche Unregelmäßigkeiten?

Teilnehmer: Nein.

Vithoulkas: Sie sehen selbst, das ist ein Fall, bei dem ich bezweifle, dass es sich um eine einfache Petit-Mal-Epilepsie handelte, es sei denn, es lägen tomografische Aufzeichnungen vor. Ein EEG ist in diesem Falle nicht ausreichend. Ich vermute einen Tumor. Das Melanom, das sich auf der Haut zeigte, steht in einer Beziehung zu dieser Tumor-Prädisposition.

Teilnehmer: Es müsste ein gutartiger Tumor sein.

Vithoulkas: Nicht unbedingt, nicht bei unserer Betrachtungsweise. Ich weiß, wie Sie die Dinge sehen, aber das ist nicht die Art, wie ich die Dinge betrachte. Diese Patientin hat die Aussicht, eine Petit-Mal-Epilepsie, dann eine Epilepsia major zu bekommen und zu sterben.

Teilnehmer: Weil das Melanom entfernt wurde?

Vithoulkas: Ja. Da ist natürlich die Tatsache, dass Sie sie mit *Natrium muriaticum* behandelt haben. Es beeinflusst den Verlauf und schränkt die Krebsmöglichkeit sowie die Möglichkeit der Metastasierung bereits ein. Doch nun wurde die Exzision durchgeführt, und vielleicht wurden auch Antibiotika gegeben, was die ganze Sache noch schlimmer machen würde.

Teilnehmer: Sprechen Sie von Chemotherapie?

Vithoulkas: Nein, nicht von Chemotherapie, es könnten Antibiotika gegeben worden sein, um eine Entzündung zu verhindern.

Sie würden nach einer Hautverpflanzung keine Antibiotika geben? Wurde es in diesem Fall gemacht?

Teilnehmer: Ja.

Vithoulkas: Wie lange dauerte es nach der Operation, bis sie wieder epileptische Anfälle bekam?

Teilnehmer: Sie hatte den Anfall unmittelbar, nachdem die Biopsie gemacht wurde.

Vithoulkas: Das sagt mir, dass sich dieser Fall in Schwierigkeiten befindet. Wenn Sie noch einmal *Natrium muriaticum* geben, dann

Die Unterdrückung von Symptomen

könnte es sein, dass das Melanom erneut – an einer anderen Stelle – erscheint.

Teilnehmer: Wenn das passieren sollte, wie schnell würden Sie dann sagen: „Oh mein Gott, da ist wieder dieses gefährliche Ding, ich hätte schneller verschreiben müssen." Wie stark wäre Ihr Bedürfnis zu verschreiben, nachdem das Melanom wieder erschienen ist?

Vithoulkas: Es ist eine andere Sache, wenn das Melanom nach der Verschreibung erscheint. Sie warten dann ab, verschreiben aber nichts.

Teilnehmer: Wollen Sie damit sagen, dass dieses Melanom auf der Haut ein Schritt in Richtung Gesundheit ist?

Vithoulkas: Aber sicher.

Teilnehmer: Sie sagen, dass sich die Krankheit vom Gehirn auf die Haut verlagert hat?

Vithoulkas: Ja. Ich glaube auch nicht, dass für alle Melanome die gleiche Prognose zutrifft. Das glaube ich einfach nicht.

Teilnehmer: Und Sie meinen, dass es sich nicht ausbreiten würde?

Vithoulkas: Es würde sich nicht ausbreiten.

Teilnehmer: Was denken Sie, würde weiter geschehen?

Vithoulkas: Es würde sich bis zu einem gewissen Stadium entwickeln, aber dann verschwinden.

Wenn dies mein Patient wäre, würde ich aus rein rechtlichen Gründen sagen: „Das ist ein Fall für den Chirurgen." Wenn es um mich selbst ginge, würde ich es nicht tun.

Ich glaube wirklich nicht, dass die Chirurgie überhaupt etwas bei einem Melanom ausrichten kann. Ich habe Fälle erlebt, in denen Leute zum Chirurgen gegangen sind, und drei Monate später sind sie ganz „gegangen". Dann habe ich Fälle gesehen, in denen das Melanom blieb und nichts geschah. Ich kenne Fälle, in denen ein Melanom zehn Jahre lang vorhanden war, bis es irgendein Spezialist unbedingt entfernen wollte. Obwohl der Patient sagte, dass er dieses doch schon so lange habe, wurden Biopsien gemacht, danach wurde es herausgeschnitten. Innerhalb weniger Wochen ist der Patient dann gestorben.

Es hielt sich über zehn Jahre im Gleichgewicht, aber drei Wochen nach der Exzision ging der Patient in die andere Welt.

Es handelt sich hier um genau die gleiche Situation, doch wir haben nicht den Mut, es so zu handhaben. Das liegt nicht an unserer Überzeugung, sondern an den bestehenden Gesetzen. Jeder hat schon solche Fälle gesehen. Jeder Spezialist, den Sie fragen, sagt: „Ja, ich hatte solch einen Fall. Ich riet zur Operation und verlor den Patienten." Dann kommen die jungen Ärzte, die noch wenig Erfahrung haben, und sagen Ihnen: „Ja, das muss entfernt werden."

Wenn der Patient aus dem Krankenhaus kommt, geht es ihm gut. Aber wenn Sie versuchen, ihn nach fünf Jahren anzurufen, um zu hören, wie es ihm geht, werden Sie niemanden mehr finden.

Teilnehmer: Ich würde gern etwas dazu sagen. Ich denke, dass es sich hierbei um statistische Sachverhalte handelt. Ein hoher Prozentsatz der Melanomfälle stirbt innerhalb von zwei oder drei Jahren, aber es gibt auch einen gewissen Prozentsatz, für den das nicht zutrifft. Das sind diejenigen mit der stärkeren Lebenskraft. Ich denke, wir können die Menschen durch die homöopathische Behandlung aus der Nähe des Todes in einen Bereich der Gesundheit führen. Wir sollten uns daran erinnern, dass nicht jedes Melanom zwangsläufig tödlich verlaufen muss.

Teilnehmer: Die Statistiken zeigen, dass jene, die chirurgisch und chemotherapeutisch behandelt wurden, einen großen Prozentsatz an Überlebenden aufweisen. Das ist eine lange und komplizierte Geschichte. Und die besten Statistiken, die ich kenne, sagen aus, dass sich die Sterblichkeitsrate aufgrund von Krebs nicht verändert hat, seitdem Aufzeichnungen darüber gemacht werden.

Teilnehmer: Das ist absolut falsch, wenn wir einmal die Leukämie bei Kindern nehmen. Hier liegt die Überlebensrate momentan bei 75 bis 80 Prozent, bei Morbus Hodgkin im ersten Grad ebenfalls.

Die Unterdrückung von Symptomen

Vithoulkas: Was sagen Sie da?

Teilnehmer: Es geht um Leukämie bei Kindern. Mit den Methoden, die jetzt angewandt werden, ist die zehnjährige Überlebensrate sehr hoch. Seelisch mögen diese Kinder Wracks sein, ich sage nichts über ihre Lebensqualität; doch sie sind nach zehn Jahren noch am Leben.

Teilnehmer: Das sind nur wenige. Momentan liegt der Anteil vielleicht bei 8 Prozent oder etwas darüber.

Teilnehmer: Das Dogma heißt eben „behandeln". Wie wollen Sie denn Patienten finden, die ein Melanom haben, aber nicht behandelt wurden? Wie soll man denn solch eine Kontrollgruppe überhaupt finden?

Teilnehmer: Es gibt die Chirurgie, da heißt es „rausschneiden", und es gibt die Chemotherapie.

Teilnehmer: Wie will man das denn mit unbehandelten Patienten vergleichen? Das ist doch schließlich die Frage!

Teilnehmer: Mich interessiert das Arzneimittel *Abrotanum*. Wenn ein Melanom herausoperiert wird, die Sache sich aber dann in Richtung Petit-Mal-Epilepsie bewegt, die dann wiederkommt, oder es findet sich danach ein Melanom in der Lunge, würde *Abrotanum* es wieder an die Oberfläche bringen?

Vithoulkas: Nein. *Abrotanum* ist ein Arzneimittel, das in Betracht kommt, wenn ein Krankheitsgeschehen metastasiert, etwa die Verlagerung eines rheumatischen Geschehens zum Herzen hin.

Wenn Sie sich an die Symptomatologie halten, dann gibt es immer nur ein richtiges Arzneimittel.

Gehen Sie im genannten Fall das Symptom der Petit-Mal-Epilepsie an und erlauben Sie, dass es auf der Haut erscheint. Das würde eine gute Prognose erlauben. Sie hätten es nicht wegnehmen sollen. Ich wäre besorgter, wenn das Melanom nicht vorhanden wäre.

Die Unterdrückung von Symptomen

Teilnehmer: Ist es möglich, dass das Melanom durch eine Gabe *Natrium muriaticum* zurückkommt?

Vithoulkas: Sie können versuchen, der Patientin noch einmal *Natrium muriaticum* zu geben. Erzählen Sie ihr aber nicht, dass sie ein Melanom bekommen könnte. Sie würde das Melanom sonst dem Arzneimittel zuschreiben. Es ist wahrscheinlich, dass dies geschehen wird. Sie würde ein Melanom an einer anderen Stelle bekommen.

Teilnehmer: Ist es auch möglich, dass das, was dann auf der Haut erscheint, nicht unbedingt ein Melanom ist? Melanome habe ich noch nicht behandelt, aber ich habe nach der Entfernung anderer Krebsarten gesehen, dass dafür ein Hautausschlag oder Papeln in dem Bereich erschienen sind.

Teilnehmer: Ich hatte einen eher gesunden Patienten, der Hautkrebs an der Stirn hatte. Es wurde eine Exzision durchgeführt. Als ich ihn sah, hatte er eine Narbe an der Stelle. Während der Behandlung zeigte sich der Hautkrebs erneut. Ich würde mich nicht gerade wohl in meiner Haut fühlen, wenn ich ihm sagen müsste, dass er es dabei belassen soll.

Vithoulkas: Derzeit sperren wir uns den Patienten gegenüber. Wir nehmen sie erst auf, schicken sie dann aber wieder weg. Das ist verständlich. Wir können diese Verantwortung nicht übernehmen, gerade in Amerika, wo man so schnell in Prozesse verwickelt wird.

Teilnehmer: George, können wir auf das ursprüngliche Thema zurückkommen? Was geschieht mit den Patienten, die überempfindlich sind?

Vithoulkas: Ich denke, ich sollte das später ausführen; ich bin nämlich erschöpft.

Anacardium orientale

Die Seminarteilnehmer stellen ihre Vorschläge zur „Essenz" des Arzneimittels Anacardium orientale vor.

Teilnehmer: Es beeinflusst vorwiegend die geistige Sphäre. Es besteht die Tendenz, dass sich die geistigen Wahrnehmungen verändern. Außerdem zeigt der Kranke boshafte Absichten.

Teilnehmer: Es hat eine geistige Schwäche; eine Schwäche der höheren Kontrollmechanismen, die unsere primitiven und selbstsüchtigen Triebe und Impulse kontrollieren.

Teilnehmer: Es zeigen sich geistige Veränderungen, die den Willen betreffen. Es sind innere Ängste vorhanden.

Vithoulkas: Wenn Sie bitte etwas langsamer lesen würden, ich kann nicht immer folgen.

Teilnehmer: Mangel an Selbstvertrauen bis hin zu echter Paranoia; daraus resultieren feindselige Gefühle und Reaktionen.

Teilnehmer: Die Essenz ist Zwiespältigkeit und Unentschlossenheit, was sich auf eine Schwächung des Gewissens zurückführen lässt.

Teilnehmer: Ein geistesschwacher, gewalttätiger und boshafter Patient, der sich im Widerstreit mit zwei Willen befindet.

Teilnehmer: Ein Mensch, der fühlt, dass er zwei Willen hat. Er hat den Sinn dafür verloren, was richtig und falsch, was gut und böse ist.

Teilnehmer: Abtrennung vom sozialen Umfeld, entstehend aus der Unfähigkeit, unterscheiden zu können, was richtig und was falsch ist.

Teilnehmer: Eine Unentschlossenheit zwischen Gut und Böse.

Teilnehmer: Die Essenz liegt in erster Linie in der geistigen Sphäre, ausgehend vom Widerstreit zwischen guten und schlechten

Absichten. Diese grundlegend schlechten Absichten werden, ohne in einen Konflikt zu geraten, auf boshafte und gewalttätige Weise in die Tat umgesetzt. Wenn ein Konflikt vorhanden ist, dann zeigt er sich in Wahnvorstellungen von „doppelt Sein".

Teilnehmer: Es ist eine Art Trieb, boshaft zu sein. Der Geist nimmt aber wahr, dass dies falsch ist. Daraus entsteht ein Konflikt, und irgendwann bricht dann alles zusammen.

Teilnehmer: Ein extremer Konflikt zwischen innerem und äußerem Willen, zwischen Gut und Böse; auch gefühlsmäßig.

Vithoulkas: Wenn Sie sagen: „Innerer und äußerer Wille", sind das Ausdrücke, die Sie von *Kent* übernommen haben? Was verstehen Sie darunter?

Teilnehmer: Der äußere Wille sind die Kräfte, die von außen kommen. Der innere Wille sind die Absichten, die sich aus den naturgegebenen Trieben ergeben.

Teilnehmer: Ich habe nichts notiert.

Vithoulkas: Wenn Sie alles nehmen und zusammensetzen, haben Sie *Anacardium*.

Teilnehmer: Hat schon jemand *Anacardium* gegen Folgen von Giftsumach gegeben?

Teilnehmer: Oh ja. Ich fand, dass es bestens wirkte, wenn keine weiteren Modalitäten vorhanden waren. Wenn nur ein Hautausschlag vorhanden war, aber keine Modalitäten, die auf *Rhus tox.* oder *Sulfur* hinwiesen, gab ich *Anacardium*. Es hat immer gewirkt. Es kommt natürlich darauf an, wie stark die Beschwerden sind.

Vithoulkas: Hatten Sie Erfolg damit?

Teilnehmer: Ich habe es bisher zweimal verwendet. Es hat beide Male gewirkt. Ich verwende *Anacardium* auch bei Personen, die ihre Hände in heißes Wasser halten, um den Juckreiz zu lindern.

Vithoulkas: Haben Sie irgendwo einen Hinweis auf *Anacardium* gefunden?

Anacardium orientale

Teilnehmer: Es steht im *Clarke*.[1]

Vithoulkas: Sehr heißes Wasser bessert?

Teilnehmer: Gestern Abend, als wir uns das Bild von *Anacardium* ansahen, kam jemand herein, der gegen Beschwerden durch Giftsumach behandelt werden wollte. Es war ein Deutscher, der das Land bereist hat. Er zeigte ein Bild von Schizophrenie, er hatte diesen doppelten Willen. Wir gaben ihm *Anacardium*.

Vithoulkas: Haben Sie schon ein Ergebnis?

Teilnehmer: Wir haben ihn heute noch nicht gesehen. Es erfolgte, während wir das Mittel studierten.

Teilnehmer: Wann wäre in einem solchen Fall *Croton tiglium* angezeigt?

Vithoulkas: Bei *Croton tiglium* wird das Jucken einen solchen Aufruhr im Nervensystem verursachen, dass der Patient das Gefühl hat, es unmöglich länger ertragen zu können. Das ist das Schlüsselsymptom.

Teilnehmer: Das Gefühl der Unentschlossenheit mit einer Spaltung des Willens sowie ein Gefühl von Unwirklichkeit.

Teilnehmer: Was mir besonders auffiel, war der doppelte Wille; der gute und der schlechte, im Widerstreit mit dem Gewissen. Wenn schließlich ein bestimmter Punkt erreicht ist, treten die Gewalttätigkeit und Härte hervor. Die schlechte Seite der Person tritt in den Vordergrund.

Vithoulkas: Der grundlegende Umstand, aus dem sich ein *Anacardium*-Fall entwickelt, ist dieser innere Konflikt, den Sie erwähnten.

Dieser innere Kampf bringt viel Leid mit sich. Der Konflikt konzentriert sich in einem bestimmten Bereich. Es handelt sich hierbei um den Willen der Person, sich in Bezug auf andere und die Umwelt zu prüfen.

---

[1] Der Neue Clarke, Hahnemann Institut, Bd. 1, S. 246 ff.

Anacardium orientale

Der Patient fühlt sich minderwertig, hat eine Art Minderwertigkeitskomplex. Er will aber nicht, dass dieser Bereich gewinnt. Daraus entwickelt sich ein Konflikt.

Das ist mit viel Leid verbunden. Ich gebe Ihnen ein Beispiel: Ein Mann befindet sich in einer guten beruflichen Stellung; er wird aber ziemlich schlecht von seinem Vorgesetzten behandelt. Er fühlt sich innerlich verletzt und unwohl. Der Zwist mit dem Vorgesetzten setzt sich eine Weile fort, bis es irgendwann zu einem inneren Widerstreit kommt.

Der logische Teil in ihm sagt, dass er den Arbeitsplatz wechseln müsse. Da ist aber etwas im Inneren des *Anacardium*-Patienten, das ihm sagt: „Nein, du sollst nicht! Du wirst hier bleiben, leiden und beweisen, dass es nicht so ist, wie es der Vorgesetzte glaubt. Du bist wirklich besser, du bist wirklich gut. Du kannst es dir beweisen."

Dieser Konflikt kann eine lange Zeit andauern und sich fortsetzen.

Ein anderes Beispiel, zwei Eheleute. Der Mann behandelt seine Frau schlecht. Sie fühlt sich unterlegen, versucht aber, sich zu prüfen. Sie wird anfangen, Seminare zu besuchen und sich Wissen aneignen. Der Ehemann demütigt sie weiterhin, worauf sich bei der *Anacardium*-Patientin ein innerer Zwiespalt entwickelt: „Ich muss ihn verlassen, mich von ihm trennen, ich lasse mich scheiden. Ich werde sonst wahnsinnig. Unser Verhältnis ist einfach zu schlecht." Sie kann ihn aber nicht verlassen.

Dieser Konflikt setzt sich fort, bis es schließlich zu einem emotionalen oder geistigen Zusammenbruch kommt.

Wir sagten bereits, dass ein Minderwertigkeitskomplex, ein Mangel an Selbstvertrauen, vorliegt. Sie finden das in *Kents* Repertorium. *Anacardium* ist eines der wichtigsten Mittel; es steht in der Rubrik „Mangel an Selbstvertrauen" dreiwertig.

Welches Mittel fällt hier außerdem auf?

Teilnehmer: *Lycopodium.*

Vithoulkas: Mangel an Selbstvertrauen: *Barium carbonicum*!

Teilnehmer: *Petroleum.*

Vithoulkas: *Petroleum*, ja, aber nicht so häufig.

Wenn wir einen *Anacardium*-Patienten haben, werden wir stets diesen Minderwertigkeitskomplex vorfinden. Wenn wir es mit einem *Barium carbonicum*-Patienten zu tun haben, ebenfalls.

Wenn Sie diese beiden Mittel vergleichen, werden Sie jedoch feststellen, dass sie völlig verschieden sind.

Beide haben zwar dieses Gefühl der Minderwertigkeit, diesen Mangel an Selbstvertrauen, aber Sie werden sie nicht verwechseln können. Die Mittel zeigen eine völlig unterschiedliche Geisteshaltung.

Barium carbonicum wird den Minderwertigkeitskomplex schon zu Beginn des Lebens, in der Kindheit, zeigen; dies wird sich bis zum Lebensende fortsetzen. Sie werden sehen, wie diese Menschen im hohen Alter zusammenbrechen und ihr Selbstvertrauen völlig verlieren. *Barium carbonicum* ist angezeigt, wenn diese Personen 75 oder 80 Jahre alt sind, die geistigen Kräfte nachgelassen haben und dann völlig verschwinden. Sie sind sehr weichlich und furchtsam, besitzen eine starke Unentschlossenheit. Sie wissen nicht, wofür sie sich entscheiden sollen.

Anacardium besitzt eine starke Unentschlossenheit, aber diese Menschen sind nicht sanft, sondern es handelt sich um harte Menschen.

Stellen Sie sich einmal den geistigen Zustand dieser Menschen vor, die Belastung, die sie erdulden. Sie sagen sich: „Nein, ich werde mich prüfen!" Sie werden Ihnen von ihrem furchtbaren Leid erzählen, der Ehemann schlägt sie, verflucht sie. Sie macht aber weiter, um sich zu beweisen.

Der Minderwertigkeitskomplex erlaubt ihr nicht, wegzugehen, um eine neue Beziehung einzugehen. Das andere Beispiel betraf den Arbeitsplatz, den er nicht wechselt, um die Umstände zu verbessern.

Anacardium will sich selbst auf die Probe stellen. Diese Menschen besitzen eine innere Härte, die den gesamten Organismus beeinträchtigt. Um überhaupt noch mit den Umständen fertig werden zu können, werden sie immer härter. Aus diesem Grunde können sie schließlich in einen Zustand geraten, in dem sie grausam werden. *Anacardium* ist das erste Mittel, an das Sie bei Grausamkeit gegenüber Menschen und Tieren denken müssen.

Es ist merkwürdig, dass man diesen Hang zur Grausamkeit nicht erkennen kann, wenn die Patienten vor einem sitzen, während man sich mit ihnen unterhält. Sie sehen sanft und nett aus. Sie werden sich durchaus darstellen können, obwohl sie Ihnen erzählen werden, dass sie ein schwaches Gedächtnis haben. Sie werden nicht den Eindruck vermitteln, stark und roh zu sein.

Da ist dieses innere Gefühl der Minderwertigkeit, das sie nicht loswerden können. Daraus entwickelt sich dann eine innere Härte, die Sie äußerlich nicht sehen können.

Der *Anacardium*-Patient kann in Bezug auf Grausamkeiten dermaßen teilnahmslos sein, dass er sogar Gefallen daran findet. Er kann Tiere quälen und kann eine völlige Gleichgültigkeit bei der Folterung von Menschen empfinden.

Ich glaube, dass die Psychologen bei der Polizei und beim Militär sehr hart sein können. Sie sind in der Lage, andere Menschen zu quälen. Dafür werden Leute mit Minderwertigkeitskomplexen ausgewählt. Das Minderwertigkeitsgefühl wird durch die Macht aufgrund der Amtsgewalt kompensiert. Der Trieb, andere zu quälen und zu erniedrigen, wird befriedigt. Doch was sie selbst bzw. ihre Beziehungen betrifft, so sind sie handlungsunfähig. Wenn ihnen jedoch die Ermächtigung dazu erteilt wird, können sie sehr grausam sein. Das ist der Persönlichkeitstypus, der *Anacardium* benötigt.

Teilnehmer: Sind es sadistische Menschen?

Vithoulkas: Ja, sadistisch. Sie können Tiere quälen, wenn sie wissen, dass sie nicht beobachtet werden. Sie würden einen Menschen foltern, wenn man ihnen die Ermächtigung dazu gäbe.

Teilnehmer: Gibt es unter den Eingesperrten viele *Anacardium*-Fälle?

Anacardium orientale

Vithoulkas: Ich glaube schon. *Anacardium* ist ein Mittel, das zu Grausamkeit und deshalb zu Gewalttätigkeit und Mord führen kann. Dieser Hang zur Gewalttätigkeit ist äußerlich nicht zu erkennen. Wenn Sie sich die Leute anschauen, werden Sie keine Kriminellen, sondern gewöhnliche Menschen sehen.

Aus diesem inneren Konflikt, dem Minderwertigkeitskomplex und der Schwierigkeit, sich nicht entscheiden zu können, entwickelt sich schließlich ein *Anacardium*-Fall.

Teilnehmer: Die Grausamkeit und die Gewalttätigkeit kommen aber erst später. Meinen Sie das so?

Vithoulkas: Der *Anacardium*-Patient kann sich in verschiedenen Stadien befinden. Sie wissen alle, dass sich nicht alle Stadien eines Arzneimittels gleichzeitig entwickeln.

In den Büchern heißt es, er habe zwei Willen; der eine sagt ihm dies und der andere sagt ihm jenes. Das finden Sie erst in den späteren Stadien, wenn sich der Patient der Schizophrenie nähert oder bereits schizophren ist. Normalerweise finden Sie das nicht vor.

Was Sie bei einem *Anacardium*-Patienten, der den Zustand der Schizophrenie nicht erreicht hat, normalerweise vorfinden werden, ist Folgendes: Die Spaltung des Willens, das Verlangen sich zu prüfen und die Entschlussunfähigkeit. Der Betroffene kann sich nicht dazu entschließen, seinen Unterdrücker zu verlassen. Er möchte sich prüfen. Dieser Konflikt bringt Leid mit sich, und das hat bestimmte Auswirkungen.

Im ersten Stadium werden Sie Angst um die Zukunft finden, der Patient fühlt sich unsicher. Dieses Gefühl schreitet ständig fort. Außerdem dehnen sich kleine Probleme aus und werden groß.

Durch die Anstrengung und den inneren Kampf aufgrund der Müdigkeit und des Leidens bricht schließlich ihr Gedächtnis zusammen. Sie verlieren ihr Erinnerungsvermögen.

Teilnehmer: Handelt es sich hierbei um das erste Stadium?

Anacardium orientale

Vithoulkas: Ja, das ist das erste Stadium. Ich meine damit nicht, dass der Patient sein Gedächtnis vollkommen verliert; aber es ist ausgeprägt, dass er sich nicht mehr richtig erinnern kann.

Teilnehmer: Meinen Sie, dass er geistesabwesend ist?

Vithoulkas: Nein, er ist nicht geistesabwesend. Er versucht zu lesen, kann sich aber nicht an das erinnern, was er eben gelesen hat. Es ist eine Art Gelähmtheit, eine Leere, verursacht durch die Anstrengung dieser „Selbstprüfung". Er ist nun müde geworden. Der Geist bricht zusammen, er ist nicht mehr in der Lage, seine Arbeit zu verrichten. Sie finden das häufig, wenn Sie sich den Aktivitätsbereich dieser Leute anschauen.

Teilnehmer: Meinen Sie die Art der beruflichen Tätigkeit?

Vithoulkas: Nein, ich würde nicht sagen beruflich, sondern Tätigkeit.

Teilnehmer: Ist es die Schule?

Vithoulkas: Die Schule kann das hervorrufen, besonders dann, wenn es um Abschlussprüfungen geht. Der Schüler strengt sich sehr an, er will durchhalten und sich prüfen, weil der Lehrer sagte, dass er nicht besonders gut sei oder so etwas.

Das ist eine Situation, in der viele Menschen in einen *Anacardium*-Zustand geraten können. Plötzlich haben sie einfach kein Selbstbewusstsein mehr. Sie sagen, dass sie nicht in die Prüfung gehen werden. Der Schüler hat viel gelernt, hat sich gut vorbereitet; aber es bleibt nichts hängen. Er konstatiert: „Ich habe vollkommen die Zuversicht verloren, die ich besaß. Außerdem bin ich müde, mein Geist ist total müde!" Diese Menschen empfinden, dass sie einfach nicht in die Prüfung gehen können.

In diesem Zustand wird eine Gabe *Anacardium* sie wieder in Ordnung bringen, und sie werden die Prüfung bestehen.

Es ist schön, wenn man dieses Arzneimittel besitzt, aber Vorsicht! Seien Sie sehr vorsichtig, denn Sie müssen ... Ich möchte Ihnen nicht empfehlen, jedem *Anacardium* zu geben.

Teilnehmer: Haben Sie solche Erfahrungen auch mit *Calcium* machen können?

Vithoulkas: Ich werde Ihnen einige andere Mittel nennen und sie differenzieren. Sie können dann nicht den Fehler machen, jedem *Anacardium* zu geben.

Bei *Anacardium* müssen der Drang, der Beste zu sein, sowie außerdem der innere Konflikt, dass die Lehrer die Fähigkeiten nicht akzeptieren und solche Dinge, vorhanden sein.

Es können auch andere Mittel angezeigt sein, etwa *Gelsemium* oder *Acidum picrinicum.*

Ich spreche von akuten Mitteln, die Sie geben können, um jemandem zu helfen, eine Prüfung zu bestehen.

Gelsemium wird ein völlig anderes Bild zeigen. *Gelsemium* wird bei dem Gedanken an eine mündliche Prüfung zittern. Es wird Furcht empfinden und wie gelähmt sein. Das ist genau der Ausdruck, der uns zu diesem Mittel führt, dieses *„wie gelähmt".*

Sie werden jedoch nicht gelähmt sein, wenn sie studieren sollen. Sie haben die Ausdauer zu lernen, aber der Gedanke an die Prüfung lähmt sie.

Sobald sie sich vorstellen, vor dem Prüfer zu stehen, fühlen sie sich wie gelähmt. Sie sagen: „Nein, ich kann es einfach nicht. Es ist besser, wenn ich nicht hingehe. Ich gebe auf!"

Der *Gelsemium*-Typ wird sagen: „Ich gebe auf." *Er ist weicher. Es ist Furcht, öffentlich aufzutreten, in Verbindung mit Feigheit.*

Aus diesem Grunde finden Sie *Lycopodium* und *Gelsemium* im Repertorium in einer Spalte (Feigheit).

Der passende Ausdruck für Gelsemium-Typen ist Lampenfieber!

Wenn jemand irgendwo erscheinen muss, sich aber bei dem Gedanken daran wie gelähmt fühlt, dann wird ihm *Gelsemium* helfen. Ich habe es viele Male ausprobiert, es klappt.

Ich hatte einen Patienten, der in Frankreich Wirtschaftswissenschaften studierte. Es war der Sohn eines sehr reichen Mannes.

Anacardium orientale

Er wollte das Studium schon fast aufgeben, fühlte sich träge und bestand einfach keine Prüfung. Er hatte seine Autos und Freundinnen und ließ es sich in Paris gut gehen.

Er kümmerte sich nicht sehr um sein Studium. Er bekam *Sulfur*. Die Faulheit von *Sulfur*-Typen war hier sehr deutlich ausgeprägt. Nun wollte der Junge lernen und seine Prüfungen bestehen. Das wurde durch eine einzige Gabe *Sulfur* bewirkt.

Der Student hatte eine chronische Urethritis in Verbindung mit Ausfluss und Fieber; die BKS war stark beschleunigt. Diese Symptome waren aber nicht entscheidend. Der wesentliche Hinweise war die Faulheit, dass er seine Aufgaben nicht erledigen und einfach nicht lernen konnte.

Nach der Mittelgabe bestand er eine Prüfung nach der anderen. Es handelte sich um eine sehr anspruchsvolle Schule. Da war nun aber ein Dozent, der ihn im letzten Jahr dreimal hatte durchfallen lassen.

Der Junge rief seine Eltern an und erzählte ihnen, dass er alles gelernt habe, praktisch alles wisse, aber einfach nicht in die Prüfung gehen könne.

Ich war gerade im Urlaub. Die Eltern riefen mich an, schilderten mir die Situation und fragten, was man tun könne. Er hätte Angst vor dem Dozenten.

Ich sagte ihnen, er solle einen Tag vor dem Examen eine Dosis *Gelsemium* M nehmen, dann werde er bestehen; und das tat er auch.

Es ist eine Tatsache, dass jedes Mal eine Wirkung eintritt, wenn Sie das Mittel richtig auswählen. Wenn man es schon so oft erlebt hat, dann weiß man, dass es das richtige Mittel sein muss. Der junge Mann hatte große Angst vor dem Dozenten gehabt, bestand aber dennoch in ausgezeichneter Weise. Das habe ich bei Studenten erlebt und bei Leuten, die zum Gericht mussten.

Wir kommen nun zu *Acidum picrinicum*. Hier handelt es sich um eine reine Überanstrengung des Geistes.

Die Leute haben studiert und studiert; sie haben sich völlig überanstrengt. Sie werden hier nicht den Konflikt wie bei *Anacardium* finden. Sie werden auch nicht die Feigheit von *Gelsemium*

Anacardium orientale

finden. Es liegt einfach nur eine geistige Müdigkeit vor. Der Patient wird sagen, er sei so müde, dass er meine, schon seit einer Ewigkeit zu denken. Diese Empfindung höre nicht auf. Er sei nun müde und befände sich in einem Zustand, in dem er einfach aufgeben müsse.

Es ist nicht die Einstellung von *Gelsemium*-Patienten, bei denen es heißen würde: „Ich bin wie gelähmt." Das sind eine andere Sache und ein anderes Gefühl. Ich hatte Sie ja zu Beginn darauf hingewiesen, dass Homöopathie Wissenschaft und Kunst ist. Wir müssen uns beim Verordnen immer an die vorliegende Situation halten.

Teilnehmer: Sie hatten *Acidum picrinicum* bereits im letzten Jahr kurz erwähnt. Ich hatte in diesem Jahr einen Patienten, der mir erzählte, er sei sehr müde. Ich fragte, ob es hauptsächlich körperlich oder geistig sei. Er sagte mir, es sei geistig, und fügte hinzu: „Gestern schaufelte ich drei Tonnen Kohle und fühlte mich großartig, aber wenn ich fünfzehn Minuten lang lese, bin ich erschöpft." *Acidum picrinicum* hat die Beschwerde in wenigen Tagen beseitigt.

Vithoulkas: Das ist genau das, was bei *Acidum picrinicum* passiert. Nach nur 15-minütigem Studieren ist der Patient geistig erschöpft. Sie müssen immer den Anlass herausfinden. Es kann ein Konflikt vorhanden sein, es kann sein, dass der Patient irgendetwas gerne möchte; und nun hat sein Erinnerungsvermögen plötzlich nachgelassen.

Er kann in einen anderen Zustand geraten und wird mürrisch, reizbar und gewalttätig. Es ist ein sich weiterentwickelndes Geschehen, wobei sich im ersten Stadium vor allem Angst und Unsicherheit zeigen. Später kommen dann Verdrießlichkeit, Reizbarkeit und Heftigkeit hinzu.

Teilnehmer: Ist das noch das erste Stadium?

Vithoulkas: Nein, es ist das zweite Stadium. Das Gedächtnis verschlechtert sich weiterhin. Die Patienten merken, dass sie ihr Erinnerungsvermögen in hohem Maße verloren haben. Sie fürchten um ihre geistige Gesundheit. Irgendetwas stimmt nicht mit ihnen, sie fürchten, es könnte etwas Schlimmes bezüglich ihrer Gesundheit geschehen. Sie merken ganz plötzlich, dass sie sich an nichts mehr erinnern können; noch nicht einmal von der einen Minute zur anderen. Einige werden es so beschreiben, als ob etwas oder jemand ihr Gehirn festhalten und ihm nicht gestatten würde zu funktionieren.

Teilnehmer: Bei „Furcht vor Geisteskrankheiten" ist *Anacardium* nicht aufgeführt.

Vithoulkas: Es ist keine direkte Furcht vor Geisteskrankheit. Sie fühlen, dass etwas Schlimmes in Bezug auf ihre Gesundheit passieren wird. Es ist etwas, das sie veranlasst zu sagen: „Oh, mein Gott, ich kann überhaupt nichts mehr behalten, nicht einmal von einer Minute zur anderen." Es ist keine klare Furcht, wahnsinnig zu werden.

Diese Furcht vor Geisteskrankheit ist bei anderen Arzneimitteln ein wichtiges Symptom. *Anacardium* ist im Repertorium nicht sehr häufig aufgeführt.

Wir sprechen hier nicht über die Furcht, wahnsinnig zu werden, sondern vielmehr über den Eindruck, den der Patient bezüglich seines Gedächtnisses hat. Dieser Gedächtnisverlust, das schwache Gedächtnis, ist ein Hauptmerkmal von *Anacardium*.

Wenn wir uns das näher anschauen, wird uns nicht die Furcht vor Geisteskrankheit, sondern der erhebliche Verlust des Erinnerungsvermögens zu *Anacardium* führen.

Teilnehmer: Ist immer ein auslösender Faktor für den Verlust des Erinnerungsvermögens vorhanden, wie etwa eine Abschlussprüfung?

Vithoulkas: Ja, es ist dieser innere, andauernde Konflikt, in dem sich der Betroffene befindet. Die Angst, die Unsicherheit, die Probleme, die mit dieser Situation verbunden sind. Das verursacht schließlich den Verlust des Erinnerungsvermögens. Es ist die Müdigkeit infolge der Angst und des Leidens.

Sie werden bei den Patienten mit den größten Ängsten finden, dass sie zuerst ihr Erinnerungsvermögen verloren haben, unabhängig, ob es sich um finanzielle, sexuelle oder geschäftliche Ängste handelt. Sind diese erst einmal da, kann sich der Betroffene nicht mehr richtig erinnern.

Nehmen Sie einen Geschäftsmann, dessen Geschäfte bestens laufen. Plötzlich hat er zwei, drei, vier, fünf, sechs Probleme. Er bekommt Angst; dann heißt es: „Ich kann mich an nichts mehr erinnern. Ich muss alles aufschreiben."

Das geschieht innerhalb von sechs Monaten oder einem Jahr, bei einem Geschäftsmann, der 31 oder 32 Jahre alt ist. Wir sprechen jetzt nicht über das natürliche Nachlassen des Gedächtnisses bei älteren Menschen.

Solch ein Nachlassen des Erinnerungsvermögens geht Hand in Hand mit Ängsten. Sie werden das bemerken.

Teilnehmer: Ist die Reizbarkeit ein Ergebnis des Minderwertigkeitsgefühls? Die Betroffenen versuchen zurückzuschlagen, um sich zu beweisen.

Vithoulkas: Die Reizbarkeit entsteht als Reaktion auf all die Umstände. Sie haben sich nicht mehr in der Gewalt. Heftigkeit entsteht, wenn die Betroffenen die Kontrolle verlieren. Wegen des beständigen fortwährenden Leidens, das dieser innere Konflikt mit sich bringt, haben sie sich nicht mehr in der Gewalt. Ich werde Ihnen einige Beispiele für diese Reizbarkeit, die Sie mit dem Minderwertigkeitsgefühl verbinden müssen, nennen.

Alles, was um sie herum geschieht, wird falsch gedeutet. Der Ehemann kommt herein und bringt Blumen mit. Die Ehefrau sagt: „Oh, Du bringst deiner Tochter Blumen mit, aber mir nicht!" Er mag die Blumen für sie mitgebracht haben, aber sie denkt sofort, es wäre gegen sie gerichtet.

Teilnehmer: Ist das Absicht?

Vithoulkas: Nein, die Betroffenen können nicht anders, weil der Minderwertigkeitskomplex in ihnen sitzt. Sie können nicht nachempfinden, dass sich jemand um sie kümmert oder nett ist bzw. Liebe oder Zuneigung zeigt.

Teilnehmer: Ist es Misstrauen?

Anacardium orientale

Vithoulkas: Nein, das ist es nicht. Die Betroffenen verstehen es falsch, es ist eine Missdeutung dessen, was geschieht. Sie werden dann reizbar und heftig. Sie glauben nicht an Liebe, sondern an Stärke. Es ist ein krankhafter Zustand.

Wir sprechen hier über einen pathologischen Zustand. Wir müssen zwischen pathologischen Zuständen und Persönlichkeitsmerkmalen unterscheiden.

Wenn Sie sich mit einem *Anacardium*-Patienten unterhalten, wird er Ihnen, falls es sich um einen introvertierten Menschen handelt, der einigermaßen nach innen schauen kann, erzählen, dass er die Selbstkontrolle verloren habe, dass er wirklich Böses tun möchte und dass ihm das nichts ausmachen würde. Die Patienten werden es als ein unnatürliches Symptom bezeichnen, als etwas, von dem sie fühlen, dass es ursprünglich nicht zu ihnen gehörte.

Sie können nicht den geringsten Anstoß vertragen, ohne in Wut zu geraten. Es sind Menschen, die eine gewisse Bestimmtheit besitzen. Wenn Sie diese steigern, wird daraus Grausamkeit.

Die Gefühle der Zärtlichkeit, der Liebe und Zuneigung nehmen ab, dann folgen Stumpfheit sowie emotionale und gedankliche Leere. Es findet eine Art Umkehrung statt.

Diese Stadien entwickeln sich, nachdem der Mensch gelitten und noch mehr gelitten hat. Vergessen Sie die Idee nicht, die hinter dem Leiden steht, diesen inneren Kampf. Dann entsteht emotionale Leere und Stumpfheit; danach folgt die Grausamkeit.

Da die Patienten nicht mehr in der Lage sind zu empfinden, können sie anderen fast mit Freude ein Leid zufügen, um so Gefühle in sich zu wecken. Ihre Emotionen sind verhärtet; da rührt sich nichts mehr. Es handelt sich um eine schwere Krankheit. Es ist wie ein Tumor, totes Gewebe. Da rührt sich nichts mehr, da ist kein Leben mehr.

Teilnehmer: Gerade der letzte Satz klingt wie *Sepia*.

Vithoulkas: Es gibt Unterschiede gegenüber *Sepia*. *Sepia* würde es niemals genießen, anderen ein Leid zuzufügen. Es sagt: „Ich habe keine Empfindungen mehr, aber das ist mir egal." *Sepia*-

Patienten sind auch manchmal so gereizt, dass sie ihre Kinder schlagen. Doch sobald sie das tun, haben sie Gewissensbisse und sind emotional erschöpft. Sie fühlen sich sehr schlecht, weil sie die Kontrolle verloren und ihr Kind geschlagen haben. Das ist ein anderer Zustand.

Teilnehmer: Ist das ein weiteres Mittel für Feministinnen?

Vithoulkas: Ich glaube nicht. Aus meiner Erfahrung heraus würde ich sagen, halb und halb.

Teilnehmer: Ich meine nicht einfach Frauen, sondern den Soldatentyp unter den Feministinnen.

Vithoulkas: Das kommt ganz darauf an. Die Griechinnen sind ausgeglichener.

Was geschieht nun weiter bei einer Person, die schließlich diese Bosheit und Grausamkeit gegenüber der Welt zeigt?

Sie werden finden, dass der Patient anfängt zu glauben, jeder wäre sein Feind. Er fühlt sich von Feinden verfolgt, sogar dann, wenn man ihn umarmen will. Er fürchtet sich vor jedem. So entwickelt sich schließlich die Spaltung der Person.

Wir folgen diesem Denkschema, um all diese Informationen zu einer Ordnung zusammenfassen zu können. Wenn Sie *Anacardium* mit dieser Vorlage im Kopf studieren, dann werden Sie sehen, dass alles seinen Platz findet. Wenn Sie etwa das „von Feinden verfolgt werden" für sich allein nehmen, dann sagt das nichts aus. Es muss lebendig werden. Wenn wir sehen können, wie dieser Mensch diesen Zustand erreicht hat, wie er sich entwickelt hat, dann werden wir nicht länger an diesen oberflächlichen Ausdrücken, so wie sie im Repertorium stehen, haften. Diese Vorgehensweise wird notwendig sein, wenn wir die Menschen von innen her verstehen wollen. Wir werden dann auch nicht mehr so viele Fehler machen und die Arzneimittel verwechseln.

Das ist die Idee, die hinter dieser Art, die Materia medica zu betrachten, steht. Es gibt Schwerpunkte, eine Grundidee, eine Art Richtschnur innerhalb der Arzneimittelbilder. Studieren Sie die Arzneimittelbilder mit dieser Idee vor dem Auge des Geistes.

Anacardium orientale

Verfolgen wir nun diesen paranoiden Zustand, in dem jeder als Feind betrachtet wird, weiter.

Wenn sich dieser Zustand weiter entwickelt, wird er in eine Wahnvorstellung münden. Die Person glaubt, innerhalb eines Traumes zu leben. Traum und Wirklichkeit vermischen sich. Dann wird sie berichten, dass ein Engel an ihrer rechten Seite sagt, sie solle das Richtige, und einer an ihrer linken Seite sagt, sie solle das Falsche machen.

Das ist fast der Endzustand. Erwarten Sie nicht, bei allen *Anacardium*-Patienten diese Spaltung zu finden. Erwarten Sie nicht, dass die Patienten diesen Zwiespalt so darstellen, wie es in den Büchern steht. Aber dies ist die Idee, die dahinter steht.

Es ist die Unentschlossenheit, dieses Zaudern, der Mangel an Zuversicht. Der Patient sagt: „Soll ich dieses oder soll ich jenes tun? Mache ich es überhaupt richtig?"

Da ist diese sich weiter entwickelnde Spaltung, und schließlich bricht alles zusammen. Dann zeigt sich dieser schizophrene Zustand.

Teilnehmer: Ich habe gerade einen Geschäftsmann als Patienten, er ist Mitte Dreißig und versucht, eine Entscheidung zu treffen. Es geht darum, ob er sich eine große Summe Geld leihen soll, um ein Geschäft in Las Vegas zu kaufen. Der eine Teil von ihm möchte es tun, der andere hingegen nicht.

Ich war nicht in der Lage, ihn mit irgendeinem Arzneimittel erfolgreich zu behandeln. Ich wusste nichts von *Anacardium*. Er befindet sich jetzt in einem Zustand der Lähmung. Er sitzt nur da, zittert und denkt den ganzen Tag nach. Er ist völlig neben sich, und das innerhalb von sechs Monaten. Er denkt nur über dieses Problem nach. Er denkt, dass er es tun müsse, sonst werde er eine große Gelegenheit verpassen; und dann denkt er, dass es schiefgehen und er bankrott gehen könne.

Vithoulkas: Das ist kein typischer *Anacardium*-Zustand. Es gibt andere Arzneimittel, die diese Unentschlossenheit haben, wie *Ignatia*, *Helleborus*, *Barium carbonicum*. Man muss da schon unterscheiden.

Anacardium orientale

Hier ist ein wirkliches Problem vorhanden! Es ist eine Angelegenheit, bei der die Existenz des Mannes auf dem Spiel steht, wenn er vielleicht 100 Millionen Dollar leihen muss, um die Sache durchzuführen. Das ist ein wirklich schwerwiegendes Problem, das einen schon lähmen kann. Aufgrund der Informationen, die Sie mir gegeben haben, kann ich nicht sagen, welches Arzneimittel angezeigt ist.

Im fortgeschrittenen *Anacardium*-Zustand werden Sie natürlich finden, dass fixe Ideen vorhanden sind. Der Betroffene glaubt, er sei besessen, oder sieht Teufel und Engel.

Wenn man sich das Leben eines *Anacardium*-Patienten anschaut, wird man nicht sagen können, dass es sich um einen religiösen Menschen handelt. Im Gegenteil, es ist eine Person, die an die menschlichen Kräfte glaubt, die bestimmt und grausam ist und eine ausgeprägte Neigung zu fluchen hat.

Anacardium ist eines der Hauptmittel bei dem Verlangen zu fluchen.

Wenn die Krankheit jedoch fortschreitet, kommt der Betroffene in eine Art religiösen Geisteszustand. Er hat sich nie um andere gekümmert, hat ihnen Grausamkeiten zugefügt, und schließlich kommt er in einen Zustand, in dem er sich fragt: „Habe ich richtig oder falsch gehandelt? Ich fürchte mich nun vor Gott; oder: Ich habe Angst, dass der eine Engel sagt, ich soll töten, und der andere sagt, es sei falsch."

Dieser Anschein religiöser Züge ist aber keine Religiosität.

Teilnehmer: Ich habe eine Frage. Wir haben hier Ihre Nachträge, ich denke, man müsste *Anacardium* dreiwertig in der Spalte „wählerisch" nachtragen.

Vithoulkas: Nicht dreiwertig; das ist mein Fehler. Sie haben zwei verschiedene Listen. Ob wir nun drei-, zwei- oder einwertig sagen, ist eine Sache der Häufigkeit und der Intensität, wie oft sich das Symptom bei *Anacardium*-Patienten zeigt. Ich kann nicht sagen, dass alle *Anacardium*-Patienten wählerisch sein werden; da ich es aber einige Male gesehen habe und es zudem sehr deutlich war, habe ich es veröffentlicht.

Anacardium orientale

Teilnehmer: In welchem Stadium würde das auftreten? Wie passt das in das Bild?

Vithoulkas: Es kann nicht alles passen. Wenn ein Patient, dessen Hauptproblem es ist, sehr penibel zu sein, sagt: „Ich kann keinen Besuch empfangen, weil ich hinter dem Besucher hergehen muss, um gleich wieder alles sauber zu machen." Denken Sie dann nicht an *Anacardium!*

Sie werden sehen, dass alles, was bisher gesagt wurde, zusammenpasst: Die Zweiteilung, die Grausamkeit, die Unentschlossenheit, der innere Kampf. Sie brauchen es nur zusammenzusetzen. Es hängt alles zusammen. Denken Sie nicht, dass das, was ich Ihnen erzähle, Ihnen ermöglicht, einfach nur auf einen Knopf zu drücken, und schon haben Sie das richtige Ergebnis. Was ich Ihnen hier mitteile, sind meine Erfahrungen, die ich das erste Mal aufgeschrieben habe. Es ist das erste Mal, dass ich versuche, diese Dinge umzusetzen. Ich habe das vorher noch nie gemacht. Ich muss Ihnen sagen, dass es eine Menge Arbeit war, die ich nicht an einem Nachmittag machen konnte; ich habe tagelang darüber nachdenken müssen. Ich ging in meinem Garten spazieren und dachte über *Anacardium* nach, wie man das zusammenfassen kann, was es bedeutet … Das war eine Menge Arbeit.

Teilnehmer: Ich glaube nicht, dass Sie das aus dem *Kent* haben können, da mir scheint, dass *Kent* meist Drittstadien beschreibt. Er beschreibt keine Frühstadien. Ich finde, *Kents* Beschreibungen sind sehr grob.

Vithoulkas: Vergessen Sie nicht, dass *Kent* ein großer Meister war. Ich bin wirklich nichts im Vergleich zu ihm!

Teilnehmer: Ich kann dem nicht zustimmen.

Vithoulkas: Das ist eine Tatsache, bringen Sie nichts durcheinander. Ich bin absolut nichts, doch was ich weiß, habe ich von *Kent* … und anderen … aber in erster Linie ist *Kent* mein Lehrer. Wie jeder, hatte auch ich meine Schwierigkeiten. *Kent* gab eine Menge, da steckt alles drin. Für die damalige Zeit und die damalige Gesellschaft war es sicher ausreichend. Die heutige Gesellschaft ist logischer und kompakter als die damalige, deshalb benötigen wir eine systematischere Darstellung, vielleicht auch eine subtilere, denn die Gesellschaft ist heute subtiler, sie hat sich weiter entwickelt. Als ich anfing, die Materia medica zu lehren, dachte ich, es würde ausreichen, wenn ich meinen Schülern empfehle, *Kent* zu lesen. Sie stießen auf Schwierigkeiten. Ich sagte: „In Ordnung, ich werde euch etwas über die Arzneimittel erzählen." Sie sagten dann: „Das stimmt, jetzt kann ich es verstehen." Ich habe eigentlich nichts gemacht, lediglich *Kent* wiedergegeben. Ich glaube nicht, dass das, was ich mache, etwas Außergewöhnliches ist.

Teilnehmer: Außergewöhnlich ist die Tatsache, dass Sie eine Menge Erfahrung mit Patienten haben. Die können Sie in Ihre Ausführungen einbauen.

Vithoulkas: Es kann sein, dass ich es verstehe, weil ich die Erfahrung gemacht habe. Es ist natürlich, dass man seine Erfahrungen weitergeben möchte. Glauben Sie nicht, dass ich keine Misserfolge und Probleme habe. Denken Sie nur an gestern. Sicher, das hört auf.

Teilnehmer: Haben Sie das *Anacardium*-Bild schon einmal bei einem Kind gesehen?

Vithoulkas: Nein.

Teilnehmer: Glauben Sie, dass es möglich wäre?

Vithoulkas: Ich habe das noch nicht gesehen. Es wäre eine fürchterliche Familie, in der solch ein Kind aufwachsen müsste. Vielleicht gibt es das in Amerika. In Griechenland haben wir so etwas nicht. Ich sage das nicht, um das Land abzuwerten.

Teilnehmer: Sind diese Menschen sich des Konflikts bewusst? Wissen sie, dass sie sich in einem Zwiespalt befinden, oder wissen sie nur, dass sie leiden?

Vithoulkas: Sie wissen, dass sie leiden. Sie werden es nicht dermaßen analysieren können, dass sie sagen, sie befänden sich innerlich in einem Zwiespalt, aber sie werden sich dem nähern. Aufgrund

Anacardium orientale

der Darstellung des Patienten werden Sie verstehen können, was vorgeht.

Das war der geistige und emotionale Zustand, in den *Anacardium*-Patienten geraten können. Es kann aber auch bei physischen Störungen, bei Magenbeschwerden, Hautausschlägen, rheumatischen Beschwerden, Nackensteifigkeit, Erbrechen während der Schwangerschaft und Obstipation angezeigt sein.

Bei diesen Zuständen besteht die Empfindung von Stumpfheit. Sie sollte nicht mit dem Vorhandensein einer Eisenstange verwechselt werden, welches der *Ignatia*-Patient empfindet, besonders, wenn es sich um das Rektum handelt.

Der *Anacardium*-Patient kann diese Empfindung an den verschiedensten Stellen haben. *Sepia*-Patienten haben die Empfindung eines Klumpens oder Balls. Sie sehen, dass es wichtig ist, die Empfindungen der Patienten genau zu unterscheiden.

Sie finden bei *Sepia* Ähnlichkeiten mit *Anacardium*. Wenn Sie beide Mitteltypen jedoch als Ganzes kennen, werden Sie diese nicht verwechseln.

Das Pflockgefühl kann überall auftreten, im Auge, in Form eines Kopf- oder Magenschmerzes, bei Verstopfung, aber auch im Rückgrat oder im Abdomen.

Es gibt noch ein anderes Schlüsselsymptom, und zwar die *Empfindung eines Bandes*, die von den Patienten klar beschrieben werden kann.

Teilnehmer: *Sepia* hat das auch.

Vithoulkas: *Sepia* hat es nicht so ausgeprägt wie *Anacardium*.

Teilnehmer: Ist das Bandgefühl um das Bein herum?

Vithoulkas: Es ist um das Bein, um die Taille, um den Arm; irgendein schmerzhafter Punkt. Es wird so beschrieben, als ob dort ein Band drücke oder festhalte.

Teilnehmer: Wie würden Sie das von *Platinum* unterscheiden?

Vithoulkas: Bei *Platinum* ist die Empfindung viel diffuser. Bei *Anacardium* ist sie genau umschrieben und abgegrenzt.

Teilnehmer: Was ist mit *Tuberculinum?* Da gibt es das Gefühl eines Reifens um den Kopf. Es ist, also ob ein straff sitzender Reifen, ein eisernes Band, den Kopf umschließt.

Vithoulkas: Dieses Gefühl ist bei *Tuberculinum* sehr viel stärker, es ist gänzlich anders.

Anacardium vermittelt das Gefühl eines elastischen Bandes, das straff anliegt, aber nicht wie Stahl ist.

Teilnehmer: Ist es nicht direkt schmerzhaft?

Vithoulkas: Es ist schmerzhaft, aber es ist ein Band. Es ist genau so, als ob Sie Ihr Bein fest bandagieren würden. Es ist störend. Es wird folgendermaßen beschrieben: „Es ist, als hätte ich eine Bandage genommen und mich an dieser Stelle bandagiert."

Teilnehmer: Wie ist es bei *Cactus?*

Vithoulkas: Bei *Cactus* ist es sehr viel schmerzhafter, es ist wie ein Zusammenschnüren durch Draht.

Das dritte Schlüsselsymptom auf der physischen Ebene ist die Besserung durch Essen.

Sie können bei *Anacardium* viel Übelkeit haben. Morgenübelkeit wird durch Essen erleichtert. Der Patient hat eine Verstopfung, die der von *Nux vomica*-Patienten ähnelt.

Ich habe bei *Anacardium*-Personen zwei Arten von Hautausschlägen gesehen. Der eine ist pustulös, der andere ist wie eine Neurodermitis; mit kleinen Bläschen, nicht exakt Bläschen, gefüllt mit Wasser. Sie bluten und verursachen starkes Jucken. Es sind viele auf einer Stelle. Es ist kein Ekzem, sondern ist eher trocken.

Teilnehmer: Einer der ersten Patienten, die ich hatte [...]

Vithoulkas: Das ist eine sehr interessante Beobachtung. Er musste während der Nacht alle zwei Stunden aufstehen um zu essen?

Noch einmal, wenn wir über ein Arzneimittel sprechen, dann sprechen wir über ein Konstitutionsmittel. Wenn das beschriebene Bild vorliegt, benötigen wir das Konstitutionsmittel *Anacardium*.

Sie müssen die Darstellungen des Patienten einordnen können. Er wird nicht sagen, dass es ihm an Selbstbewusstsein mangelt.

Anacardium orientale

Wenn er aber zum Beispiel erzählt, er habe das Gefühl, dass ihn, wenn er über die Straße geht, jeder anschaue, so wäre das für einen Menschen mit einem Minderwertigkeitskomplex charakteristisch. Sie müssen die Informationen, die Sie erhalten, bewerten können.

Es kann sein, der Patient sagt, dass er gegen jedermann feindlich eingestellt sei und befürchte, er könne sich oder andere verletzen.

So sagt eine Patientin: „Ich kann nicht das Geringste erdulden, ich bin wild geworden." Sie sagt verletzende Worte und flucht fürchterlich, sogar über unbedeutende Dinge. Sie sagt bittere Worte, die andere Menschen tief treffen; sie übergeht einen anderen Menschen. Sehen Sie die Grausamkeit dahinter?

Es kann eine Abneigung gegenüber Sexuellem vorhanden sein. Ich weiß nicht, ob *Kent* diesbezüglich etwas sagt.

Wenn die Gefühle abgestumpft sind und sich verhärtet haben, kann ein vermindertes sexuelles Interesse bestehen, das sich sogar zu einer Abneigung entwickeln kann.

Teilnehmer: Wie ist das mit *Lycopodium*-Patienten, die auch diesen Konflikt zwischen innen und außen haben können?

Vithoulkas: Wie drückt sich nun diese Heftigkeit bei *Anacardium* aus?

Ich möchte Ihnen dazu etwas vorlesen. Bei einem Streit, den die Patientin mit ihrem Bruder hatte, zeigte sie das Bedürfnis, ihm Leid zuzufügen. Sie griff nach einem Messer, um es nach ihm zu werfen. Doch im gleichen Moment dachte sie: „Ich will ihm ein Leid zufügen, werde aber die Konsequenzen zu tragen haben. Ich werde ihm ein Leid zufügen und mich danach selbst bestrafen."

Sie sehen, im dem Moment der Gewalttätigkeit zeigt sich diese innere Spaltung.

Die Frau war in diesem Moment, als sie darüber nachdachte, bereit, das Messer zu werfen, wissend, dass es verletzen und sie sich eine Strafe einhandeln würde. „Ich bin im Begriff, Böses zu tun und mir eine Strafe einzuhandeln." Dann kam jemand ins Zimmer und bremste sie.

Teilnehmer: Ein Engel?

Anacardium orientale

Vithoulkas: Es ist charakteristisch, dass der *Anacardium*-Typ sagt, er könne sich nicht ausdrücken. Das können die Betroffenen wirklich nicht.

Teilnehmer: Da sind einige Punkte, die ich nicht verstehe. Ich weiß nicht, ob Sie diesbezüglich Erfahrungen gemacht haben. Mich verwirrt einmal dieses Symptom „Essen bessert", dann interessiert mich noch, ob es etwas gibt, das die Patienten in die Lage versetzen könnte hellzusehen?

Vithoulkas: Daran kann ich mich nicht erinnern.

Teilnehmer: Haben sie Selbstmordabsichten?

Vithoulkas: Das könnte sein. Das müsste in einem *Anacardium*-Zustand möglich sein. Nicht, dass sie Selbstmord verüben, aber es ist eine Tendenz in diese Richtung vorhanden.

Der *Lycopodium*-Typ möchte keine Verantwortung übernehmen, was sogleich die Unterscheidung zu *Anacardium* ermöglicht. *Anacardium*-Patienten nehmen Verantwortung bis zu einem extremen Ausmaß auf sich. Die Betroffenen wollen sich selbst prüfen. Das ist eine völlig andere Haltung. Der *Lycopodium*-Patient ist erstens außerdem nicht immer grausam, sondern vor allem feige, und zweitens ist er sehr um seine Gesundheit besorgt und hat Angst, wenn er Blut sieht. Ich kann mir vorstellen, dass der *Anacardium*-Typ letzteres geradezu genießen kann. Die Gewalttätigkeit stimuliert den durch das viele Leid emotional abgestorbenen Empfindungsbereich dieser Menschen.

Bei *Lycopodium*-Personen ist es nicht so. Es handelt es sich um selbstsüchtige Personen, die Gefallen an sich finden. Es ist der Typ, der zu Kongressen fährt, sich keine besonderen Sorgen macht und versuchen wird, ein Mädchen zu finden; vielleicht die Hostess oder sonst jemanden. Er möchte eine angenehme Zeit verbringen. Es sind ganz und gar andere Menschen als *Anacardium*-Patienten.

Teilnehmer: Hat der *Lycopodium*-Typ nicht so viele Konflikte und Spannungen?

Anacardium orientale

Vithoulkas: Diese Menschen werden es vermeiden, Verantwortung zu übernehmen; sie werden sich davor drücken. Sogar ihre Familie wird ihnen zur Last. Sie denken darüber nach und überlegen, ob sie sie nicht verlassen sollen. Sie kann ihnen unerträglich werden.

Teilnehmer: Ich hatte gefragt, ob nicht viele *Anacardium*-Personen im Gefängnis sitzen. Es scheint mir, als kämen *Anacardium*-Symptome eher bei Menschen auf, die im Gefängnis gewesen sind, als dass *Anacardium*-Patienten eingesperrt werden müssten. Die Wärter unterdrücken die Gefangenen und diese versuchen, durch Härte zu überleben.

Vithoulkas: Ich glaube, dass diese Grausamkeit im Wesentlichen als ein Ergebnis zu betrachten ist.

Teilnehmer: *Kent* spricht von einer guten und einer bösen Person.

Vithoulkas: Das ist ein Punkt, den ich etwas anders sehe. Ich denke, es handelt sich hier um eine rein pathologische Angelegenheit. *Kent* stellt es so dar, als sei die Person manchmal normal; das gute Selbst würde dominieren. Ein anderes Mal sei Wahnsinn vorhanden, das Krankhafte würde dann dominieren. Das gute und das schlechte Ich kämen wechselweise durch.

Ich glaube, dass der beschriebene Zustand, der in Schizophrenie übergeht, ganz und gar pathologischer Natur ist.

Wenn dieser Mensch *Anacardium* bekommt und aus diesem Zustand herausfindet, wird er ganz anders denken.

Ich habe das bei einem Patienten sehen können, dem ich erst falsche Mittel gegeben hatte. Er erzählte mir, dass er seinen Körper verlassen und ihm dann ein Engel sagen würde, er solle Gutes tun. Ein anderes Mal würde ihn ein Engel auffordern, Böses zu tun. Ich ging erst fehl und habe aufgrund der anderen Symptome *Hyoscyamus, Stramonium* und *Veratrum* verschrieben; also verschiedene Mittel, bevor ich eines Besseren belehrt wurde.

Der Betroffene mag manchmal noch etwas tun, das man als schlecht bezeichnen kann; jeder macht das irgendwann. Wenn wir behaupten würden, dass alle, die sowohl Schlechtes als auch Gutes tun, *Anacardium* benötigen, dann würde das auf jeden Menschen zutreffen.

Es stimmt, dass wir ein grundsätzlich gutes und ein grundsätzlich böses Selbst in uns tragen. Die Momente, in denen wir schlecht über jemanden denken, in denen wir eifersüchtig auf jemanden sind, in denen wir neidisch sind – das ist das böse Selbst; und wir handeln demgemäß. Ich gebe zu, hierin mit *Kent* übereinzustimmen. Es ist ja so.

Aber der Zustand, der *Anacardium* entspricht, ist rein pathologisch.

Cuprum

Die Seminarteilnehmer tragen ihre Ausarbeitung zur Essenz des Arzneimittels Cuprum vor.

Teilnehmer: Cuprum ist ein Arzneimittel, das in erster Linie bei Krämpfen gegeben wird; Zucken und Zittern einzelner Muskeln, das normalerweise in den Daumen und Fingern beginnt und zu heftigen Kontraktionen aller Muskeln führt. Dies steigert sich, bis sich der Patient in einem Zustand schwerer Erschöpfung befindet.

Teilnehmer: Ich denke, dass es mit Krämpfen zu tun hat. Außerdem ist ein Mangel an Zurückhaltung vorhanden. Wenn die Patienten beginnen, etwas zu tun, auf welcher Ebene auch immer, sei es physisch oder emotional, schießen sie über das Ziel hinaus.

Teilnehmer: Das Charakteristische sind Spasmen und Konvulsionen, in jedem System des Körpers.

Teilnehmer: Spasmen und Krämpfe. Dabei zeigen sich Heftigkeit, Plötzlichkeit und Schmerzhaftigkeit, gefolgt von einem Kollaps des physischen Organismus. Das Gleiche kann sich emotional zeigen; Zwänge, Impulsivität, Angst oder die Empfindung starker Ruhelosigkeit.

Teilnehmer: Spasmen und Krämpfe sind die hervorstechenden Merkmale; Zuckungen und Konvulsionen durch unterdrückte Hautausschläge.

Teilnehmer: Ich habe nichts, das sich vom bisher Gesagten unterscheidet.

Teilnehmer: Heftige Unbeherrschtheit, nervöse Reizbarkeit, gefolgt vom Kollaps. Das erinnert mich an Tetanie.

Teilnehmer: Charakteristisch sind Krämpfe, Spasmen, Epilepsie. Es kann eine Lungenbeteiligung mit Asthma vorhanden sein,

Diarrhoe, eine gestörte Nierenfunktion sowie die gesamte Bandbreite der Krämpfe.

Teilnehmer: Zuckungen und ruckartige Bewegungen mit Kälte, die plötzlich den Charakter und die Heftigkeit wechseln.

Teilnehmer: Es besteht eine Unverträglichkeit gegenüber Konstriktionen oder Einschränkungen; wilde, krampfartige Handlungen, gefolgt von Schwäche.

Teilnehmer: Eine Überspanntheit des Nervensystems, die durch eine Frustration verursacht wurde. Bei *Lachesis* würde zum Beispiel eine Wirkung auf das Zirkulationssystem zu erwarten sein. Jede zusätzliche Belastung überwältigt nun die Lebenskraft, und es findet eine Entladung dieser aufgestauten Energie statt; entweder durch Krämpfe oder heftige Wut.

Teilnehmer: Ein leidender, vergesslicher Patient, der zu heftigen Krämpfen und Spasmen neigt.

Teilnehmer: Unwillkürliche Bewegungen, Spasmen oder Krampfanfälle, die sich von den kleinen zu den großen Muskeln erstrecken. Danach folgt ein entgegengesetzter Zustand.

Teilnehmer: Das Nervensystem ist dermaßen angespannt, dass ein Zustand von Hochspannung besteht.

Teilnehmer: Es ist ein Mittel für das Nervensystem, charakterisiert durch Spasmen und Krämpfe, die zu Krampfanfällen führen. Es zeigt sich eine Wechselhaftigkeit, und schließlich kommt es zum Kollaps.

Vithoulkas: Würden Sie sagen, es ist ein Mittel für das Nervensystem, für das Muskelsystem oder für das neuromuskuläre System?

Teilnehmer: Es ist für das neuromuskuläre System.

Teilnehmer: Es reagiert auf jede Art von Einschränkung mit heftigen und plötzlichen Spasmen.

Teilnehmer: Eine extreme Empfindlichkeit des Nervensystems führt zu übermäßigen Reaktionen, die heftig, dramatisch und merkwürdig sind.

Vithoulkas: Eigentlich hatte ich erwartet, Sie würden erwähnen, dass in unserer Materia medica nirgendwo von einem *chronischen Cuprum-Zustand* die Rede ist. Was Sie beschrieben haben, sind entweder akute Zustände oder Verschlimmerungen chronischer Zustände. Haben Sie das nicht so empfunden?

Ich habe sehr viele Arzneimittellehren und Journale durchgesehen, konnte aber nirgendwo einen *chronischen Cuprum*-Zustand finden. Ich wollte sehen, ob etwas zu finden sei, das mehr oder weniger zu dem passt, was ich herausgefunden habe. Ich konnte nichts finden.

Es ist ein auf das neuromuskuläre System wirkendes Arzneimittel, das alle Arten von Krampfanfällen, Krämpfen und Zuckungen, von sehr geringen bis zu stark ausgeprägten, hervorruft.

Es ist das konvulsivste Arzneimittel unserer Materia medica.

Man findet diese Krämpfe und Konvulsionen auch bei emotionalen und geistigen Zuständen.

Der Patient mit diesem chronischen Geisteszustand hat einen verkrampften Intellekt. Er spürt, dass sein Intellekt nicht funktioniert. Was seine Gefühle betrifft, so ist er zwanghaft.

Er hat wirklich das Gefühl, verkrampft zu sein. Sein Intellekt ist nicht fähig, komplizierte Arbeiten zu verrichten. Er ist bezüglich des Begreifens und Verstehens langsam. Dieses Gefühl der Unfähigkeit zu begreifen und zu verstehen lässt den Patienten glauben, er müsse sich näher mit der Sache beschäftigen, sie näher untersuchen. Er wird sagen, dass er sich das einen Moment anschauen möchte. Er wird sich auf langsame Weise bemühen und wiederholen: „Was hast du gesagt?"

Sie werden diesen Eindruck haben, wenn Sie mit einem chronischen *Cuprum*-Patienten sprechen. Sie werden das Gefühl haben, dass sein Geist wirklich verkrampft ist. Wenn ich Ihnen das vollständige Bild beschrieben habe, werden Sie sehen, wie verkrampft er tatsächlich ist.

Wenn der *Cuprum*-Patient sich gründlich in eine Sache vertieft, um das, was er nicht versteht, zu begreifen, dann wirkt er sehr ernst, sehr viel ernster, als es eigentlich nötig oder normal wäre. Er verliert seine Leichtigkeit, seine Flexibilität. Er kann nicht oberflächlich sein, was schließlich auch manchmal angebracht ist.

Wenn Sie einen Fall wie diesen aufnehmen, werden Sie spüren, dass sich hinter der Beschreibung der Symptome etwas sehr Ernstes verbirgt. Sie werden das Gefühl bekommen, dass es sich um keinen leichten Fall handelt, sondern sich ein ernstes, tiefgreifendes Geschehen hinter all dem verbirgt.

Wie ist die Hautfarbe eines *Cuprum*-Patienten?

Teilnehmer: Gelb, blass, olivgrün!

Vithoulkas: Sie nennen es olivgrün? Ja, das ist die Farbe; braun, aber kupferartig. Kupfer glänzt nicht.

Sie können bei diesen Menschen beobachten, dass ihnen plötzlich eine sehr kraftvolle Idee in den Kopf kommt. Das passiert aus heiterem Himmel und so kraftvoll, dass es eine Art Spasmus im Körper verursachen kann.

Ein unangenehmer Gedanke wird intellektuell von diesen Menschen nicht verarbeitet. Es scheint, als habe der Intellekt die Kraft verloren. Der Patient denkt: „Oh, das habe ich nicht richtig gemacht!" Niemand wird ihn verstehen. Doch wenn bei einem *Cuprum*-Patienten solch ein Gedanke aufkommt, werden Sie eine Art Krampf an seinem Körper sehen und Spasmen beobachten.

Teilnehmer: Meinen Sie einen selbstkritischen Gedanken?

Vithoulkas: Ja, meistens einen selbstkritischen. Ein Beispiel: Er hat gestern jemanden getroffen, hat die Person aber nicht gegrüßt. Er sagt sich: „Mein Gott, wie konnte ich nur!" Dieses „mein Gott" wird jedoch nicht lediglich im Geiste bleiben, sondern es wird durch das Nervensystem ziehen und einen Krampf, ein Zucken, verursachen. Der Musculus scalenus und Musculus rectus abdominis scheinen sich zusammenzuziehen.

Sie werden manchmal mit Patienten zu tun haben, bei denen solche Krämpfe schon fast konstant sind. Sie werden Ihnen erzählen, dass diese auftreten, wenn sie nachdenken oder sich entspannt fühlen.

Teilnehmer: Ist das der Fall, sobald der erste Schlaf eintritt, oder wenn sie sich hinlegen, um zu schlafen?

Vithoulkas: Nein. Wenn man sich schlafen legt, ist es anders. Hier handelt es sich um eine Unausgeglichenheit des Nervensystems, welche nach Meinung der Patienten dann auftritt, wenn sie keine Empfindungen oder Gedanken verspüren und sich in einem Zustand der Entspannung befinden. Es „springt" dann ins Nervensystem, was wirklich qualvoll für diese Menschen ist; besonders, wenn sie sich in Gesellschaft befinden. Sie können das nicht zurückhalten.

Teilnehmer: Bei einigen Meditationspraktiken mit einer großen Anzahl an Gruppenmitgliedern kommt es zu ruckartigen Bewegungen, vermutlich eine Erfahrung durch Kundalini-Energie.

Vithoulkas: Es handelt sich hier um einen schwachen Intellekt, der es dem Reiz gestattet, durch ihn hindurch zum Unterbewusstsein zu gelangen. Das ist jetzt theoretisiert. Das Unterbewusstsein stimuliert das Nervensystem, den physischen Körper. Dieser Reiz wird, anstatt verarbeitet zu werden, zum Rückenmark geleitet.

Der Patient fühlt, dass sein Geist nicht zum Arbeiten geschaffen ist, sondern sich in einer Art Spasmus oder Krampfzustand befindet. Er hat irgendeinen Gedanken, lässt ihn aber wieder los, weil er sich sagt, dass dieser niemanden interessiere. Dieser Gedanke, den er hatte, „zieht" dann in den Körper.

Solange die Ideen verarbeitet werden können und die Geisteskraft dafür vorhanden ist, wird einem solchen Reiz nicht gestattet, ins Nervensystem zu gelangen. Wie ist dieser Zustand nun entstanden?

Normalerweise treten während der Zeit des Heranwachsens verstärkt Emotionen auf, die bei den Kindern wilde Vorstellungsbilder, meist sexueller Art, auslösen können. Sie empfinden, ja sie erleben diese Vorstellungsbilder.

Ihre Phantasien und Empfindungen befinden sich dann mehr und mehr außerhalb des Gewöhnlichen. Sie fragen sich, ob andere Menschen auch so empfinden. Sie stellen sich vor, sie würden das, was sie empfinden, auch ausleben. In dem Moment, in dem sie darüber erschrecken, kommt es zu einem Krampf.

Stellen Sie sich ein Kind mit all diesen lebhaften Sentimentalitäten und Gefühlen vor, das eines Tages einen Schreck bekommt, weil es meint, es sei verdorben, weil es sexuelle Gedanken hat. Es stellt sich irgendwelche sexuellen Dinge vor und verkrampft sich, weil es nicht weiß, wie es sich mit all diesen Gefühlen nach außen hin geben soll. Diese Dinge geschehen schließlich nicht jeden Tag! Verstehen Sie, dass sich bei einer solchen Intensität Gefühle des Entsetzens und der Schuld einstellen können?

Diese Kinder glauben, dass das, was sie denken und fühlen, etwas Schlechtes sei. Es ist ein starkes Schuldgefühl vorhanden.

Teilnehmer: Sie werden Ihnen das nicht gerne erzählen.

Vithoulkas: Sie werden sich wahrscheinlich nicht gerade wohl dabei fühlen, wenn jemand wissen möchte, was mit ihnen ist. Wenn sie aber merken, dass Sie es wissen, werden sie sich öffnen und es Ihnen erzählen; aber nicht, bevor Sie ihnen gesagt haben, dass Sie ihre Empfindung verstehen.

Sie können sich nicht vorstellen, wie ungeheuer erleichtert der Patient ist, wenn Sie ihm sagen, dass das, was er fühlt, normal sei und Sie das von anderen Menschen kennen würden.

Diese Menschen befinden sich ständig, in jedem Moment des Lebens, in einem Krampf, in einer Konvulsion; emotional, körperlich und den Intellekt betreffend. Hinter dem, was sie sagen, spürt man die Schuld und die große Qual in der Aura dieser Menschen.

So kann das Kind also von einem Tag zum anderen krampfhaft werden. In dem Moment, in dem sich die Phantasien zeigen, beginnen auch die Konvulsionen.

Wird diesen Gefühlen nicht mehr nachgegeben, zeigt sich, besonders bei Frauen, eine sehr tiefgreifende Frigidität.

Vielleicht werden Sie noch nicht einmal mit *Cuprum* in der Lage sein, dem Patienten eine Erleichterung zu verschaffen, wenn Sie ihn 20 oder 30 Jahre nach dieser Unterdrückung im sexuellen Bereich behandeln, denn die Unterdrückung geht sehr tief und ist äußerst schwerwiegend. Die Idee von *Cuprum* ist:

„Es war nicht richtig, was ich empfunden habe, als ich jung war."

Wie Sie sich denken können, ist hier etwas Hartes vorhanden, wie auch bei *Anacardium*, aber es ist hier anders. Es ist etwas Hartes in ihrem Aussehen und ihrer Haltung, sich und anderen gegenüber. Sie haben es geschafft, ihre Gefühle und Triebe zu disziplinieren, und versuchen auch weiterhin, jede Art von Gefühl, das sie überkommen könnte, in Schach zu halten. Sie fühlen, dass es „zu viel für eine andere Person wäre", sich mit ihnen einzulassen. Es ist auch zu viel! Falls der *Cuprum*-Patient sich gestatten sollte, eine Beziehung einzugehen, wird diese schließlich zu einem Krampf werden.

Sie werden spüren, dass der Patient, wenn er seinen Emotionen freien Lauf lassen würde, entweder in Krämpfe oder in einen epileptischen Zustand fallen würde.

Diese Personen können sich nicht auf normale Weise ausdrücken. Es ist eine Art Ausdruckswelle; erst ein heftiges „Sichausdrücken" und dann ein Krampf, eine Konvulsion. Es besteht wirklich ein Krampf innerhalb ihrer Emotionen.

Teilnehmer: Erstreckt sich das zur gleichen Zeit auf das Physische?

Vithoulkas: Es erstreckt sich in den Körper, weil diese Menschen Angst haben und es für sie so schwierig ist, sich gehen zu lassen. Sie unterdrücken sich automatisch und bekommen dann den Krampf oder Spasmus.

Teilnehmer: Sie drücken sich also nicht aus?

Vithoulkas: *Cuprum-Patienten* können 20 Jahre warten, bis sie ihre Gefühle ausdrücken. Sie können es einfach nicht. Sie empfinden intensiv, spüren aber, dass sie ihre Gefühle nicht mehr unter Kontrolle haben, wenn sie diese ausdrücken würden. Ich weiß nicht, wie ich dieses Gefühl erklären soll.

Teilnehmer: Sind sie verschlossen?

Vithoulkas: Sie sind sehr verschlossen. Es sind Menschen, die sich spirituellen Gruppen anschließen und sich den allerstrengsten

Disziplinen unterwerfen. So etwas sagt ihnen zu. Sie werden genauestens befolgen, was angeordnet wird. Es kann eine Weile dauern, bis sie es verstanden haben, aber wenn sie es einmal verstanden haben, werden sie sich streng danach richten. Sie sind beständig. Es gibt Leute, die sich einer spirituellen Vereinigung anschließen, ein oder zwei Jahre dort bleiben und dann zu einer anderen wechseln. Nicht der *Cuprum*-Patient! Wenn ein *Cuprum*-Patient verstanden hat, worum es geht, bleibt er ernsthaft bei der Sache. Es ist ein ernsthaftes Element vorhanden, doch der Geist, die Gefühle und der Körper sind verkrampft. Er sitzt dann da und hört dem Lehrer zu, befindet sich aber die ganze Zeit über in einem Krampf. Er regelt es, dass er eine halbe Stunde dasitzen kann, aber dann kommen Schuldgefühle auf oder etwa der Gedanke, dass irgendetwas vielleicht nicht in Ordnung sei; dann werden Sie den Spasmus sehen können.

Sicher, es ist merkwürdig, dass Kent *Cuprum* nicht unter Hysterie anführt. Der *Cuprum*-Typ kann hysterisch sein.

Teilnehmer: Werden die Personen depressiv?

Vithoulkas: Oh ja.

Teilnehmer: Werden sie auch selbstmörderisch?

Vithoulkas: Nicht so sehr.

Teilnehmer: Wird der Patient immer diese typischen Merkmale zeigen, oder kann es auf die emotionale Ebene beschränkt sein?

Vithoulkas: Irgendwelche Arten von Krämpfen, Zuckungen oder Spasmen werden bestimmt im Körperlichen zu sehen sein.

Teilnehmer: *Kent* sagt aber, dass diese Personen hysterisch sein können. Es steht nur nicht im Repertorium.

Vithoulkas: Steht das in der Materia medica?

Teilnehmer: Ja.

Vithoulkas: Sie können es nachtragen; ganz klar!

Teilnehmer: Einwertig?

Vithoulkas: Ja, einwertig.

Teilnehmer: Es ist interessant, dass diese Essenz ... statt nur einen emotionalen Schwerpunkt zu haben, ist es mehr wie bei *Rhus-tox.* oder *Mercurius,* die auch eine Komponente haben, welche sich durch alle Bereiche, den physischen, emotionalen und den geistigen, zieht.

Vithoulkas: Es werden sich bestimmt irgendwelche Krämpfe im Körper zeigen. Sie können *Cuprum* nicht verschreiben, wenn nicht wiederholt irgendwelche Krämpfe, Konvulsionen oder Zuckungen aufgetreten sind.

Teilnehmer: Sind die Phantasien wirklich so bizarr? Kann es nicht auch an der Gesellschaft oder der Familie liegen, dass diese sehr moralistisch sind? Oder glauben die Patienten einfach nur schlecht zu sein?

Vithoulkas: Ich habe das nicht näher untersuchen können. Ich konnte nicht konkret herausbekommen, was sie sich vorgestellt haben, und all dies. Der Behandelnde wird es als sehr schwierig empfinden, Einzelheiten herauszubekommen. Die Stellungnahme dieser Patienten lautet in etwa: „Warum brauchen Sie Details, ich sage Ihnen doch, die Phantasien sind wirklich schrecklich sexuell. Das muss jetzt reichen!"

Die Patienten sind sehr ernsthaft. Sie würden nicht verstehen, warum Sie Details brauchen. Auch Sie müssen die ganze Zeit über ernst bleiben. Aus diesen Gründen weiß ich es also wirklich nicht.

Die Art, in der sie sich ausdrücken, lässt jedoch alle Arten unnatürlicher sexueller Praktiken vermuten. Ich habe das nicht weiter untersucht.

Wenn die Emotionen aufkommen, wenn sie herausplatzen, dann geschieht das auf eine derart heftige Weise, dass unzusammenhängendes Reden und Toben herauskommen kann. Dieser Zustand kann sich später zu einem Wahnsinn entwickeln, bei dem die Person wild, gewalttätig und sehr aktiv ist. Es kommt zu Wahnvorstellungen und Tobsucht. Es scheint, als befände sich das Gehirn in einem Erregungszustand, der anfallsweise sichtbar wird. Bei diesem Mittel spielt das Element der Unterdrückung eine wichtige Rolle.

Wir sprachen von unterdrückten Emotionen, es können aber auch unterdrückte Absonderungen sein; unterdrückte Menses oder Leukorrhoe. Das kann einen konvulsiven Zustand hervorrufen; eine unterdrückte Diarrhoe ebenso. Wir sprechen jetzt über akute Zustände.

Teilnehmer: Muss es denn akut sein, kann nicht eine Frau ihre Menses unterdrücken und dann Konvulsionen bekommen?

Vithoulkas: Doch, sicher.

Teilnehmer: Sind diese Menschen im chronischen *Cuprum*-Zustand fähig, Zorn, Reizbarkeit usw. zu äußern?

Vithoulkas: Oh ja, wenn sie in Wut geraten. Aufgrund des Bildes, das ich Ihnen gegeben habe, können Sie sich vorstellen, dass sie diesen Zorn hysterisch ausdrücken. Sie werden sich dann nicht rücksichtsvoll zeigen, egal, ob sie sich gerade in der Universität oder beim Bundeskanzler befinden. Sie werden das sagen, was sie denken, und sich zurückziehen. Sie wollen dann keinen Kontakt, keine Geselligkeit und sich nicht normal geben. Sie sind spastisch und konvulsiv. Das ist die Idee, die hinter *Cuprum* steht.

Sie können ihren Zorn auch unterdrücken. Ein *Cuprum*-Patient arbeitet zum Beispiel mit anderen zusammen. Es soll ein internationaler Kongress vorbereitet und im Team gearbeitet werden. Es befindet sich ein *Cuprum*-Patient in diesem Team, der hart arbeitet, alles ausführt, was angeordnet wird, usw. Nun gibt es eine andere Person in dieser Gruppe, die egoistisch und nachlässig ist. Der *Cuprum*-Patient wird sich nicht dazu äußern, er wird vielleicht sechs Monate lang nichts sagen. Aber dann, eines Tages, wird er etwas sagen. Die anderen werden sich jeden Tag streiten, der *Cuprum*-Patient wird dies nicht tun, er hält alles in seinem Inneren zurück. Doch eines Tages, wenn ein bestimmter Punkt erreicht ist, wird es herausplatzen. Er lässt dann das heraus, was er sechs Monate lang unterdrückt hat. Er ist dann sehr zornig; es ist eine konvulsive Art von Zorn. Die anderen werden dann versuchen, ihn zu beruhigen.

Wenn Sie einmal solch einen Menschen gesehen haben, dann werden Sie vielleicht sagen: „Aha, ich hatte in dem Fall *Causticum* gegeben, das war falsch; ich hätte *Cuprum* geben müssen."

Teilnehmer: Fühlen sich die Patienten nach solch einer Entladung besser?

Vithoulkas: Die Patienten werden es nicht so empfinden, aber Sie werden merken, dass es ihnen nach dieser Entladung besser geht. Der Patient selbst wird den ganzen Vorgang nicht verstehen.

Bevor Sie verstehen, dass es sich um einen *Cuprum*-Fall handelt, geben Sie möglicherweise drei oder vier falsche Mittel, da die Patienten sich nicht ausdrücken können. Sie müssen den Patienten sehen, wenn er gerade zornig ist, weil er Ihnen lediglich sagen wird, dass er manchmal sehr zornig wird. Das ist aber keine ausreichende Information für uns; es sei denn, Sie würden erkennen, wie heftig es ist und wie selten es vorkommt.

„Manchmal dauert es eine lange Zeit, bis ich reizbar werde, aber wenn ich es dann bin, dann ist es einfach schrecklich."

Das ist spezifisch. Wenn der Patient sich derartig ausdrückt und Sie finden irgendwelche Krämpfe, Konvulsionen oder Zuckungen, dann denken Sie an *Cuprum*. Versuchen Sie dann tiefer zu gehen.

Diese Menschen brauchen eine Menge Liebe, Zuwendung und Sorgfalt, um sich zu öffnen. Sie werden Ihnen nicht mehr an Informationen geben als das, was Sie fragen. Sie werden nur mit „ja" oder „nein" oder „ich glaube schon" antworten. Es sei denn, der Patient merkt, dass Sie sehr an ihm interessiert sind. Er wird dann offener werden und kann sich auch sehr differenziert ausdrücken. Sie werden spüren, dass das Gespräch den Patienten erleichtert hat. Er würde aber nicht zugeben, dass er sich besser fühlt, doch Sie können das merken, Sie sehen es.

Teilnehmer: Und wenn die Patienten dann nach einer Weile wiederkommen, werden sie dann auch nicht sagen, dass sie sich durch das Arzneimittel besser fühlen?

Vithoulkas: Das kann durchaus so sein. Sie müssen beobachten, besonders in einem solchen Fall, in dem Sie wissen, wie der Patient sich verhält. Später, nach drei Jahren, werden Sie dann sehen können, dass es besser wird. Sie müssen ihn die ganze Zeit über beobachten und werden merken, dass es besser und besser wird. Irgendwann wird er dann akzeptieren können, dass es ihm besser geht.

Die Verkrampfung sitzt aber in einem solchen Fall dermaßen tief im Seelischen, dass Sie mit dem homöopathischen Mittel nicht so ohne weiteres Erfolg haben werden. Sie können die Konvulsionen beseitigen, aber bis es soweit ist, dass Sie eine Person vor sich haben, die ihren Gefühlen Ausdruck verleiht ...

Sie können beobachten, wie eine Frau unter all dieser Ernsthaftigkeit und Verkrampfung an Weiblichkeit verliert. Durch *Cuprum* wird sich das wieder abschwächen. Sie werden dann wieder mehr Ruhe im Gesicht dieses Menschen sehen können. Ich erzählte Ihnen ja, wie verkrampft sie sind; sie sehen schrecklich aus.

Manchmal sehen die Betroffenen wie erschreckt aus. Hinter diesem Aussehen verbirgt sich ein starkes Schuldgefühl, für das allerdings kein Grund vorhanden ist. Es sind liebe Menschen, die nichts Unrechtes getan haben. Sie dachten lediglich zu einem bestimmten Zeitpunkt ihres Lebens, dass das, was in ihnen ist, moralisch nicht richtig sei. Das ist es, was bei ihnen falsch gelaufen ist, was sie „verkehrt gemacht" haben.

Teilnehmer: Es ist unter „Gewissensangst" aufgeführt, zwar nur einwertig, aber es steht dort.

Teilnehmer: Ist *Cuprum* also ein Arzneimittel, das man in der Kindheit nicht benötigt, sondern nach der Pubertät?

Vithoulkas: Sie werden es auch bei Kindern benötigen, und zwar bei akuten Zuständen wie Asthma, Erbrechen, Gastritis.

Cuprum zentriert sich sehr stark im Solarplexus. Es ist ein Schmerz im Solarplexus, der zum Rücken durchstrahlt.

Das Aussehen zeigt dann eine Mischung aus Ernsthaftigkeit und Zorn. Ich glaube, dieser Ausdruck passt ganz gut. Das ist also der Gesichtsausdruck.

Teilnehmer: Wie ein Schulmeister?

Vithoulkas: Kann sein. Die erwähnten Ursachen können zu Zuständen wie Epilepsie oder epileptischen Formen von Konvulsionen führen.

Es gibt außerdem noch einen anderen Auslöser, der einen Menschen in einen *Cuprum*-Zustand versetzen kann, nämlich, wenn er sich dem Sexuellen zu sehr hingegeben hat.

Der Patient ist dann sehr müde und blass, hat eine kupferartige Haut, ist vorzeitig gealtert. Dann heiratet er. Er hat nicht die Kraft für eine normale sexuelle Beziehung und muss sich dazu zwingen. Er sagt: „Ich muss sexuell tätig sein, um meine Frau zufriedenzustellen."

Während dieses Stadiums wird er Krämpfe bekommen, die ihn davon abhalten, einen normalen Coitus zu haben. Er wird überall Krämpfe bekommen, in den Waden, den Zehen, den Oberschenkeln. Diese Krämpfe werden so heftig sein, dass er stöhnen muss.

Teilnehmer: Betrifft das nur Männer?

Vithoulkas: Ja. Bei Frauen habe ich das noch nicht gesehen, aber wahrscheinlich gibt es auch Frauen, die in diesen Zustand gelangen können.

Wenn die Verkrampfung im ganzen Körper gespürt wird, wechselt die Stimme normalerweise ihren Klang. In den Büchern wird es wie das Brüllen einer Kuh beschrieben. Dieses Stöhnen erinnert an solch einen Klang. Es wird durch die Zusammenziehung der Stimmbänder verursacht. Wir können in unserem Leben nicht alle Stadien eines Arzneimittels erleben, deshalb gebe ich Ihnen manchmal Informationen, die nicht immer vollständig meiner Erfahrung entsprechen, die ich aber verstehe. Es muss nur stimmen bzw. aus einer zuverlässigen Quelle kommen.

Auf der physischen Ebene ist der ganze Körper bis zum Verlust der Selbstbeherrschung verkrampft; krampfhafter Husten und Keuchhusten, der sich durch das Trinken von kaltem Wasser bessert, Keuchhusten, der bis zur Atemlosigkeit führt und den Körper blau anlaufen lässt. Ich habe diese Zustände gesehen.

Asthma, bei dem hauptsächlich das Nervensystem in Mitleidenschaft gezogen wird. Die Anfälle kommen um 3 Uhr nachts. Es scheint sich nicht so sehr um ein Bronchialgeschehen zu handeln, sondern um einen Spasmus des Nervensystems. Ich weiß nicht, ob es wirklich ein Spasmus des Nervensystems ist, der die Funktion der Lungen beeinflusst, aber man hat diesen Eindruck.

Teilnehmer: Ist es ein sehr akutes und heftiges Asthma?

Vithoulkas: Es ist sehr ernst und heftig und bewirkt eine völlige Atemlosigkeit. Es ist ein Asthma, das eher durch Valium und Tranquilizer Linderung findet als durch Theophyllin oder die Arzneimittel, die eine Abschwellung der Schleimhaut bewirken.

Bei der Nahrungsaufnahme bzw. beim Schlucken ist ein Gluckern zu hören.

Ich würde sagen, dass *Cuprum* dann indiziert ist, wenn das Äußern von Liebe in irgendeiner Form verkrampft ist. So könnte man die Idee des Mittels umschreiben.

Teilnehmer: Trifft das auch auf Menstrualkrämpfe zu?

Vithoulkas: Immer wenn sich ein Krampf zeigt, ob nun während oder vor den Menses, aber ganz besonders bei unterdrückten Menses, ist *Cuprum* sehr wahrscheinlich indiziert.

Multiple Ängste (Fall)

Die Patientin (verheiratet) zeigt folgende Symptome:

Sie fürchtet sich im Dunkeln und beim Alleinsein (3). Sie möchte lieber unter Menschen sein. Sie fürchtet sich vor Einbrechern und schaut abends nach, ob auch wirklich niemand in der Wohnung ist.
Sie hat Angst um ihre Angehörigen (2). Sie sagt von sich, dass sie mitfühlend sei. Sie fürchtet sich, wenn sie sich an geschlossenen Orten (in geschlossenen Räumen) befindet (Klaustrophobie) (3).
Sie ist sehr reizbar (2), ist leicht zornig (3). (Sie kann beim geringsten Anlass anfangen zu schreien (2). Außerdem lässt sie ihren Unmut dann auch an anderen aus (2)).
Sie empfindet manchmal ein Druckgefühl in der Brust. Wenn sie auf der linken Seite liegt, bekommt sie Herzklopfen. Sie schläft rechts.
Sie hat Verlangen nach Schokolade, Eiscreme (2), Süßigkeiten (3), Austern (1), Früchten (1). Sie hat Abneigung gegen Milch.
Sie „fürchtet" sich vor Hitze (3), sie mag keine Hitze, weil sie sie nicht verträgt.

Vithoulkas: Lassen Sie uns den Fall besprechen, den ich Ihnen gab. Bevor ich ihn erläutere, möchte ich gerne wissen, ob Sie zu einem Ergebnis gekommen sind. Deshalb ist es auch besser, wenn ich Ihre Namen kenne. Haben Sie den Fall untereinander diskutiert?
Lycopodium, Pulsatilla, Phosphorus wurden vorgeschlagen.
Ich möchte, dass Henry den Fall einmal analysiert; dass er mir sagt, welches Mittel er verschrieb, welche Symptome ihn leiteten und wie er sie bewertet hat.

Teilnehmer: Ich repertorisierte die Symptome, die Sie unterstrichen haben. Ich fand, dass *Phosphorus* häufig auftauchte. Ich glaube nicht, dass die Frau wie *Phosphorus* klang, sie klang nicht verwirrt, sondern zornig, reizbar, konzentriert. Außerdem verstand ich das mit der Furcht vor Hitze nicht. Ich gehe davon aus, dass dies bedeutet, sie fürchtet sich vor dem Aufenthalt in warmen Räumen oder an heißen Orten.

Vithoulkas: Sie fürchtet sich davor, weil sie durch die Hitze leidet.

Teilnehmer: Das klingt allerdings nicht wie *Phosphorus*. Ihre Ängste passen zu *Phosphorus*, aber auch zu *Pulsatilla*. Ich schwankte zwischen *Phosphorus* und *Pulsatilla* ... ihre Offenheit, ihre Ausdrucksstärke, ihre Reizbarkeit, ihre ... es klang mehr nach der Essenz von *Pulsatilla*. Auch der Rest des Falles würde dazu passen; ihre Ängste, ihre Beziehung zu Süßigkeiten.

Vithoulkas: Es handelt sich nicht um eine feststehende Angst, es ist lediglich ein „oh, ich fürchte mich vor der Hitze". Das ist ein Ausdruck, der zeigt, wie sehr die Hitze sie quält. Harvey sagte, dass die Person aufgrund der geistigen Symptome und gemäß der Repertorisierung sowie der Verschlechterung durch Hitze eher *Pulsatilla* als *Phosphorus* sei. *Phosphorus* würde aber bei der Repertorisierung häufig auftauchen. War das bei den anderen auch so?

Teilnehmer: Ja.

Vithoulkas: Es entschieden sich trotzdem einige von Ihnen für *Phosphorus*. Wer verschrieb *Phosphorus?*.

Teilnehmer: *Phosphorus* kann sich auch durch Hitze verschlimmern.

Vithoulkas: Ja.

Teilnehmer: Kent hat *Phosphorus* ausgesondert. Er sagt, dass die Kopf- und Magensymptome durch Kälte besser und durch Hitze schlechter werden; ansonsten wäre es genau umgekehrt.

Vithoulkas: Was die Magensymptome betrifft, so stimmt das, sie verschlimmern sich durch Hitze. Aber im Allgemeinen hat es, gemäß *Kent,* eine Abneigung gegen Kälte, weil es sich dadurch verschlechtert. Es steht im Repertorium aber auch unter „Verschlechterung durch Wärme".

Multiple Ängste (Fall)

Teilnehmer: Es ist außerdem die Empfindung von Hitze vorhanden.

Vithoulkas: Aber nicht sehr stark.

Wenn Sie einen Patienten haben, muss Ihr Geist schnell arbeiten. Sie müssen den gesamten Fall betrachten und die Teile dann zusammensetzen, wie ein Computer. Sie nehmen ein Symptom und verbinden es mit allen anderen. Wenn Sie ein starkes Symptom haben, dann können Sie mit diesem beginnen. Sie finden dann, dass vielleicht zehn Mittel dieses Symptom haben; dann nehmen Sie das nächste Symptom.

Teilnehmer: ... Verlangen nach Schokolade, Eiscreme und Süßigkeiten. Ich gebe zu, dass einige wichtige Dinge dagegen sprechen, etwa das fehlende Verlangen nach Salz und die Klaustrophobie. Das scheint ein Schlag ins Wasser zu sein, soweit es *Phosphorus* betrifft.

Vithoulkas: Was meinen Sie mit: „Ein Schlag ins Wasser?"

Teilnehmer: Es scheint mir, als spräche das gegen *Phosphorus*.

Teilnehmer: Ich habe in Ihren Essenzen nachgelesen und muss sagen, dass ich Bedenken hätte, *Phosphorus* zu geben. Ich entnehme Ihren Essenzen, dass *Phosphorus* die Art, wie sie ihre Reizbarkeit an anderen auslässt, nicht mögen würde. Ich habe das aber nur flüchtig gelesen.

Vithoulkas: Das stimmt.

Teilnehmer: Das Druckgefühl in der Brust.

Vithoulkas: Ich gab Ihnen diesen Fall, weil ich möchte, dass Sie beginnen, zwischen den Zeilen zu lesen. Der Patient wird Ihnen die Essenz nicht so liefern, wie wir es hier tun. Sie müssen deshalb immer schauen, ob das, was der Patient erzählt, in das Gesamtbild passt. Sehen Sie sich die Patienten also gut an. Außerdem müssen Sie die Symptome verwerten, die deutlich gegen ein Mittel sprechen. Falls starke Symptome vorhanden sind, die gegen das

Arzneimittel sprechen, das Sie verschreiben wollen, dann halten Sie inne und überdenken Sie die Sache noch einmal.

Nun würde ich gerne eine Darstellung der *Lycopodium*-Essenz hören.

Teilnehmer: Ich meine, dass *Lycopodium* alle wichtigen Symptome abdeckt, insbesondere diejenigen, die dreimal unterstrichen sind. Außerdem lässt die Frau ihre Reizbarkeit an der Familie aus, was die Sache bekräftigen würde. Ich denke, dass dies schon bedeutsam ist.

Der *Lycopodium*-Patient kann empfindlich gegen Hitze sein, er verträgt sie nicht. *Lycopodium* deckt auch das Verlangen nach den verschiedenen Dingen ab. Es hat Furcht vor dem Alleinsein und kann sich außerdem vor Dunkelheit fürchten; es leidet an Klaustrophobie. *Lycopodium* ist reizbar. Ich denke auch, dass die zugrunde liegende Persönlichkeit eher offen ist. Ich meine, dass auch dies für *Lycopodium* spricht.

Vithoulkas: Wir haben also drei Möglichkeiten: *Phosphorus, Pulsatilla, Lycopodium*.

Teilnehmer: Als zweites Mittel habe ich noch *Argentum nitricum*.

Vithoulkas: Als erstes möchte ich nun auf *Phosphorus* eingehen.

Dieser Fall wurde zur Hälfte von mir und zur Hälfte von einem anderen Arzt gelöst. Ich las den Fall und deutete ihn genauso wie Sie. Ich dachte genau das, was auch Sie dachten – *Pulsatilla*. Sie sehen, dass wir bei einem Fall wie diesem an kein Mittel denken, das sich nur ab und zu durch Hitze verschlimmert. Das ist hier deutlich ausgeprägt, dies dürfen wir nicht übersehen. Deshalb müssen wir zu einem Arzneimittel kommen, das sich durch Hitze verschlimmert.

Das eigentliche Problem lag darin, dass die Frau nach der Arbeit geistig nicht im Gleichgewicht war. Sie nahm psychotrope Medikamente. Sie gibt an, dass sie durch den geringsten Anlass reizbar war und in lautes Schreien ausbrach. Sie kreischte los, sobald sich ein geringer Anlass zeigte. Können Sie sich diesen außerordentlichen Druck vorstellen? Wie soll man das im Repertorium finden?

Stellen Sie sich solch einen Menschen einmal vor, der instinktiv so impulsiv reagiert wie diese Frau. Sie ist in der Tat impulsiv, sie reagiert unmittelbar auf das, was ihr in die Quere kommt. Nun, wer von Ihnen würde das Mittel jetzt wechseln wollen?

Teilnehmer: Ich würde wechseln. Ich würde zu *Lilium tigrinum* wechseln.

Vithoulkas: Gut, Sie sagen, es ist *Lilium tigrinum*. Möchte sonst noch jemand wechseln?

Teilnehmer: Noch nicht.

Vithoulkas: Ist diese Impulsivität der Patientin charakteristisch für *Phosphorus* oder *Pulsatilla?* Diese Mitteltypen handeln normalerweise nicht so. Wir haben die milde Art von *Pulsatilla* kennengelernt; und der *Phosphorus*-Typ handelt mitfühlend, nicht aggressiv.

Diese Patientin kann sich nicht zurückhalten. Sie ist offen und ausdrucksstark, und es ist sichtbar! Passt das zu *Lilium tigrinum?* Das Adjektiv wäre garstig. Denken Sie einmal an die Frau von Sokrates, eine fast boshafte Xanthippe. Sie wird einen furchtbaren Krach machen und das Haus wie ein Wirbelwind verlassen, weil Sie sich ihr näherten und sie fragten, ob sie vielleicht etwas Milch trinken möchte. Sie hat die Vorstellung, Sie würden ihr die Milch anbieten, weil Sie am Abend allein ausgehen und sie nicht mitnehmen möchten. Sie läuft raus, knallt die Tür zu und bekommt ihren „Anfall". Man denkt dann: „Was ist nur los?" Diese vorhandene Impulsivität müssen wir beachten. Die Frau scheint sehr ausdrucksvoll und vital zu sein, was ihre Gefühle betrifft.

Sie sucht Gesellschaft, hat Verlangen nach Gesellschaft. Das ist eine weitere Rubrik, die Sie nachschlagen können; Furcht vor dem Alleinsein und Verlangen nach Gesellschaft.

Furcht vor dem Alleinsein wäre eine weitere Rubrik. Es ist nicht so, dass ein Verlangen nach Gesellschaft notwendigerweise Furcht vor dem Alleinsein haben muss. Wir haben hier also zwei Symptome: Furcht vor dem Alleinsein und außerdem Verlangen nach Gesellschaft. Möchte jemand sein Mittel wechseln?

Multiple Ängste (Fall)

Teilnehmer: *Argentum nitricum.*

Teilnehmer: *Acidum muriaticum.*

Vithoulkas: Nun, diese Person ... dadurch, dass wir ein Mittel nach dem anderen aussondern und den Fall gründlich analysieren, können wir das Arzneimittel finden. Dann sagt sie noch, dass sie Angst um ihre Angehörigen habe, mitfühlend sei und Angst um andere hätte. Außerdem haben wir die Klaustrophobie und Furcht an geschlossenen Orten.

Diese ausdrucksvolle, vitale Person, die sehr impulsiv ist, leidet an Klaustrophobie. Sobald sie sich an einem geschlossenen Ort befindet, quält es sie. Wo finden Sie Klaustrophobie? Erinnern Sie sich an die Rubrik? Furcht in engen Räumen, ja.

Der Person geht es schlechter durch Hitze und sie ist impulsiv.

Teilnehmer: George, hast Du eine Rubrik „Klaustrophobie" nachgetragen?

Vithoulkas: Ja Klaustrophobie: **Arg-n.**, Calc., Ign., **Natrium muriaticum**, Puls.

Furcht an geschlossenen Orten: Ambr., Calc., Lyc., **Natrium muriaticum**, Puls.

Teilnehmer: *Argentum nitricum* steht unter Klaustrophobie, aber nicht bei Furcht an geschlossenen Orten.

Vithoulkas: Die Patientin ist also warm, hat Furcht vor dem Alleinsein, hat Verlangen nach Gesellschaft, sie ist ausdrucksvoll und impulsiv; sie möchte alles weitererzählen. Das ist wohl die beste Umschreibung des griechischen Textes. Das Griechische ist ausdrucksvoller, aber ich habe mein Bestes bei der Übersetzung getan, um die Idee herauszubringen. Sie sagt: „Es ist ganz egal, wer mir gerade gegenübersteht; in dem Moment, in dem ich mich aufrege, lasse ich es an dieser Person aus."

Was verstehen wir also unter dem Begriff „impulsiv"? Wenn jemand nicht in der Lage ist sich zurückzuhalten. Wenn die Person reagiert, bevor der Verstand kontrolliert hat, was sie sagt oder was sie von sich gibt. Wir kommen bei diesem Fall mehr oder weniger zu der Idee von Impulsivität. Wir sollten uns aber nicht gänzlich darauf verlassen. Wir sollten schauen, ob die Gesamtheit dieses Falles am besten durch *Argentum nitricum, Lycopodium, Phosphorus* oder *Pulsatilla* abgedeckt wird. Sonst wäre es eine Verschreibung, die lediglich aufgrund von Schlüsselsymptomen vorgenommen würde. Es bleibt uns manchmal nichts anderes übrig, als Zuflucht bei Schlüsselsymptomen zu suchen, aber in diesem Fall liegen genug Symptome vor, an die wir uns halten können. Welches dieser Mittel wird am stärksten durch Hitze beeinträchtigt?

Teilnehmer: *Argentum nitricum* und *Pulsatilla.*

Vithoulkas: Welches dieser beiden Mittel kann ein Verlangen nach Süßigkeiten entwickeln? Es ist normalerweise viermal unterstrichen, ich habe es hier dreimal unterstrichen. Es ist schwierig, einen Nachtrag gleich als zwei- oder dreiwertig zu beurteilen. Kommen Sie also nicht auf den Gedanken, dass man einen Nachtrag einfach als dreiwertig einbringen kann, bevor das Symptom ausreichend erforscht ist. Man muss sich dessen sicher sein. Wir fügen es unter Vorbehalt einwertig ein, wenn es sich dann wiederholt zeigt, können wir es als zweiwertig betrachten; aber erst, nachdem das Symptom ausgiebig untersucht wurde. Irgendwann rückt es dann vielleicht in die Dreiwertigkeit. *Pulsatilla* hat Verlangen nach Süßigkeiten, aber es ist als einwertig zu betrachten.

Teilnehmer: Ist es nicht so, dass Verlangen nach Süßigkeiten besonders charakteristisch für *Argentum nitricum* ist?

Vithoulkas: Es ist eines der Hauptmittel für Personen, die nicht ohne Süßigkeiten sein können. Ich würde sagen, dass *Argentum nitricum* das Hauptmittel ist. Es übertrifft *Lycopodium, Sulfur* und *China,* die alle dreiwertig sind. Wenn in dem vorliegenden Fall nicht dieses Verlangen nach Süßigkeiten vorliegen würde, sondern Süßigkeiten nicht vertragen werden könnten, dann hätte jeder von Ihnen *Argentum nitricum* hingeschrieben. Wir müssen immer aussortieren und sehen, dass wir zur bestmöglichen Verschreibung kommen. Hier deckt *Argentum nitricum* wirklich den größten Teil des Falles ab, und zwar aus jeglicher Blickrichtung. Haben Sie bemerkt, wie oft es dreiwertig war? Haben Sie es durch Repertorisierung herausgefunden?

Teilnehmer: Ich habe beides gemacht. Ich habe den Fall analysiert, so wie Sie es erklärt haben. Was die Sache für mich sicher machte, waren folgende Punkte:

1. Die Klaustrophobie schloss *Phosphorus* aus, es war also kein Grund vorhanden, *Phosphorus* zu geben.

2. Die Furcht vor Einbrechern. Es heißt hier, sie würde das ganze Haus durchsuchen, wenn sie alleine ist. Sie würde nachsehen, ob jemand im Hause ist, ob die Tür auch wirklich verschlossen ist usw. Das machte *Argentum nitricum* für mich sicher. Es ist eine beinahe geisteskranke Art, sich der Dinge zu vergewissern. Die Patientin ist hastig und alles, was sie macht, geschieht in Eile.

Vithoulkas: Es liegt eine Furcht vor Dunkelheit vor, die sehr stark ist. *Argentum nitricum* steht hier aber nicht im Repertorium.

Teilnehmer: Ich weiß nicht, warum es mich nicht gestört hat, aber es hat mich nicht gestört.

Vithoulkas: Weil alles innerhalb der Symptomatologie in eine Richtung geht, können Sie dieses eine Symptom beiseite lassen. Man könnte auch sagen, dass der Mitteltyp vielleicht eine Furcht vor Dunkelheit hat, es aber noch nicht ins Repertorium bzw. in die Materia medica aufgenommen wurde.

Sehen Sie hier das Verlangen nach Eiscreme? Der Arzt, der den Fall aufgenommen hatte, beabsichtigte, *Phosphorus* zu geben; eben aus diesem Grunde. Sie hatte Verlangen nach Süßigkeiten (3) und nach Eiscreme (2). Bei *Phosphorus* wäre es umgekehrt, die Betonung würde auf „kalt" und nicht auf „süß" liegen. Hier hat sie Verlangen nach Süßigkeiten, und Eiscreme ist süß. Sie mag sie der Süße und nicht der Kälte wegen. Sehen Sie den Unterschied? *Phosphorus* hat Verlangen nach sehr Kaltem!

Sie müssen hier aufpassen, was *Phosphorus* betrifft. Diese Kleinigkeiten sind wichtig. Nicht jedesmal, wenn der Patient Verlangen nach Eiscreme oder Süßigkeiten hat, geben wir *Phosphorus*. Da der

Arzt die Symptome unterstrichen hat, ist eindeutig das ausgeprägte Verlangen nach Süßigkeiten zu erkennen.

Sie hat Verlangen nach Austern (1). *Phosphorus* ist das einzige Mittel, das bei „Abneigung gegen Austern" aufgeführt ist. Ich habe es allerdings bei „Verlangen nach Austern" nachgetragen. Es kann auch Verlangen nach Austern haben.

Teilnehmer: Es könnte sein, dass der Arzt zu diesem Zeitpunkt bereits überzeugt war, dass es *Phosphorus* ist; so hat er dann nur noch bestimmte Symptome abgefragt. Hat er das nicht gemacht?

Vithoulkas: Nein, das hat er nicht gemacht. Lassen Sie mich sehen. Das Verlangen nach Austern ist einmal unterstrichen. Wir können uns nicht auf dieses eine Symptom stützen. Wenn wir ein Mittel von einem anderen unterscheiden wollen, dann nehmen wir kein Symptom, das lediglich einmal unterstrichen ist.

Wir haben hier Verlangen nach Austern, einmal unterstrichen. Sie sollten das nicht zu ernst nehmen. Es kann ein Verlangen nach Austern sein, es kann aber auch sein, dass es kein wirkliches Verlangen ist. Es ist hier nichts Weiteres zu diesem Punkt notiert worden. Es kann ein normaler Appetit auf Austern sein. Es ist nicht pathologisch, so dass wir uns das nicht näher anschauen müssen. Hier liegt das Pathologische bei den Süßigkeiten; Früchte (1), Abneigung gegen Milch, mäßiger Durst. Der Durst, der für *Phosphorus* nötig wäre, ist nicht vorhanden, auch nicht die Temperatur des Wassers, es müsste sehr kalt sein; dann hätten wir eine Bestätigung für *Phosphorus*.

Obwohl dieser Fall wie *Phosphorus* aussieht, ist er es nicht. Wir müssen deshalb zwischen den Zeilen lesen. Wenn wir jedoch die Teile zusammensetzen, dann werden wir schließlich verstehen, dass dies ein *Argentum nitricum*-Fall ist. Wir können verstehen, was Impulsivität ist, wir verstehen, dass Impulsivität vorhanden sein muss. Ganz zu Anfang haben wir das noch nicht verstanden. Wann sind wir auf die Klaustrophobie gestoßen? Das Verlangen nach Gesellschaft, die Furcht vor dem Alleinsein, die Furcht vor Räubern, die Verschlimmerung durch Hitze. All das macht schließlich einen perfekten *Argentum nitricum*-Fall.

Teilnehmer: Was wäre über das Mitgefühl zu sagen?

Vithoulkas: Wir können erwarten, dass der *Argentum nitricum*-Typ bis zu einem gewissen Grad mitfühlend sein wird, weil es sich um extrovertierte Menschen handelt, die an dem, was geschieht, teilhaben. Deshalb wird sich die Patientin als mitfühlend bezeichnen. Dies ist ein natürliches, kein krankhaftes Mitgefühl. Wenn wir uns den Fall anschauen, dann sehen wir, dass sie Dinge an ihren Freunden auslässt, aggressiv ist. Nun, wie soll das zu Mitgefühl passen? Es ist sehr schwer zu glauben, dass das Mitgefühl hier krankhaften Charakter besitzt. Das würde ja bedeuten, dass sie mit einer anderen Person leidet ... Wenn wir von mitfühlend im pathologischen Sinne sprechen, dann leiden diese Menschen sehr.

Teilnehmer: Ist es nicht eher Angst um andere Menschen als Mitgefühl? Sie kann sich doch Sorgen um andere Menschen machen, ohne notwendigerweise ein Leid dabei zu empfinden. Sie nennt es vielleicht nur Mitgefühl, weil es besser klingt.

Vithoulkas: Auch so wäre es ein Symptom, das für eine Frau eine natürliche Sache sein kann. Wir sollten das nicht überbewerten.

Teilnehmer: Hat der *Argentum nitricum*-Patient denn Angst um andere?

Vithoulkas: Es steht nicht im Repertorium.

Teilnehmer: Es müsste bei den Nachträgen stehen. (Angst um andere: *Arg-n., Calc-p., Dulc., Nux-v.,* Staph.)
Normalerweise mögen sie Salz, zumindest kann das so sein.

Vithoulkas: Das trifft hier nicht zu. Wenn wir Verlangen nach Salz und Süßigkeiten hätten und beides wäre dreimal unterstrichen, dann hätten Sie sofort gesagt, dass es sich um einen *Argentum nitricum*-Fall handelt. Aber wir haben hier kein wirkliches Schlüsselsymptom von *Argentum nitricum*. Wenn auch ein Verlangen nach Salz vorgelegen hätte, dreimal unterstrichen, dann würden diese beiden Symptome zu Schlüsselsymptomen. Wir haben in diesem Fall allerdings keines. Das kann vorkommen.

Multiple Ängste (Fall)

Teilnehmer: Würden Sie das mit der Tachykardie einmal erläutern? Tachykardie beim Liegen auf der linken Seite, sie schläft rechts. Das irritiert mich total. Es ist bei *Argentum nitricum* genau entgegengesetzt. Hier ist es ein Allgemeinsymptom, es ist nicht unterstrichen.

Vithoulkas: Wir müssen irgendwo aufhören. Wir können nicht jedes Symptom in unserer Materia medica finden und die Symptomatologie ganz genau abdecken. Das ist nicht möglich. Deshalb versuchen wir, die bestmögliche Lösung mit den gegebenen Fakten zu finden. Hier ist die beste Lösung eindeutig *Argentum nitricum*. Es gibt in diesem Fall mehr Kontraindikationen für die anderen Mittel als für *Argentum nitricum*. Wir sind zum bestmöglichen Ergebnis gekommen.

Teilnehmer: Ich möchte einmal fragen, ob die Geburt des Kindes hier eine Rolle spielen könnte. Die Symptome tauchen alle nach der Geburt des Kindes auf. Das scheint mir ein Hinweis auf *Pulsatilla* zu sein.

Vithoulkas: Warum? Sicher, die Niederkunft stellt einen Wechsel im Hormonhaushalt der Frau dar. Es ist eine plötzliche hormonelle Veränderung. Es scheint, als würde der Organismus sich dem nicht schnell genug anpassen können, um wieder ins Gleichgewicht zu kommen. Dann zeigen sich solche Störungen. Bei einer anderen Patientin können andere Störungen auftreten. Das reicht nicht aus, um *Pulsatilla* zu geben. Es gibt viele Mittel, die bei einer Veränderung des hormonellen Geschehens indiziert sein können. Sie finden solche Veränderungen auch nach einem Abort; sei er freiwillig oder unfreiwillig.

Teilnehmer: Ich möchte gerne eine grundsätzliche Bemerkung machen. Ich finde, dass dieser Fall wahrscheinlich einer der besten Fälle ist, die ich bisher studiert habe. Er zeigt die allgemeine Tendenz auf, wie normalerweise an einen Fall herangegangen wird. Die Daten werden verglichen, man versucht die Angaben zu gruppieren, um dann zu sehen, welches Mittel die Symptome abdeckt. Welches Mittel, sagen wir, diese dreißig Symptome

Multiple Ängste (Fall)

abdeckt. Ein Mittel deckt dann achtundzwanzig Symptome ab, weshalb es dann auch das richtige sein soll.

Sich dagegen anzuschauen und zu vergegenwärtigen, was gegen ein Mittel spricht, dass es gar nicht *Phosphorus* sein kann, obwohl es beim Repertorisieren durchlief ... Ich finde, das veranschaulicht, wie man einen Fall betrachten sollte.

Vithoulkas: Wenn wir von der Gesamtheit der Symptome sprechen, dann geht es um eine Resonanz. Wir versuchen, die Resonanz des Patienten, seine Schwingung, einzustimmen. Das ist viel subtiler als trockene Symptomatologie. Wir kommen wesentlich näher an den Kern der Person heran.

Seien Sie nicht enttäuscht, auch wenn Sie kein einziges Mittel finden. Als Bill in Athen war, gab ich ihm jeden Tag einen Fall, den er studieren sollte. Er fand einmal mit Mühe ein Mittel. Ich hatte ihm Fälle wie diesen gegeben, Fälle, die durchdacht werden mussten. Er musste lernen zu denken. Als er dann hierher kam, machte er keine Fehler mehr. Seien Sie also nicht enttäuscht, wenn Sie das Mittel nicht finden. Was ich Ihnen übermitteln möchte, ist nicht der Fall an sich, sondern die Art zu denken.

In anderen Fällen können wir uns manchmal völlig auf Schlüsselsymptome verlassen. Sie sind dann überhaupt das Einzige, was wir haben. Ein Schlüsselsymptom und vielleicht eine Modalität, schlechter durch Wärme oder Kälte. Dann müssen Sie das Mittel dafür finden, da keine weitere Symptomatologie vorhanden ist.

Das Interessante in unserem Fall war, dass die Essenz hinter den teilweise irreführenden Informationen verborgen war. Das Verlangen nach Eiscreme, das Schlafen auf der rechten Seite, das Herzklopfen.

Aber, wie gesagt, wo ist der Durst, und wo ist die Essenz von *Phosphorus*?

Die Frau bekam *Argentum nitricum* M. Sie könnten auch eine 10 M geben, das macht keinen so großen Unterschied.

Multiple Ängste (Fall)

Die Patientin war im Juni 1977 dagewesen. Sie rief dann im April 1978 an. Sie war kein zweites Mal gekommen, da sie sich vollkommen wohl fühlte.

Am 10.4.78, also zehn Monate später, rief sie an und sagte, dass sie einen Rückfall habe. Es wurde ihr geraten, sie möge das Mittel in der M wiederholen. Der Fall wurde also nicht neu aufgenommen. Sie kam dann am 30.6. zu einer Konsultation. Sie erzählte, dass vor einem Monat eine Zahnbehandlung durchgeführt worden war und ihre Nägel nun sehr brüchig wären. Das Symptom war ausgeprägt, es ist zweimal unterstrichen.

Sie berichtete, dass es ihr in Bezug auf alle anderen Dinge besser gehen würde. Die Klaustrophobie sei geringer; sie schaue nicht mehr nach, ob Einbrecher in der Wohnung seien. In der Nacht würde sie manchmal aufwachen. Der Druck in der Brust sei auch weniger geworden. Die Reizbarkeit und die Ängste hätten sehr abgenommen. Sie sagte, dass ihr Haar gesünder geworden sei. Ich kann mich allerdings nicht daran erinnern, dass sie dies vorher schon einmal erwähnt hatte. Sehr wahrscheinlich hatte sie Haarausfall. Sie meinte, dass sich der Zustand ihres Haares während der Behandlung gebessert habe.

Teilnehmer: War Furcht vor Dunkelheit vorhanden?

Vithoulkas: Sie litt lediglich vor den Menses an Schlaflosigkeit und Tachykardie. Es war kein Verlangen nach irgendwelchen Dingen vorhanden. Sie hatte bezüglich der Dunkelheit nichts erwähnt. Die Furcht vor Einbrechern hatte sie verloren. So, das ist das Bild. Wie lautet Ihre Verschreibung?

Eigentlich hatte sie nichts. Die einzige wirkliche Beschwerde waren die spröden Fingernägel.

Teilnehmer: Wusste sie, dass Zahnbehandlungen das Mittel unterbrechen können?

Vithoulkas: Alles war viel besser. Die Tatsache, dass sie bis zu diesem Rückfall zu keiner zweiten Konsultation gekommen war, bestätigt das; bis sie eben diesen Rückfall hatte.

Multiple Ängste (Fall)

Teilnehmer: Was ist mit der Zahnbehandlung, was halten Sie davon?

Vithoulkas: Eine Zahnbehandlung kann eine homöopathische Behandlung antidotieren. In den meisten Fällen geschieht das, wenn ein Betäubungsmittel injiziert wird; aber auch die aus Nelkenöl hergestellten Desinfektionsmittel können das bewirken.

Teilnehmer: Das Bohren ist also nicht der Grund?

Vithoulkas: Das Bohren ist nicht der Grund. Das Problem sind die Injektionen und die Verwendung dieses Nelkenöls. In Griechenland wird es oft verwendet. Ich habe Rückfälle beobachten können. Man muss da sehr vorsichtig sein. Auch bei der Behandlung des Zahnfleisches, bei Gingivitis, kann ein Rückfall provoziert werden.

Teilnehmer: Peggy hat Whitmont gefragt, ob er Antidotierungen durch Zahnbehandlungen bemerkt hätte. Er meinte, dass er seinen Patienten immer *Arnica* gäbe, dann würde keine Antidotierung auftreten. Das würde dem Schock entgegenwirken, den das System bei der Behandlung erfährt.

Vithoulkas: Ich glaube das nicht und sehe auch keine Logik darin. Es existieren allerlei Vorstellungen, was man geben solle. Man hat sich da einiges ausgedacht und weiterverbreitet. Ich halte nicht viel von diesen Dingen. Ich finde, man sollte den Patienten so lassen, wie er ist. Wenn er die Behandlung verträgt, ist das gut, wenn nicht, und es zeigt sich ein Rückfall, dann müssen Sie ihn behandeln. Es geschieht nicht oft.

Wir haben hier die Fortsetzung unseres Falles. Sie war im Juni bei uns gewesen und kommt nun am 22. Februar des folgenden Jahres. Sie erzählt, dass sie sich seit 20 Tagen nicht wohl fühle. Sie habe einen Kummer erlitten. Besonders am Nachmittag, nach 17 Uhr, ginge es ihr nicht gut. Sie würde dann aus ihrem Nachmittagsschlaf erwachen, hätte Herzklopfen und würde starke Müdigkeit empfinden. Sie müsse sich sehr bemühen, um auch nur die kleinste Arbeit verrichten zu können.

Sie sei reizbar, habe Angst und sei ungeduldig. Sie sei ständig gereizt. Der Schlaf sei auch wieder schlecht, er sei unerquicklich.

Sie habe Kopfschmerzen am Hinterkopf und an den Schläfen, besonders nach 11 Uhr. Der Kopfschmerz bessere sich durch Druck (1).

Sie habe eine ekelhafte Leukorrhoe, die schlimmer vor und nach den Menses sei. Die letzten Menses kamen fünf Tage früher. Sie habe auch Schmerzen im Uterus, die sie als stechend beschrieb.

Die Menses waren von einer starken Müdigkeit begleitet (3).

Sie habe sich in den letzten 15 Tagen schwach und schwerfällig gefühlt, irgendwie „selbstverloren". Das sei morgens im Büro schlimmer. Das Abdomen sei gebläht und es rumpele (1).

Übelkeit trete besonders zwischen 18 und 19 Uhr auf. Sie habe Schmerzen im Abdomen und ein Drücken, das sich durch Süßigkeiten verschlimmere.

Die BSG lag bei 50 in der ersten Stunde.

Das Haar sei fettig und die Nägel wären brüchig. Sie würde nun frieren (1).

Sie habe Verlangen nach Süßigkeiten (2) und nach Früchten (1). Es bestehe Abneigung gegen Fett (2) und Milch (1). Sie hätte in letzter Zeit einen trockenen Mund und beträchtlichen Durst.

Sie schliefe noch immer rechts und ihre Füße seien kalt. Es sei eine Obstipation ohne Stuhldrang vorhanden. Die Klaustrophobie sei wieder vorhanden, aber viel schwächer. Sie hätte einen müden Rücken. Die Füße würden widerlich riechen. Der Geruch hätte etwas Fauliges an sich.

Teilnehmer: Fußschweiß?

Vithoulkas: Ja, einmal unterstrichen. Sie hatte Schmerzen im rechten Schultergelenk. Der Arzt hatte *Selenium* vorgeschlagen.

Teilnehmer: War sie extrovertiert?

Vithoulkas: Da zeigen sich keine besonderen Tendenzen. Wir haben folgende Wertigkeiten: Müdigkeit dreimal, Rumpeln einmal, Schwindel einmal, Trägheit und Kopfschmerz einmal, Verschlechterung durch Kälte einmal.

Multiple Ängste (Fall)

Die Wertigkeiten sind nicht sehr ausgeprägt, da die Beschwerden nicht mehr so stark wie vorher sind.
Hat jemand das Ergänzungsmittel gefunden?

Teilnehmer: *Mercurius, Pulsatilla, Sepia, Spigelia, Silicea.*

Teilnehmer: Ich würde einen Monat warten.

Vithoulkas: Der Schmerz in der rechten Schulter scheint schlimm zu sein. Die BSG ist beschleunigt, und ich weiß nicht, warum; 50 in der ersten Stunde, das ist merkwürdig. Die Müdigkeit ist sehr stark. Der psychische Zustand entspricht nicht mehr *Argentum nitricum*. Es ist nichts mehr von den psychischen Merkmalen dieses Mittels vorhanden. Sie friert jetzt. Erinnern Sie sich daran, dass sie Beschwerden durch Hitze hatte?

Sie sehen, dass die Veränderungen sehr deutlich sind. Die Symptomatologie hat sich aus dem geistigen und emotionalen Bereich zurückgezogen. Die Patientin hat Beschwerden im Rücken, im Schultergelenk; da ist körperliche Schwäche und da sind Kopfschmerzen.

Sie erzählte, dass sie vor 20 Tagen einen großen Kummer gehabt und sich seitdem nicht mehr wohl gefühlt habe. Sie hätte erst eine allgemeine Verschlechterung ihres Gesundheitszustandes bemerkt, und dann hätten sich die verschiedenen anderen Symptome gezeigt. Am deutlichsten seien hier die große körperliche Schwäche, die Kopfschmerzen, die Schmerzen im Schultergelenk und die Rückenschmerzen, die allerdings nicht so stark wären. Die Kälteempfindlichkeit sei auch deutlich, und sie würde eine konstant vorhandene innere Erregung spüren.

Teilnehmer: Ihr Zustand verschlechtert sich um 17 Uhr?

Vithoulkas: Das Rumpeln tritt zwischen 18 und 19 Uhr auf. Sie erzählt später noch, dass da etwas mit ihrem Ehemann war und sie sich fast von ihm getrennt hätte.

Teilnehmer: Mit Kummer meinen Sie also nicht unbedingt, dass sie einen Verlust erlitten hat. Es kann auch ein Ärgernis sein?

Vithoulkas: Kummer? Ja, es könnte auch ein Ärgernis sein.

Multiple Ängste (Fall)

Teilnehmer: Ich würde noch warten.

Vithoulkas: Warum würden Sie warten? Der Fall ist jetzt eigentlich noch schwieriger als zu Anfang. Die Beschwerden sind nicht sehr intensiv und man hat wenig, an das man sich halten kann. Wenn Sie abwarten, wird es sich mehr und mehr verschlechtern. Sie können dann nach vielleicht fünf Monaten des Leidens das Mittel lediglich mit mehr Sicherheit geben. Sie benötigt ein Arzneimittel. Ihre Verfassung hat sich verändert.

Es ist nicht mehr *Argentum nitricum*. Ein anderes Mittel muss gefunden werden. Wenn Sie ihr das Mittel jetzt nicht geben, wird sie wiederkommen und danach fragen.

Teilnehmer: Es sei denn, es geht ihr ohne Arzneimittel besser.

Vithoulkas: Das ist zweifelhaft. Falls Sie das Mittel nicht finden können, dann geben Sie am besten ein Placebo.

Teilnehmer: Ich denke, es ist besser, ein Placebo zu geben.

Teilnehmer: *Staphisagria, Lycopodium, Sepia, Calcium.*

Vithoulkas: Es ist schwierig, das Mittel zu finden. Es wäre deshalb durchaus zu akzeptieren, wenn Sie ein Placebo geben und noch einen Monat abwarten würden.

Die Sache mit den Fingernägeln, die sie bereits beim zweiten Besuch im Juni vorgebracht hatte, hatte sich auch verschlimmert. Wir hatten ihr seinerzeit kein Mittel gegeben.

Nun klagt sie über Müdigkeit und Gelenkbeschwerden; hat Rücken-, Schulter- und Kopfschmerzen sowie Schwäche.

Wir müssen jetzt ein Mittel finden, das Abneigung gegen Fett hat (2), Verlangen nach Süßigkeiten hat (2) und kalt ist. Es müsste kalte Füße und einen schwachen Rücken haben sowie ein „arthritisches" Mittel sein. Denken Sie daran, dass die Füße, obwohl sie kalt sind, diesen widerlichen Schweiß absondern. Wer hat *Calcium carbonicum* gesagt? Warum?

Teilnehmer: Wegen der Schwäche vor den Menses, der Kälte, des Verlangens nach Süßigkeiten, des schwachen Rückens und der kalten Füße mit dem widerlichen Schweiß.

Multiple Ängste (Fall)

Teilnehmer: Hier steht, dass sich die Symptome um 17 Uhr, wenn sie aufwacht, verschlimmern. Bezieht sich die Verschlimmerung auf die Uhrzeit oder das Erwachen nach dem Nachmittagsschlaf?

Vithoulkas: Es ist Verstopfung vorhanden, und der Durst ist stärker geworden.

Teilnehmer: Sie sagt, sie hätte Schmerzen während den Menses; war das heftig?

Vithoulkas: Nein. Sie sagte, es wäre fünf Tage früher als sonst, mit stechenden Schmerzen im Uterus.
Das Arzneimittel ist *Calcium carbonicum*.

Teilnehmer: Wenn sie nicht die Abneigung gegen Fett und das Verlangen nach Süßigkeiten gehabt hätte, hätten Sie dann *Silicea* gegeben?

Vithoulkas: Bei *Silicea* wäre die Verschlimmerung durch Kälte sehr viel ausgeprägter. *Silicea* ist *sehr* kalt, besonders Zugluft verschlechtert.
Ich sehe hier die Schwäche im Rücken, die Neigung zu Gelenkbeschwerden, die kalten, schwitzenden Füße. Das Verlangen nach Süßigkeiten ist geblieben (2). Es ist zwar weniger geworden, ist aber immer noch sehr ausgeprägt. Dann sind Reizbarkeit und diese Erregung vorhanden. Dieses Syndrom indiziert *Calcium carbonicum*.

Für mich ist das klar, aber ich verstehe, dass es für Sie nicht klar ist.

Teilnehmer: Spricht etwas gegen *Calcium carbonicum*?

Vithoulkas: Nicht viel. Warum verschreiben wir also *Calcium carbonicum*? Weil das Gesamtbild, das wir aus den einzelnen Teilen zusammengesetzt haben, *Calcium carbonicum* entspricht und nichts gegen das Mittel spricht.
Insbesondere die Schwäche führt uns zu dem Mittel. Diese Rückenschwäche ist sehr wichtig. Die Patientin ist nicht kräftig genug, um stehen zu können. Sie empfindet diese Schwäche, wenn sie steht. Das ist *Calcium carbonicum*.

Teilnehmer: Ist das mit dem schwachen Rücken von *Silicea* vergleichbar?

Vithoulkas: Nein. *Silicea* hat diese Schwäche nicht. Bei *Sulfur* ist es schlimmer durch Stehen, aber es ist keine Schwäche vorhanden, besonders keine des Rückens. Wenn wir die arthritische Komponente betrachten, die kalten, schwitzenden Füße, wenn wir all dies zusammenfügen, dann haben wir das Arzneimittelbild, das die Symptomatologie am besten abdeckt. Es ist *Calcium carbonicum*.

Teilnehmer: Dies ist wiederum ein gutes Beispiel, das den Unterschied zwischen der Essenz und den einzelnen Fakten verdeutlicht. Man kann den Fall anhand der verschiedenen Daten aufrollen, aber die Müdigkeit ist hier so ausgeprägt; und das ist die Essenz von *Calcium carbonicum*.

Vithoulkas: Es ging der Patientin dann nach dem Mittel gut. Es wurde eine 200 gegeben. Nach acht Monaten hatte sie erneut einen großen Kummer, der fast mit einer Scheidung geendet hätte. Als sie diese Auseinandersetzungen mit ihrem Ehemann hatte, nahm sie Valium und trank Kaffee.

Sie bekam daraufhin wieder ein Schweregefühl in der Brust, Tachykardien, eine innere Angst und wurde reizbar.

Der Durst war wie vorher, die Müdigkeit aber nicht mehr so stark wie vorher (1). Sie hatte etwas Haarausfall, das Verlangen nach Süßigkeiten war nur noch einmal unterstrichen. Sie hat Verlangen nach Joghurt entwickelt. Der Durst war ausgeprägt (1). Sie hat Angst (2). Die Verstopfung ist wieder da. Ihre Symptome würden sich nicht durch Schlaf bessern.

Teilnehmer: Ist sie warm oder kalt?

Vithoulkas: Das wird hier nicht gesagt.

Teilnehmer: Wie lange ist das mit dem Kummer her?

Vithoulkas: Einen Monat.

Teilnehmer: War das jetzt vorbei, war es entschieden oder stand sie noch mittendrin?

Multiple Ängste (Fall)

Vithoulkas: Sie sagte: „Ich hatte den Punkt erreicht, dass ich mich fast von meinem Mann scheiden ließ."
Wie heißt das Arzneimittel?

Teilnehmer: *Ignatia.*

Vithoulkas: Wir haben hier einen Fehler gemacht. Es hätte *Ignatia* verschrieben werden müssen, weil hier kein konstitutionelles Geschehen zugrunde lag. Sie hat den Kummer, die Schwere auf der Brust und Müdigkeit. Wenn Sie jetzt ein Mittel geben, muss es *Ignatia* sein.

Weil es ihr nach *Calcium carbonicum* so gut gegangen war, hatte der Arzt es wiederholt. Was geschah?

Sie kam nach einem Monat wieder, um zu erzählen, dass keine Veränderungen eingetreten seien. Die Tachykardie, die Angst und die Schwere in der Brust waren weiterhin vorhanden. Sicher, die Probleme waren noch nicht überwunden.

„Ich stehe noch unter diesem Stress." Sie seufzte (2). Sie hatte noch immer Kummer, ein Rumpeln im Abdomen und ihr war übel. Abends war sie müde, und sie war fortwährend verstopft. Der Durst war normal. Der Schlaf erfrischte sie nicht. Was sollen wir jetzt machen?

Teilnehmer: *Ignatia.*

Vithoulkas: Wir gaben *Ignatia* M. Sie sehen ja, *Calcium carbonicum* hat nichts ausrichten können, und der Fall hat sich bis jetzt sogar ein wenig verschlimmert.

Sie kam dann später noch einmal, um zu berichten, dass es ihr nach der *Ignatia* M psychisch sehr gut gegangen sei. Sie habe kein Herzklopfen und auch keine Ängste mehr. Allerdings wäre der Magen seit 15 Tagen gebläht und sie hätte Magenschmerzen. Druck oder Berührung würden es verschlimmern; es sei ein Magenbrennen. Die Reizbarkeit sei zwischen 9 und 10 Uhr sowie zwischen 17 und 19 Uhr schlimmer. Sie würde frieren. Auch wäre ein Verlangen nach Süßigkeiten vorhanden. Sie habe auch Verstopfung mit ergebnislosem Stuhldrang. Die Stühle würden wie Schafkot aussehen. Das war am 29. Januar.

Teilnehmer: Wie lange nach der *Ignatia*-Gabe war das?

Vithoulkas: *Ignatia* wurde am 22. November gegeben. Der Ärger, der Kummer, den sie erlitten hatte und der sich anfänglich in der geistigen Sphäre niedergeschlagen hatte, war nun in den Magen gewandert und lokalisierte sich dort. Das Herzklopfen war ausgeprägt.

Teilnehmer: Sagten Sie, dass die Füße kalt seien?

Vithoulkas: Ja, die Füße sind kalt. Sie müssen hier zwischen *Nux vomica* und *Lycopodium* differenzieren. Wir haben hier Symptome, die zu beiden Mitteln passen könnten, und müssen also zwischen diesen beiden Mitteln differenzieren. Welches ist das passendste und aus welchem Grund?

Teilnehmer: Sie ist zu kalt für *Lycopodium*. Ich stimme für *Nux*.

Teilnehmer: Ich würde wegen des neuen Symptoms, der Art der Verstopfung, *Nux vomica* sagen. *Lycopodium* folgt allerdings auf *Calcium*.

Vithoulkas: Der Umstand, dass die Krankheit sich somatisierte und in den Magen ging, weist auf beide Mittel hin. Beide können bei Verdauungsbeschwerden angezeigt sein, vorwiegend bei Störungen durch Medikamente.

Es gibt hier einen ganz bestimmten Grund, warum es nicht *Nux vomica* ist, weshalb Sie dieses Mittel vermeiden sollten.

Teilnehmer: Das starke Verlangen nach Schlaf?

Vithoulkas: *Nux vomica* und *Ignatia* sind Feinde.

Wenn Sie *Ignatia* gegeben haben und es hat gewirkt, dann geben Sie als Folgemittel nicht *Nux vomica*! Wenn sie *Nux vomica* gegeben haben und es hat gewirkt, dann geben Sie nicht *Ignatia* als Folgemittel!

Seien Sie also vorsichtig, wenn es um diese Mittel geht.

Teilnehmer: Ich hätte nicht geglaubt, dass Sie etwas von diesen Beziehungen halten.

Vithoulkas: Ich habe einmal *Sulfur* nach *Calcium* gegeben. Kent sagt ja *Sulfur, Calcium, Lycopodium*. Darauf zeigte sich ein Rückfall. Daran sollten Sie denken.

Teilnehmer: Sie sagten auch, dass Sie nicht zögern würden, einen Fall mit *Lycopodium* zu beginnen. *Clarke* sagt sehr deutlich, dass er das niemals tun würde. Ich habe in vielen Fällen mit *Lycopodium* begonnen. Ich würde eine 200 geben. Es gibt zwar die Meinung, dass man keine 200 geben soll, da sie eine zu starke Erstverschlimmerung hervorrufen würde, aber eine starke Erstverschlimmerung ist doch ein gutes Zeichen.

Teilnehmer: Sie haben gesagt, dass Sie ein Mittel entgegen der Regel folgen lassen würden, wenn das Mittelbild wirklich eindeutig ist. Sie würden sich dann nicht an die Regel halten?

Vithoulkas: Ja, das stimmt.

Teilnehmer: Macht es einen Unterschied, wenn eine längere Zeitspanne zwischen den Mitteln liegt. Etwa ein Jahr, anstatt zwei Monate, so wie in diesem Fall?

Vithoulkas: Ja, ich würde sagen, dass das einen Unterschied macht. Ich würde aber sehr zögern, wenn es nicht eindeutig wäre. Wenn das Mittel eindeutig angezeigt ist, würde ich es versuchen.

Wie gesagt, ich hatte es mit *Sulfur* probiert. Es war klar und ich gab es. Ich habe den Fall dadurch verdorben. Es war eine schreckliche Arbeit, den Fall wieder zu klären. Es handelte sich um einen Fall von Cholera, wir hatten sechs bis neun Monate zu kämpfen, bevor die Sache wieder lief.

Teilnehmer: Das ist Ihnen passiert? Sie gaben *Sulfur* und ...

Vithoulkas: Ja.

Teilnehmer: Ich habe *Lycopodium* auf *Sulfur* folgen lassen, es hat keine Probleme gegeben.

Vithoulkas: Sie müssen da vorsichtig sein. Die Mittel sind sehr ähnlich, Sie können den Fall damit verderben.

Teilnehmer: Ich kenne einen Fall, da machte es nichts, *Calcium* und dann *Sulfur*; es wirkte.

Teilnehmer: Wie wichtig ist es, dass diese Mittel komplementär sind?

Vithoulkas: Welche Mittel? *Nux, Lycopodium?*

Teilnehmer: *Nux* gehört doch nicht zu den Komplementärmitteln.

Vithoulkas: Zu den Komplementärmitteln von *Argentum nitricum*. Wir sprechen momentan nicht über diese Periode, das ist vorbei.

Wir sind nach *Calcium carbonicum* zu *Ignatia* gekommen. *Ignatia* hatte gewirkt. Durch den Kummer, den die Patientin hatte, bekam sie dann eine Gastritis, und wir gaben *Lycopodium* C 30.

Teilnehmer: Warum die 30?

Vithoulkas: Weil die Störung nicht so ernst war. Außerdem ist das Mittel nicht absolut klar. Es ist also besser, eine niedrige Potenz zu geben. Wenn es das richtige Mittel sein sollte, wird es greifen. Die meiste Arbeit hat *Argentum nitricum* bereits getan, und dann *Calcium*. Es hat sich wirklich viel bei dieser Frau verändert. Sie ist eine ganz und gar andere Person geworden. Jetzt hat sie Gastritis, das ist aber nichts im Vergleich zu dem, was sie vorher hatte. Ich hätte auch die C 12 geben können. Das Bild war nicht sehr heftig, sie war nicht sehr krank. Da es auch nicht ganz klar war, tun wir gut daran, vorsichtig zu sein, um den Fall nicht zu verderben.

Teilnehmer: Haben Sie den Fall mehr oder weniger als akut betrachtet?

Vithoulkas: Ich betrachtete es als eine Fortsetzung des Kummers. Es war schon ein schwerwiegender Kummer, der dann schließlich in den Magen ging. Ich glaube nicht, dass sie sich ohne Arzneimittel wieder erholt hätte. Wenn Sie ihr kein Mittel geben, fühlt sie sich womöglich im Stich gelassen und besorgt sich Medikamente wie Antazida, die dann auch noch die Obstipation verschlimmern.

Dann wissen wir vielleicht gar nicht mehr, wie es weitergehen soll. Es ist also besser, ihr eine 30er *Lycopodium* zu geben.

Teilnehmer: Warum sind Sie auf *Nux vomica* gekommen? Ich sehe auch eher *Lycopodium*.

Vithoulkas: Ich habe doch eben erklärt, warum es auch *Nux vomica* sein könnte.

Teilnehmer: Sie sagten, es sei eine Entscheidung zwischen *Nux vomica* und *Lycopodium*. *Nux vomica* ist mir nicht klar.

Vithoulkas: Ich habe *Nux vomica* einbezogen, weil es jemand erwähnt hatte, weil ich mitbekommen habe, dass Sie daran gearbeitet haben.

Natrium carbonicum

Die Seminarteilnehmer tragen ihre Ausarbeitungen zur Essenz des Arzneimittels Natrium carbonicum vor.

Teilnehmer: Es ist eine extreme Milchunverträglichkeit vorhanden, die Diarrhoe verursacht und eine bestimmte Empfindung in der Nase hervorruft. Plötzliche Geräusche verursachen extreme Reizbarkeit. Es besteht Empfindlichkeit gegenüber Sonnenbestrahlung, obwohl es sehr kalte Menschen sind. Sie sind geistig und emotional sehr verschlossen, ähnlich wie *Natrium muriaticum*, vielleicht sogar noch mehr. Sie sind schreckhaft, verschlossen, ängstlich und empfindlich. Sie neigen dazu, leicht niedergeschlagen zu sein.

Teilnehmer: Überempfindlichkeit gegenüber der Umgebung, Empfindlichkeit gegenüber Geräuschen, Licht, Temperaturen; eine Empfindlichkeit des Geschmackssinnes und gegenüber allen Sinneseindrücken.

Teilnehmer: Die geistigen Funktionen sind durch eine Überanstrengung herabgesetzt. Der Patient ist deswegen furchtsam und schüchtern; es ist keine Spannkraft vorhanden. Er meidet Kontakte zu anderen Menschen, wird sehr reizbar, hält Abstand von anderen.

Teilnehmer: Eine anlagebedingte Überempfindlichkeit führt zu einer Erschöpfung von Körper und Geist.

Teilnehmer: Sie sind stark vergeistigt, somit vermeiden sie Überreaktionen im emotionalen Bereich. Alles, was die Gefühle stimuliert, wird als heftig oder ernst empfunden. Die überzogene Konzentration auf geistige Arbeiten verursacht schließlich eine Entkräftung.

Teilnehmer: Diese Patienten sind ungesellig. Es ist eine Anfälligkeit für Kälte vorhanden. Sie sind frostig, was sich bei geringster Zugluft verschlimmert. Sie können keine Kälte oder Hitze vertragen. Sie haben Verdauungsbeschwerden und rheumatische Beschwerden, die sich bei Wetterwechsel verschlimmern.

Teilnehmer: Ein Zustand von Überarbeitung, der sich durch extreme Empfindlichkeit gegenüber allem in der Umgebung ausdrückt; auch gegenüber Menschen. Als Folge zeigt sich eine selbst auferlegte Isolation.

Teilnehmer: Verdauungsstörungen und viele Magenbeschwerden. Der Magen ist überempfindlich gegen alle möglichen Dinge, einschließlich Temperaturen.

Teilnehmer: Überreaktionen; extreme Empfindlichkeit gegenüber Stimuli aus der Umgebung; nervöse Erregung und Schwäche durch die leichteste Anstrengung.

Teilnehmer: Überempfindlichkeit aller Sinne sowie nervöse und physische Erschöpfung; Drüsenvergrößerungen.

Teilnehmer: Überempfindlichkeit gegenüber der Umgebung. Sie können keine ... Es mangelt an Reaktionsfähigkeit.

Teilnehmer: Ein Schwächezustand von Geist und Körper. Sie sind fast isoliert. Kontakt mit anderen Menschen verschlimmert ihren Zustand, ebenso Veränderungen in der Umgebung.

Teilnehmer: Eine sanfte Persönlichkeit, die sich in einem geschwächten Zustand, einem Zustand nervöser Empfindlichkeit befindet. Geist und Körper können sich nicht an Veränderungen in der Umwelt anpassen. Die Betroffenen sind blass, trocken, unruhig und schwierig. Sie werden durch jegliche Stimuli überwältigt, weshalb es nötig ist, dass sie sich vor der Umwelt schützen.

Teilnehmer: Menschen, die eine extreme Überempfindlichkeit besitzen. Geist und Sinne sind überempfindlich. Sie sind zurückhaltend und distanzieren sich von der Gesellschaft oder bestimmten Menschentypen.

Teilnehmer: Ich kann mir vorstellen, dass sie anfänglich überschwänglich, heiter und sensibel sind. Sie werden durch Unglück,

Natrium carbonicum

Ärgernisse und dergleichen nüchterner und sind dann mehr geistig eingestellt. Die tiefgehende Sensibilität ist aber weiterhin vorhanden.

Teilnehmer: Ich meine, es sind nette Leute. Ich hatte einige Patienten. Ich würde nicht sagen ungesellig, aber sehr empfindlich, und deshalb müssen sie sich selbst schützen. Ich habe den Eindruck, dass sie eine beinahe ätherische Sensitivität besitzen. Die Dinge, an die ich denke, unterscheiden sie von *Phosphorus* oder *Natrium muriaticum*. Nach meiner Erfahrung ist es so, dass es bestimmte Dinge gibt, die sie stören; bestimmte Geräusche, bestimmte Musik, bestimmte Leute. Unter den Patienten, die ich behandelt habe, war einer, der sehr sensibel bezüglich des Rauchens von Marihuana war. Allein der Gedanke daran störte ihn bereits. Dann gab es noch bestimmte Arten von Farbigen, die ihn störten.

Teilnehmer: Ein überempfindlicher Patient, der dazu neigt, sich zurückzuziehen.

Teilnehmer: Es besteht eine allgemeine nervöse Spannung und eine Überempfindlichkeit gegen Musik, Geräusche, gegenüber der Sonne und bestimmten Personen.

Teilnehmer: Überempfindlichkeit, Schwäche, Erschöpfung.

Teilnehmer: Ich hatte Schwierigkeiten, die Essenz zu finden, da ich das Mittel noch nicht verwendet habe. Es besteht aber offensichtlich eine Schwächung der Lebenskraft. Offensichtlich deswegen, weil die Betroffenen empfindlich in Bezug auf Temperaturwechsel und Geräusche sind. Ich nehme an, dass es sich um Menschen handelt, die schwach und bedürftig erscheinen. Eine klare Essenz konnte ich nicht ausmachen.

Teilnehmer: Übermäßige Empfindlichkeit, an Verdauungsstörungen leidend, können keinen Lärm und keine Menschen, keine Arbeit, Hitze oder Kälte sowie Musik ertragen.

Teilnehmer: Es scheint, dass es etwas mit der Unfähigkeit zu tun hat, sich einer neuen Situation anzupassen. Ob nun geistig oder emotional, der Patient kann es nicht „verdauen".

Vithoulkas: Genau! Die Schwierigkeit, sich anzugleichen. Bei *Natrium carbonicum* zeigt sich die Idee der Empfindsamkeit, die bei allen *Natrium-Mitteln* ausgeprägt ist. Diese Empfindsamkeit ist von einer verfeinerten Art. Es handelt sich um gebildete Menschen, die ihre Gedanken und Emotionen verfeinert haben. Es ist keine grobe Empfindlichkeit. Sensitive Menschen können nämlich auch ungehobelt sein.

Diese Sensitivität bringt eine Unausgeglichenheit mit sich, die sich bei *Natrium carbonicum* durch die Schwierigkeit ausdrückt, *bestimmte* Nahrungsmittel, *bestimmte* Geräusche, *bestimmte* Personen und *bestimmte* Dinge „aufzunehmen".

Ihr Körper, ihr Geist, der emotionale Bereich reagieren heftig auf bestimmte Stimuli. *Natrium carbonicum* bevorzugt es, diese Dinge nicht zu ertragen. Es ist charakteristisch für *Natrium carbonicum*, dass es gegen bestimmte Menschen, die es nicht ertragen kann, eine Abneigung entwickelt. Es steckt dermaßen viel hinter diesem Gefühl, dass es diese Personen meiden muss.

Natrium carbonicum-Patienten sind außerdem sehr sensitiv bezüglich der Atmosphäre, in der sie sich befinden. Sie betreten einen Versammlungsraum, nehmen die Atmosphäre wahr und sagen: „Das ist mir hier zu laut, zu geschäftig", oder sie ziehen sich zurück, wenn jemand kommt, um ein anderes Familienmitglied zu besuchen. Sie bleiben erst zwei oder drei Minuten sitzen, schenken dem Besucher ihre Aufmerksamkeit und sind auch nett, aber dann werden sie sich zurückziehen.

Sie werden sich nicht so verhalten, dass der andere etwa verletzt werden könnte. Ihre Feinfühligkeit und ihre Lauterkeit erlauben ihnen nicht, verletzend zu sein und zu sagen: „Ich mag dich nicht." Das wäre nicht *Natrium carbonicum*.

Sie sind loyal. Sie können sich bestimmten Menschen widmen. Ich gebe Ihnen ein Beispiel: Sie werden jemanden, den sie mögen, mit viel Feingefühl bewirten. Sie werden das beste Essen vorbereiten, da sie die andere Person mögen und gern mit ihr zusammen essen. Sie werden sich aber nicht aufdrängen. Sie oder er merkt, dass dieser Mann oder diese Frau gerne bei ihr oder bei ihm isst,

Natrium carbonicum

doch sie werden es dabei belassen. Sie ziehen sich dann zurück. Sie wollen sich nicht aufdrängen bzw. hervorheben.

Sehen sie nun, um was für Menschen es sich handelt? Wie sensibel sie in Bezug auf die Gefühle anderer sind. Sie sind sehr sensitiv, auch wenn es sich um Menschen handelt, die sie mögen.

Sie sind wie Geister. Die Ehefrau wartet, bis ihr Mann sein Zimmer verlässt, dann geht sie hinein und bringt alles wieder in Ordnung. Er kommt zurück, alles ist wieder zurechtgemacht, aber sie ist schon nicht mehr zugegen. Sie hat alles erledigt, möchte sich aber nicht hervorheben.

Ich gebe Ihnen ein weiteres Beispiel, das die Essenz von *Natrium carbonicum* veranschaulichen soll. Diese Menschen können eine tiefe Abneigung gegenüber einem Mitglied ihrer Familie empfinden. Sie werden es dieser Person nicht erzählen, aber sie werden sich zurückziehen, sobald diese Person ins Haus kommt. Sie haben Sorgen, Kummer und Würde. Sie wollen die Sorgen durch eine Art Würde fernhalten. Sie bauen eine Fassade der Heiterkeit auf und erscheinen heiter. Sie meinen, es so tun zu müssen, um andere Menschen nicht durch ihren Kummer zu belasten.

Teilnehmer: Fühlen sie sich nicht wie Märtyrer, wenn sie so handeln?

Vithoulkas: Es ist solch ein Element. Sie werden noch sehen, wie es sich weiter entwickelt. Märtyrer würde nicht ganz passen. Sie werden das später sehen. Als diese Menschen in unserer Gesellschaft heranwuchsen, haben sie Verletzungen erlitten und ihren Kummer für sich behalten.

Sie selbst wollen niemanden verletzen, wissen aber, dass sie selbst sehr verletzlich sind. Sie vermeiden also Kontakte, bei denen sie verletzt werden könnten. Man kann deshalb durchaus sagen, dass sie die Einsiedler unserer Gesellschaft sind. Aus diesem Grunde sehen Sie sie auch nicht sehr häufig in Gesellschaft, auch nicht in Gesellschaft von Menschen, die sie lieben. Im Repertorium finden Sie „Abneigung gegen Gesellschaft". Sie sehen *Natrium carbonicum* dort in Kursivschrift, ebenso in der Spalte „besser durch Alleinsein". Das resultiert aus dem Kummer, den sie erlitten haben;

Natrium carbonicum

es ist nicht so, weil sie etwa müde sind. Es ist nicht immer so, dass Sie bei *Natrium carbonicum* Erschöpfung finden; diese Menschen können auch große Ausdauer besitzen.

Wenn Sie einen älteren Patienten bekommen, der schon längere Zeit *Natrium carbonicum* gebraucht hätte, werden Sie die Anzeichen schlechter Assimilation sehen. Diese Menschen leiden an Magenbeschwerden und ihr Rückgrat ist verkrümmt. Besonders bei sehr mageren Patienten, so um die 60 oder 65, liegt diese Verkrümmung vor. Sie sind nach vorn gebeugt. Wir kennen nach vorn gebeugte Schultern auch von *Sulfur*. Sie können es aber nicht mit *Sulfur* verwechseln.

Teilnehmer: Sagten Sie, dass die Verkrümmung eine Folge der schlechten Assimilation ist?

Vithoulkas: Ja. Das Knochengerüst ist nicht kräftig genug. Das ist sehr wahrscheinlich durch die schlechte Assimilation bedingt.

Es sind Menschen, die normalerweise gelassen, aber dennoch beeindruckbar sind. Wenn sie bestimmten Menschen zuhören, kann man sehen, dass sie mit ganzem Herzen, mit ihrem ganzen Wesen bei der Sache sind. Sie können beeindruckt sein, sind aber nicht so ohne weiteres zu führen. Sie werden sich wieder zurückziehen.

Sie gelangen zu einem spirituellen Verständnis, was ja heutzutage üblich ist. Jeder hat einen Guru. Es sind Menschen, die in einer Gemeinschaft mit einem Guru, in der jeder zu dienen wünscht, tätig sein werden. Sie werden diejenigen sein, die am meisten dienen, aber am wenigsten beim Guru selbst sind. Es kann sogar sein, dass der Guru gerade ihre Gesellschaft wünscht. Sie werden Kontakten mit dem Guru aus dem Wege gehen, weil sie meinen, dass der Eindruck entstehen könnte, sie wollten sich zu sehr hervortun. Ich erzähle Ihnen das aufgrund meiner Erfahrung mit vollkommenen *Natrium carbonicum*-Patienten. Sie werden auf solche Fälle stoßen, da wir in einer Gesellschaft leben, in der diese Dinge geschehen.

Diese Würde, aus der heraus alles für einen anderen Menschen zurechtgemacht wird, woraufhin sich die Person aber wieder zurückzieht, das ist die Essenz dieses Arzneimittels.

Natrium carbonicum

Wenn Sie sich das Leben dieser Menschen anschauen, Scheidungen, ein Kind verloren, ein weiteres Kind verloren, das ganze Leben ist eine Tragödie. Doch die Person wird trotzdem lachen können. Ich spreche jetzt über höchst feinsinnige Menschen, Sie wissen schon. Es werden nicht immer diese hoch kultivierten Typen sein, aber sie tragen immer diese Fassade der Heiterkeit.

Sie fragten ...

Teilnehmer: Sie sagen: „Immer diese Fassade". Ich hatte einen Patienten, der keine Fassade oder so etwas trug. „Immer" ist vielleicht nicht das richtige Wort.

Vithoulkas: „Immer" heißt nicht, dass es immer so sein muss. Ich habe öfters beobachtet, dass man das ab einem bestimmten Punkt bemerken kann, es wird dann immer deutlicher, irgendwie pathologisch. Wenn Sie dann den Patienten fragen, ob er immer so fröhlich sei, bekommen Sie zur Antwort: „Ich sehe zwar so aus, aber ich bin es nicht." Diese Menschen zeigen ihr Leiden nicht nach außen hin. Sie versuchen es zu verbergen, indem sie etwas „aufsetzen".

Teilnehmer: Sind sie während der Anamnese verschlossen?

Vithoulkas: Sie werden nicht den Eindruck machen, dass sie verschlossen sind. Sie werden Ihnen den Eindruck vermitteln, dass sie Sie verstehen. Sie möchten kooperativ sein. Im Inneren sind sie allerdings verschlossen. Sie werden Ihnen keine Einzelheiten erzählen, was den Kummer oder ihre Vergangenheit betrifft. Sie werden nicht über ihre Sorgen oder ihre tieferen Gefühle sprechen. Sie kleiden sich mit einer philosophischen Leichtigkeit; sie sind oft in ihrem Leben verletzt worden. Sie begeben sich in diese philosophische Betrachtungsweise, die sie dann auch beibehalten. Wenn dieser Zustand weiter fortschreitet, der nach außen schön anzusehen ist, dann nimmt es eine Form an, die beinahe masochistisch ist. Sie wollen leiden, und sie mögen es zu leiden. Das hängt von ihren jeweiligen Gefühlen ab.

Sie gehen auf eine Party, die lustig ist, aber sie empfinden nichts dabei, auch nicht, wenn sie etwas Schönes sehen. Sie können es nicht empfinden. Aber wenn sie verletzt werden ... Man hat vielleicht gar nicht bemerkt, dass man sie verletzt hat, aber sie empfinden das sogleich. Sie sind dann auf sich gerichtet und merken nun, dass ihre Gefühle durch die Empfindung inneren Schmerzes stimuliert werden. Es liegt eine starke Empfindlichkeit vor.

Nun sitzen sie da, hören Musik und machen sich Gedanken darüber, dass sie ihr ganzes Leben allein verbringen müssen oder warum sie nur so sind bzw. worin der Sinn des Lebens besteht, und die Musik spielt weiter. Diese Gedanken und Empfindungen setzen sich fort, und während die Musik läuft und sich diese philosophischen Betrachtungen in ihrem Geiste abspielen, kommen sie zu einer Lösung, die da Selbstmord lautet. Ich denke, das ist der Grund, warum im Repertorium steht: „Gedanken an Selbstmord, während des Hörens von Musik". Es ist kein dramatischer Vorgang. Da ist dieser Mensch, der eine Menge Leid erfahren hat, sich viele Gedanken über das Leben und auch über seine Gesundheit gemacht hat und nun merkt, dass er abseits steht, eine Art Einsiedler ist. Es entwickelt sich dann dieser Denkprozess, der dahin führt, dass er findet, zu sterben wäre schön, eine gute Lösung. Das scheint diesen Menschen irgendwie Antrieb zu geben. Es ist so, als ob der Gedanke, Selbstmord zu begehen, ein Geschenk sei, das ihnen gefällt.

Teilnehmer: Bereichert es ihr Leben?

Vithoulkas: Ja, hinsichtlich der Gefühle.

Teilnehmer: Müsste es dann nicht unter „Musik bessert" stehen? Fühlen sie sich durch die Musik besser?

Vithoulkas: Nein, es ist eine Empfindlichkeit gegenüber Musik. Es steht auch unter „empfindlich gegen Musik"; aber „Musik bessert"?

Es liegt eine ungemein schwere Depression vor, alles erscheint düster, dieser Mensch geht in ein Zimmer, bereit, Selbstmord zu begehen. Es ist ihm zu viel, er kann nicht mehr. Dann macht er das Radio an, es läuft klassische Musik, sanfte Musik, kein Rock'n-Roll.

Natrium carbonicum

Seine Gefühle werden ausgelöscht, und er beginnt wieder, Dinge zu empfinden, die das Verlangen zu leben hervorrufen.

Wir könnten es in die Spalte „Musik bessert" eintragen. Da stehen *Aurum* und *Tarantula*. Letzteres bessert sich eher physisch durch Musik. Die Vibration, die durch die Musik hervorgebracht wird, bewirkt diese Besserung. Es sind Schmerzen vorhanden, schlimme Qualen, es ist Angst mit Reizbarkeit vorhanden. Die Betroffenen werden auf Rock'n-Roll oder irgendeine andere heftige Musik reagieren, die wie ein körperliches Stimulans, wie eine Neuordnung ihres vitalen Körpers wirkt.

Teilnehmer: Ist es wie eine Massage?

Vithoulkas: Ja, es ist wie eine Massage! Was wird unternommen, wenn jemand von einer Tarantel, dieser hochgiftigen Spinne, gebissen wurde? Es wird die Dorfkapelle geholt! Das betrachtet man bei einem solchen Spinnenbiss als die einzige Heilungsmöglichkeit. Diese vitale Musik bringt alle möglichen Arten von Schwingungen hervor.

Bei *Natrium carbonicum* handelt es sich um eine ganz und gar andere Geschichte.

Wenn jemand sagt, dass es ihm durch Musik besser geht, um welches Arzneimittel handelt es sich dann? Wir beginnen hier mit der Differentialdiagnose. Es steht in dieser Rubrik bei *Kent* in Fettdruck; dennoch ist es ein Mittel, das Sie nicht mit *Natrium carbonicum* verwechseln können. Es ist *Tarantula*.

Teilnehmer: George, würdest du sagen, dass *Natrium carbonicum*-Patienten durch eindringliche, herzzerreißende, liebliche Musik beeinflusst werden?

Vithoulkas: Wenn die Betroffenen laute Musik oder laute Geräusche hören, die sie aufgrund ihrer Empfindlichkeit nicht vertragen, geht es ihnen schlechter. Sie würden den Raum sofort verlassen. Wir müssen bei dieser Empfindlichkeit auch an *Graphites* denken. *Graphites* ist ein grobes Mittel, aber dennoch empfindlich in Bezug auf Musik. Bis zu welchem Grad? Der *Graphites*-Typ weint! Es liegt eine grundlegende Emotionalität vor, die zum Weinen führen kann.

Wenn Sie möchten, dass ich eine bestimmte Rubrik differentialdiagnostisch besprechen soll, will ich das gerne tun. Wenn wir die Mittel aber nicht kennen, wie soll dann die Differentialdiagnose aussehen? Wir müssen die Arzneimittel deshalb in ihrer ganzen Tiefe verstehen, damit wir begreifen können, was „Erregung" heißt, welche Art von Erregung gemeint ist, was unter „Schwatzhaftigkeit" verstanden wird und unter welchen Umständen was zutrifft. Ob Sie nun den Menschen in seiner Tiefe verstehen ... Ich sehe häufig diese vergleichenden Arzneimittellehren. Da heißt es dann, dieses Mittel ist reizbar und hat dieses und jenes, das andere Mittel hat keine Reizbarkeit und dies und das ... Wenn Sie diese Bücher studieren, werden Sie keinen wirklichen Vergleich bekommen. Ich habe oft gesehen, dass die vergleichbaren Mittel überhaupt nicht aufgeführt sind. Man sieht das häufig bei Anfängern, die alles selbstständig ohne Lehrer erarbeiten wollen. Sie kommen dann auf ein Mittel, das so weit vom richtigen entfernt ist, dass sie sich hinterher, wenn sie mehr wissen, fragen, wie sie überhaupt auf dieses Mittel kommen konnten.

Teilnehmer: Da wir gerade von Vergleichen sprechen, habe ich viele *Natrium muriaticum*-Fälle gesehen, die ihren Kummer hinter einer Art Prahlerei zu verbergen schienen. Das Gleiche haben wir hier bei dieser Fassade, die Sie erwähnten. Das bedeutet nicht, dass *Natrium muriaticum*-Patienten auch notwendigerweise dieses Lachen zeigen, aber sie vermitteln den Eindruck, dass alles in Ordnung sei.

Vithoulkas: Das ist ein guter Punkt. Wo liegt der Unterschied zwischen *Natrium muriaticum* und *Natrium carbonicum* während der Fallaufnahme? *Natrium muriaticum* wird verschlossen sein. Als Arzt merken Sie das. Außerdem ist der Patient eher negativ eingestellt und wird fragen, ob Sie ihm wohl helfen können. Da er bei vielen Ärzten war und ihn keiner heilen konnte, wird er auch daran zweifeln, dass Sie ihm helfen können.

Bei *Natrium carbonicum* werden Sie das nicht sehen. Es sind nette Menschen, die mitarbeiten möchten; sie wollen sich mit Ihnen unterhalten, aber ihr inneres Selbst ist völlig verschlossen. Sie können sie manchmal mit *Phosphorus* verwechseln. Wenn Sie aber die chronischen Beschwerden sehen, Assimilationsstörungen, dann werden Sie sie erkennen. Und wenn der Patient Sie dann ein bisschen besser kennt, wird er sagen: „Nein, ich mag jene Person einfach nicht." Wenn Sie sich erkundigen, ob die Patienten bestimmte Menschen mögen, werden Sie es herausfinden. Das sind aber Dinge, die sie Ihnen nicht einfach von sich aus erzählen werden. Wenn Sie an *Natrium carbonicum* denken, dann fragen Sie die Patienten, wie ihre Beziehung zu anderen Menschen ist, zum Beispiel, ob sie gut mit alten Menschen auskommen. Sie werden dann aus sich herauskommen und sagen, dass es bestimmte Menschen gibt, die sie nicht ausstehen können. Sie sagen das zwar auf eine nette Weise, aber es ist dennoch eindeutig.

Teilnehmer: Gibt es irgendwelche Gründe, warum sie bestimmte Leute nicht ausstehen können? Gibt es einen ganz bestimmten Typus, den sie nicht mögen?

Vithoulkas: Es ist wie bei der Nahrung die Milch. *Natrium carbonicum* ist eines der Hauptmittel. Das andere ist *Lac defloratum*.
Diese Personen haben eine starke Abneigung gegen Milch. Sie mögen reichlich Stärke. Zwar bekommen sie davon einen Blähbauch und Blähungen, aber das nehmen sie hin, weil sie Stärke mögen. Milch, die zu den natürlichsten Produkten gehört, können sie nicht vertragen. Falls sie doch einmal Milch trinken, dann vertragen sie diese normalerweise nicht (2). Es ist merkwürdig, dass sie so empfindlich gegenüber bestimmten Dingen sind; das ist sehr extrem. Extreme Geräusche können überhaupt nicht ertragen werden, außergewöhnliche Umstände ebenso nicht. Das spielt sich meistens auf der körperlichen Ebene ab. Außergewöhnliche Temperaturen werden auch nicht vertragen.

Natrium carbonicum ist eines der Mittel, das keine Hitze *und* keine Kälte verträgt. Die anderen sind *Mercurius*, *Natrium muriaticum* und *Sulfur*. Ich sehe, es gibt Missverständnisse. Es sind drei Mittel: *Natrium carbonicum*, *Mercurius* und noch eines, von geringerer Wertigkeit. Ein und dieselbe Person kann keine Hitze und keine Kälte vertragen.

Die anderen Mittel, die Sie erwähnten, können entweder keine Hitze oder keine Kälte vertragen. Das sind *Sulfur*, *Natrium muriaticum* und *Lycopodium*. Sie finden im Repertorium *Sulfur* unter „nasskaltes Wetter verschlechtert", aber auch unter „Wärme verschlechtert", jeweils zweiwertig. *Natrium muriaticum* finden Sie ebenfalls unter „schlechter durch Kälte" und „schlechter durch Wärme". Beides ist möglich. Es handelt sich aber jeweils um verschiedene Menschen.

Teilnehmer: Es gibt also Patienten, die kalt sind, die sich aber durch Überhitzung verschlechtern, etwa, wenn sie sich überanstrengen?

Vithoulkas: Ja. Das ist hier sehr deutlich. Es ist ein Schlüsselsymptom. Atmosphärische Veränderungen haben einen starken Einfluss auf *Natrium carbonicum* (2). Es ist interessant zu beobachten, dass sich *Natrium carbonicum* verschlechtert, sobald die atmosphärische Veränderung beginnt. Wird ein Sturm erwartet, treten bereits vorher die Schmerzen und alle anderen Beschwerden auf. Dann kommt der Sturm, und es ist eine elektrische „Spannung" in der Atmosphäre. Der Patient ist dann vor und während des Sturmes völlig erschöpft. Deshalb finden Sie *Natrium carbonicum* im Repertorium unter „schlechter vor dem Sturm" (2) und unter „schlechter während des Sturmes" (3). Der Patient leidet dann sehr.

Teilnehmer: Gibt es eine Menge Ähnlichkeiten zwischen diesem Mittel und *Silicea?* Es hört sich jedenfalls so an.

Vithoulkas: Ja, eine ganze Menge.

Teilnehmer: Beide sind sehr zurückhaltend, ruhig und überempfindlich.

Vithoulkas: Sie sehen das sehr abstrakt. Wenn Sie ins Detail gehen, dann finden Sie, dass eine Abneigung gegen *bestimmte* Personen vorhanden ist. Das ist ein Schlüsselsymptom; ebenso Widerwille gegen bestimmte Temperaturen.

Natrium carbonicum

„Ich war draußen in der Welt und habe Leid erfahren. Nun wende ich mich nach innen." Dann entsteht das Gefühl, ein Märtyrer zu sein. Wir hatten einen Fall, in dem das Kind erzählte, es dürfe nicht aus dem Hause gehen, bevor es seine Hausaufgaben gemacht hätte. Der Vater würde es sonst nicht erlauben. Das Mädchen war 15 Jahre alt. Es wusste, dass es eine Tracht Prügel bekommen würde, wenn es vorher wegging und spät am Abend wiederkam. Es liebte seinen Vater, es verließ das Haus, kam erst spät nach Hause und erhielt die Prügel. Es mochte es regelrecht, Prügel zu bekommen, denn es konnte dann Gedichte schreiben. Das ist der *Natrium carbonicum*-Typ. Das Mädchen litt gerne, weil seine Gefühle dadurch stimuliert wurden.

Teilnehmer: Bill erzählte, dass diese Personen bestimmte Gruppen von Menschen nicht mögen würden. Ist das auch Ihre Erfahrung oder handelt es sich nur um einzelne Personen? Bill sprach über einen Mann, der keine Schwarzen mochte.

Vithoulkas: Das ist die gleiche Idee. Sie würden sagen, dass sie bestimmte Leute nicht mögen.

Teilnehmer: Die Rubrik „schlechter durch Hitze und durch Kälte" ist mir nicht ganz klar. Was ist damit gemeint?

Vithoulkas: Ich kann Ihnen nicht sagen, was *Kent* damit meint. Ich habe diese Rubrik auch noch nicht benutzt. *Natrium carbonicum* ist eines der (Haupt?-) Mittel, mit *Mercurius* und *Ipecacuanha*.

Teilnehmer: Denke daran, dass alles, was Du uns hier erzählst, für die nächsten 100 Jahre gelten soll. Wir werden uns daran halten.

Vithoulkas: Arzneimittel, die gegen beide Extreme empfindlich sind.

Teilnehmer: Da wir gerade beim Thema heiß/kalt sind. Nach meiner Erfahrung, und auch der anderer Menschen, sind Kinder bis zum Alter von fünf oder sechs Jahren warm. Da kann man das mit der Hitze und Kälte doch vergessen.

Vithoulkas: Ja, das können Sie.

Natrium carbonicum

Teilnehmer: Man kann also *Calcium* bei einem Kind anwenden, das warm ist?

Vithoulkas: Ja. Normalerweise sind *Calcium*-Kinder warm.

Teilnehmer: In welchem Alter ändert sich das? Ab wann können sie auch kalt sein?

Vithoulkas: Nach dem siebten oder achten Lebensjahr.

Teilnehmer: *Calcium*-Kindern würde es durch Hitze nicht schlechter gehen? Würden sie nur die Kälte nicht vertragen?

Vithoulkas: Sie können sagen, dass es ihnen in gewisser Weise durch Hitze schlechter geht, da sie ihre Bettdecken abwerfen. Sie vertragen nicht so viel Wärme im Bett, deshalb decken sie sich auf.

Teilnehmer: Es kann sein, dass ich hier etwas habe, das helfen wird, diese heiß/kalt-Rubrik zu verstehen. Es gibt im synthetischen Repertorium eine Rubrik „Beschwerden bei Wärme und Kälte" und die Rubrik „Wärme und Kälte verschlechtern".

Vithoulkas: Welche Mittel stehen da?

Teilnehmer: In der zweiten Rubrik sind *Calcium* und *Causticum* je zweiwertig. Dann stehen da noch eine Menge Mittel einwertig.

Vithoulkas: Wie auch immer; bei *Mercurius* habe ich eine Verschlimmerung durch Hitze und Kälte beobachten können, bei *Natrium carbonicum* habe ich eine Verschlimmerung durch Hitze *und* Kälte – bei ein und derselben Person – sehen können, einige Male auch bei *Ipecacuanha*. Ich würde sagen, die ersten beiden sind dreiwertig und *Ipecacuanha* ist zweiwertig. Das entspricht meiner Erfahrung.

Allerdings habe ich das auch schon irgendwo anders gesehen. Wenn ich die Quelle wiederfinden sollte, werde ich sie Ihnen nennen.

Ich glaube übrigens nicht, dass ich 200 Jahre lang wichtig sein werde. Lassen Sie uns auf *Sulfur*(-Persönlichkeiten) warten, die machen das schon.

Etwas möchte ich noch sagen, weil ich meine, dass es sehr wichtig ist. Ich glaube, dass jedes Arzneimittel die Polarität des jeweiligen Typus enthält. Da gibt es den einen Typ und den anderen, der polar zum ersten ist; ähnlich wie Positiv und Negativ; in bestimmter Hinsicht vielleicht völlig verschieden. Wir müssen also eventuell die Polarität eines jeden Mittels herausfinden. Wie sieht der eine und wie sieht der andere Typus eines Mittels aus?

Sie sollen nicht glauben, dass ich Ihnen immer die kompletten Bilder aufzeige. Wir müssen das näher untersuchen und Dinge aussortieren. Ich denke, dass diese Art der Beschreibung Ihnen weiterhelfen kann. Es ist ein Schlüssel, den Sie viele Male anwenden können, es ist aber noch nicht alles. Ich denke, dass wir nun allmählich damit beginnen können, die Polaritäten herauszuarbeiten.

Wir sprachen über Temperaturen und Wetterbedingungen in Bezug auf *Natrium carbonicum*. Der *Natrium carbonicum*-Patient kann überhaupt keine Sonne vertragen. Wenn Sie im Repertorium zehn Mittel sehen sollten, die „schlechter in der Sonne" sind und die besonders hervorgehoben sind, so sind *Natrium carbonicum* und *Glonoinum* die ersten.

Eine Unverträglichkeit gegenüber Sonne (2) lässt vermuten, dass *Natrium carbonicum* den Werdegang eines Sonnenstichs beinhaltet. Wenn Sie einen Patienten haben, der eine Reihe von Sonnenstichen hinter sich hat, dann müssen Sie sofort an *Natrium carbonicum* denken.

Teilnehmer: Auch wenn das schon weiter zurückliegt?

Vithoulkas: Ja, auch dann. Es ist sehr häufig bei Sonnenstichen indiziert.

Teilnehmer: Auch beim akuten Sonnenstich?

Vithoulkas: Ja, auch dann.

Teilnehmer: Ist es bei Sonnenstich das erste Mittel?

Vithoulkas: Das erste, ja.

Teilnehmer: Ist es spezifisch?

Vithoulkas: Mit *Granatum*. Wenn Sie sicher gehen wollen, geben Sie beide Mittel. Bei einem Sonnenstich, bei dem der Betroffene daliegt und erschöpft ist, wenn es eine Sache von Leben oder Tod ist, das meine ich ernst, dann können Sie beides geben; wenn es sich um eine wirklich schwierige Situation handelt.

Teilnehmer: Würden Sie es in einer hohen Potenz geben, wenn jemand aufgrund eines Sonnenstichs sterbend daliegt?

Vithoulkas: Erst eine 200-er *Natrium carbonicum*, dann fünf Minuten abwarten. Wenn sich keine Reaktion zeigt, geben Sie beide Mittel, um sicherzugehen. Wenn Sie sich in einer Situation befinden, bei der es um Leben oder Tod geht, dann warten Sie immer erst fünf Minuten ab, bevor Sie das zweite Mittel geben. Sie wissen nie, was in diesen fünf Minuten geschehen kann. Ganz egal, wie ernst der Zustand auch sein mag, es sollten fünf Minuten vergangen sein, bevor ein anderes Mittel gegeben wird.

Ich möchte Ihnen etwas über *Natrium carbonicum*-Patienten vorlesen. Sie zeigen fast nie ihre wirklichen Gefühle. Sie sind dermaßen empfindsam, dass sie befürchten, sie würden verletzt werden. Sie werden aber wirkliche Rücksicht und Hingabe gegenüber denen zeigen, die sie gern haben und lieben.

Das ist eine sehr gute Beschreibung. Sie sind rücksichtsvoll, auch dann, wenn sie die betreffende Person nur ein bisschen mögen. Wenn sie jemanden lieben, sind sie hingebungsvoll.

Teilnehmer: Gerade wegen dieses Satzes kann ich es nicht von *Natrium muriaticum* unterscheiden. Wo liegt der Unterschied?

Vithoulkas: Ich werde Ihnen den Unterschied zwischen *Natrium muriaticum* und *Natrium carbonicum* erklären.

Bei diesen Patienten sehen Sie ein starkes Element von Selbstlosigkeit. Wenn *Natrium muriaticum* an jemandem hängt, dann ist diese Bindung sehr stark. Aber diese Idee der Hingabe ist nicht vorhanden. Es ist die Idee von Verschlossenheit. Sie haben Gefallen an den Gefühlen des anderen; zur gleichen Zeit ist diese Anhänglichkeit vorhanden. Es ist Selbstsucht und Anhänglichkeit.

Natrium carbonicum

Bei *Natrium carbonicum* dagegen finden wir Selbstlosigkeit. Sie widmen sich dem anderen, ziehen sich aber dann wieder zurück. Es unterscheidet sich sehr von *Natrium muriaticum*. Aus diesen Gründen haben Sie bei *Natrium muriaticum* auch diese Kummerelemente. Es ist eines der Hauptmittel bei Beschwerden durch Kummer. Sie hängen an jemandem, dann kommt der Bruch und nun ist der Kummer da. Beschwerden durch Kummer finden in *Natrium muriaticum* eines ihrer Hauptmittel. Warum? Weil diese Personen sehr anhänglich sind. Bei *Natrium carbonicum* findet die Loslösung viel früher statt. Hier finden wir eine philosophische Einstellung.

Teilnehmer: Was ist der Unterschied zwischen *Staphisagria* und *Natrium carbonicum*?

Vithoulkas: *Staphisagria* ist sehr viel sentimentaler, es ist sehr sentimental! Bei *Natrium carbonicum* ist es der Verstand, der die Kontrolle ausübt. Bei *Staphisagria* herrscht das Gefühl, die Gefühle beherrschen die Person. Der *Staphisagria*-Typ wird sich sehr schnell wieder binden, weil er so sehr unter der Trennung leidet.

Teilnehmer: Meinen Sie, dass sich *Staphisagria*-Menschen schnell wieder an einen anderen Menschen binden?

Vithoulkas: Ja, und daraus erwächst Kummer. *Staphisagria* ist eines der Hauptmittel bei Beschwerden durch Kummer; wegen der großen Anhänglichkeit. Es ist Weiblichkeit und Liebenswürdigkeit vorhanden, auch bei Männern. Der Mann ist hier von einem femininen Typus, obwohl er sexuell normal sein kann. Ich meine damit, nicht homosexuell. Bei *Staphisagria* hat der Mann gewisse feminine Eigenschaften.

Wir hatten einen solchen Fall. Es handelte sich um den Kapitän eines Schiffes. Normalerweise sind das eher raue Typen. Bei ihm war dieses feminine Element vorhanden. Er hatte das Problem, impotent zu sein. Jetzt, nach *Staphisagria*, ist er verheiratet und hat zwei Kinder. Wir haben mit der 10 M angefangen, dann die 50 und dann haben wir die 100 M gegeben. Es war interessant, die Entwicklung dieses Menschen zu beobachten. Er konnte sich

Natrium carbonicum

keiner Frau nähern, geschweige denn, ihr einen Antrag machen. Wenn er es versuchte, fühlte er sich einfach unfähig. Das ging so über Jahre. Jetzt, nach *Staphisagria*, hat er ein erfülltes Leben. Er hat geheiratet und lebt in einer normalen Beziehung. Ich denke, dass Sie auch solche Erfahrungen sammeln werden, wenn Sie erst einige Jahre praktiziert haben. Wenn Sie beginnen zu praktizieren, werden Sie solche Fälle bekommen.

Natrium carbonicum-Patienten hatten über Jahre Kummer und Sorgen. Wie sie nun so darüber nachsinnen, kommen sie gedanklich und auch tief in ihren Gefühlen zu dem Schluss, dass das Leben nicht wert sei, gelebt zu werden. Es ist nicht so, wie es sein sollte. Das Leben sei so nicht in Ordnung. Sie haben eine Vielzahl an Beleidigungen hinnehmen müssen, jedenfalls haben sie es so empfunden. Sie haben ihren Ärger und ihre Abscheu aber nicht nach außen gebracht. Und jetzt, nach Jahren, können sie es nicht mehr ertragen. Sie tragen all dies in ihrem Inneren. Dieser ständige Druck (Stress) schwächt dann schließlich ihren Geist, ihr Erinnerungs- und ihr Wahrnehmungsvermögen.

Dieser feine, empfindsame und intelligente Mensch merkt allmählich, dass er unfähig ist, seine üblichen geistigen Tätigkeiten zu verrichten. *Kent* nennt es als einziges dreiwertiges Mittel in der Rubrik: „Geistige Arbeit ist unmöglich." Die Betroffenen beginnen, Fehler beim Schreiben zu machen, und der Geist wird schwächer und schwächer. Der Intellekt erreicht einen Zustand der Schwäche, der an Schwachsinn grenzt. Eine ähnliche Schwäche entwickelt sich auch im Nervensystem.

Die Lider fallen herunter, es zeigen sich Schwierigkeiten beim Schlucken der Nahrung. Es ist eine Menge Wasser nötig, um schlucken zu können. Es kommt zur Lähmung der linken unteren Extremität.

Natürlich dürfen wir nicht vergessen, dass eine starke Anfälligkeit und Empfindlichkeit des Magens besteht; Dyspepsie.

Es ist interessant, dass es Fälle gibt, bei denen die Magenbeschwerden mit Beschwerden der Beine oder mit Kopfschmerzen alternieren.

Der Patient kommt und erzählt Ihnen von seinen Magenproblemen. Sie geben ihm *Nux vomica*. Als Nächstes wird er Ihnen berichten, dass sein Kopfschmerz, den er vor langer Zeit hatte, wieder aufgekommen sei. Sie verschreiben *Sulfur* für den Kopfschmerz, woraufhin dieser verschwindet. Dann zeigen sich die Magensymptome erneut. Sie geben wieder *Nux vomica*. Dem Magen geht es besser, der Kopfschmerz kehrt zurück. Das geht über Monate so, bis Sie dann endlich an *Natrium carbonicum* denken. *Natrium carbonicum* wird alles beheben.

Teilnehmer: Wenn der Magen schmerzfrei ist, treten die Kopfschmerzen auf?

Vithoulkas: Entweder tritt das eine oder das andere Symptom auf. Sie können es mit *Argentum nitricum* verwechseln. Wenn wir es nicht wissen, können wir alles Mögliche geben.

Teilnehmer: Nicht nur, dass wir es könnten, wir haben es auch schon getan und tun es immer noch.

Teilnehmer: Hat *Antimonium crudum* das auch?

Vithoulkas: Die Magenbeschwerden, ja.

Teilnehmer: Wechseln die auch mit Kopfschmerzen?

Vithoulkas: Nicht so sehr, wie ich es bei *Natrium carbonicum* beobachtet habe. Ich kann mich an drei Fälle erinnern, die bei *Natrium carbonicum* wechselweise Kopfschmerzen aufwiesen.

Bei *Antimonium crudum* konzentrieren sich alle Beschwerden im Magen, wie auch bei *Natrium carbonicum*. Doch da scheinen mehr Schmerzen und Leiden vorhanden zu sein, mehr äußeres Leiden, würde ich sagen (bei *Ant-c.*).

Der *Natrium carbonicum*-Patient nimmt alles in sich auf. Er bekommt dann schließlich ein Zwölffingerdarmgeschwür. Es ist nicht so schmerzhaft wie bei *Antimonium crudum*.

Letzteres zeigt eine große Empfindlichkeit des Magens. Was auch immer der Grund sein mag, wenn sich diese Menschen ein wenig gestresst fühlen, spüren sie das sofort im Magen. Es zeigen sich Müdigkeit und viel Hitze. Wo auch immer die eigentlichen

Beschwerden sein mögen, die Betroffenen haben Schmerzen in den Beinen und zur gleichen Zeit Magenschmerzen. Das ist sehr charakteristisch für *Antimonium crudum*.

Jodum

Vithoulkas: Wir wollen nun über *Jodum* sprechen.
Die Idee, die *Jodum* annähernd charakterisiert, ist Verbrennung (2). Jemand sagte auch „Aufbrennen". Es liegt eine ungeheure Verbrennung im Körper vor. Die Physis bringt eine schwer zu bändigende Energie hervor. Der *Jodum*-Patient kann seine Energie nicht steuern, sondern die Energie steuert ihn.

Bei dieser Menge an Energie, dieser Verbrennung, dieser schnellen Assimilation braucht der Körper natürlich eine Menge an „Nachschub". So nimmt er eine große Menge Nahrung zu sich, die von einem gestörten Stoffwechsel in viel Energie umgewandelt wird. Diese Energie wird dann an eine fürchterliche Ruhelosigkeit des Körpers verschwendet. Es liegt eine Übererregung der Emotionen vor, für die kein Grund besteht. Das führt zu einer ungeheuren Angst. Der Geist ist stark stimuliert, was man daran sehen kann, dass der Drang besteht, die aufkommenden Ideen auszusprechen. Das lässt sich nicht bremsen.

Da diese Überaktivität auf den drei Ebenen nicht konstruktiv gelenkt werden kann, geschieht es, dass sie den Patienten überwältigt und steuert. Er ist deshalb gezwungen, sich zu bewegen (2)!

Er wird die ganze Zeit über tätig sein, um seine überschüssige Energie zu verbrauchen. Das Kind wird seine Aufgaben stehend verrichten, es wird sich nicht hinsetzen, damit es stets in der Lage ist zu laufen. Es wird sich die unterschiedlichsten Entschuldigungen ausdenken, um in den Garten gehen zu können oder durch das Haus zu laufen.

Es geht in den Garten, kommt dann wieder herein, geht dann in die Küche und öffnet den Kühlschrank, um etwas herauszunehmen. Es wird dann wieder nach draußen gehen, weil es die Katze holen will. Es wird dann hier und dort noch etwas erledigen, bevor es erneut hinausgeht usw. Es ist eine fürchterliche

Ruhelosigkeit (2) vorhanden. Das ist ein Punkt, über den die Mutter oft sprechen wird.

Wenn die Patienten nun versuchen, diese Ruhelosigkeit zu kontrollieren, dann geht diese tiefer, und sie bekommen Impulse, gewalttätig zu werden. Es ist besonders der Impuls zu töten (2).

Teilnehmer: Bei Kindern?

Vithoulkas: Auch bei Kindern, ja.

Manchmal besteht das unwiderstehliche Verlangen zu rennen. Sie werden alles rennend erledigen. Die Menge an Nahrungsmitteln, die sie zu sich nehmen, ist groß; trotzdem verlieren sie an Gewicht (2). Ihre Muskeln sind schwach, das Fleisch ist abgezehrt; nur die Drüsen sind vergrößert (2).

Teilnehmer: Warum?

Vithoulkas: Ich weiß es nicht. Es ist charakteristisch für *Jodum*, ein Schlüsselsymptom. Diese Personen sehen verfallen aus und haben geschwollene Drüsen.

Die einzigen Drüsen, die sich nicht vergrößern, sind die Testes und die Mammae; sie können aber verwelkt aussehen. Sie finden bei einer *Jodum*-Frau sehr kleine Brüste und Magerkeit.

Es ist nun sicher leicht zu verstehen, dass bei all dieser Energie, die produziert wird, eine starke, eine ungeheure Hitze im Körper empfunden wird.

Teilnehmer: Ist es so stark wie bei *Argentum nitricum*?

Vithoulkas: Ja, oh ja! Es ist vielleicht stärker; es ist eines der allerheißesten Mittel.

Teilnehmer: Welches sind die ersten Mittel, die heißesten?

Vithoulkas: *Argentum nitricum, Pulsatilla, Jodum, Apis, Secale cornutum. Secale.* Alle diese Mittel leiden ungeheuerlich durch die Hitze.

Diese Idee von dem Motor in einer Maschine, der die ganze Zeit brennt, ist sehr wichtig für *Jodum*. Diese Idee beinhaltet, dass er verzagt, wenn kein Brennmaterial im Inneren vorhanden ist. Er fühlt sich dann gereizt und weiß nicht, was mit ihm los ist.

Geben Sie ihm etwas zu essen, dann wird er sich wieder entspannter fühlen, glücklich, normal; denn das lässt seinen „Motor" brennen. Es ist keine Besserung, wie sie etwa bei einem Patienten mit einem Ulcus duodeni eintritt, wenn er etwas isst und danach eine Erleichterung im Bauch spürt. Bei *Jodum* kann ein Ulcus duodeni vorhanden sein oder nicht, er wird sich ganz allgemein besser durch Essen (2) fühlen. Sein geistiger Zustand wird sich bessern, seine Magenschmerzen werden nachlassen und seine Kopfschmerzen werden geringer.

Was die geistige Ebene betrifft, so ist die Ruhelosigkeit (2) charakteristisch. Es ist sehr interessant, dies zu beobachten und zu beschreiben. Der Patient vermittelt den Eindruck, dass überhaupt keine Ruhe in seinen Denkvorgängen vorhanden ist. Er wird törichte Dinge denken und wird sie ernst nehmen, wie zum Beispiel: „Ich habe meine Kleider nicht an den richtigen Haken gehängt und muss deswegen nach Hause gehen, um das in Ordnung zu bringen." Es werden ständig neue Ideen produziert, die auch ausgesprochen werden müssen. Es ist eine ungeheure geistige Ruhelosigkeit vorhanden. Er hat das Bedürfnis, alles auszusprechen, was ihm in den Sinn kommt. Diese geistige Ruhelosigkeit kann die Form einer Zwangsneurose annehmen.

Ich gebe Ihnen ein Beispiel: Ein Mann kommt in die Sprechstunde. Er setzt sich hin, um seinen Fall zu schildern. Er hat seine gesamte Symptomatologie auf verschiedenen Zetteln notiert. Er holt einen Zettel nach dem anderen heraus und liest die Symptome vor. Er erzählt Ihnen alles Mögliche, und Sie schauen sich den Patienten an. Gefragt haben Sie ihn bis jetzt noch nichts, was bei einem *Jodum*-Patienten auch nicht erforderlich ist. Er wird weiter und weiter lesen. Er steckt einen Zettel in die Hosentasche und holt einen anderen heraus, um Ihnen weitere Symptome zu nennen. Sie beobachten diese geistige Ruhelosigkeit, die er nicht bremsen kann. Er erzählt eine halbe Stunde, eine dreiviertel Stunde, eine Stunde lang. Er ist dann immer noch nicht fertig. Er erzählt Ihnen, was sich so am Arbeitsplatz tut, was sich alles in seinem Leben ereignet hat usw. Dann sagt er: „Ob ich wohl etwas vergessen habe?"

Er hat nun eine Stunde lang erzählt, hat aber Angst, er könnte etwas vergessen haben, und sinnt mit den Worten nach: „Entschuldigen Sie bitte, aber ich möchte Ihnen wirklich alles erzählen."

Das ist die Idee von *Jodum*. Ich gebe Ihnen diese Beschreibung, aufgrund derer Sie diese Patienten erkennen werden. Bevor ich die Ruhelosigkeit von *Jodum* aber erkannt hatte, war ich über *Acidum nitricum* zu *Lachesis* und allen möglichen anderen Mitteln gekommen. Der Patient wird immer wieder äußern, dass er etwas vergessen habe, und Ihre Praxis nicht eher verlassen, bis er das Gefühl hat, alles erzählt zu haben.

Was war mit diesem Menschen, der fast schizophren war und bereits alle möglichen psychotherapeutischen, medikamentösen Behandlungen hinter sich hatte, geschehen?

Er erzählte, dass er bei einer Bank arbeite. Er würde morgens aufstehen und zur Arbeit fahren. Ich glaubte nicht, dass er überhaupt arbeiten könne, und fragte, wie er mit seiner Arbeit zurechtkäme, worauf er sagte: „Ich mache eigentlich nichts. Ich habe meine Zettel und schreibe alles auf, damit ich nichts vergesse; ansonsten tue ich eigentlich nichts." Der Bankdirektor wüsste, dass er dieses Problem habe, würde aber nicht darüber sprechen, ihm nicht sagen, dass er gehen müsse. Die anderen wüssten, dass er nichts Produktives leiste. Da er aber der 45-jährige Sohn eines wohlhabenden Mannes und Freund des Bankiers sei, behielten sie ihn da, damit er das Gefühl habe, etwas zu leisten.

Dann erzählte er, was heute Morgen alles geschehen sei. Er habe die Zahnbürste in das falsche Glas gestellt und es erst bemerkt, als er das Zimmer bereits wieder verlassen hatte. Eigentlich wollte er ja zurückgehen, um die Zahnbürste an den richtigen Platz zu stellen, aber dann hatte er die Idee, eine Liste von all dem anzufertigen, was er heute erledigen müsse. Er beschloss, als erstes seine Garderobe in Ordnung zu bringen, nimmt etwas vom Haken, legt es hin und nimmt dann etwas anderes ab, um das erste wieder aufzuhängen, und findet, dass es ein schreckliches Durcheinander ist. Er wird sagen: „Mein Gott, was mache ich nur als nächstes?"

Er fährt fort und fort. Es ist die Ruhelosigkeit seines Geistes, von der er merkt, dass er sie nicht bremsen kann, dass es ihm unmöglich ist, sie zu stoppen und nachzudenken. Er hat Jahre der Psychotherapie hinter sich, aber niemand hat das aufhalten können.

Er wird dann wieder sagen, dass er, obwohl er alles aufgeschrieben hat, irgendetwas ausgelassen habe. Es ist eine ungeheure Ruhelosigkeit vorhanden.

Der *Jodum*-Patient legt sich abends ins Bett und denkt: „Ich habe vergessen, den Heizkörper auszuschalten." Er schaut nach und stellt fest, dass das Gerät ausgeschaltet ist. Er geht wieder ins Bett und denkt: „Ich habe vergessen, die Tür abzuschließen." Er steht auf und schaut nach, ob die Tür abgeschlossen ist. Das macht er drei- oder viermal; dann steht er noch einmal auf, um nachzusehen, ob der Heizkörper auch wirklich abgestellt ist.

Diese Ruhelosigkeit zeigt sich erst in schwächerer Ausprägung, bevor es zu diesem Zustand der Zwangsneurose kommt, der fast unheilbar ist.

Teilnehmer: Das klingt wie ein warmblütiger *Arsen*-Typ.

Vithoulkas: Ja. Die Ruhelosigkeit ist sehr ausgeprägt und hier bei *Jodum* mit Energie. Bei *Arsenicum* haben wir eine Ruhelosigkeit ohne Energie. Der Betroffene ist ruhelos, fühlt sich aber dennoch erschöpft. Er hat das Gefühl, aufstehen zu müssen, um zu gehen; dann setzt er sich wieder hin, weil er noch erschöpfter ist. Er hat dann wieder das Gefühl, aufstehen zu müssen, damit er gehen kann. Danach wird er sich wieder setzen, weil er sich jetzt noch erschöpfter fühlt (*Ars.*).

Bei *Jodum* scheint es dagegen so, als würde sich die Energie nie erschöpfen. Es ist Hitze vorhanden!

Teilnehmer: Liegt der Schwerpunkt im ersten Stadium auf der physischen Ebene ...?

Vithoulkas: ... das ist interessant. Sie werden, wenn, wie in dem beschriebenen Fall, die geistige Ebene erreicht ist, nicht mehr so viel Hitze, die Besserung durch Essen und auch die Schlaffheit des Körpers nicht mehr finden.

Teilnehmer: Man kann es also aufgrund dieser Energie von *Arsenicum* unterscheiden?

Vithoulkas: Ja, durch diese Energie und auch durch die Eigenart, alles aufzuschreiben, um nichts zu vergessen. Außerdem ist dieses Durcheinander im Kopf des Patienten vorhanden; es scheint, als habe er keine Vorstellung davon, ob es eine Sache wert ist, getan zu werden oder nicht; so wie mit der Garderobe. Ich kann mich allerdings nicht daran erinnern, was er sonst noch damit in Verbindung brachte. Seine Frau musste dann immer kommen und das, was er durcheinander gebracht hatte, in Ordnung bringen.

Wenn er meinte, er habe etwas verloren, stellte er das ganze Haus auf den Kopf, um es zu finden, auch wenn es völlig unerheblich war.

Er sagte: „Ich werde einfach nicht fertig. Ich habe das, was ich jetzt tun wollte, aufgeschrieben, habe aber den Zettel verloren." Jetzt kann er in seinem Tagesablauf nicht weitermachen, er kann nicht aufhören, sich mit dem zu beschäftigen, was er „verloren" hat.

Teilnehmer: Es scheint, als sei ein Teil dieses Menschen verödet; Verbrennung mit einer Menge Abfall.

Teilnehmer: Was ist mit diesem Mann geschehen?

Vithoulkas: Ich gab ihm *Jodum*. Es geht ihm jetzt um 50 bis 60 Prozent besser, aber mehr nicht. Sein Leben hat sich verändert. Das Opfer dieser ganzen Geschichte war ja seine arme Frau. Er hat auch ein Kind. Er hatte all die Jahre nichts Konkretes geleistet, die anderen mussten ihn aber tolerieren. Er begann dann, mehr zu leisten; die Beziehung zu seiner Frau wurde normaler.

An einem bestimmten Punkt sagte er einmal, er habe Angst, homosexuell zu sein. Das hatte er eine Weile im Kopf. Wir haben ihn zu dieser Zeit mit verschiedenen Mitteln behandelt. Ich weiß nicht, ob es durch *Jodum* verschwunden ist, deshalb möchte ich auch nicht weiter über diesen Punkt sprechen.

Jodum

Jodum war jedenfalls das einzige Mittel, das etwas bewirkt hatte, und es hat lange gedauert, bis wir es erkannt hatten. Ich hatte dieses Bild damals noch nicht im Kopf, diese ungeheure Verbrennung und Energie.

Teilnehmer: Gibt es noch ein anderes Mittel, vielleicht nicht so extrem, bei dem der Patient das Haus verlässt, um den Block läuft, überlegt, ob er den Ofen ausgeschaltet hat, und dann zurückgeht?

Vithoulkas: *Causticum* würde das tun.

Teilnehmer: Gibt es noch andere Mittel? *Argentum*?

Vithoulkas: Ich denke, es gibt wegen der Sorgen, mit denen wir heutzutage leben, viele Mittel. Es gibt ein Mittel, das in Bezug auf die Ruhelosigkeit mit *Jodum* verglichen werden kann; *Tarantula*.
Der *Tarantula*-Typ hat das Bedürfnis, um den Häuserblock zu rennen. Sie können auf *Tarantula*-Frauen treffen, die mitten in der Nacht aufstehen und zweimal um den Häuserblock rennen, damit sie schlafen können. Es ist meistens sexuelle Energie, die bei *Tarantula* aufgebraucht werden will.

Teilnehmer: George, welche Umstände können dazu führen, dass jemand zum *Jodum*-Patienten wird?

Vithoulkas: Das kann ich nicht sagen. Ich kenne die psychologischen Umstände nicht. *Jodum* hat aber sicher sehr viel mit der Schilddrüse zu tun. Der *Jodum*-Patient ist der mit der Überfunktion; das ist typisch. Trotzdem brauchen nicht alle Menschen, die an einer Überfunktion leiden, *Jodum*. Es muss diese Ruhelosigkeit vorhanden sein und diese Heftigkeit, die aus dieser Energie erwächst.

Es ist eigentümlich, dass der Patient diese Impulse bekommt, wenn er die Energie zurückhält. Wenn die Krankheit die emotionale Ebene erreicht hat, bekommt er diese Impulse zu töten.

Teilnehmer: Um noch einmal auf die Ruhelosigkeit zurückzukommen, würden Sie etwas zu *Acidum sulfuricum* sagen?

Vithoulkas: Ja. *Acidum sulfuricum* hat auch eine starke Ruhelosigkeit, aber da ist ein Gefühl der Hast, der Eile vorhanden (2). Es ist schrecklich! Alles wird so sehr in Eile verrichtet, dass diese Menschen bei Tisch mit dem Essen fertig sind, bevor die anderen noch nicht einmal den halben Teller leer gegessen haben. Sie befinden sich in einem Rhythmus der Eile. Es ist ein inneres Gefühl. Sie sagen, dass sie keine Zeit haben. Ich erinnere mich an Fälle aus der Praxis.

Sie öffnen die Tür, und bevor Sie überhaupt wissen, was los ist, hat sich der Patient bereits hingesetzt und erzählt. Man hat noch nicht einmal die Zimmertür geschlossen. Der Patient ist sehr emsig, hat alles aufgeschrieben und ist vorbereitet. Er hat es eilig! Er liest es Ihnen vor und fängt dann an, fürchterlich zu schwitzen. Er erzählt Ihnen seinen ganzen Fall. Er wartet dann schon und ist wegen diesem oder jenem sehr aufgeregt und fragt: „Was sollen wir bloß machen?" Er ist in Eile (2). Man hat den Eindruck, dass er gar nicht möchte, dass Sie etwas tun, sondern er nur wünscht, wieder gehen zu können. Es ist typisch, dass er Ihnen überhaupt keine Zeit zum Antworten lässt.

Es ist nicht einfach, das Mittel zu finden; es sei denn, Sie hatten schon einige dieser Fälle.

Sie merken, dass eine gewisse Eigenart vorhanden ist, kommen aber nicht auf die dahinter steckende Pathologie.

Wenn Sie in diese Richtung denken, bewegt er sich in jene; wenn Sie in jene Richtung denken, denkt er in die andere. Das ist eigentlich auch sein Leiden, über das er klagt. Mit *Acidum sulfuricum* konnte dem Patienten geholfen werden.

Sie sehen, dass dies keine wirkliche Ruhelosigkeit ist, während Sie bei Tarantula Ruhelosigkeit sehen werden (2). Die Betroffenen liegen im Bett und müssen aufstehen, um irgendetwas zu tun ... zu rennen. *Tarantula* ist auch in Eile, es ist eines der eiligsten Mittel. Es gibt bestimmte Berufe, die zu *Tarantula* passen. *Tarantula*-Typen sind besonders geeignet für Tätigkeiten, bei denen alles schnell gehen muss; etwa am Flughafen. Sie melden den Flugzeugen, ob sie landen dürfen oder nicht. Sie brauchen es, dass Dinge schnell geschehen, und sie brauchen Kommunikation. Das ist für *Tarantula*-Patienten natürlich, sie können nichts anderes tun. Sie müssen schnell sein können. Sie leben in einem Zustand von Übererregung, bis Sie ihnen *Tarantula* geben, dann hört das auf, dann verlassen sie den Flughafen.

Teilnehmer: Ich hatte eine Patientin, der durch *Tarantula* geholfen werden konnte. Sie war Lehrerin für Volkstänze und hörte den ganzen Tag über Musik, zu den unmöglichsten Zeiten.

Ich fragte sie, wie es mit Beziehungen zu anderen Menschen stünde. Sie antwortete: „Was für Beziehungen? Dafür habe ich keine Zeit, ich bin nie zu Hause. Ich bin überhaupt niemals irgendwo, ich bin ständig in Bewegung." Sie war nie lange genug an einem Ort, um eine Beziehung eingehen zu können.

Vithoulkas: Ja, zurück zu *Jodum*. Ich nenne Ihnen noch einige der Äußerungen des Patienten. Er sagte, er müsse sein Geld vor dem Frühstück zählen. Er müsse alle seine Hosen zählen. Er würde dann noch einmal nachzählen. Er konnte das Haus nicht verlassen, bevor er alles gezählt hatte.

Dieser Patient hat jetzt nicht mehr den Drang oder die Angst, er könne töten. Wenn der beschriebene Zustand vorliegt, dann ist der Drang zu töten oder heftig zu werden nicht mehr vorhanden. Die Sache hat sich weiterentwickelt.

Sie neigen dazu, nicht an dieses Mittel zu denken, da der Drang zu töten fehlt.

Teilnehmer: War dieser Patient vorher gewalttätig gewesen?

Vithoulkas: Nein. Er hatte jahrelang gelitten. Als ich ihn sah, muss er ungefähr 42 bis 45 Jahre alt gewesen sein. Er kommt immer noch zur Behandlung. Wir geben ihm von Zeit zu Zeit eine höhere Potenz *Jodum*. Das erste Mal war er 1970 gekommen. Das ist jetzt zehn Jahre her. Er ist vorher nie lange bei einem Arzt geblieben. Er ging ein Jahr lang zur Psychotherapie, dann wechselte er. Er litt seit jungen Jahren. Das sind ernste Fälle. Ich weiß nicht, welche Erfahrungen die Neurologen und Psychologen mit solchen Patienten gemacht haben, aber ich denke, dass es sich um sehr ernste Fälle handelt.

Jodum

Teilnehmer: Sagten Sie, dass diese Impulse verschwinden würden?

Vithoulkas: Ja. Die Impulse werden im letzten Stadium nicht mehr vorhanden sein. Sie können finden, dass *Jodum* einen Zustand entwickelt, der das Gegenteil von dem ist, was wir beschrieben haben; es ist der Zustand von Anorexia nervosa. Sie finden dann, dass sich der Patient völlig zurückgezogen hat und vorzeitig gealtert ist. Die Lymphdrüsen sind vergrößert, die Haut ist gelb verfärbt, es sind viele Falten und fixe Ideen vorhanden. Letztere betreffen sehr wahrscheinlich die Art der Nahrung, die diese Personen zu sich nehmen und von der sie meinen, sie würde sich in ihnen zu Gift verwandeln, usw.

Ich nenne Ihnen nun einige Punkte, die Sie als Leitsymptome betrachten können:

1) *Hunger mit Abmagerung und harten, geschwollenen Drüsen*

2) *Verschlimmerung der Symptome durch Hitze*

3) *Besserung durch Essen*

4) *Impuls zur Gewalttätigkeit bei erzwungener Ruhe*

5) *Gefühl, ständig etwas vergessen zu haben, sowie*

6) *Vorhandensein fixer Ideen.*

Wenn trotz großen Hungers eine rapide Gewichtsabnahme mit Vergrößerung der Drüsen, Verschlechterung durch Wärme und großem Appetit vorliegt, dann denken Sie an *Jodum*.

Ein anderes Schlüsselsymptom ist das Pochen des ganzen Körpers, das sich bis in die Fingerspitzen und Zehen erstreckt. Es wird am distalen Ende der Finger und Zehen empfunden.

Teilnehmer: Sie meinen nicht etwa wie ein Schauer, der durch den Körper zieht?

Vithoulkas: Ich weiß nicht. Wir können später nachsehen. *Jodum* hat Symptome, die mit einer vergrößerten Leber und Milz einhergehen. Beide Organe sind vergrößert. Es hat Gelbsucht und vergrößerte Lymphdrüsen.

Jodum

Teilnehmer: Man könnte meinen, dass durch die Verbrennung eine Menge Abfall entsteht, der die Drüsen veranlasst, überaktiv zu sein.

Vithoulkas: Ja. Es gibt eine Lage, in der *Jodum* die meisten seiner Impulse bekommt. Wenn diese Menschen erst einmal liegen, dann haben sie den Gedanken, dass sie sich ja nicht bewegen; dann entstehen die Impulse zu töten.

Teilnehmer: Werden diese *Jodum*-Patienten tatsächlich jemanden töten?

Vithoulkas: Ich weiß es nicht. Es ist hauptsächlich ein Impuls und die Betroffenen haben große Angst. Sie drücken es so aus: „Ich habe Angst, ich könnte jemanden töten; ich könnte mein Kind oder jemand anderen töten." Im Allgemeinen sind diese Impulse, gewalttätig zu werden, dann vorhanden, wenn sie sich in der Ausübung von Aktivitäten zurückhalten. Das ist ganz charakteristisch für *Jodum*.

Depression (Fall)

Vithoulkas: Es handelt sich um eine 25-jährige Frau. Sie kam das erste Mal im September 1978. Sie war geistig erkrankt.

Es bestand eine schreckliche Furcht vor dem Tod (3), Furcht vor Krebs (3). Sie sagte, dass sie jede Krankheit, von der sie hört, sofort auf sich übertragen würde.

Sie war völlig gleichgültig gegenüber der Hausarbeit. Sie fürchtete sich vor Dunkelheit (3). Sie hatte Furcht, allein im Haus zu bleiben (2). Es bestand Gleichgültigkeit gegenüber ihrer äußeren Erscheinung und in Bezug auf das Haus (2).

Sie hatte häufig Depressionen. Sie sagte, sie würde für längere Zeit einfach nur auf dem Stuhl sitzen, an nichts denken und rauchen.

Sie weinte, wenn auch mit einiger Schwierigkeit, wegen der Dinge, die nach der Elektroschocktherapie geschehen waren. Sie gab an, dass sie zweimal in eine Nervenklinik eingewiesen worden war.

In Griechenland werden Elektroschocks nicht so ohne weiteres angewandt. Das macht man sehr ungern. Es wird erst alles andere probiert, bevor man dazu übergeht. Die Patientin muss sich wirklich in einem schlimmen Zustand befunden haben.

Sie machte sich Sorgen um die Gesundheit ihrer Angehörigen (2) und dachte immer, dass die schlimmsten Dinge geschehen könnten (2). Wärme oder Kälte betreffend, zeigte sie keine Reaktionen. Sie schwitzte ein klein wenig. Durch die Sonne fühlte sie sich ein bisschen belästigt.

Sie schlief ruhig, nahm allerdings Chlorpromazin, einen starken Tranquilizer, der normalerweise bei Schizophrenie in großen Dosen angewandt wird. Sie wachte nachts zwischen 3 und 5 Uhr auf und konnte dann nicht mehr einschlafen. Sie schlief auf dem Bauch und auf den Seiten, nicht auf dem Rücken. Morgens hatte sie kalte Füße. Sie wachte unerfrischt auf (2). Mittags konnte sie nicht schlafen.

Depression (Fall)

An hochgelegenen Orten wurde ihr nicht schwindelig. Sie mochte nur rauchen, hatte aber kaum Appetit.

Sie hatte Verlangen nach Eiscreme und Süßigkeiten, Fleisch und nach Früchten.

Sie hatte Abneigung gegen Fett (2), Salz, Milch (2).

Sie hatte keinen besonderen Durst.

Sie hatte das Bedürfnis, nach draußen zu gehen, dadurch ginge es ihren Füßen besser.

Die Menses kamen zu spät, besonders letzten Monat. Sie sagte, dass sie ein starkes sexuelles Verlangen (3) hätte.

Teilnehmer: Hatte sie normalen oder keinen Durst?

Vithoulkas: Sie sagte, sie hätte keinen Durst, ein bisschen weniger als normal. Das spielt keine Rolle bei diesem Fall. Entschuldigen Sie, dass ich durch diese Bemerkung ein Mittel ausschließe.

Teilnehmer: Sagten Sie nicht, dass sie Angst vor allem Möglichen hätte, das geschehen könnte?

Vithoulkas: Ja, aber besonders vor Krebs (3). Sie sagte: „Wenn ich höre, dass jemand etwas hat, beziehe ich das gleich auf mich selbst."

Wenn jemand eine Colitis hat, bekommt sie eine Colitis, wenn jemand Schmerzen im Rückgrat hat, bekommt sie auch Rückenschmerzen.

Sie kennen diese Art Menschen, diese Art Ängste sind heute sehr üblich.

Ich möchte Sie darauf aufmerksam machen, dass Sie in diesem Fall besonders die Furcht vor dem Tode berücksichtigen müssen, die sehr deutlich unterstrichen ist. Bei Furcht vor Krebs müssen Sie an „Angst um die Gesundheit" denken.

Wenn Sie „Furcht vor dem Tode" und „Angst um die Gesundheit" kombinieren, haben Sie die meisten Möglichkeiten.

Teilnehmer: Ist sie hypochondrisch?

Vithoulkas: Nein, es ist Angst um die Gesundheit. Wir werden noch darüber sprechen, was wir unter „hypochondrisch" zu verstehen haben. Das ist hier nicht gemeint.

Wir nehmen einmal Bill und Dean. Bill nimmt „Furcht vor dem Tode" und Dean „Furcht vor Krebs" (Angst um die Gesundheit).

Teilnehmer: *Acon., Agn., Arg-n., Ars., Bry., Calad., Calc., Calc-s., Chel., Cocc., Grat., Ign., Kali-ar., Kali-c., Kali-p., Lac-c., Lach., Nit-ac., Nux-m., Nux-v., Phos., Phos-ac., Psor., Puls., Sep., Sulf.*

Teilnehmer: Warum machen Sie das? Ich verstehe das nicht.

Vithoulkas: Wir sondern aus. Wir vergleichen die Rubrik „Furcht vor dem Tode", die dreimal unterstrichen ist, mit der Rubrik „Angst um die Gesundheit", die auch sehr stark ist.

Teilnehmer: Wir kamen zu der Schlussfolgerung, dass Angst um die Gesundheit wegen all der anderen Symptome vorhanden ist.

Vithoulkas: Nein, es ist Furcht vor Krebs. Sie merkt außerdem, dass sie alle Krankheiten bekommt, von denen sie gehört hat, dass sie jemand anders hat. Da ist eine große Angst mit „Furcht vor dem Tode" vorhanden. Es sind eindeutig diese beiden Rubriken, mit denen Sie anfangen müssen. Von hier aus müssen wir es dann weiter ausarbeiten. Bei „Furcht vor dem Alleinsein"; steht da *Aconitum*?

Teilnehmer: Nein. *Arsenicum, Bryonia, Calcium* ...

Vithoulkas: *Calcium sulfuricum? Ignatia?*

Teilnehmer: *Calcium carbonicum, Calcium phosphoricum, Lycopus?* Nein, *Lycopodium.*

Vithoulkas: *Magnesium muriaticum?* Nein. *Magnesium carbonicum?* Nein. *Natrium carbonicum?* Nein.

Teilnehmer: *Nux-v., Phos., Puls.* ...

Vithoulkas: Welche Rubrik möchten Sie nun nehmen?

Teilnehmer: „Angst um andere".

Vithoulkas: *Arsenicum* und *Phosphor.*

Teilnehmer: *Pulsatilla?*

Vithoulkas: Angst um andere? Nein, nicht *Pulsatilla.*

Depression (Fall)

Teilnehmer: *Nux vomica?*

Vithoulkas: *Arsenicum* und *Nux vomica*, wenn Sie „Angst um andere" nehmen.

Fangen Sie nun an zu überlegen und sagen Sie mir, ob Sie eine Idee haben.

Teilnehmer: Da ist etwas, das mich an das letzte Jahr erinnert. Sie sitzt eine längere Zeit auf dem Stuhl und macht nichts. Ich erinnere mich daran, dass der *Pulsatilla*-Patient dies in seinem Endstadium tut.

Vithoulkas: Ist das alles, woran Sie sich erinnern?

Teilnehmer: Ist das etwas, das zum Endstadium eines jeden Mittels gehören könnte?

Vithoulkas: Oh nein, es ist nicht gemeint, dass die Patientin nun 105 Jahre alt geworden ist und irgendwelche Ausfallerscheinungen auftreten. Sie ist 25 Jahre alt; wir sprechen über pathologische Zustände.

Sechs Monate vorher ging es ihr noch gut. Nun sitzt sie nur da und schaut, den ganzen Tag lang.

Wenn Sie sich an meine Beschreibung des Endstadiums von *Pulsatilla* erinnern, da ist es viel stärker ausgeprägt. Die Personen sprechen überhaupt nicht mehr! In unserem Fall teilt sich die Frau ja noch mit. Sie hat Furcht und Ängste, innerhalb und außerhalb des Hauses. Diese Person „funktioniert" noch. Ich habe besagtes Symptom nicht unterstrichen.

Teilnehmer: Sie haben es zweimal während der Fallbeschreibung erwähnt. „Möchte auf dem Stuhl sitzen, rauchen und an nichts denken".

Vithoulkas: Beim zweiten Mal hatte ich erwähnt, dass sie keinen Appetit hatte und nur rauchen mochte.

Teilnehmer: Es scheint eine große Gleichgültigkeit gegenüber verschiedenen Dingen zu bestehen; gegenüber ihrem Äußeren und gegenüber der Hausarbeit. Da steckt einiges von *Sepia* drin.

Depression (Fall)

Vithoulkas: Sie ist nicht sehr widerstandsfähig, das ist damit gemeint. Sie hat keinen inneren Halt und fürchterliche Ängste vor dem nahenden Tod, vor Krebs. Das ist ein Zustand, den Sie sich einmal vorstellen müssen.

Teilnehmer: Ist es nicht Faulheit?

Vithoulkas: Nein. Sie sagt: „Ich bin nicht daran interessiert, Make up aufzulegen, einen Lippenstift zu benutzen oder auszugehen. Ich kann keine Hausarbeit verrichten."

Teilnehmer: Weswegen war sie ins Krankenhaus eingewiesen worden?

Vithoulkas: Wegen einer psychiatrischen Erkrankung. Wir kennen die Symptomatologie nicht. Sehr wahrscheinlich war es wegen etwas Ähnlichem, wie es hier vorliegt.

Teilnehmer: Haben Sie die Rubrik „Abneigung gegen Denken" benutzt oder ist das in diesem Fall uninteressant?

Vithoulkas: Benutzen Sie sie und machen Sie von jetzt an weitere Vorschläge. Was würden Sie verschreiben?

Teilnehmer: Ein wichtiger Punkt ist noch offen. Sie sitzt nur da und kann nichts tun, aber ihr Geschlechtstrieb ist dennoch stark. Das ist ungewöhnlich. Die Energie scheint fehlgeleitet zu sein.

Teilnehmer: Es ist dreimal unterstrichen.

Vithoulkas: Ob wir das durch Unterstreichen oder unsere Ausdrucksweise herausstellen, ist egal.

Teilnehmer: Nimmt sie dies Chlorpromazin nur, um schlafen zu können?

Vithoulkas: Ja, nur, um schlafen zu können.

Teilnehmer: Dieses Medikament ist ihr also nicht gleichgültig?

Teilnehmer: Ich meine, es ist wichtig, dass sie zwischen 3 und 5 Uhr aufwacht.

Depression (Fall)

Vithoulkas: Und wenn sie wach ist, kann sie nicht mehr einschlafen.

Es gibt hier bei diesem Fall einen Kniff. Ich habe ihn ausgewählt, um Ihnen zu demonstrieren, dass Sie das Mittel nicht finden werden, wenn Sie nicht ein wenig tiefer gehen. Wenn ich Sie ... gut, nennen Sie mir Ihr Mittel.

Teilnehmer: *Sulfur. Pulsatilla. Phosphorus.*

Vithoulkas: *Arsenicum.* Sie sehen, man muss etwas geben, man könnte alle diese Mittel geben. Ich hätte wegen des starken sexuellen Verlangens, obwohl kein Durst vorhanden ist, *Phosphorus* gegeben. Diese Angst um andere und dass sie meint, sie würde eine Krankheit bekommen, nur weil sie davon gehört hat, das ist *Phosphorus*. Sie sagte: „Ich habe ein so starkes sexuelles Verlangen." Hier meldete sich der Ehemann zu Wort und sagte: „Oh ja, sie ist wie ein Erdbeben!"

Eine weitere Information war, dass sie durch die psychiatrische Behandlung in einen Zustand von Gleichgültigkeit gekommen war. Aber nun würde sie sich gut fühlen. Sie sei aber sehr leicht sexuell erregt (2) (viele Male unterstrichen). Dann, als wir auf das Thema Sexualität zu sprechen kamen, erzählte die Dame die ganze Geschichte.

Sie war nach ihrer Heirat in eine lesbische Beziehung verwickelt, und es gab eine Menge Schwierigkeiten. Nach dem Ende dieser Beziehung war sie in die Klinik eingewiesen worden.

Das ist *Platinum*, trotz des Umstandes, dass es nicht bei „Angst um die Gesundheit", die hier so stark ausgeprägt ist, im Repertorium steht.

Don drang geradewegs ins Zentrum der Sache vor, als er sagte: „Wie kann eine Frau mit solchen Ängsten ein so starkes sexuelles Verlangen haben?" Das ist eine Art zu denken, der wir folgen sollten! Wir fragen ständig: „Warum, warum?"

Sie sitzt und raucht, sie möchte überhaupt nichts tun, aber wenn es um das Sexuelle geht, sieht es völlig anders aus. Hier liegt der entscheidende Punkt. Don hatte das heute Nachmittag erkannt.

Depression (Fall)

Als sie über das Ausmaß ihrer sexuellen Beziehungen berichtete und der Ehemann erzählte, wie leicht die Frau erregt sei, erkannten wir die Perversion im sexuellen Bereich. Sie gab dem so sehr nach, dass es sie schließlich in die Nervenklinik brachte. Das ist die Essenz von *Platinum*.

Teilnehmer: Ich habe Ihren Artikel über *Platinum* in dem Journal gelesen. Da wird von einer romantischen Person gesprochen, die diese Ideale hat.

Vithoulkas: Es gibt zwei Typen. Der eine ist romantisch, der andere – das steht nicht in dem Journal – ist der irdische Typ. Letzterer wird nymphoman. Der romantische Typ hat diese grandiosen Gedanken, das Ego bläht sich im gleichen Verhältnis auf, in dem der Geschlechtstrieb beherrscht wird. Kann sich das Sexuelle frei ausdrücken, zeigen sich diese „großartigen" Ideen von *Platinum* nicht.

40 Tage nach dem Erstgespräch sagte sie, dass es ihr besser gehen würde und sie überhaupt keine Ängste mehr hätte. Die Gleichgültigkeit bezüglich des Hauses wäre auch verschwunden, die Tatkraft sei gut. Sie hätte nur ein Schweregefühl im Kopf, das sie so gut wie ständig belaste. Sie kümmere sich jetzt um das Haus und die Kinder. Sie wache erfrischt auf, mit einem Gefühl der Freude.

Sie kümmerte sich nun auch um sich selbst. Sie rauchte wie vorher. Ihr Appetit war gleichgeblieben, also nicht gut. Der Durst war normal, wie früher. Vielleicht war er vorher etwas geringer, als es normal wäre. Die Menses kamen zur richtigen Zeit und dauerten vier Tage. Sie meinte erst, dass der Sexualtrieb normal wäre, räumte dann aber ein, dass er wohl ein wenig über der Norm läge, aber schwächer als vorher sei. Es war keine Leukorrhoe vorhanden, der Blutdruck war normal. Sie reagierte nicht auf das Wetter, ob heiß oder kalt.

Was verschreiben Sie?

Teilnehmer: Ich würde warten.

Vithoulkas: Gut.

Teilnehmer: Ich würde ein Placebo geben.

Vithoulkas: Es wurde ihr ein Placebo gegeben. Sie kam nach 40 Tagen wieder und berichtete, dass sie sich allgemein schlecht fühle. Sie mache zwar ihre Hausarbeit, empfände Freude und hätte keinerlei Ängste, es wäre aber eine verlangsamte Reaktionsfähigkeit vorhanden. Wenn sie unmittelbar reagieren müsse, sei sie zu langsam. Sie wäre gern allein in der Küche, um zu rauchen, das Radio einzuschalten und Musik zu hören. Sie mochte keine Gesellschaft. Sie empfand eine Art Dumpfheit im Kopf, besonders am Nachmittag. Sie machte nervöse Bewegungen mit den Lippen. Was das Sexuelle betraf, so sei es ihr fast gleichgültig. Sie sagte: „Oh je, nun bin ich reif." Als ich sie fragte, was sie damit meine, antwortete sie: „Ich bin nicht mehr sehr daran interessiert." So drückte sie es aus.

Bei Hypersexualität nimmt das sexuelle Verlangen nach der Behandlung immer für einen Zeitraum von etwa sechs Monaten ab. Versuchen Sie dann nicht, ein Arzneimittel zu geben, um den Sexualtrieb wieder anzuheben!

Der Fall läuft gut, die Sache normalisiert sich. Die Energie, die vorher auf der sexuellen Ebene lag, wird nun für die Heilung gebraucht. Während der Zeit der Genesung liegt also ein verminderter Sexualtrieb vor.

Teilnehmer: Triff das auch für Leute zu, die einen schwachen Trieb haben, wie *Natrium muriaticum*? Geht es dann höher, auf eine andere Ebene?

Vithoulkas: Nein, es steigert sich nicht übermäßig. Das habe ich noch nicht gesehen, sondern nur, dass es sich normalisiert hat.

Sie sagte nun auch, dass sie ein wenig auf Hitze und Kälte reagieren würde. Bisher ist noch nichts unterstrichen.

Sie erzählte, dass sie nicht mehr – wie früher – erröten würde. Sie hatte das vorher noch nicht erwähnt, aber jetzt wäre es nicht mehr da, und sie würde sich daran erinnern.

Der Appetit war nun gut. Sie hatte noch Verlangen nach Süßigkeiten (2) und Wein (1).

Weitere Veränderungen waren, dass sie ein wenig warm geworden war und nicht mehr errötete. Sie hatte Abneigung gegen Salz (1) sowie gegen Fett und Milch (2). Der Durst war wieder normal.

Depression (Fall)

Sie hatte überhaupt keine Depressionen mehr. Sie hatte lediglich einen trockenen Husten, sehr wahrscheinlich wegen der Zigaretten. Sie erwähnte noch einmal, dass sie nicht in der Lage wäre, sofort zu reagieren, wenn es erforderlich war.

Das war bei ihrem letzten Besuch im November 1978. Es geht ihr immer noch gut. Ich möchte, dass Sie mir sagen, ob sie ein anderes Mittel brauchen wird und wie dieses heißen könnte.

Es sind einige kleine Hinweise auf das nächste Mittel vorhanden. Ich fände es schön, wenn mir jemand etwas dazu sagen könnte. Es ist sehr gut gelaufen. Das war 1978, ist also zwei Jahre her. Wird sie ein anderes Mittel brauchen? Warum? Welches?

Teilnehmer: Möglicherweise *Pulsatilla*. Sie hat nun mehr Interesse an der Familie und ist warmblütig geworden. Sie hat eine Fett-, Milch- und Salzaversion. Das hat *Pulsatilla* alles.

Teilnehmer: *Sepia*.

Vithoulkas: Sie ist warm geworden. Das ist nun die Richtung, die die Symptomatologie einschlägt. Sie ist wärmer geworden und hat Verlangen nach Wein. Das sind zwei Anhaltspunkte.

Teilnehmer: Und sie mag es, allein in der Küche zu sein, zu rauchen und Radio zu hören. Sie entspannt sich gerne und geht in sich. Ich würde ein Mittel aufgrund der Langsamkeit des Geistes, wegen dieses schwachen Reaktionsvermögens geben. Nach meinem Verständnis muss die Frau tiefer behandelt werden, um gesund zu werden.

Teilnehmer: Ich schlage *Sulfur* vor.

Vithoulkas: *Sulfur*! Ich denke, *Sulfur* wird, wegen der Hitze und des Weines, das nächste Mittel sein. Diese kleinen Dinge lassen ahnen, dass es sich in Richtung Stimulanzien entwickelt.

Teilnehmer: Was ist mit der Langsamkeit?

Vithoulkas: *Sulfur* ist sehr langsam. Sie wacht früh auf, vergessen Sie das nicht. Dieses Symptom läuft durch. Erst war es um 5 Uhr und in den letzten Monaten um 6 Uhr. Im Sommer sind 6 Uhr

Depression (Fall)

Sommerzeit 5 Uhr Sonnenzeit. Wenn Sie diese Information nicht verwerten, können Sie einen Fehler machen.

Wenn ich bei diesem Fall etwas innerhalb von zehn Minuten hätte verschreiben müssen, hätte ich *Phosphorus* gegeben. Wenn der Ehemann nicht freiwillig diese Hinweise ...

Teilnehmer: Wer erzählte von der lesbischen Beziehung? Der Ehemann oder die Patientin selbst?

Vithoulkas: Sie hat es erzählt. Erst sagte sie: „Ich weiß nicht, warum ich diese Symptome habe", dann sagte sie, dass sie nicht darüber sprechen möchte. Doch zum Ende des Gesprächs erzählte sie, dass sie eine lesbische Beziehung hatte, wegen der sie auch in die Klinik musste.

Teilnehmer: Was war denn los? Das reicht doch nicht aus, um einen Menschen zweimal einzuliefern und diese ungewöhnliche Behandlung durchzuführen.

Vithoulkas: Ich weiß es nicht. Sie war darin verstrickt, nicht nur sexuell.

Teilnehmer: Ich meine, bevor Sie uns diese Information gaben, hatten wir keine echten Anhaltspunkte, die eine zweimalige Einweisung rechtfertigten. Es ist logisch, dass Sie sie fragen würden, warum sie eingewiesen wurde.

Vithoulkas: Ja. Sie hat uns ihren damaligen Zustand nicht geschildert. Der psychische Zustand von *Platinum* kann wie die Hölle sein. Wenn Sie diesen Zustand hinter sich haben, können Sie zwar einiges darüber sagen, etwa Furcht vor dem Tod und Angst, aber es ist wirklich die Hölle. Wenn sich das erst einmal entwickelt hat, ist es schrecklich.

Teilnehmer: Was wird sie gehabt haben, als sie ins Krankenhaus kam? Depressionen?

Vithoulkas: Ja, sie war lustlos und hatte Depressionen. Ich glaube, es war die gleiche Symptomatik, vielleicht ein bisschen stärker. Sehr wahrscheinlich war sie nicht bei Verstand, wir können vermuten, dass sie irgendwelche abwegigen, völlig realitätsfernen Ideen hatte.

Teilnehmer: Das muss nicht die ganze Zeit so gewesen sein. Es kann auch sein, dass der Ehemann empört darüber war, dass sie eine lesbische Beziehung hatte, und er sie in die Klinik brachte. Vielleicht haben die Ärzte das auch so gesehen. Ich habe in einem katholischen Krankenhaus gearbeitet; es wurden Nonnen und Priester eingewiesen, die wegen homosexueller Beziehungen behandelt werden sollten. Man führte Elektroschockbehandlungen durch, in der Hoffnung, dass es dadurch aus ihren Köpfen verschwinden würde.

Vithoulkas: Ich glaube nicht, dass das in Griechenland geschehen könnte.

Teilnehmer: Ich habe Schwierigkeiten zu verstehen, wie eine lesbische Beziehung solche geistigen Störungen hervorrufen kann.

Vithoulkas: Wir wissen nicht, was wirklich geschah, wie die genauen Umstände waren, deshalb können wir nur Vermutungen anstellen. Interessant für uns ist dieser sexuelle Aspekt, seine Stärke, und welche Rolle die Sexualität spielt. Das ist ein Weg, die Informationen auszuwerten, um ein Mittel zu finden.

Wir können nur vermuten, wie es dazu kommen konnte. Vielleicht hatte sie mehrere solcher Beziehungen, dieses Mal aber hatte sie besonders stark an der anderen Person gehangen ... Die hat ihr dann gesagt, dass sie nicht mehr wolle. Wir haben eine ungeheure Heftigkeit bei *Platinum*; kommt dazu die Ablehnung durch einen anderen Menschen, kann das einen schizophrenen Zustand hervorrufen.

Um in Griechenland jemanden in eine solche Klinik einweisen zu können, ist die Bescheinigung von zwei Ärzten sowie die Zustimmung des Oberstaatsanwaltes erforderlich.

Teilnehmer: Normalerweise werden diese Schocks gegen Depressionen gegeben. Das bringt die meisten Ergebnisse, deshalb können wir es hier auch vermuten.

Depression (Fall)

Vithoulkas: Es heißt hier, dass sie zweimal in der Anstalt war.

Teilnehmer: Kamen die Symptome durch das Medikament auf, das sie nahm?

Vithoulkas: Nein. Sie hat das Medikament sofort abgesetzt, als sie das homöopathische Mittel bekam. In solch einem Fall können Sie die Medikamente unmittelbar absetzen. Es ist noch besser, wenn das bereits einige Tage vorher geschieht.

Teilnehmer: Sie sagten, dass *Phosphorus* auch ein starkes sexuelles Verlangen hätte?

Vithoulkas: Ja, aber bei *Phosphorus* ist es nicht so stark wie hier. Außerdem sind die bestätigenden Symptome nicht besonders stark. Sie schläft auf beiden Seiten, und es ist kein Durst vorhanden.

Hätte sie allerdings Furcht vor Gewitter, was sie in der Vergangenheit nicht hatte, dann wäre sie konstitutionell *Phosphorus*. Sie müssen all diese Dinge berücksichtigen, wenn Sie einen Fall auswerten.

Ich habe Sie hier ein wenig reingelegt, da ich Ihnen nicht sofort alle Informationen gegeben habe. Hätte ich Ihnen gleich alles erzählt, dann hätte die Hälfte von Ihnen sofort „*Platinum*" gerufen.

Schwäche der Beine (Fall)

Vithoulkas: Die meisten von Ihnen haben *Causticum*.

Teilnehmer: *Nux vomica, Alumina, Conium, Acidum phosphoricum*.

Vithoulkas: Was war denn die Hauptbeschwerde?

Teilnehmer: Schwäche der Beine (2). Seine Beine können ihn nicht tragen. Er hatte vier Jahre lang Schwindel (2).

Vithoulkas: Wer möchte die Analyse vornehmen? *Causticum* könnte richtig sein, aber es ist nicht das Mittel, das ich gegeben habe.

Teilnehmer: Sind Ihnen die Auswirkungen bekannt?

Vithoulkas: Ja, ich werde darüber berichten. Ich sehe es in der Rückschau vor mir. Als der Arzt ihn nach seiner Adresse fragte, konnte er sich nicht daran erinnern (2) und sagte, dass sein Gedächtnis momentan nicht funktioniere. Er hatte seit acht Jahren sexuelle Probleme (2). Es begann mit einem Gefühl der Schwäche und dem Abnehmen der sexuellen Erregung. Er hat in der letzten Zeit keine richtigen Erektionen. Früher hatte er zwei- bis dreimal in der Woche Geschlechtsverkehr. Nun können zwei Monate vergehen, und er hat trotzdem keine vollständigen Erektionen. Er hat schon ein gewisses Verlangen: „Wenn ich eine Erektion habe und versuche, Liebe zu machen, dann scheint es, als ob es nicht funktionieren will", sagt er.

Es ist sehr interessant, dass Sie an *Causticum* gedacht haben. Wenn Sie sich den Fall durchlesen, welchen Eindruck bekommen Sie von diesem Mann? Ist er vital oder nicht?

Teilnehmer: Nein, er ist nicht vital, sondern eher schwach.

Vithoulkas: Er ist sehr schwach (2). Sein Geist will nicht arbeiten, seine Beine geben nach; er ist schlaff.

Schwäche der Beine (Fall)

Teilnehmer: Er hatte gesagt, dass er ununterbrochen arbeiten könne, bis zu 24 Stunden. Das klingt für mich so, als ob er ein mehr physischer Mensch ist und das Leiden mehr im Geist sitzt; sein Körper kann arbeiten.

Vithoulkas: Er klagt über schwache Beine. Die Hauptbeschwerden sind Taubheit und Schwäche der Beine (2), außerdem die sexuelle Unzulänglichkeit. Er hat Mitgefühl mit anderen und keine Ängste. In letzter Zeit mag er nicht mehr ans Meer gehen. Er liebte das Meer, hat aber in letzter Zeit nicht mehr den Wunsch, dorthin zu gehen. Das führt Sie von *Medorrhinum* weg.

Teilnehmer: Es könnte sich vielleicht einiges an der See verschlimmern.

Vithoulkas: Aber er sagt: „Ich mag das Meer. Ich habe die See immer gemocht. Momentan mag ich sie aber nicht so sehr." Er hat im Moment kein Interesse daran. Das sagt nicht aus, dass er sich dort schlecht fühlt.

Im Bericht steht, dass der Schwindel schlimmer war, als der Patient das zweite Mal kam. Nun ist der Schwindel aber überhaupt nicht mehr vorhanden. Die Beine sind recht kräftig. Der Patient sagt, seine Kräfte seien wieder in Ordnung.

Teilnehmer: Wie sieht es nun mit seinem Geist aus?

Vithoulkas: Der Schwindel hatte sich erst verschlimmert, ist dann aber gänzlich verschwunden. Das Sexuelle betreffend ist eine gewisse Besserung eingetreten. Psychisch war der Patient in Ordnung (ist unterstrichen).

Er sagte, dass sogar sein Schnarchen verschwunden sei und er jetzt erfrischter aufwachen würde. Das Mittel war also richtig.

Teilnehmer: Wie sind Sie auf das Mittel gekommen?

Vithoulkas: Wie ich es erzählt habe, musste ich innerhalb von zehn Minuten verschreiben. Ich las mir den Fall durch und sagte, sehr wahrscheinlich ...

Was ich Ihnen eben erzählt habe, betraf das zweite Gespräch, nicht das erste. Das zweite Gespräch war am 12. Dezember 1977, das dritte im Februar 1978.

Das ist ein *Gelsemium*-Bild!

Sie liegen auch richtig, wenn Sie *Causticum* sagen. Möglicherweise würde *Causticum* in diesem Fall noch besser gewirkt haben. Sie sehen das noch, wenn wir den Fall durchgehen.

Ich habe in dieser Beschreibung ein *Gelsemium*-Bild gesehen. Nehmen Sie die Idee der Schwäche (2), besonders der Beine; dann der Schwindel (2). Ich habe Ihnen das Bild von *Gelsemium* noch nicht beschrieben, aber wir werden uns damit beschäftigen.

Gelsemium

Vithoulkas: Die Patienten werden geistig so schwach, dass sie sich ständig wie benebelt fühlen. Im fortgeschrittenen Stadium zeigt sich eine Schwäche des Denk- und Reaktionsvermögens. Der Geist ist sehr schwach (2) und alle Funktionen scheinen herabgesetzt zu sein (2).
Die Sexualität und die Gefühle sind gemindert. Die Empfindungen nehmen ab, so dass sie nur noch sehr geringfügig vorhanden sind; sie sind nicht das, was man als lebendig (vital) bezeichnen würde. Der emotionale Bereich ist geschwächt.

Wenn junge Menschen – in unserem Fall war er 49 und somit jung – Ihnen erzählen, dass sie so schwach seien und deshalb nicht arbeiten können, dann bekommen sie *Gelsemium*.

Der Patient war Landwirt und musste arbeiten, konnte aber nicht; besonders die Beine waren schwach. Ältere Menschen bekommen *Curare*.

Teilnehmer: Meinen Sie in beiden Fällen schwache Beine?

Vithoulkas: Ja.

Teilnehmer: Schmerzen oder nur Schwäche?

Vithoulkas: Es ist Schwäche, die solch ein Ausmaß erreicht, dass es zum Zittern kommt. Die Patienten können in der Lage sein zu stehen, aber die körperliche Ausdauer ist sehr gering. Zwischen dem, was sie sonst gemacht haben, und dem, was sie jetzt während dieses *Gelsemium*-Zustandes verrichten können, besteht ein großer Unterschied.

Teilnehmer: Ist für gewöhnlich ein auslösender Faktor vorhanden? Worauf müssten wir achten?

Vithoulkas: *Gelsemium*-Menschen besitzen bereits eine Anfälligkeit (Prädisposition) dafür, in diesen Zustand der Schwäche zu kommen. Allein durch die kleinen alltäglichen Sorgen kann das geschehen, ohne dass ein größeres Ereignis stattgefunden haben muss. Eine kleine Spannung oder eine kleine Sorge, noch einige kleine Probleme, und schließlich geraten diese Menschen in diesen Zustand extremer Schwäche. Nehmen wir an, sie bekommen eine Grippe. Danach können sie sich nicht richtig erholen; sie sind geistig erledigt, es ist Mattheit vorhanden.

Es liegt eine Schwäche des Geistes und der Muskeln vor.

Es sind sehr nette Menschen. Ich denke, dass auch Drogen diesen Zustand hervorrufen können; sie minimieren den Menschen. Sie machen aus dem Menschen weniger, als er sein könnte.

Teilnehmer: Meinen Sie Drogen wie Haschisch?

Vithoulkas: Ja. Es bedarf keiner größeren Krankheit. Der Patient muss keine Endokarditis, Perikarditis oder sonst etwas Ernstes haben, um in diesen Zustand zu geraten; eine Grippe oder Erkältung genügt. Geben Sie dann *Gelsemium*.

Teilnehmer: Bekommt man das Frösteln und die Durstlosigkeit auch im chronischen Zustand?

Vithoulkas: Ja, sicher.

Teilnehmer: Welche Symptome wären als Bestätigung wichtig?

Vithoulkas: Es gibt für *Gelsemium* ein Schlüsselsymptom, falls Sie es finden – Hitzewellen wechseln mit Frösteln (2).

Teilnehmer: Gibt es nicht auch eine Besserung der Kopfschmerzen durch reichliches Urinieren?

Vithoulkas: Ja, für gewöhnlich. Wenn Schmerzen (2) vorhanden sind, besonders Kopfschmerzen (2), dann können sie sich durch reichliches Urinieren mildern (2).

Gelsemium hat innerliches (2) und äußeres Zittern (2). Wenn das physisch und emotional vorliegt, wie nennt man das dann?

Teilnehmer: Lampenfieber (2).

Vithoulkas: Wenn sich ein Mensch in einer Situation befindet, in der er Angst bekommt und Schwierigkeiten hat, dann sagen wir gleich *Gelsemium*! Da ist Feigheit, wir finden Zittern und Furcht. Er sagt: „Oh je, was wird nun geschehen?" Dann geht er urinieren. Er muss gleich in den Gerichtssaal. Bevor er aufgerufen wird, geht er fünfmal zur Toilette; er wird jedes Mal zu früh in die Halle zurücklaufen. Das ist *Gelsemium*.

Es liegt eine große Schwäche vor. Etwas an diesen Menschen ist klein. Es sind nicht die Leute, die einer Situation ins Auge schauen. Wenn Sie dieses Bild sehen, verordnen Sie *Gelsemium*.

Bei *Causticum* ist es genau das Gegenteil. Der Betroffene ist manchmal wie gelähmt, das macht aber nichts. Wenn er eine Ungerechtigkeit sieht, wird er im Gerichtssaal mit der Faust auf den Tisch schlagen und sagen: „Was machen Sie denn da?" *Gelsemium* würde noch nicht einmal daran denken, solche Dinge zu unternehmen, *Causticum* wohl. *Causticum* hat außerdem sehr viel Angst um andere.

Wenn ich auf diese Weise darüber spreche, dann denken Sie nicht, dass Sie immer diese eindeutigen Bilder vorfinden werden. Sie werden aber immer wieder auf *Gelsemium* stoßen, wenn Sie Konstitutionsmittel verabreichen. Sie werden in den Fällen, in denen *Gelsemium* konstitutionell angezeigt ist, sehen, wie es sich durch das ganze Leben des Patienten zieht. Der Fall, den ich beschrieben habe, ist ein echter *Gelsemium*-Fall.

Wenn Sie während oder nach einer Grippe akut verschreiben müssen, werden Sie Teile der Elemente finden, die ich Ihnen nannte.

Teilnehmer: Dieser Mann scheint wirklich sehr mitfühlend zu sein; passt das zu *Gelsemium*?

Vithoulkas: Ich würde diese Frage bejahen, wenn man es im Zusammenhang sieht. *Causticum* ist sehr mitfühlend und möchte etwas für die leidende Person tun.

Gelsemium wird aufgrund seiner eigenen Schwäche mitfühlend sein. Diese Personen sind so schwach, dass sie keine Kraft, keine Abwehr haben. Sie werden das Leiden anderer passiv betrachten. Es ist viel rührender, sehr viel passiver als *Causticum*.

Teilnehmer: Sieht man das auch bei *Natrium muriaticum*? Sie möchten andere nicht verletzen.

Vithoulkas: Nein, nein. Hier bei *Gelsemium* ist es eine Schwäche der Lebenskraft. Die Personen sind schwach und deshalb ungeschützt gegenüber Einflüssen aus der Umgebung. Wenn sie ein Leid sehen, leiden sie mit; aber es ist ein passives Leiden.

Wenn *Causticum* dagegen jemanden leiden sieht, hat es das Gefühl, etwas unternehmen zu müssen. Es zeigt sich eine Reaktion. Sie werden noch andere Fälle sehen, bei denen das Mitgefühl sehr ausgeprägt ist.

Bei *Platinum* sahen wir große Angst um andere, da sah ich es insbesondere im Zusammenhang mit Gehirnschäden. Es hat auch Angst um die Gesundheit. Sie können es im Repertorium in der Rubrik „Angst um die Gesundheit" nachtragen.

Teilnehmer: Kann man auch mit Schmerzen der Extremitäten rechnen? In unserem Fall handelte es sich um eine schmerzlose Schwäche, aber ich denke an Schmerzen, wie etwa bei Grippe. Würden Sie sagen, dass *Gelsemium* dann indiziert sein könnte?

Vithoulkas: Sicher, wenn der Patient Schmerzen durch die Grippe hat.

Gelsemium

Schwäche der Beine (Fall-Fortsetzung)

Wir machen mit dem Fall weiter. Ich hatte ihm *Gelsemium* 10 M gegeben. In den ersten beiden Tagen verschlimmerte sich der Schwindel; beim zweiten Besuch erzählte mir der Patient, dass dieser dann vollkommen verschwunden sei.

Er erklärte, dass es mit den Beinen viel besser sei, dass sie sich kräftiger anfühlen würden. Das Schweregefühl im Kopf sei verschwunden, und er sei nicht mehr so vergesslich. Das Sexuelle liefe jetzt auch besser, er hatte Verkehr gehabt, die Befriedigung sei jetzt größer. Der Arzt schreibt hier, dass das durch die Ehefrau bestätigt wurde.

Der Appetit und auch der Durst hätten zugenommen. Er schliefe normal und wache erfrischt auf. Sein Schnarchen sei weg. Wie heißt das Mittel?

Teilnehmer: Natürlich warten wir noch.

Teilnehmer: Darf ich an diesem Punkt eine Frage stellen? Es scheint mir, als hätten Sie die unterstrichenen Symptome, die alle wichtig sind, ignoriert. Es gibt klare pathologische Symptome wie Ungeduld, Mitgefühl, Reizbarkeit. Da Sie *Gelsemium* gaben, haben Sie das anscheinend unbeachtet gelassen.

Vithoulkas: Ich weiß, es ist schwierig.

Teilnehmer: Es scheint mir, als hätten Sie in diesem Fall lediglich aufgrund der schwachen Beine verschrieben.

Vithoulkas: Ich habe hier aufgrund der Essenz verschrieben, nicht aufgrund der einzelnen Daten; wie etwa des Mitgefühls. Der Arzt hatte mir erzählt, dass der Patient sehr mitfühlend sei, weil er ihm das erzählt hatte. Ich habe mir den Fall angesehen und habe die hervorgehobenen Symptome aus verschiedenen Gründen nicht beachtet.

Als erstes, was ist mit Mitgefühl gemeint? Ist es wirklich ein Symptom, dem etwas Krankhaftes anhaftet? Ich finde, es ist kein zuverlässiges Symptom.

Gelsemium

Sie müssen schon spitzfindig sein, wenn Sie einen Fall analysieren, den ein anderer aufgenommen hat.

Sehen Sie, ich arbeite mit 20 Ärzten zusammen und kenne den Charakter eines jeden von ihnen; wer welche Fälle annimmt, wie sicher es ist, was sie erzählen, was sonst noch in ihnen vorgeht. Besonders dieser hier ist, die Homöopathie betreffend, ein ziemlicher Neuling. Er befasst sich seit einem Jahr damit und nimmt einen Fall fast so auf, wie er vom Patienten geschildert wird. Ich möchte nicht bezweifeln, dass er wirklich versucht hat, herauszufinden, ob dieses Mitgefühl pathologisch ist.

Sie haben einen Patienten, der zu verstehen gibt, dass er sich auf irgendeine Art um andere kümmert – und das wird dann vom Arzt unterstrichen. Sicher, ich verstehe, als Bestätigung, wenn Sie fragen, weshalb ich Sie gerade mit einem solchen Fall konfrontiere. Ich könnte Ihnen den Fall auch ohne irgendeine Wertung geben; ich gehe jetzt einmal davon aus, dass ich somit korrekter arbeiten würde als dieser Arzt. Ich wollte Ihnen den Fall aber genauso übermitteln, wie ich ihn bekommen hatte.

Wenn Sie einen Fall aufgenommen haben, dann werden Sie wissen, ob es sich wirklich um verwendbare Symptome handelt oder nicht, und werden nicht mit Problemen dieser Art konfrontiert werden. Wenn ich Ihnen hier die schwierige Version gebe, ist es hinterher umso einfacher für Sie.

Mitgefühl kann pathologisch sein, dann unterstreiche ich es auch. Ich gehe einen Weg, der sich ein wenig von dem Ihren unterscheidet. Ich habe sehr schnell einen Eindruck von einem Fall. Es ist etwas, das ich auf meine Weise verstehe; so habe ich mich auch hier nicht irreleiten lassen.

Teilnehmer: Angenommen, Sie lesen dies alles und bekommen einen Eindruck von diesem Patienten mit den schwachen Beinen, den verminderten sexuellen Fähigkeiten usw. Inwieweit würden Sie dann den letzten Satz berücksichtigen, als der Patient sagt: „Ich bin ruhelos, ich arbeite ununterbrochen 24 Stunden am Tag." Wie würden Sie das einstufen?

Vithoulkas: Es ist eine Aussage, die nicht mit den anderen Symptomen übereinstimmen kann. Falls der Patient vor der Krankheit 48 Stunden lang arbeiten konnte, nun aber, „nur" noch 24 Stunden, wäre es eine andere Sache. Er erzählt eigentlich das, woran er sich erinnert; er erzählt, wie er einmal war, und nicht, wie er heute ist.

Teilnehmer: Hat er Schwierigkeiten, weil er jetzt krank und schwach ist, anstatt der „Macho" zu sein?

Vithoulkas: Das weiß ich nicht. Er sagt hier: „Meinen Beinen geht es besser, ich fühle die zurückgekehrte Kraft." Er sagte zu Anfang, dass seine Beine nicht gehen wollen.

Wenn jemand sehr müde ist, dann bekommen wir Aussagen wie: „Meine Beine wollen nicht gehen." Er gebrauchte genau diesen Ausdruck. Wie wollen Sie das mit dem, was er später sagte, dass er ruhelos sei und 24 Stunden am Tag arbeiten könne, zusammenbringen? Sehr wahrscheinlich war es, soweit es die Arbeit betrifft, früher einmal so gewesen, aber jetzt war das nicht mehr der Fall.

Teilnehmer: Er hat das aber schon seit sieben Jahren.

Vithoulkas: Nun, ich habe Ihnen die Fakten genauso gegeben, wie ich sie von dem Arzt bekommen habe. Als er wegen seiner schwachen Beine zu ihm kam, sagte er: „Meine Beine fühlen sich so fremd an." Damit ist gemeint, als ob sie nicht zu ihm gehören würden.

Wenn er zwei oder drei Minuten geruht hat, ist er wieder in der Lage aufzustehen. Aber die Beine sind, wie gesagt, so schwach, dass er sich erst einmal hinsetzen muss. Das soll ein Mann sein, der 24 Stunden lang arbeiten kann? Er kommt, damit seine schwachen Beine kuriert werden! Die schwachen Beine waren wirklich vorhanden, ebenso die allgemeine und auch die sexuelle Schwäche. Was er meinte, war, dass er (früher) 24 Stunden am Tag arbeiten konnte. Der Arzt hatte alles Wort für Wort aufgeschrieben. Das war wirklich ganz zu Beginn der Laufbahn dieses Arztes. Sind die Unklarheiten nun beseitigt?

Teilnehmer: Ich habe es durch die Art, wie er seine Impotenz beschreibt, so verstanden, dass er wie gelähmt ist und entsetzt, weil er nicht in der Lage ist, es auszuführen. Als Folge der Furcht, die er in dieser Situation empfindet, wird sein Geist leer.

Vithoulkas: Ganz genau!

Teilnehmer: Und das verschwindet durch *Gelsemium*?

Vithoulkas: Ja. Er kam nach 50 Tagen wieder und berichtete, dass es ihm allgemein und auch psychisch wieder besser ginge. Diesen Monat habe er Schmerzen in den Beinen und in den Knöcheln gehabt, er habe ein Brennen verspürt. Auch hätte er keinen Schwindel mehr. Er habe seinen Frohsinn wiedergefunden, sein Geist arbeite nun besser. Was das Sexuelle beträfe, so ginge es ihm „eine Stufe" besser als vorher. Er hätte in diesem Monat zweimal nächtliche Ergüsse während eines Traumes und zwei- oder dreimal habe er gute sowie zwei- oder dreimal mittelmäßige Erektionen gehabt. Wenn er abends Verkehr gehabt hätte, wache er morgens erfrischt und mit guter Laune auf. Vorher hätte sein Kopf nicht mitgeholfen, nun habe sein Gehirn sogar zwei- oder dreimal am Sex teilgenommen. Es geschähe manchmal, dass er eine Erektion habe, ohne überhaupt an Sexuelles gedacht zu haben. Vorher habe er das Sexualorgan überhaupt nicht gefühlt, nun habe er das Gefühl, dass es nicht an der rechten Stelle sei. Früher war er normalerweise immer hungrig, wusste aber nicht, worauf. Nun würde er mit Appetit essen.

Sein Appetit hat sich normalisiert. Er hat Verlangen nach Süßigkeiten (2), Zitronen (2), Spinat (2). Er hat Abneigung gegen Artischocken. Der Durst ist normal, der Schlaf ebenfalls. In der letzten Zeit schläft er auf der rechten Seite. Was verschreiben Sie? Er war nach einem weiteren Monat wiedergekommen.

Teilnehmer: Warum war er gekommen?

Vithoulkas: Er fühlte sich sexuell noch nicht auf der Höhe. Er kam also nach einem Monat wieder und sagte, dass es ihm psychisch viel besser gehe. Er erzählte weiter, dass er vor 20 Jahren Hämorrhoiden hatte und nach der zweiten Gabe, zwei Monate nach dem ersten Mittel, dort Schmerzen bekam, die dermaßen stark gewesen wären, dass er sich beißen musste. Es war eine Empfindung, als ob dort Eiter säße und ein Pochen vorhanden wäre. Diese Krise dauerte eine Woche. Er hatte während dieser Zeit wirklich leichte Hämorrhoiden. Zur Zeit unseres Gespräches hatte er keine Probleme mehr damit. Das war eine Bestätigung dafür, dass das Mittel richtig war; alte Symptome waren zurückgekehrt.

Teilnehmer: Ist es nicht ungewöhnlich, dass diese Symptome so spät auftraten?

Vithoulkas: Nach zwei Monaten.

Teilnehmer: Das ist außergewöhnlich, 20 Jahre später und dann zwei Monate nach dem Arzneimittel.

Vithoulkas: Nach zwei Monaten traten Symptome auf, die er vor 20 Jahren gehabt hatte.

Die Zeitspanne kann sechs Monate betragen, ein Jahr oder 20 Jahre. Etwas, das er als Baby gehabt hat, kann wieder auftauchen.

Sein jetziges Problem ist sexueller Natur. Er sagt, es würde sich etwas bewegen, als ob Leben in die Sache käme. Es sei eindeutig besser als vorher, er habe aber diesbezüglich noch Beschwerden. Er sagt, sein Gehirn nehme nun am Geschlechtsakt teil; das Sperma sei von besserer Beschaffenheit, er habe keine nächtlichen Ergüsse mehr, aber Erektionen.

Er esse gut, habe Verlangen nach Honig (1), der Durst sei normal. Er schliefe gut, auf der rechten Seite.

Die Verordnung lautet: Weiterhin abwarten!

Teilnehmer: Bedeutet abwarten, dass Sie ein Placebo verordnen und nicht eine der Tiefpotenzen der Schüßler-Salze?

Vithoulkas: Eine Niedrigpotenz Schüßler-Salz.

Teilnehmer: Warum geben Sie das?

Vithoulkas: Aus mehreren Gründen. Der Patient muss glauben, dass er etwas einnimmt. Es ist schließlich fünf Monate her, seit er das erste Mal kam. Kann ich ihm erzählen, dass er vor fünf Monaten ein gutes Arzneimittel bekommen hat und nun auf dem Wege ist gesund zu werden? Es handelt sich um einen bodenständigen Mann. Er fühlt, dass er ein großes Problem und das Gefühl hat, etwas dagegen einnehmen zu müssen. Er wird nicht in Behandlung bleiben, wenn ich ihm nichts gebe.

Das war jetzt im April 1978. Ende Mai 1978 berichtet er, dass er sich besser fühle. Wenn er Geschlechtsverkehr ...

Teilnehmer: Wie oft war er mittlerweile dagewesen?

Vithoulkas: Es sind nun seit dem ersten Gespräch sechs Monate vergangen.

Teilnehmer: Wie viel Zeit ist seit dem letzten Gespräch vergangen?

Vithoulkas: Ein Monat. Der Patient kommt regelmäßig jeden Monat. Er sagt, er habe während der Nacht viele Erektionen. Er erinnert sich daran, dass er das schon hatte, als er zehn Jahre alt war. Er beschreibt es so: „Wenn ich eine normale Erektion habe und mit dem Geschlechtsakt beginne, dann hört die Erektion auf. Es ist, als ob mein Gehirn mich nicht unterstützen würde. Eines Nachts habe ich über die ganze Sache nachgedacht, ich fühlte mich sehr schlecht dabei, habe mich so sehr bemitleidet, dass ich weinen musste." Er fährt fort, über Sexuelles zu reden. Psychisch sei er in Ordnung, aber er habe einfach kein normales Geschlechtsleben.

Er kam dann im September 1978 wieder. Er erzählte im September mehr oder weniger das Gleiche wie vorher. Das nächste Mal kam er dann im Oktober; im September hatte er ein Placebo bekommen. Er klagte nun wieder über sexuelle Probleme. Ich beschloss, ihm eine Dosis wovon zu geben?

Teilnehmer: *Gelsemium.*

Vithoulkas: Nein, *Staphisagria* 200, eine Gabe. Dann kam er noch einmal im Dezember 1978 und dann nicht mehr.

Teilnehmer: Warum haben Sie dieses Mittel gegeben? Wegen der fortschreitenden Frustration beim Geschlechtsverkehr?

Vithoulkas: Weil *Staphisagria* und *Causticum* komplementär sind.

Erinnern Sie sich daran, dass ich Ihnen sagte, *Causticum* könnte die bessere Verschreibung gewesen sein? Als ich dann sah, dass *Staphisagria* ihm half, dachte ich für einen Moment, dass *Causticum* eigentlich indiziert gewesen wäre, aber *Gelsemium* war eindeutig richtig gewesen, es hatte ihm sehr geholfen.

Er berichtete: „Meine Beine sind in Ordnung, mir geht es psychisch besser" und all das. Es war dieser spezielle Bereich, für den ein Komplementärmittel erforderlich war.

Welches Mittel konnte es sein? Sein Gehirn nahm einfach nicht am Geschlechtsakt teil. Wie Sie sehen, liegt bei diesem 49-jährigen Mann eine Impotenz vor, die sich mit 42 Jahren eingestellt hatte. Er kam noch einmal wieder und erzählte, dass er gesund sei. Wir sahen ihn danach nicht mehr.

Sie fragen, warum er gekommen war? Da war noch dieser eine Bereich, den er als „nicht in Ordnung" empfand.

Vergleich von *Staphisagria* und *Lycopodium* bei Impotenz

Teilnehmer: Es gab also noch diese *Staphisagria*-Schicht?

Vithoulkas: Ja.

Teilnehmer: Und das war eine Schicht aus der Kindheit?

Vithoulkas: Ja.

Teilnehmer: Aus welchen Gründen verschrieben Sie *Staphisagria*?

Vithoulkas: Ich glaube, gestern fragte jemand, warum ich *Staphisagria* verschrieben habe. In diesem Fall ... Sehen Sie, vom Eindruck her, den der Mann während der Gespräche machte, würden Sie sagen, dass dieser Mann sich gedanklich sehr mit sexuellen Dingen beschäftigte?

Teilnehmer: Ja.

Vithoulkas: Es ist also ein starkes Verlangen vorhanden, aber die Fähigkeit fehlt. Es ist interessant, dass er dieses Gefühl hatte, dass das Gehirn nicht am Geschlechtsverkehr teilnehmen würde. Dieses Gefühl betraf hauptsächlich den Hinterkopf.

Es hat ein Jahr gedauert, bevor ich mich entschloss, ein zweites Mittel zu geben. Der Grund, aus dem ich wartete, war, dass noch kein vollständiges neues Bild vorlag; es hatte sich noch nicht entwickelt. Der Mann hatte Verlangen, aber keine Erektionen. Zur gleichen Zeit war da etwas, innerhalb seines Kopfes, das sich nicht rührte.

Kann sich jemand an *Staphisagria* erinnern, daran, wie das Gefühl im Hinterkopf beschrieben wird? Es war ein kompaktes Gefühl im Kopf (brain) und es „rührt sich nicht". *Staphisagria* vermittelt ein Gefühl von Schwäche im Denken, in der Durchführung von Dingen, in seinen Gefühlen; allgemeine Schwäche. Es ist ein Gefühl, als ob jemand das Gehirn festhalten würde, und zwar am Hinterkopf. *Staphisagria* ist eines der Hauptmittel bei Impotenz. Wie heißen die anderen?

Gelsemium

Teilnehmer: *Lycopodium, Nux vomica, Agnus castus, Argentum nitricum, Graphites.*

Vithoulkas: Hier lag eine bestimmte Art von Impotenz vor. Der Patient war nicht aggressiv, er weinte, weil er keinen Verkehr haben konnte. Wir müssen das alles in unsere Betrachtung einbeziehen. Die Empfindung, dass sich das Gehirn nicht rührte, nicht daran teilnahm, vermittelt eine Vorstellung davon, wie er sich gefühlt haben muss. Es wird nicht immer so ausgedrückt werden. Der eine wird sagen, da ist eine Steifigkeit im Nacken. Ein anderer wird sagen, dass etwas sein Gehirn festhält, meist am Hinterkopf. Der nächste wird sagen, dass eine Hand sein Gehirn festhält und es sich nicht rühren kann, oder es ist die Empfindung eines Balls, der sich innerhalb des Kopfes befindet.

Es spielt keine so große Rolle, wie es beschrieben wird. Es ist dieses Gefühl der Unbeweglichkeit des Gehirns, als ob sich dort etwas Materielles, etwas Festes befände.

Er kam jeden Monat, wobei sich, was das Sexuelle betrifft, keine Unterschiede zeigten; abgesehen von seiner anfänglichen Aussage, dass es ihm in dieser Beziehung 20 Prozent besser ginge. Er fühlte sich aber ansonsten so gut, dass er weiterhin zur Behandlung kam. Wir hielten ihn lange hin. Das soll Ihnen zeigen, wie vorsichtig wir sind, wenn wir ein Mittel verschreiben.

Teilnehmer: Warum kommt *Lycopodium* hier nicht in Frage?

Teilnehmer: Er hat diese Angst, seine Besorgnis wegen des Sexuellen.

Teilnehmer: Würden Sie nicht andere bestätigende Hinweise erwarten?

Vithoulkas: Nicht einmal das.

Die Impotenz von *Lycopodium* ergibt sich aus ganz anderen Gründen. Bei *Lycopodium* hat der Mann normalerweise viel Sex mit vielen Frauen hinter sich. Bei ihm sieht die Psychologie so aus, dass er konstatiert, nun für immer mit dieser einen Frau verkehren zu müssen, würde ihm all seine Energie und seinen ganzen Trieb nehmen. Wir können erwarten, so etwas in der Vorgeschichte von *Lycopodium* zu finden.

Unser Patient wollte seine Frau, er hatte das Verlangen, aber er konnte nicht. Das ist ein wichtiger Unterschied. Für mich ist das ganz klar, ich würde *Lycopodium* bei dieser Geschichte sofort aussondern. Es ist nicht die gleiche Impotenz. Die Vorgeschichte wird Ihnen alles erzählen. Sie sagt so viel aus, dass Sie die Mittel nicht verwechseln können. Für mich kann es nicht *Lycopodium* sein, auch nicht *Agnus castus*.

Teilnehmer: Warum?

Vithoulkas: Sie fragen: „Warum nicht *Graphites* oder dieses oder jenes, warum nicht *Nux vomica*?"

Wenn Sie diese Mittelbilder, die Konstitutionstypen, im Kopf haben und nach dem bevorzugten Mittel fragen, ist es eine Sache der Schattierung. Sie können hier die Färbung von *Staphisagria* bei weitem leichter erkennen als irgendeine andere. Sie müssen die Farben allerdings kennen.

Teilnehmer: Ist *Staphisagria* deswegen indiziert, weil Monate und Jahre der Enttäuschung hinter ihm liegen?

Vithoulkas: Ja. Sicher, wenn keine Enttäuschungen vorliegen und keine ... Wir kennen seine Lebensgeschichte nicht. Hatte er etwas erzählt?

Teilnehmer: Nein.

Vithoulkas: Er sagte, dass er vor sieben Jahren seine Potenz verloren habe. Er erzählte keine weiteren Einzelheiten aus seinem Leben. Außerdem, wenn Sie sich diesen Typus anschauen ... er spricht über seine Frau.

Der *Lycopodium-Typ* würde sagen: „Wissen Sie, ich habe es mit meiner Frau probiert, es klappt nicht. Ich habe dann überlegt, dass ich wohl meiner Frau überdrüssig bin, und habe es mit einer anderen Frau probiert." Diese Geschichte hören Sie in 90 Prozent der Fälle. Er wird nicht sehr lange ohne Sex bleiben, er „genießt" es auf ziemlich oberflächliche Art. <u>Es sind die Lebemänner.</u> Sie bleiben unverheiratet, weil sie finden, dass das Leben ohne die Verantwortungen eines Ehelebens schön und nett ist. Aus diesem Grunde wird das flotte Leben auch mit der Leber in Verbindung gebracht. Es gibt außerdem ein bestimmtes Aussehen, das Sie bei Lebemännern sehen können. <u>Das Gesicht hat ein bestimmtes Aussehen, wenige, aber tiefe Furchen und dunkle Haut.</u>

Teilnehmer: Als er sich etwas besser fühlte, sagte er: „Sie können das durch meine Frau überprüfen." Es kann sein, dass seine Frau mit betroffen war und er sich deshalb gedemütigt fühlte. Vielleicht war *Staphisagria* deswegen das beste Mittel.

Vithoulkas: Sicher. Wie Sie wissen, versuchte der Mann seit sieben Jahren, mit seiner Frau zusammenzukommen, aber es ging nicht. Er mochte seine Frau und er mochte Sex. Er war sehr bekümmert. Er hat nicht erzählt, dass er es außerhalb der ehelichen Beziehung probiert hätte. Das ist für mich ein *Staphisagria*-Fall. Ich weiß nicht, ob diese Dinge für Sie einen Sinn ergeben. <u>Wenn es soweit ist, dass Sie Patienten behandeln, und Sie kommen nicht auf das Mittel, dann werden Sie sehen, dass Sie solche Informationen brauchen.</u> Sie sind verzweifelt und wissen nicht, was sie tun sollen; Sie haben nur sehr wenige Anhaltspunkte, die Sie zusammenfügen können ... Sie werden sich dann fragen, was Sie tun sollen. Sie werden diese Informationen also benötigen.

Bei einem guten Homöopathen sind 95 Prozent richtig und 5 Prozent falsch. Dann geht es hinunter auf 80 Prozent, dann auf 50 Prozent usw. 75 Prozent sind ungefähr normal. Wenn ich Fälle wie den gestrigen bekomme, dann sind 75 Prozent recht viel, das kann ich Ihnen sagen.

Ich denke, dass wir erst über die Fälle sprechen sollten, um sie transparenter zu machen. Danach erzähle ich Ihnen dann, an welcher Stelle ich den Fall ein wenig „verzerrt" habe.

Teilnehmer: Wir brauchen solche Fälle, das ist real.

Vithoulkas: Ich brachte Sie gestern dazu, *Platinum* auszusondern. Ich führte Sie in die Irre. Ansonsten hätte sich gleich zu Anfang jemand lustig darüber gemacht und die Sache somit verdorben. Was wäre normalerweise ohne die letzte Information geschehen? Wir hätten repertorisiert! Doch Sie sollen lernen zu denken, um die Informationen in Übereinstimmung bringen zu können. Ich habe das ebenso machen müssen, da die anderen Ärzte die größten Probleme zu mir brachten.

In dem Moment, in dem nicht die Widersprüche der verschiedenen Behandelnden vorliegen, haben Sie einen viel „besseren" Fall vor sich, und er wird wesentlich einfacher für Sie sein. Haben Sie erst einmal die nötige Denkweise erlernt, und das wird geschehen, dann lernen Sie auch, nicht gleich alles zu glauben.

Der Patient sagt: „Ich bin ein so netter Mensch, ich bin mitfühlend, ich bin sehr leicht gerührt." Dann müssen Sie sich zurücklehnen und die Sache ergründen, den Rest des Falles aufnehmen und schauen, ob das, was Sie sehen, mit dem übereinstimmt, was er sagt. Sie können es herausfinden, was stimmt und was nicht stimmt, indem Sie der Person verschiedene Fragen stellen, denn Sie müssen wissen, welche Angaben echt sind. Es ist durchaus üblich, dass Menschen falsche Angaben machen. Fragen Sie die Ehefrau, die Kinder oder die Menschen aus dem Umfeld des Patienten; sie werden es Ihnen erzählen. Sie müssen nur scharf, sehr scharf beobachten.

Teilnehmer: Wenn wir einen Fall eingehend und gründlich aufnehmen, dann werden wir Stunden damit verbringen und Seite um Seite füllen. Es liegen dann ungeheure Mengen an Informationen vor. Wenn man aber die Fälle betrachtet, die George persönlich aufgenommen hat, dann haben die meisten auf einer einzigen Seite Platz, vielleicht auf eineinhalb Seiten. Er destilliert es.

Vithoulkas: Diese Methoden erfüllen jeweils einen verschiedenen Zweck. Ihre Unterlagen, die so vollständig sind, können später verwendet werden, um bestimmte Einzelheiten in Erfahrung zu bringen. Es sind allerdings auch viele dieser Informationen nutzlos. Sie könnten aber etwas Wichtiges ausgelassen haben. Da Sie alles aufgezeichnet haben, kann es auf keinen Fall verloren gehen.

Zu Beginn meiner Praxis habe ich zwei Stunden für jeden Patienten gebraucht. Dann wurde daraus eine Stunde, dann eine dreiviertel Stunde, dann eine halbe Stunde. Dann gab es eine Zeit, da bekam ich vier Patienten gleichzeitig zu sehen. Vier Ärzte nahmen zur gleichen Zeit Fälle auf, ich musste dann reinschauen und den Fall schnell durchsehen. Ich sah mir den Patienten an und stellte jeweils eine oder zwei Fragen. Das Ganze nahm vielleicht zehn Minuten in Anspruch. Ich konnte den Patienten also zehn Minuten lang sehen. Heute sehe ich die Patienten überhaupt nicht mehr.

Teilnehmer: Machen Sie denn alle Verschreibungen?

Vithoulkas: Nein. Bei den Fällen, bei denen ich anwesend war, wurde die Verschreibung zur Hälfte durch mich und zur Hälfte durch den anderen Arzt vorgenommen. Es gibt aber auch Ärzte, die mir fast gar keine Fälle bringen. Nur wenn sie ein Problem haben, nachdem der Patient vielleicht drei- oder viermal da war, ohne dass sich etwas getan hat, dann fragen sie mich, ob ich mir den Fall anschauen würde.

Teilnehmer: Soweit es das Niederschreiben des Falles betrifft, würde es einen logischen Sinn für mich ergeben, den Fehler dadurch zu machen, dass man anfänglich zu viele Informationen notiert. Dann, mit wachsender Erfahrung, sieht man, was man überflüssigerweise notiert hat. Das kann man dann bei späteren Fällen weglassen.

Vithoulkas: Genau. Ganz am Anfang habe ich im gleichen Ausmaß aufgeschrieben. Ich habe, wenn ich dann in die Materia medica geschaut habe, herausgefunden, dass ich etwas ausgelassen hatte. Der Patient hat Angaben gemacht, die ich nicht berücksichtigt habe. Ich dachte: „Das ist der vollständige Fall", habe aber etwas ausgelassen.

Conium

Vithoulkas: Wir sprechen heute über *Conium*.

Teilnehmer: Ich habe mir Platos Erzählung über den Tod des Sokrates (2) angeschaut. Sicher, es handelt sich um eine Vergiftung, deshalb zeigen sich keine feineren Aspekte, aber es ist dennoch interessant, weil die Umkehrung, die wir von unserem Heilgesetz her kennen, sichtbar wird.

Vithoulkas: Ja, das ist genau das, was geschieht, von unten nach oben. Dieses Gift ist schmerzlos, heimtückisch, und es lähmt.

Teilnehmer: Die Hauptmerkmale, die ich fand, sind Erschöpfung von Körper und Geist, die zu ... soweit es den Körper betrifft, scheint es die Drüsen und das Nervensystem anzugreifen. Wenn es das Nervensystem betrifft, wird es schließlich zu Lähmungen führen. Es handelt sich um ein Herabsetzen der Funktionen des Nervensystems von unten nach oben. In den Drüsen verursacht es Verhärtungen, besonders in den Organen, die einen sexuellen Bezug haben. Wenn es sich im Geiste auswirkt, führt es zu Schwachsinn. Wenn es im Körper bleibt, wird es zu Lähmungen führen.

Teilnehmer: Ich habe herausgefunden, dass es sich um ein Drüsenmittel handelt, mit Schwäche bis hin zur Lähmung und Erschöpfung von Geist und Körper.

Teilnehmer: Es ist ein Arzneimittel, das etwas mit Überreizung zu tun hat; im Sinne von Gier nach Alkohol und ähnlichen Dingen. Der Geist wird langsamer, bis der Körper schließlich mit betroffen ist.

Teilnehmer: Heimtückische Beeinträchtigung des Geistes und des Körpers, in erster Linie des Nervensystems. Das führt schließlich zu Schwachsinn, soweit es die geistige Ebene betrifft. Es führt auf der körperlichen Ebene zu einer Verhärtung der Drüsen.

Teilnehmer: Ein langsames Abnehmen der geistigen und körperlichen Kräfte mit Schwachsinn und Lähmung. Dafür ist kein besonderer Konflikt erforderlich.

Teilnehmer: Die Schildkröte unter den Arzneimitteln – langsam und tastbar. Es baut eine harte Schale um sich herum auf, um sich vor Störungen und Aufregungen jeglicher Art zu schützen. Das führt schließlich zu einer Lähmung von Geist und Körper.

Teilnehmer: Die meisten Beschwerden beginnen langsam und heimtückisch, sie enden mit Empfindungslosigkeit und Lähmung. Schwachsinn, der durch eine schreckliche Langsamkeit charakterisiert ist. Das verursacht eine Art Verhärtung – eine arteriosklerotische Lähmung – der Drüsen und des Geistes.

Teilnehmer: Heimtückisch langsam, schließlich kommt es zur Lähmung.

Teilnehmer: *Conium* verursacht Entzündungen, Verhärtungen und Geschwürbildung der Drüsen, überall im Körper. Es zieht die Nerven in Mitleidenschaft, verursacht Zittern, Zucken, nervöse Erschöpfung – eine sich ausbreitende Lähmung. Auf der geistigen Ebene kann es bis zum Schwachsinn gehen.

Teilnehmer: Ich muss eingestehen, dass meine Aussage konstruiert ist. Ein passiver Mensch, der vom Partner abhängig wird, entweder emotional oder sexuell. Nach Beendigung der Beziehung überwältigt ihn die Verzweiflung dermaßen, dass langsam eine heimtückische Schwächung des Organismus eintritt. Diese Schwächung ist durch eine starke Empfindungslosigkeit und Lähmung charakterisiert, auf allen Ebenen zeigt sich Apathie. Wir finden Schmerzen, geistige Schwerfälligkeit, Vergesslichkeit und/oder neuromuskuläre Schwäche und Lähmung.

Vithoulkas: Ich würde gerne wissen, woher Sie den einen Punkt haben, dass die Personen abhängig seien.

Teilnehmer: Ich habe es aus „schlimmer durch Verlust des Sexuellen" geschlossen. Es scheint, als ob *Kent* diese Modalität besonders betont. Ich weiß nicht, ob das rein sexuell oder emotional gemeint ist.

Teilnehmer: Hysterie und Reizbarkeit. Ich denke, dass vielleicht ein Zustand von Enttäuschung vorliegen könnte; dann folgt die Verminderung der Fähigkeit, geistig oder physisch zu reagieren. Es handelt sich um hoch empfindsame Individuen.

Teilnehmer: Allmähliche Schwäche und ein vermindertes Reaktionsvermögen auf der physischen und geistigen Ebene führen zu einer Lähmung des Denkens und der Beweglichkeit.

Teilnehmer: Ich finde, dass der sexuelle Aspekt wichtig ist. Sexuelle Enthaltsamkeit oder das Zölibat führen bei Menschen, die einen starken Trieb haben, zu einer allmählichen geistigen und physischen Schwäche und Lähmung.

Teilnehmer: Unterdrückung des sexuellen Verlangens bei hysterischen Personen. Es zeigt sich geistige Erschöpfung, die in Richtung Schwachsinn fortschreitet. Langsame Lähmung von unten nach oben; Schmerzlosigkeit. Eine Neigung zu Krebs, Verhärtungen, steinharten Drüsen und Fibromen.

Teilnehmer: Es entwickeln sich langsam eine Schwäche und eine Erschöpfung von Geist und Körper.

Teilnehmer: Ich denke, es handelt sich – bevor sich das Pathologische zeigt – sehr wahrscheinlich um stark sexuell betonte Menschen. Dann wird das aus irgendeinem Grund unterbrochen, was sie zu schwächen scheint. *Kent* deutet an, dass es sich entweder in der geistigen oder in der körperlichen Sphäre niederschlägt. Wenn es sich in der geistigen Sphäre niederschlägt, kann es sich in Form eines Deliriums zeigen. Es ist eine Wildheit des Geistes, die sich aber nicht ausdrückt, es sei denn, sie wird stimuliert. Ich sehe ein Bild vor mir, das typisch ist für die Genesungsheime, in denen Senilität, nicht Imbezillität, vorhanden ist. Es ist eine Senilität, die mit Verhärtungen einhergeht, falls die körperliche Ebene betroffen ist; Lähmung sowie Verhärtung der Drüsen.

Teilnehmer: Ich meine, die Personen reagieren entweder auf der geistigen Ebene mit Kälte oder einem Mangel an Wärme oder durch Kälte des Körpers. Es geht ihnen durch jede Erkältung schlechter. Sie werden fortschreitend schwächer; dies geht entweder in Imbezillität über, wenn es die geistige Ebene betrifft, oder es führt zu Lähmungen auf der physischen Ebene.

Teilnehmer: Eine Überreizung führt zu einer Unverträglichkeit von Außenreizen. Dies äußert sich durch Zittern, Schwäche, Empfindungslosigkeit, Lähmung, Imbezillität.

Vithoulkas: Sie haben die essentielle Idee erfasst. Ich denke, dies ist die beste Art, die Materia medica zu studieren. Man trägt die verschiedenen Informationen zusammen, um sie dann zu ordnen. Anfangs erscheinen die Dinge völlig ohne Beziehung zueinander, aber bei weiterer Betrachtung kommt man dann auf die grundlegende Idee, die sich durch das Mittel zieht.

Die Idee von *Conium* wird durch ein Wort charakterisiert, das viele von Ihnen verwendet haben: allmähliche Schwäche (2), allmähliche Lähmung (2). Die Betonung liegt auf allmählich (2). Die Schwäche und die Lähmung stellen sich allmählich – über Jahre – ein. Während dieser allmählichen Abwärtsbewegung der Gesundheit des Patienten gibt es Stadien, in denen sich Verhärtungen entwickeln. Das kann auf drei Ebenen geschehen.

Auf der geistigen Ebene beobachten wir den allmählichen Verlust der Verstandeskräfte. Der Patient wird mehr und mehr stumpfsinnig. Er hat zunehmend Schwierigkeiten etwas zu begreifen und stellt fest, dass sich sein Denken verlangsamt hat. Er ist unfähig, irgendeine geistige Anstrengung über einen gewissen Zeitraum aufrechtzuerhalten.

Wir finden dies bei vielen unserer Medikamente. Das Charakteristische ist hier, dass es so allmählich geschieht, dass der Patient diesen Vorgang nicht versteht. Nach einigen Jahren jedoch wird er zurückschauen und fragen, was mit ihm geschehen sei. Das dauert aber viele Jahre (2). Aus diesem Grunde wird dieser Verfall auch nicht von den Menschen in seiner Umgebung bemerkt. Da sie täglich mit ihm in Kontakt stehen, bemerken sie die Veränderungen nicht.

Wenn er über diesen Zustand nachdenkt, hat er das Gefühl, dass sich etwas Ernstes abspielt. Er empfindet, seit es so langsam arbeitet, so etwas wie eine Degeneration des Gehirns. Niemand scheint es zu bemerken, und er spricht auch mit niemandem darüber. Es ist kein dramatisches Geschehen, das ihn veranlasst, etwa einen Arzt aufzusuchen und zu sagen: „Es geht mir seit sechs Monaten schlecht."

Natürlich wird das Gedächtnis schwach. Der Patient wird vergesslich, seine Sinne verlieren ihre Schärfe. Es ist eine Art Betäubung, die stärker und stärker wird. Er fühlt, dass er sich auf einen ernsten Zustand zubewegt – Imbezillität oder Senilität.

Teilnehmer: Ihrer Beschreibung nach scheint es sich um eine vorzeitige Senilität zu handeln.

Vithoulkas: Ja, es handelt sich um eine vorzeitige. Sie können das bei 40-jährigen Personen finden oder vielleicht bei Personen zwischen 38 und 45 Jahren. Sie können es bei chronischen Drogenkonsumenten beobachten. Diejenigen, die vorsichtig genug waren, nicht zu große Dosen auf einmal zu sich zu nehmen, aber über viele Jahre Drogen genommen haben, bewegen sich auf diesen Zustand zu. Aber die reizbaren ...

Wir haben viele Menschen behandelt, die Drogen genommen haben. Einige von ihnen befanden sich wirklich in einer schrecklichen geistigen Verfassung. Die homöopathischen Medikamente haben sich bei der Wiederherstellung dieser Personen als unschätzbar erwiesen. Ich erinnere mich an einen Griechen, der in London studierte. Er war als junger Bursche wegen seiner Akne von uns behandelt worden. Er ging nach England und studierte Wirtschaftswissenschaften. Während des zweiten Studienjahres hatte er ständig Drogen genommen. Er wurde vollkommen unfähig, an den Vorlesungen teilzunehmen oder seine Studien weiterzuführen. Er ging dann zurück nach Griechenland und fuhr ein Jahr lang hierhin und dorthin und nahm weiterhin Drogen, bis er sich daran erinnerte, dass wir ihm seinerzeit geholfen hatten.

Er rief an und fragte nach einem Termin. Ich habe persönlich mit ihm gesprochen, da ich ihn von früher her kannte. Ich bekam einen völlig anderen Menschen zu Gesicht.

Es ist interessant, welche Wirkung diese Drogen auf den Menschen haben. Es gibt auch andere Drogen, legale, die einen Menschen völlig zerrütten und einen Zustand hervorrufen, der dem von *Acidum phosphoricum* sehr ähnlich ist. Es ist das erste Mittel, an das wir bei Drogenkonsumenten denken sollten. Es zeigt sich völlige Apathie. Der Geist ist überhaupt nicht in der Lage zu denken. Diese Menschen sind auf eine apathische Weise entrückt.

Bei einem *Acidum muriaticum*-Zustand ist es noch viel schlimmer. Es ist jedoch, was den Geist betrifft, völlig anders. Wir sollten gelegentlich eine Differenzierung vornehmen, sobald wir weiter sind.

Wenn jemand fünf oder sechs große Dosen eingenommen hat und dann zusammenbricht, oder wenn kleinere Mengen über einen längeren Zeitraum eingenommen wurden, kann *Conium* nötig sein, um diese Menschen zu retten. Die geistigen Fähigkeiten scheinen vollkommen verloren gegangen zu sein. Es ist eine Art Lähmung der Gedanken.

Teilnehmer: Kann die Homöopathie bei der Art der Senilität, die bei Arteriosklerose auftritt und manchmal auch organisches Gehirn-Syndrom genannt wird, etwas ausrichten?

Vithoulkas: Nein. Ich habe aber erlebt, dass die Mittel diesen Zustand sogar bei 70-jährigen Patienten, deren Krankheit mit 40 begonnen hatte, eindeutig bessern konnten. Die Patienten werden stets den Eindruck von langfristigem, allmählichem Verfall vermitteln. Das ist die Idee von *Conium*.

Lähmung finden Sie bei vielen Mitteln. Hier ist die allmähliche (2) Lähmung charakteristisch, besonders im Zusammenhang mit Verhärtungen (2). Wenn Sie einen *Conium*-Patienten haben, werden Sie verstehen, was Verhärtungen sind, ob geistig oder emotional.

Teilnehmer: Was man am häufigsten bei älteren Menschen sieht, ist, dass sie sich ständig wiederholen, mehrfach innerhalb von wenigen Minuten. Hat das etwas damit zu tun?

Vithoulkas: Das können andere Medikamente sein. Greifen Sie nicht zu *Conium*, nur weil Sie Wiederholungen beobachten; das ist hier nicht typisch. Es ist für alle arteriosklerotischen Patienten charakteristisch. Sie vergessen, was sie gesagt haben, und wiederholen es deshalb. Wir stellen eine Frage, und der Patient wiederholt sie erst, bevor er antwortet.

Teilnehmer: Die Patienten brauchen Zeit?

Vithoulkas: Ja, sie brauchen Zeit, um zu antworten.

Teilnehmer: Wenn Sie über chronischen Drogenkonsum sprechen, meinen Sie dann auch Alkohol?

Vithoulkas: Ja, ich meine auch Personen, die Alkohol trinken, aber, wie gesagt, nicht zu viel. *Conium* wird durch Alkohol beeinflusst. Die Kopfschmerzen verschlimmern sich. Der Patient merkt, dass der ständige Konsum von Alkohol und Drogen den Krankheitsprozess beschleunigt. Es liegt eine Empfänglichkeit für dieses Geschehen vor.

Es ist interessant, dass ich nie einen *Conium*-Fall hatte, der ein Kind betraf. Es zeigt sich bei Erwachsenen. Bei Kindern habe ich es nie gesehen, vielleicht kommt das auch überhaupt nicht vor. In unseren Büchern gibt es auch keine *Conium*-Fälle, die Kinder betreffen.

Da sind diese Verhärtungen. In Griechenland sagen wir, dass es sich um einen Menschen handelt, der fixe Ideen hat, die man ihm nicht ausreden kann. Er hat eine „Schwiele im Gehirn". Gibt es einen solchen Ausdruck im Englischen?

Teilnehmer: Hard-headed.

Vithoulkas: Wir sagen, er hat eine „Schwiele im Gehirn". Es ist die Empfindung einer Schwiele, in einem kleinen Bereich. Der Rest des Gehirns arbeitet wunderbar, aber in diesem Bereich sitzt es fest. Sie können ihn nicht von seiner Idee abbringen, wenn er sie erst einmal hat. Wie zeigt sich diese „Schwiele" nun bei dem Kranken?

Sie können *Conium*-Patienten bekommen, die abergläubisch sind und beispielsweise denken, wenn sie beim Um-die-Ecke-

Gehen die Hauswand berühren, würde ihnen etwas Schlimmes zustoßen. Es gibt viele abergläubische Menschen. Wir haben verschiedene Arzneimittel, um diese Art von Störung zu behandeln. *Conium* ist das erste Mittel. Auch *Rhus-tox.* und *Zincum* sind zu nennen. Sie werden finden, dass dermaßen starke Fixierungen im Geist dieser abergläubischen Menschen existieren, dass es für die Menschen in ihrer Umgebung unerträglich wird.

In einem Fall erzählte eine Frau, ihr Ehemann würde, wenn er zu Bett ginge und draußen ein Auto vorbeiführe, seine Hose nicht ausziehen, sondern warten, bis das Auto nicht mehr zu hören sei. Käme das Auto zurück, wiederhole sich der Sachverhalt. Der Mann war Manager bei einer Bank, er hatte eine gute Stellung, war versiert in allen möglichen Dingen, aber das konnte man ihm nicht ausreden, es war unmöglich.

Vithoulkas: Ein vernünftiges Zusammenleben wurde dadurch ausgeschlossen. Wenn man als Homöopath einen solchen Fall hat, dann versucht man dies und jenes. Der Patient hat fixe Ideen (2), und Sie probieren die verschiedensten Mittel aus. Sie studieren die Materia medica sowie das Repertorium und finden, dass er diese „Schwiele" im Geist hat, einen Bereich in seinem Gehirn, der nicht funktioniert. Es ist eine Festlegung, wie totes Gewebe, es bewegt sich weder in die eine noch in die andere Richtung.

Teilnehmer: Was haben Sie ihm gegeben?

Vithoulkas: Eine 10 M *Conium.*

Das Leben der Frau ist leichter geworden. Manchmal helfen wir mehr den Menschen im Umfeld des Patienten. Die betroffene Person selbst wird sagen, dass sie absolute Ruhe brauche. Sie hat diese fixen Ideen und im Allgemeinen auch Schwierigkeiten mit Fremden. Das trifft besonders in Bezug auf die Toilette zu.

Diese Menschen können nicht urinieren oder haben keinen Stuhlgang, wenn sich die Toilette an einem Ort befindet, an dem sich andere Menschen aufhalten. Sie können eine schreckliche Verstopfung bekommen, besonders, wenn sie auf Reisen sind. Es ist wunderbar anzuschauen, wie es sich durch das Arzneimittel bessert. Natürlich ist es nicht nur das.

Dieser Mann war Bankier. Er erklärte, dass sein Gedächtnis schwächer würde und sein Konzentrationsvermögen nicht gut sei. Er las auch nicht mehr, was er üblicherweise immer getan hatte. All diese Funktionen haben sich nach dem Mittel normalisiert. Er befindet sich nun in einem ganz anderen Gesundheitszustand.

Auf der emotionalen Ebene beobachten wir also diese allmähliche Lähmung (2). Die Emotionen sind erst gelähmt und gehen dann völlig verloren. Somit ist dann ein Zustand vollkommener Gleichgültigkeit erreicht. Der Patient hat an nichts mehr Interesse; seine Gefühle rühren sich nicht mehr.

Diese Menschen haben zwar das Bedürfnis, Gefühle zu zeigen, da sie von den anderen nett behandelt werden und sich in einer geselligen Gemeinschaft befinden. Es ist ihnen jedoch unmöglich, Empfindungen in Gang zu bringen. Sie können nicht die Kraft aufbringen, ihre Gefühle in eine gewisse Richtung zu bewegen, sie werden dann schwermütig und unglücklich. In diesem Stadium können sie sich nicht mitteilen und wollen nicht in Gesellschaft sein.

Teilnehmer: Meinen Sie, dass überhaupt keine Gefühle empfunden werden, oder dass sie nur nicht herausgebracht werden können?

Vithoulkas: Wie würden Sie empfinden, wenn Ihre Gefühle gelähmt wären? Wenn Sie Ihr Bein anheben wollen, um zu gehen, weil Sie das Bedürfnis haben, ist das die gleiche Idee. Sie fühlen, dass es nötig ist, und versuchen es, aber es geht nicht.

Teilnehmer: Ist es das Gleiche, wenn man weinen möchte, aber nicht kann?

Vithoulkas: Ja, es kann sein, dass die Patienten es derartig ausdrücken.

Teilnehmer: Wir haben einen Patienten behandelt, der uns erzählte: „Meine Tochter, die ich lange Zeit nicht gesehen habe, kam zu Besuch, ich war aber zu keiner Regung fähig." Ich würde gern wissen, ob es sich dabei um die gleiche Sache handelt.

Vithoulkas: Wie Sie wissen, durchlaufen die Patienten erst ein anderes Stadium, bevor sie in diesen Zustand der Gleichgültigkeit kommen. Es ist die Sorge um ihre Gesundheit. Sie sind darüber besorgt, was sich bezüglich ihres Geisteszustandes abspielt. Sie werden dann ängstlich und möchten jemanden bei sich haben. Die Abneigung gegen Gesellschaft dagegen ist bei *Conium*-Patienten nicht ausgeprägt.

Wenn sich die Verhärtung, die Härte, auf der physischen Ebene zeigt, ist sie beim *Conium*-Patienten von intensiver Ausprägung; ebenso wie auf der emotionalen Ebene. Kommen Sie also nicht auf den Gedanken, dass der *Conium*-Patient ein „süßer" Mensch sein muss, er ist eher hart. Er ist anspruchsvoll.

Die Patienten werden Ihnen gegenüber loyal sein, so lange, wie Sie ihnen nicht weh tun. Aber nehmen wir einmal an, Sie würden ihnen in einem gewissen Stadium nicht ausreichend helfen können, dann werden sie Ihnen dies umgehend sagen.

Ich möchte ein wenig auf den sexuellen Bereich zu sprechen kommen. Das Sexuelle und der Selbsterhaltungstrieb sind die Triebe, die in erster Linie in uns wirken; sie können alle Arten von Störungen im menschlichen Organismus hervorbringen.

Bei *Conium* ist der Sexualtrieb sehr stark. Es sind Menschen, die mit beiden Beinen auf der Erde stehen. Es ist wichtig, dass Sie diese Einstellung verstehen. Sie meinen, dass man die schönen Dinge des Lebens genießen sollte und dass sie uns zu diesem Zweck gegeben wurden. Sie haben deswegen kein schlechtes Gewissen oder etwa Zweifel. Es sind keine Menschen, bei denen es zu sexueller Überreizung oder zu Übertreibungen kommt, was außereheliche Beziehungen anbelangt. Sie finden es, so wie es sich in der Ehe abspielt, in Ordnung. Das Sexuelle ist für sie eine ganz normale Angelegenheit, etwa wie das Essen. Sie halten viel von diesen Dingen, und es würde ihnen nie in den Sinn kommen, dass es irgendwann einmal damit vorbei sein könnte. Es sind Materialisten. Sie hängen an materiellen Dingen.

Auf diese Geisteshaltung trifft nun der Tod des Partners, das Sexuelle wird ihnen entzogen. Sie geraten dann in den Zustand, den *Kent* so schön beschreibt. Sie fangen an zu zittern und fühlen sich wie gelähmt. Sie fühlen sich unfähig, irgendwelchen Pflichten nachzukommen. Das ist die Reaktion auf die Wegnahme dessen, was sie für ihr Geburtsrecht hielten.

Wir können diese Reaktionen bei Frauen beobachten, nachdem der Partner gestorben ist. Es somatisiert sich dann als bösartiger Tumor, der sich für gewöhnlich in den Mammae oder im Uterus befindet. Das sind die Organe mit einem Bezug zu dem, was sie verloren haben.

Conium ist eines der besten Arzneimittel für Uterus- oder Brustkrebs.

Teilnehmer: Auch für die männlichen Geschlechtsorgane?

Vithoulkas: Ja. Dieser Zustand kann zu einer Verhärtung der Hoden führen.

Teilnehmer: Mit oder ohne Geschwulst?

Vithoulkas: Mit Geschwulst. Es ist Härte vorhanden. Es ist charakteristisch, dass diese Verhärtungen bösartig sind. Wenn Sie einen Fall haben, bei dem ein Tumor in der Mamma vorliegt, und Sie stellen fest, dass es sich um einen *Conium*-Fall handelt, dann können Sie normalerweise davon ausgehen, dass es sich um Krebs handelt. Wenn Sie einen Klumpen in der Brust feststellen und es handelt sich um einen *Calcium carbonicum*-Fall, dann ist es kein Krebs.

Teilnehmer: Ist der *Conium*-Fall heilbar?

Vithoulkas: Es kommt auf das Stadium an. In den ersten Stadien, ja.

Teilnehmer: Wäre es auch bei Prostatakrebs verwendbar?

Vithoulkas: Sicher. Wir finden eine Schwäche der Sexualkraft, Impotenz, aber dennoch ein starkes sexuelles Verlangen. Es kommt leicht zu Samenergüssen. Sie kennen nun diese Idee der Lähmung

Conium

und werden jetzt verstehen können, was in den Büchern beschrieben wird, dass ein Mann oder eine Frau flirtet, ohne den anderen auch nur zu berühren, und es dennoch zu einem Orgasmus oder Samenerguss kommt.

Ich hatte den Fall, dass eine Frau mit Priestern zu flirten pflegte. Sie mochte es, die Priester in Erregung zu versetzen. Während sie mit ihnen flirtete, bekam sie, ohne sie auch nur zu berühren, einen vollständigen Orgasmus. *Conium* hat ihr sehr geholfen. Es war einer meiner ersten Fälle. Ich meine, ich hatte bereits einen Hinweis auf *Conium*, ich kann mich aber jetzt nicht daran erinnern, woher. Das war interessant, denn ich konnte den Fall zuerst nicht lösen. Als sie es dann eingestand, dachte ich: „Ah, das ist *Conium*."

Teilnehmer: Ich verstehe nicht, was der sexuelle Bereich mit den Lähmungen zu tun haben soll.

Vithoulkas: Ich betrachte es als eine Lähmung, als eine Schwäche der Organe, den Erguss zurückzuhalten. Es ist eine Schwäche und eine gewisse Lähmung.

Teilnehmer: Kann das auch nach einer langen Zeitspanne auftreten oder würde es sich sofort einstellen, nachdem der Partner gestorben ist?

Sagen wir, die Person ist über 50 und der Partner stirbt. Wird dieser Zustand fünf Jahre später oder unmittelbar danach auftreten?

Vithoulkas: Unmittelbar danach, vielleicht nach einem, zwei oder drei Monaten. Es ist bei sexuell vitalen Menschen eine Reaktion auf den Verlust des Sexuellen. Eine andere Person kann ebenfalls diesen Verlust erleiden, wird aber nicht diese Reaktion zeigen und dennoch ein *Conium*-Fall sein. Sie werden dann nicht solch heftige Reaktionen finden, weil die Gesundheit und auch der Sexualtrieb nicht so stark waren.

Teilnehmer: Ich würde gern eine Bemerkung machen. Wenn ein Partner stirbt, dann schauen wir meistens sofort bei „Beschwerden durch Kummer" nach. Es gibt aber viele Arten von Reaktionen, die sich zeigen können. Es ist nicht einfach nur Kummer, es kann alles Mögliche sein.

Teilnehmer: Empfindet ein *Conium*-Patient Kummer intensiv, oder sind es lediglich dieses Zittern, die Lähmung sowie die geistigen Störungen?

Vithoulkas: Der *Conium*-Patient ist ziemlich hart. Bei den *Conium*-Patienten, die ich gesehen habe, handelte es sich nicht um so empfindsame Menschen wie bei anderen Mitteln. Sie sind Materialisten, zwar nicht im egoistischen Sinne von „ich bin ein großer Mann", sondern im täglichen Leben. Da heißt es: „Das ist meins, das gehört mir, das ist mein Haus." Sie hängen an der materiellen Welt. Das ist die geistige Einstellung von *Conium*. Wenn ihm das irgendwann einmal weggenommen wird, zeigt sich mit Sicherheit eine Reaktion. Das führt dann zu einer Verhärtung oder einem normalerweise bösartigen Tumor.

Teilnehmer: Handelt es sich um Menschen, die zusammenbrechen, nachdem ihr Haus abgebrannt ist; wegen des großen materiellen Verlustes?

Vithoulkas: Oh ja, sicher, sogar sehr. Sie finden normalerweise, dass sich nach solchen Belastungen plötzlich Krebs entwickelt, obwohl es der Person gut ging. Denken Sie dann an *Conium*.

Teilnehmer: Es handelt sich dann aber um ein plötzliches Geschehen und nicht um diesen langsam fortschreitenden Prozess.

Vithoulkas: Ja. Das gibt es auch. Bei einer Katastrophe reagieren die Betroffenen heftig. Besonders, wenn das Unglück ihren Besitz betrifft, was immer es auch sei, menschlich oder materiell. Natürlich zeigen sich alle Arten von Auswirkungen aufgrund unterdrückter Sexualität. Wenn *Conium* den Sexualtrieb unterdrückt, kommt es zu Problemen (2).

Wir finden, was diese Lähmung des Systems betrifft, Hinweise in den Rubriken: „Samenverluste während des Schlafs, ohne Träume" oder „während des Stuhlgangs". Sie sehen die Idee der Schwäche des Systems.

Interessant sind auch die Taubheit und der Schwindel, der auftritt, sobald sich der Patient hinlegt (2). Es ist ihm unmöglich, sich zur Seite zu drehen.

Es ist eines der Hauptmittel, an das Sie denken müssen, zusammen mit *Belladonna* natürlich. Wenn der Patient sich zur Seite dreht und dann heftigen Schwindel bekommt, ist es *Conium*.

Teilnehmer: Tritt das auf, wenn er steht oder liegt?

Vithoulkas: Es tritt auf, wenn er liegt. Selbst während des Hinlegens kann er Schwindel bekommen. Wenn er dann versucht, sich zur Seite zu drehen, zeigt sich eine deutliche Verschlimmerung.

Teilnehmer: Macht das den Unterschied zwischen *Belladonna* und *Conium* aus?

Vithoulkas: Die Mittel sind sehr verschieden. Wenn ich als Symptom nur den Schwindel hätte, der beim Umdrehen im Bett sehr heftig wird, und kein weiteres Symptom vorhanden wäre, würde ich zuerst *Belladonna* und danach *Conium* geben. Es gibt aber allgemeine Unterscheidungsmerkmale. *Belladonna* wird zum Beispiel als Charakteristik den heißen Kopf und kalte Extremitäten bei solch einem Schwindel haben. Sie brauchen nur diese eine Frage zu stellen.

Wenn Sie einen Fall haben, bei dem eine Blasenschwäche vorliegt, die sehr wahrscheinlich für intermittierendes Harnlassen (2) verantwortlich ist, geben Sie *Conium*. Wenn Sie die Prostata untersuchen und feststellen, dass diese normal ist, aber intermittierendes Harnlassen vorliegt, dann ist *Conium* das erste Mittel, an das Sie denken müssen.

Wenn eine Vergrößerung der Prostata vorliegt, ist es *Conium*. Die Hoden können verhärtet sein, die Prostata kann vergrößert und verhärtet sein, aber meistens sind es die Hoden und der Uterus. Hier liegen die Schwerpunkte der Verhärtungen im Körper. Sie können auch finden, dass der Patient versucht zu urinieren; er presst und presst bis zur Erschöpfung, aber es kommt nichts. Dann setzt er sich für einen Moment hin, um zu entspannen, worauf etwas Urin kommt.

Teilnehmer: Ist es bei *Nux* nicht ebenso?

Vithoulkas: Nein, es ist anders, wenn auch ähnlich. Bei *Nux* besteht der Drang, aber es kommt nur sehr wenig heraus. Dann geht der Patient mehrmals zur Toilette, vielleicht 10 bis 20 Minuten lang. Es ist ein unwillkürlicher Spasmus, der ihn treibt.

Bei Arthritis der Knie gibt es ein Symptom, das ich Ihnen nennen sollte, es zeigt sich eine Besserung durch Hängenlassen der Füße. Ich kann mich an keinen Fall erinnern, bei dem ich es gesehen habe, aber es steht in unseren Büchern. Es könnte vielleicht einmal nützlich sein.

Teilnehmer: Wie oft haben Sie *Conium* gegeben? Ist es ein häufiges Mittel?

Vithoulkas: Sie fragen mich schwere Dinge. Nein, nicht oft, vielleicht einmal innerhalb von zwei Monaten. Wir haben ungefähr 1.500 Fälle im Monat.

Teilnehmer: Wenn Schmerzen vor und nach den Menses auftreten, könnte laut Repertorium *Conium* angebracht sein. Wenn Sie es aber nur einmal innerhalb von zwei Monaten brauchen, nehme ich an, dass Sie es nicht dafür verwenden.

Vithoulkas: Nicht oft. In solchen Fällen würde ich *Silicea*, *Lycopodium* oder *Calcium*, was häufig ist, verwenden; *Conium* nur manchmal.

Psorinum

Vithoulkas: Es gibt drei Ideen, die sich durch das Bild von *Psorinum* ziehen. Ich nenne sie einmal in Form von Stichworten. Jucken (2), äußerlich und innerlich; Zerfall (2), ebenfalls äußerlich und innerlich; Armut (2), ebenfalls äußerlich und innerlich.

Teilnehmer: Meinen Sie das ernst, mit der Armut, äußerlich und innerlich?

Vithoulkas: Ja. Was sind die Merkmale innerer Armut?

Teilnehmer: Erschöpfung der Lebenskraft.

Vithoulkas: Ja! *Psorinum* zeigt eine starke Unsicherheit; die Betroffenen machen sich sehr große Sorgen, sie könnten verarmen (2) oder bankrott gehen. Alles dreht sich sehr stark um diesen Aspekt.

Es ist interessant, dass reale äußerliche Armut in einem Land *Psorinum*-Fälle hervorrufen kann. Während der deutschen Besatzung Griechenlands trat die Krätze, aus deren Krankheitsprodukt *Psorinum* hergestellt wird, epidemisch auf und zog 80 Prozent der Bevölkerung in Mitleidenschaft. Wir lebten unter sehr armseligen und belastenden Bedingungen. Ein Kind, so wie es in unseren Büchern beschrieben wird, mit einer laufenden Nase, das überall schmutzig ist sowie Schrammen an den Knien und Verletzungen hat, gibt diese Idee der Armut wieder. Sie sehen das bei Zigeunern, sie entwickeln *Psorinum*-Bilder. Äußere Armut kann die Bedingungen schaffen, unter denen sich *Psorinum*-Fälle entwickeln können.

Die drei genannten Zustände können gleichzeitig oder jeder kann für sich auftreten.

Bei *Psorinum* handelt es sich meistens um chronisch Kranke. Es ist selten, dass es bei akuten Krankheiten angezeigt ist, und wenn, dann ist es meist am Ende einer ernsten akuten Krankheit, die den Patienten in einen Zustand der Entkräftung und Erschöpfung versetzt hat. Er schwitzt, besonders nachts, und der Schweiß riecht ekelhaft (2).

Das ist etwas, das Sie von Anfang an bemerken werden. Das Ekelhafte ist bei *Psorinum* sehr ausgeprägt. Sie werden es sofort bemerken, wenn der Patient in die Praxis kommt. Die anderen halten es nicht im gleichen Zimmer mit ihm aus. Das Element des Zerfalls in seinem Körper ist sehr deutlich. Es befinden sich Zerfallsprodukte in seinem Schweiß, der faulig ist und genau den Geruch hat, der von einem toten Hund ausgeht. Verwestes Fleisch ist sehr charakteristisch für *Psorinum*. Der Geruch kann auch Ähnlichkeit mit faulen Eiern haben. Sie finden diese Gerüche bei allen Absonderungen. Den Geruch von faulen Eiern findet man insbesondere auch bei *Arnica*. *Arnica* wäre das erste Mittel, an das wir dabei denken.

Ich möchte nun diese Idee des Juckens von *Psorinum* ausführen. In den meisten Fällen finden Sie Jucken der Haut, entweder mit oder ohne Hautausschlag. Das Jucken ist intensiv und beständig. Normalerweise muss der Patient kratzen, bis er wund ist und es blutet. Dann zeigt sich ein Hautausschlag, welcher der Krätze ähnlich ist. Sie werden kleine Löcher sehen, in denen sich Eiter vermischt mit Blut befindet.

Teilnehmer: Wir hatten in unserer Gegend lange Zeit Krätze-Epidemien, aufgrund der Wäschereien.

Teilnehmer: Wir finden das häufig, wenn Menschen in größeren Gemeinschaften zusammenkommen, Kinder in Tagesstätten usw.

Vithoulkas: Es ist interessant, dass sich die Krätze bei gesunden Menschen entwickelt, vorausgesetzt, es besteht eine Prädisposition. Sie müssen gesund sein, und zur gleichen Zeit müssen unhygienische Verhältnisse gegeben sein. Hygienische Verhältnisse beugen der Krätze vor. Ich möchte Ihnen etwas über diese Prädisposition erzählen.

Wir behandeln die Leute gemäß ihrer Prädisposition. Wir geben *Sulfur* und wir individualisieren. Je materieller der Reiz jedoch ist, desto weniger ist es möglich zu individualisieren und desto weniger können wir überhaupt tun. Wenn es zu materiell ist, dann ist das Desinfizieren die beste Behandlung.

Menschen werden von Mücken gestochen. Auch dafür muss eine Empfänglichkeit vorhanden sein; diese ist allerdings sehr allgemein. Man findet nur sehr wenige Menschen, die keine Empfänglichkeit für Mückenstiche zeigen. Können wir eine Person homöopathisch behandeln, damit sie nicht mehr von den Mücken gestochen wird? Nein, weil eine allgemeine Anfälligkeit besteht, die jeder besitzt. Es gibt eine andere Plage: Läuse. Wir können einen Menschen nicht daraufhin behandeln, keine Läuse mehr zu bekommen. Obwohl eine Anfälligkeit für Läuse gegeben ist, scheinen dennoch mehr Menschen gegen Läuse als gegen Mücken immun zu sein. Wir können das jedoch nicht behandeln, da die Empfänglichkeit dafür eine zu weitgehende ist. Wenn er dem Einfluss ausgesetzt ist, wird fast jeder Mensch Läuse bekommen. Je mehr wir uns in diese Richtung bewegen, desto weniger können wir mit der Homöopathie ausrichten. Je mehr man sagen kann: „Das wird jeder bekommen", desto weniger können wir mit der Homöopathie leisten. Denken Sie an das Prinzip der Vergiftungen. Jeder würde betroffen sein. Mit der Homöopathie kommen wir an diese Dinge nicht heran. Wenn es erst zu einer Vergiftung gekommen ist, müssen wir auf chemische Maßnahmen zurückgreifen. Die Studien zeigen, dass es sehr schwierig ist, Läuse homöopathisch zu behandeln.

Teilnehmer: Gilt das auch für Vergiftungen durch Pestizide und für Vergiftungen durch Strahlen?

Vithoulkas: Das gilt für Fälle, bei denen die Strahlendosis groß und jeder betroffen ist. Ist die Dosis jedoch gering, und man wird durch diese kleine Menge sehr krank, dann liegt eine Prädisposition vor. Sie können diese Menschen behandeln und von dieser Anfälligkeit befreien.

Teilnehmer: Ich habe einen Patienten, der in einer Wohngemeinschaft lebt. Sie essen alle aus demselben Garten, es sind zehn Leute. Fünf von ihnen kamen mit ernsten Infektionen des Harntraktes.

Sie hörten dann auf, Gemüse aus ihrem Garten zu essen, da es den Anschein hatte, als hätte es etwas damit zu tun. Bei drei von ihnen zeigte sich nach einem Jahr ein Nachlassen der geistigen Funktionen. Sie konnten nicht mehr richtig denken und fühlten sich sehr gereizt. Sie hatten keinerlei sexuelles Verlangen und es zeigte sich viel Schwäche. Bei einem war es besonders schlimm, er war wohl anfälliger dafür. Würden Sie sagen, dass er zu heilen ist?

Vithoulkas: Nein, das habe ich nicht gemeint. Ich habe nicht davon gesprochen, ob jemand heilbar ist oder nicht. Man kann wegen der starken Anfälligkeit homöopathisch behandeln. Ob jemand heilbar ist oder nicht, das weiß ich nicht. Sie sagten, dass die Patienten aufgrund einer Harnwegsinfektion in diesen Zustand kamen?

Teilnehmer: Nun, das war das erste Symptom, das sie hatten. Die Symptome der Harnwege sind jetzt nicht mehr vorhanden, es ist jetzt geistig und sexuell.

Vithoulkas: Das ist *Cannabis indica*. Geben Sie ihnen *Cannabis indica* in hoher Potenz, es könnte bei dem beschriebenen Zustand von Nutzen sein.

Teilnehmer: Ich hatte vor drei Monaten eine Patientin, die konstitutionell *Lycopodium* benötigt. Vor zwei Wochen brach bei ihr die Krätze aus. Die gesamte vordere Körperhälfte war betroffen. Sie war sehr besorgt und hatte sich entschlossen, ein allopathisches Medikament anzuwenden; was aber keine Wirkung zeigte. Würden Sie daraus schließen, dass es sich dabei um eine homöopathische Verschlimmerung gehandelt hat?

Vithoulkas: Ich kenne die Patientin nicht. Wir können aber folgern, dass diese Person nicht in der Lage gewesen sein könnte, sich mit der Krätze zu infizieren, sich aber jetzt, wenn es ihr gesundheitlich besser geht, infiziert hat. Ich könnte auf jeden von Ihnen zeigen und sagen, wer die Krätze bekommen würde und wer nicht, einfach dadurch, dass ich Sie mir anschaue. Wenn wir alle im gleichen Maße der Krätze ausgesetzt wären, würden Sie sehen, dass diejenigen, die eine bessere Gesundheit besitzen, sie bekommen würden. Das wäre ein Test für gute Gesundheit.

Teilnehmer: Würden Sie diese Patientin homöopathisch behandeln?

Vithoulkas: Ich würde erst einmal versuchen, homöopathisch zu behandeln. Sollte das misslingen, würde ich ihr eine Arznei nennen, die das beseitigen kann.

Teilnehmer: Sie hatte es versucht, aber es ging nicht.

Vithoulkas: Sie hatte es versucht, und es hat nicht geklappt?

Teilnehmer: Das klingt nicht wie eine einfache Krätze.

Vithoulkas: Wurde sie gegen die Medikamente resistent?

Teilnehmer: Ja, wir hatten verschiedene Sachen probiert.

Teilnehmer: Meinen Sie, dass es ein Zeichen abnehmender Gesundheit innerhalb der sozialen Gemeinschaften ist, oder ist das ganz natürlich?

Vithoulkas: Die Menschen innerhalb einer Gemeinschaft, die daran erkranken, sind bei bester Gesundheit. Es scheint, als sei die Gesundheit dieser Gemeinschaften im Allgemeinen gut. Wenn Belastungen (Stress) und Schmutz auftreten, kann es zu der Krankheit kommen. Wenn Belastungen auftreten, aber Sauberkeit herrscht, kann die Krätze vermieden werden. Wenn hygienische Bedingungen herrschen, kann man der Krätze entgehen. Unterernährung, Belastungen und Armut sind starke Faktoren beim Hervorbringen der Krätze. Sie werden sehen können, dass *Psorinum* vielen dieser Menschen helfen kann.

Wir haben also Jucken; die Betroffenen kratzen sich, das Blut kommt durch und dann haben wir diese Ausschläge.

Wenn der Ausschlag unterdrückt wird, geht die Krätze nach innen (2), und aus dem Jucken wird Angst (2), die Angst, dass sich etwas Schlimmes ereignen wird; so wie bei *Causticum* oder *Phosphorus*, allerdings in Verbindung mit innerlicher Qual. Das geht immer in Richtung Unsicherheit in Bezug auf finanzielle

Angelegenheiten (2). „Ich werde noch im Armenhaus landen", so werden sich die Betroffenen in etwa äußern. Es ist eine große Hoffnungslosigkeit (2) vorhanden, aus der schließlich Verzweiflung wird. Es gibt verschiedene Stadien. Es zeigen sich fürchterliche Seelenqualen, die sie beständig peinigen. In diesem Stadium haben sie Selbstmordgedanken. Dabei sind es Menschen, die durchaus erfolgreich sein könnten. Sie werden unterstützt, von der Gesellschaft geachtet, sie besitzen dies und das, ein tolles Haus, ein tolles Auto oder was auch immer. Doch diese innere Unsicherheit gestattet ihnen nicht zu empfinden, dass sie begünstigt sind. Die Unsicherheit ist dermaßen stark, dass sie dieses Gefühl einfach nicht los werden.

Teilnehmer: Ich habe Schwierigkeiten, mir den erfolgreichen Geschäftsmann so vorzustellen, wie Sie ihn beschrieben haben.

Vithoulkas: Dies ist ein vollkommen anderes Stadium. Dies ist die *innere* Krätze, wie wir es nennen. Äußerlich ist es geregelt worden, da sieht alles gut aus. Äußerlich können Sie überhaupt nichts sehen, da ist kein Schmutz oder dieses ständige Jucken.

Sie kennen diese Beschreibungen. Nachts, wenn sie im Bett warm geworden sind, wird es qualvoll. Sie kratzen und kratzen, doch es bessert sich nicht. Dann kratzen sie sich wirklich das Fleisch auf und haben Schmerzen. Schließlich werden sie einschlafen.

Es handelt sich um die gleiche Geschichte – Jucken, Qual, innere Ängste. *Nur ist es jetzt ständig innerlich vorhanden; außen sehen Sie nichts mehr.* Es ist eine andere Stufe, ein anderes Stadium.

Teilnehmer: Es muss also nicht unbedingt der Geruch oder das Jucken oder so etwas vorhanden sein?

Vithoulkas: Nicht in dem Stadium, das ich gerade beschrieben habe.

Teilnehmer: Wie sieht es mit der Vorgeschichte aus, wird die normalerweise erzählt?

Psorinum

Vithoulkas: Es kann sein, dass Sie die Vorgeschichte erzählt bekommen, aber das ist nicht immer der Fall. Die Patienten können sich häufig nicht daran erinnern, dass in der Kindheit ein Ausschlag unterdrückt wurde.

Dieses Gefühl der Unsicherheit stellt sich beim kleinsten Misserfolg ein. Er ist ein erfolgreicher Geschäftsmann und erleidet einen kleinen Fehlschlag. Er hat einen Freund um Geld gebeten. Dieser hat es ihm nicht geben können, da er es momentan nicht hat. Er wird dann furchtbar traurig sein, er ist niedergeschlagen, enttäuscht. Er glaubt, dass ihn jeder im Stich lassen wird.

Es ist ein Gefühl von Unsicherheit, ein Gefühl von Armut, in das dieser Mensch eingebettet ist. „Ich werde verarmen", obwohl er sehr wohlhabend ist. Es besteht kein Grund, so zu empfinden. Es ist ein Pessimismus hinsichtlich finanzieller Angelegenheiten zu verzeichnen, wie bei *Bryonia*.

Teilnehmer: Bei *Bryonia* ist es nicht so schlimm, oder?

Vithoulkas: Doch, es ist viel schlimmer. Die Furcht zu verarmen ist bei *Bryonia* schrecklich. Die Patienten werden Ihnen erzählen, dass eigentlich kein Grund vorhanden sei, so zu empfinden, denn sie würden dies und das und jenes, fünf verschiedene Versicherungen, besitzen, aber dennoch würden sie so empfinden. Es ist pathologisch. Wenn diesen Menschen diese Qual, diese Angst bis zu dem Grad überwältigt, dass er glaubt, es sei unmöglich, noch geheilt zu werden, er an seiner Genesung zweifelt und auch allgemein ganz verzweifelt ist, dann werden Sie ihn zu Gesicht bekommen. Er kann sich dann nicht mehr konzentrieren und auch nicht mehr aufnehmen, was er liest.

Die Hautausschläge haben die Tendenz, nicht zu heilen, sondern sich statt dessen langsam, aber stetig auszubreiten. Es sind Absonderungen aus den Ohren vorhanden, die diesen eigentümlichen fauligen Geruch haben.

Teilnehmer: Können es Ausschläge wie Impetigo sein, nässend und mit Krusten, die sich ausbreiten?

Vithoulkas: Ja, solange Jucken vorhanden ist. Die Ausschläge müssen mit Jucken verbunden sein. Es gibt auch Mittel, die Ausschläge ohne Jucken haben. Physisch finden Sie bei *Psorinum* große Schwäche. Der Betroffene möchte dauernd nach Hause gehen, um sich hinzulegen. Bei *Psorinum* gibt es die Tendenz, dass sich Symptome an den Beinen zeigen. Diese werden schwach.

Der Patient kann eine chronische Bronchitis bekommen, dann ist er schnell außer Atem und muss sich hinlegen. Es gibt eine typische Haltung, ein Schlüsselsymptom, an das Sie sich erinnern sollten. Sie liegen da wie ein Kreuz (2); sie fühlen sich wirklich wie gekreuzigt und empfinden eine furchtbare Qual. Ich habe die gleiche Qual nur noch bei *Lithium* gesehen. Es ist eine Qual, die sie ruhelos werden lässt. Sie können nicht auf einer Stelle bleiben. Sie können nicht beschreiben, was sich abspielt, aber es ist etwas furchtbar Schlimmes. Sie werden sagen: „Ich kann es nicht aushalten. Es ist zu viel."

Bei Fällen akuter Bronchitis finden wir, dass der Patient sehr stark friert (2); während des Fiebers schwitzt er, es wird dampfen. Wenn Sie die Kleidung öffnen, um die Betroffenen zu untersuchen, kommt Dampf hervor. Der Geruch des Schweißes ist wirklich unerträglich.

Teilnehmer: Ist das mit *Hepar sulfuris* vergleichbar?

Vithoulkas: Nicht so sehr, was den Geruch betrifft, aber die Patienten frieren und verschlimmern sich sehr durch Zugluft. Bei chronischen Kopfschmerzen ist es typisch, dass diese Menschen, die über viele Jahre an Kopfschmerzen gelitten haben, nicht an die Luft gehen können, ohne den Kopf zu umwickeln, da sie sonst Kopfschmerzen bekommen würden. Nachts tragen sie eine Mütze, die sie wärmen soll. Der leichteste Zug würde Kopfschmerzen auslösen (2), wodurch sie aufwachen würden. Sie finden das auch bei *Silicea*.

Teilnehmer: Bei „Angst um Geschäftsangelegenheiten" ist *Bryonia* nicht aufgeführt. Sollen wir es nachtragen?

Psorinum

Vithoulkas: Es sind nicht die Geschäftsangelegenheiten, sondern es ist die Furcht zu verarmen. Es steht unter „Furcht vor Armut". Es ist nicht einmal so sehr die Furcht vor Armut, sondern eher Geiz. Sie wollen einfach kein Geld abgeben. Es wird immer mehr angesammelt. Sie mögen keine frische Luft. Es ist interessant, dass diese Menschen wie Schmutz sind; wenn sie einmal an die saubere frische Luft gehen, geht es ihnen schlechter.

Teilnehmer: Wer ist schmutziger, *Sulfur* oder *Psorinum?*

Vithoulkas: Es ist bei beiden gleich. Sie haben eine fettige Haut. Es geht ihnen besser, wenn Sie ihnen zu Essen geben. Geben Sie ihnen irgendetwas – Geld –, und es geht ihnen für eine Weile besser.

Die Kopfschmerzen nehmen ab, wenn sie essen (2).

Psorinum ist eines der Mittel, an das Sie denken müssen, wenn Sie jemanden über Jahre ohne wirklichen Erfolg behandelt haben. Sie haben das Bild verändern können und merken dann, dass die Symptome verschwunden sind, ohne dass es dem Patienten wirklich besser geht. Dann erzählt er Ihnen von einem Hautausschlag (2), der in jungen Jahren unterdrückt wurde (2). Die Lebenskraft bringt keine Symptomatologie mehr hervor und Sie stellen fest, dass er kalt ist. Geben Sie dann *Medorrhinum* und *Psorinum.*

Teilnehmer: Was die physische Ebene betrifft, so können diese Menschen erst schlafen, wenn sie sich gekratzt haben. Auf der emotionalen Ebene sind Ängste vorhanden, die sie am Schlafen hindern. Ist das mit *Arsenicum* vergleichbar, die Angst, die sie wach hält?

Vithoulkas: Ja, in gewisser Weise.

Teilnehmer: Wäre solch ein Mensch ruhelos? Würde er seine Angst zeigen und lebhaft darüber erzählen?

Vithoulkas: Das hängt davon ab, in welchem Stadium Sie ihn antreffen. Die zugrunde liegende Idee ist, dass diese Menschen verzweifeln (2) und hoffnungslos (2) sind. Sie sehen keinen Hoffnungsschimmer und werden sagen, dass sie unter diesen Bedingungen nicht leben können. Sie werden ruhelos sein, auf und ab, auf und ab gehen. Die Ruhelosigkeit ist nicht so stark wie bei *Arsenicum*, es ist außerdem eine vitale Ruhelosigkeit. *Arsenicum* würde müde werden.

Teilnehmer: Neigen die Patienten dazu, anspruchsvoll zu sein, so wie *Arsenicum*?

Vithoulkas: Sie scheinen sich nicht sehr viele Gedanken um ihre Gesundheit zu machen, sondern aufgegeben zu haben. Sie meinen, dass nichts mehr für sie getan werden kann. Deshalb kommen sie auch mit der Einstellung zu Ihnen, dass sie eigentlich nichts erwarten. Der Arzt kommt deshalb nicht auf den Gedanken, dass sie anspruchsvoll sein könnten. Er wird sich fragen, warum dieser Patient wohl zu ihm gekommen ist. Es ist, als ob er nicht wirklich geheilt werden möchte. Diese Menschen haben das Gefühl zu verlieren; sogar dann, wenn sie im Begriff sind zu gewinnen. Das sind die Grundzüge von *Psorinum*.

Todesangst während Schwangerschaft (Fall)

Marianna M., 29 Jahre alt, schwanger.

Sie hat Angst vor dem Tod. Sie meint, sie müsse sterben (3). Sie macht sich deswegen Sorgen um das Kind; diese Angst beschäftigt sie sehr. Geistig fühlt sie sich dumpf (3).

Es stört sie, wenn die Verwandten in ihrer Nähe sind. Sie möchte auch nichts von deren Problemen hören, sie möchte dann allein sein. Im Allgemeinen hat sie aber Furcht vor dem Alleinsein. Sie hat auch Angst um ihre Gesundheit.

Trost verschlechtert ihren Zustand. Sie seufzt bei der Fallaufnahme. Sie bezeichnet sich als mitfühlend (3) (die Probleme der anderen nehmen sie sehr mit). Wenn sie traurig ist, verspürt sie ein Zusammenschnürungsgefühl am Hals.

Sie ist empfindlich gegen Gerüche und gereizt, wenn sie Schwierigkeiten mit ihren Kindern hat, regt sich dann leicht auf und bezeichnet sich als hysterisch.

Sie hat es ständig eilig. Wenn sie sich etwas vornimmt, geschieht es häufig, dass sie etwas ganz anderes macht.

Ihr ist oft heiß (2). Hitze verschlechtert (auch ihren psychischen Zustand). Sie hat Durst auf kaltes Wasser. Ihr Gesicht ist häufig gerötet (3).

Sie hat Albträume. Sie träumt, sie würde von hochgelegenen Orten fallen. Ihre Übelkeit bessert sich, wenn sie sich hinlegt (3) (Schwangerschaftsübelkeit?). Vor einem Jahr erfuhr sie, dass ihr Schwiegervater an Krebs erkrankt ist, das hat sie sehr mitgenommen. Sie war dermaßen geschockt, dass sie laut geschrien hat.

Vithoulkas: Wie würden Sie an diesen Fall herangehen?

Teilnehmer: Ist er an Krebs gestorben oder hat er Krebs bekommen?

Todesangst während Schwangerschaft (Fall)

Teilnehmer: Die letzten zwei Zeilen der Seite sind beim Kopieren verloren gegangen. Ich erinnere mich daran, dass sie erfuhr, dass ihr Schwiegervater Krebs habe, nicht, dass er an Krebs gestorben sei.

Vithoulkas: Vor einem Jahr wurde ihr Schwiegervater krebskrank. Als sie davon erfuhr, bekam sie einen hysterischen Anfall.
Nun, wie packen Sie solch einen Fall an? Wonach schauen Sie?

Teilnehmer: Eine Sache, die mir wirklich aufgefallen ist, war ihre Aussage, dass sie sich etwas vornimmt, dann aber etwas ganz anderes macht.

Teilnehmer: Wir könnten nach einem Auslöser suchen.

Vithoulkas: Sie zeigt viele Symptome. Hat jemand voll durchrepertorisiert? Haben Sie herausgefunden, welches Mittel das meiste abdecken würde?

Teilnehmer: Es scheint, als wäre ein hysterisches Element vorhanden. Darum habe ich zunächst an die Mittel gedacht, die solch ein Element enthalten; *Natrium muriaticum, Ignatia* usw. Als ich las, dass sie sehr warmblütig sei, beschränkte ich meine Suche sehr vorsichtig auf die Mittel, die sehr warm sind. Das schließt Mittel wie zum Beispiel *Moschus* aus, da es ein sehr kaltes Mittel ist. Ich bleibe bei *Natrium muriaticum* und *Ignatia*.

Vithoulkas: *Ignatia* ist kein heißes Mittel!

Teilnehmer: Es ist kein heißes Mittel, aber es wird tatsächlich im Repertorium angegeben. Es ist warm. Wie Sie wissen, ist die Hitze sehr stark. Es heißt, dass sie die Hitze psychisch nicht ertragen kann.

Teilnehmer: Da scheinen mir eine Menge ... ob sie tatsächlich hysterisch ist oder nicht, ist schwer zu beurteilen, ohne sie sprechen zu hören. Ihre Aussagen erscheinen mir irgendwie widersprüchlich. Sie ist mitfühlend, trotzdem möchte sie allein sein. Sie mag die Menschen, aber sie möchte ihre Verwandten nicht um sich haben. Dies sind die widersprüchlichen Elemente, die durchscheinen.

Todesangst während Schwangerschaft (Fall)

Teilnehmer: Ich habe eine gewisse Vorstellung, wie diese Person sein könnte und welches Bild sie bietet. Ich sehe sie als eine Person, die überwältigt ist, unglaublich mitfühlend. Vielleicht ist es kein wirkliches Mitgefühl, vielleicht ist es eine Überreaktion auf die Probleme anderer und eine Unfähigkeit, die eigenen Gefühle zu zügeln. Es scheint sie sehr mitzunehmen. Sie möchte sich am liebsten von den anderen abschotten.

Vithoulkas: In dem Fall, den ich Ihnen gegeben habe, ist „sehr mitfühlend" dreimal unterstrichen.
Sie werden in fast 90 Prozent dieser Fälle sehen, dass das kräftig unterstrichen ist. Sie müssen dieses Symptom immer in Bezug zur gesamten Person sehen, zu dem, was sie sagt. Sie sagt, dass sie ihre Verwandten nicht sehen möchte und nichts von ihren Problemen hören möchte. Was für eine Art von Mitgefühl soll das sein?

Teilnehmer: Das ist schon widersprüchlich. Aber sie sagt, sie widme den Problemen anderer eine Menge Aufmerksamkeit.

Vithoulkas: Sie nennt sich selbst mitfühlend.

Teilnehmer: Ich denke, sie reagiert zu stark auf die Probleme der anderen.

Teilnehmer: Ich meine, dass sie es als sehr schmerzlich empfindet, in die Probleme der Verwandten verwickelt zu werden, da sie diese schließlich nicht um sich haben möchte.

Teilnehmer: Sie reagiert eher hysterisch, wenn sie von den Problemen der anderen hört. Sie kann es nicht kontrollieren. Sie reagiert zu stark. Ich denke nicht, dass sie immer mitfühlend ist.

Vithoulkas: Sie befindet sich geistig in einem nicht ausgeglichenen Zustand. Es gibt eine Regel, an die Sie sich immer halten sollten, wenn Sie einen Fall angehen.
Schauen Sie nach dem Eigentümlichen des Falles (2)! Stellen Sie fest, was andersartig ist. Es geht um die Idiosynkrasie der Person; *Hahnemanns Paragraph 153*. Dort sagt er: *„Um einen Patienten zu heilen, ist es erforderlich, das Eigentümliche des Falles zu erfassen."* Da liegt der Kern. Wir müssen stets versuchen, das Eigentümlichste

(2) in einem Fall zu finden und es als diagnostisches Werkzeug zu verwenden. Man könnte sagen, dass *Hahnemann* in § 153 die Verschreibung aufgrund von Schlüsselsymptomen anregt. Dem ist aber nicht so. Sie müssen das mit dem Rest des Falles in Übereinstimmung bringen, um zu sehen, ob es passt.

Hahnemann sagt: „Bei der Suche nach dem speziellen homöopathischen Heilmittel, durch Gegeneinanderhalten der Krankheitszeichen gegen die Symptomenreihen der Arzneien, sind die *auffallenderen, sonderlichen, ungewöhnlichen und eigenheitlichen (charakteristischen) Zeichen und Symptome des Krankheitsfalles besonders und fast einzig fest ins Auge zu fassen.*"

In der Materia medica finden Sie das, was eigentümlich an einem Fall sein kann. Sie werden dort verschiedene Bilder finden, die sich jeweils unterscheiden. Wenn Sie allerdings die Arzneimittellehren lesen, die nach dem Schema „Geist, Körper etc." aufgebaut sind, werden Sie das Eigentümliche an dem Arzneimittel nicht hervorgehoben finden. Deshalb kommen Sie auch durcheinander. Schauen Sie also immer nach dem, was eigentümlich ist. Deshalb suchen wir, wenn wir einen Fall angehen, nach genau dem Ausdruck, der die Person charakterisiert und ihre besondere Eigenart bezeichnet. Um aber das, was charakteristisch ist, finden zu können, müssen wir es aus der Materia medica kennen. Es könnte sonst passieren, dass wir etwas als charakteristisch betrachten, das in Wirklichkeit nur sehr allgemein ist.

Nun dazu, wie Sie diesen Fall angehen können, der ja eine Menge an Symptomen bietet.

Sie lesen den Fall und sehen, die Frau seufzt; außerdem „Trost verschlimmert". Sie nennt sich selbst hysterisch und sagt: „Ich handle hysterisch." Eine hysterische Person wird sich aber nicht selbst als solche bezeichnen. Falls sie wirklich wissen sollte, dass sie hysterisch ist, hätte sie Angst, das auszusprechen. Deshalb und aufgrund der Tatsache ... Sie wissen, dass wir als Erstes die Gesamtheit der Symptome aufnehmen und repertorisieren. Deckt ein Mittel die gesamte Symptomatologie ab? Nein!

Der nächste Schritt besteht darin, bestimmte Symptome auszuwählen. Auf diese Weise kommen wir zu einem Mittel, welches das Eigentümliche, den Schwerpunkt der Symptome, abdeckt. Da ist eine Frage.

Teilnehmer: Wollen Sie der hohen Wertigkeiten wegen *Ignatia* verschreiben?

Vithoulkas: Es handelt sich hier um einen neuen Arzt, mit einer etwa neunmonatigen Erfahrung ... Wenn Sie mir Fälle bringen, werde ich bestimmt ab und zu gewisse Widersprüche finden und bestimmte Symptome, die Sie notiert haben, streichen. Wenn Sie den Patienten dann nochmals fragen, werden Sie sehen, dass er seine getroffene Aussage neu formulieren wird. Wir müssen immer so sicher wie nur möglich sein, wenn wir uns für eine Verordnung entscheiden. Wir machen das nicht blindlings.

Teilnehmer: Seufzen ist etwas, das man häufig sehen kann.

Vithoulkas: Sie müssen schauen, die Person wird sich dessen bei *Ignatia* sehr wahrscheinlich nicht bewusst sein. Es ist eine Nervensache. Wenn ein bisschen Stress vorhanden ist, wird die Person, wenn sie über sich sprechen soll, seufzen, und Sie schreiben es dann auf.

Sie finden: „in Eile", „empfindlich gegen Gerüche", oder „Angst um die Gesundheit, Furcht vor dem Tode, Furcht vor dem Alleinsein". Aber was ist nun daran eigentümlich?

Wenn wir die verschiedenen Methoden angewandt haben und zu keinem Ergebnis gekommen sind, wonach schauen wir dann? Wir schauen nach dem, was am eigentümlichsten ist. Was meinen Sie, ist das Eigentümlichste an diesem Fall?

Teilnehmer: Die Übelkeit, die durch Hinlegen besser wird, scheint eigentümlich zu sein. Sie ist dreimal unterstrichen.

Vithoulkas: Gut, schauen wir uns das an. Das sind viele Mittel. Die wichtigsten Symptome für die Patientin sind, wie sie sagt, „das Erröten des Gesichtes" und „mein Geist wird dumpf".

Teilnehmer: Die Zusammenschnürung der Kehle.

Vithoulkas: Wo steht das?

Teilnehmer: „Immer wenn ich mich ein bisschen traurig fühle oder das Bedürfnis habe zu weinen, empfinde ich diese Zusammenschnürung der Kehle."

Teilnehmer: Ich finde es eigentümlich, dass sie angeblich mitfühlend ist und trotzdem allein sein möchte. Trösten verschlechtert. Da scheint eine ziemliche Spaltung vorzuliegen.

Vithoulkas: Sie müssen sich die Symptomatologie vor Augen halten. Sie werden das bei 80 Prozent aller Fälle sehen.

Teilnehmer: Was ist mit „ich möchte eine Sache machen, aber ich mache dann etwas anderes"? Ich denke, das ist eigentümlich.

Vithoulkas: Das zeigt die Schwäche des Geistes. Sie ist gespalten.

Teilnehmer: Wenn wir also irgendwann „Mitgefühl" finden, brauchen wir nur davon auszugehen, dass das in Griechenland von jedem Arzt aufgeschrieben wird.

Vithoulkas: Vorausgesetzt, der Patient bezeichnet sich selbst als mitfühlend. Wenn es mit dem Gesamtbild übereinstimmt und ein weiteres ergänzendes Symptom vorhanden ist, dann können Sie es verwenden.

Das wäre dann *Phosphorus!* Wegen der Furcht, des Durstes auf kaltes Wasser und weil sie mitfühlend ist. Aber verwenden Sie kein Symptom wie „ich mag Süßigkeiten ... " In Amerika isst man nicht so viele Süßigkeiten, aber in unserem Land isst jeder Süßigkeiten. „Ich mag Süßigkeiten" besagt dann gar nichts; es ist zu allgemein. Aber wenn Sie eine Verschlimmerung durch Süßigkeiten in meinem Heimatland feststellen sollten, dann wäre das auffällig und interessant. Es gibt dort außerdem ganz wenige Menschen, die sagen würden: „Ich bin hart." Gibt es überhaupt jemanden, der sagen würde, dass er nicht mitfühlend sei? Es sei denn, es ist ein *Acidum phosphoricum*-, ein *Acidum muriaticum*- oder ein *Acidum picrinicum*-Zustand, bei dem man hören kann: „Ich möchte mitfühlend sein, aber ich kann es nicht."

Teilnehmer: Träumen, dass man von einem hochgelegenen Ort fällt, das ist ein ungewöhnliches Symptom.

Vithoulkas: Ja, das ist etwas, das Sie verwenden können. „Fallen von hohen Orten" finden wir besonders bei *Belladonna* und *Thuja*.

Teilnehmer: Es scheint mir eigentümlich zu sein, dass eine Frau, die ein Kind bekommen wird, Angst hat zu sterben. Sie fürchtet sich vor dem Sterben und ist besorgt um ihr Kind, weil sie „sterben" wird.

Teilnehmer: Sie macht sich um alles Sorgen.

Vithoulkas: Sie macht sich nicht um alles Sorgen! Ich lese mal vor, was die Frau gesagt hat: „Ich habe ununterbrochen darüber nachgedacht, was geschehen wird, wenn ich sterbe. Ich bin überzeugt davon, dass ich sterben werde. Ich bin überzeugt, ich werde sterben, ganz egal, was Sie tun werden, Herr Doktor. Ich werde sterben!" Wie heißt das Mittel? Was steht bei *Kent*? *Aconitum* und *Agnus castus*.

Welches dieser beiden Mittel würden Sie geben und aus welchem Grund? Nun haben wir noch ein anderes eindeutiges Symptom, auf das wir bauen können, „Verschlechterung durch Hitze" und dann noch die Röte des Gesichtes.

Teilnehmer: Sie glaubt, dass sie sterben wird, dass ihr nicht geholfen werden kann. Wo steht das, in welcher Rubrik?

Teilnehmer: „Todesahnung" und „Furcht vor dem Tod während der Schwangerschaft".

Teilnehmer: Wo haben Sie das gefunden?

Teilnehmer: Unter „Furcht vor dem Tode".

Vithoulkas: „Furcht vor dem Tode während der Schwangerschaft". „Furcht, sagt die Zeit des Todes voraus". Die Idee von *Aconitum* ist hier gegeben. Was würde gegen *Aconitum* sprechen? Die Furcht vor dem Tod, Furcht vor dem Alleinsein – es ist *Aconitum*.

Teilnehmer: Es wurde nicht gesagt, wann das anfing.

Todesangst während Schwangerschaft (Fall)

Teilnehmer: Das war wahrscheinlich, als sie von dem Krebs hörte. Es war ein Schock, der zu einer Furcht wurde. Sie hatte das aber schon einmal, während einer anderen Schwangerschaft.

Teilnehmer: *Aconitum* steht nicht unter „Furcht beim Alleinsein".

Teilnehmer: Ist *Aconitum* ein warmes Mittel?

Vithoulkas: Ja, das ist es.

Teilnehmer: Meinen Sie Fieber? Sie hat aber kein Fieber.

Vithoulkas: Es ist kein Fieber, aber sie hat diese Gesichtsröte und ihr wird warm. Die Idee ist vorhanden. Ich möchte mich wirklich dafür entschuldigen, dass ich Ihnen diesen Fall gegeben habe. Hier ist entscheidend, wie man denkt. Versuchen Sie nicht, es auf rein mechanische Weise herauszubekommen. Es gibt keinen mechanischen Weg in der Homöopathie! Da heißt es nur denken! Was geht da vor? Was ist besonders eigentümlich und auffällig?

Sie werden sehen, dass Sie sich bei „Furcht vor dem Tode" drei bis fünf Arzneimittel ansehen und herausfinden müssen, welches es ist.

Es wird etwas vorhanden sein, das Ihnen den endgültigen Anstoß gibt, etwas, das es zu *Platinum* und nicht zu *Calcium carbonicum* macht. Haben Sie überhaupt nicht an dieses Mittel gedacht?

Teilnehmer: Ja und nein.

Vithoulkas: Bei einem Fall wie diesem, bei dem die Frau wegen der hormonellen Störung wiederholt ein *Aconitum*-Bild zeigt, zögern wir nicht, *Aconitum* 50 M zu geben, gerade weil *Aconitum* ein sehr gutes Akutmittel ist. Wir verschreiben es bei Erkältungen, zu Beginn der Erkältung und bei Fieber. Das ist die Idee, die wir im Kopf haben. Wir dürfen nicht vergessen, was dahinter steht, ob es nun chronisch ist oder was auch immer. Wenn die Idee vorhanden ist, dann zählt das.

Wenn Sie ein *Conium*-Kind finden, dann sollten Sie *Conium* geben, ungeachtet dessen, dass ich *Conium* nur bei Erwachsenen gesehen habe. Ich würde *Conium* geben, wenn das Bild vorhanden wäre, gerade weil es eigentümlich ist (2).

Teilnehmer: Was Sie sagen, erinnert mich an einen meiner ersten Fälle, an eine Frau, die Asthma, Bronchitis, Pneumonien und ihr ganzes Leben lang Allergien hatte. Sie konnte sich während der Therapie an ihre Geburt erinnern.

Sie erinnerte sich daran, „ertrunken" geboren worden zu sein, mit Flüssigkeit in den Lungen. Das Erste, woran sie sich erinnerte, war schreckliche Angst. Ich verschrieb *Aconitum*, allein wegen dieses Symptoms. Es ging ihr dann besser.

Vithoulkas: Wenn ein Schrecken vorliegt, ein großer emotionaler Schreck, der am Anfang einer Geschichte steht, so ist das nicht genug. Wenn Ihnen die Person erzählt, dass sie seit dieser Zeit große Furcht vor dem Tode habe, dann schauen Sie sich das zweimal an, aber wenn sie sagt: „Ich bin überzeugt, dass ich sterben werde", dann müssen Sie es geben, allein daraufhin. Das ist *Aconitum*.

Wir haben außerdem Hitze und Gesichtsröte. Im Repertorium finden Sie diese Hitze nicht, aber in der Materia medica wird die starke Hitze und die Gesichtsröte beschrieben. Die Patientin leidet sogar psychisch durch Hitze.

Teilnehmer: Können Sie mir sagen, warum Sie nicht *Apis* geben würden?

Vithoulkas: *Apis* ist warm. Es ist keine entsprechende Symptomatologie vorhanden.

Teilnehmer: Der Grund, weshalb ich an *Apis* dachte, ist die „Todesahnung".

Vithoulkas: Sehen Sie, Ihre Art zu denken ist zu theoretisch. Wir haben hier etwas, das für den Fall charakteristisch ist. Anstatt theoretisch zu werden, sollten wir lieber die Fakten verwerten. Sicher, der Fall ist so präsentiert worden, dass Zweifel aufkommen können.

Teilnehmer: Wir haben zweimal *Aconitum*.

Vithoulkas: Ja, sehr gut; ich sehe nur einen. Wie sieht das Ergebnis aus?

Todesangst während Schwangerschaft (Fall)

Teilnehmer: Sieben für *Ignatia*, dreimal *Phosphorus*, dreimal *Argentum nitricum*, zweimal *Natrium muriaticum*, zweimal *Aconitum*, einmal *Apis*, einmal *Medorrhinum*, einmal *Causticum*.

Vithoulkas: Ich glaube nicht, dass dieser Fall nur *Aconitum* benötigt. Angenommen, die Frau betrachtet sich drei Monate später und stellt fest, dass sie wieder in Ordnung ist. Ich glaube, dass sie dann ein anderes Mittel benötigen wird.

Ich weiß nicht, welches Mittel es ist. Als sich die Symptome gelegt hatten, kam sie nicht wieder. Das war 1979. Während der neunmonatigen Behandlung war sie lediglich zweimal gekommen. Einen Monat, nachdem sie die 50 M *Aconitum* genommen hatte, sagte sie, dass sie sich viel besser fühle (3). Die Hitze, das heiße rote Gesicht und die Dumpfheit waren verschwunden.

Auch psychisch ging es ihr besser. Es störte sie nun nicht mehr, wenn ihre Verwandten in der Nähe waren. Erinnern Sie sich, wie sehr sie das gestört hatte? Sie sagte, dass sie nicht mehr weinen würde; auch empfände sie die Zusammenschnürung der Kehle nicht mehr. Sie war nicht mehr so reizbar gegenüber ihren Kindern, sagte, dass sie nicht mehr so mitfühlend sei und sich nicht mehr aufrege, wenn andere durch irgendetwas verletzt würden.

Sie war nicht mehr ständig in Eile. Sie schlief in allen Lagen gut, hatte keine Albträume und Zuckungen mehr. Dies ist ein *Aconitum*-Fall, von dem wir lernen können und den wir uns merken sollten. Sie fühlte sich noch immer heiß, obwohl es Dezember war. Sie liebte den Regen. Die Übelkeit hatte nachgelassen. Sie hatte Verlangen nach Süßigkeiten (1), nach Fett (1). Was entspricht dem chronischen *Aconitum*?

Teilnehmer: *Sulfur*.

Vithoulkas: Ja! Es sind einige Hinweise vorhanden, Durst (2), Verlangen nach Erdnüssen (2).

Die Menses kamen sieben Tage früher und vor den Menses wäre sie ziemlich reizbar. In letzter Zeit würde sich ihr Ehemann darüber beschweren, dass sie Mundgeruch habe. Das war unmittelbar nach dem Mittel. Wie heißt das nächste Mittel?

Teilnehmer: War das nach 30 Tagen?

Vithoulkas: Ja, nach 33 Tagen, um exakt zu sein.

Teilnehmer: Das chronische *Aconitum* ist *Aconitum*.

Vithoulkas: In diesem Fall ja; deshalb geben wir beim zweiten Besuch natürlich nur ein Placebo. Dann kam sie acht Monate nach dem Placebo ... nein, es waren elf Monate. Sie sagte, dass sie in den beiden letzten Monaten einige Male eine Gesichtsröte bemerkt hätte. Sie fürchtete sich nicht mehr vor dem Alleinsein, sie sagte sogar, dass sie allein sein möchte. Wenn sie Kummer habe, spüre sie diese Zusammenschnürung in der Kehle.

Es ist noch immer so, dass sie nicht weint. Sie sagt, sie wäre reizbar geworden; seufzen (1). Sie wünscht weiterhin, nicht getröstet zu werden. Angst um die Gesundheit (1), Angst um andere (2). Sie erwähnt zum ersten Mal, dass sie fünf bis sechs Jahre lang Schleimabsonderungen in der Kehle hatte. Des Weiteren sagt sie: „Nun mache ich mir nicht mehr so viele Sorgen wegen der Probleme anderer. Ich bin nicht mehr so hastig und schlafe gut." Sie hat leichte Beklemmungen, wenn die anderen nach Hause kommen, und ihr ist nicht mehr so heiß.

Elf Monate, nachdem sie *Aconitum* bekam – es ist jetzt Oktober und in Griechenland noch warm –, sagt sie, dass ihr nicht mehr so heiß sei und sie zurzeit den Regen nicht mag. Wie tief *Aconitum* doch auf die ganze Person gewirkt hat! Wie Sie sehen, sind dies alles Symptome, die durch das Mittel beseitigt wurden.

Ignatia und *Natrium muriaticum* mögen es, im Regen spazieren zu gehen, auch *Causticum*. Sie gedeihen bei nassem Wetter. Welche Mittel mögen nasses Wetter?

Teilnehmer: *Nux vomica, Hepar, Acidum phosphoricum, Causticum, Asarum.*

Vithoulkas: Verlangen nach Süßigkeiten (2), nach Milch (2), Durst (1).

Sie hatte während der letzten zwei bis drei Monate zweimal die Menses gehabt. Sie war vor den Menses reizbar. Der Mundgeruch war noch abstoßend, und sie hat nun etwas Akne im Gesicht. Sie sagt, dass sie vor diesem Rückfall Antibiotika gegen eine Erkältung genommen hat. Was würden Sie nun tun?

Teilnehmer: Wie schnell kam der Rückfall?

Vithoulkas: Elf Monate nach der Mittelgabe.

Teilnehmer: Wie schnell nach den Antibiotika?

Vithoulkas: Sofort, die Antibiotika-Einnahme fiel mit dem Rückfall zusammen.

Teilnehmer: Wann ist ihr das Antibiotikum gegeben worden?

Vithoulkas: Vor zwei Monaten.

Teilnehmer: Hat Sie nichts über ihre Ängste erzählt?

Vithoulkas: Nein. Da war etwas Gesichtsröte, diese Zusammenschnürung in der Kehle und mehr Reizbarkeit. Sie hatte zweimal die Menses.

Teilnehmer: Ich würde die gleiche Gabe wiederholen.

Vithoulkas: Wer von Ihnen würde wiederholen und wer nicht? Wer würde warten?

Teilnehmer: Das ist jetzt zwei Monate nach dem Rückfall?

Vithoulkas: Ja, zwei Monate nach den Antibiotika. Sie befindet sich in dem beschriebenen Zustand, aber das ist nichts im Vergleich zu dem, was sie ursprünglich hatte.

Es gibt hier ein Schema, dem Sie folgen können. Wir haben ein Placebo gegeben und haben dann einen Monat oder 50 Tage gewartet. Wenn es ein wirklicher Rückfall ist, taucht das Schlüsselsymptom wieder auf.

Falls das Schlüsselsymptom wieder auftaucht, geben wir eine 50 M *Aconitum*.

Geben Sie dem Organismus eine extra Zeitspanne, um zu sehen, ob er sich wieder fängt.

Normalerweise machen wir das so, etwa, wenn die Patienten zum Zahnarzt gehen. Nach der Zahnbehandlung sehen wir häufig einen Rückfall. Dann kommen sie zu uns, aber wir müssen noch abwarten, um zu sehen, ob es sich wirklich um einen Rückfall handelt. Deshalb geben wir erst einmal, für einen Monat, ein Placebo.

Wir haben festgestellt, dass wir das Mittel dann normalerweise nicht zu wiederholen brauchen. Der Organismus wird sich eigenständig erholen, wenn Sie ihm Zeit geben.

Teilnehmer: Wie lange? Sie haben bereits zwei Monate abgewartet.

Vithoulkas: Vielleicht einen weiteren Monat. Was ich hier sehe, ist, dass sie nicht ... (?), deshalb geben wir ein Placebo.

Sie können ein Placebo geben und fünf Pulver, die zweimal wöchentlich eingenommen werden können. Das wird Ihnen zwei bis drei Wochen Zeit geben, um zu sehen, ob sich der Organismus erholt. Sie können der Patientin auch gesondert etwas mitgeben und sagen, dass es eingenommen werden soll, falls sich ein (echter) Rückfall zeigt.

Teilnehmer: Ist es nicht so, dass sich das Mittel nach einer Antidotierung normalerweise nach zwei bis drei Wochen „erholt" haben muss? Sie würden aber sogar nach zwei Monaten noch weiter abwarten?

Vithoulkas: Ja. Ich sage Ihnen, warum ich das Mittel nicht wiederhole. Wir sehen einen grundlegenden Wechsel der Verfassung. Ich hätte Bedenken, das Mittel jetzt zu wiederholen. Es müsste wenigstens ein Symptom, beispielsweise die Hitze, erneut auftreten, damit ich es wiederholen kann.

Teilnehmer: Und das mit dem Regen.

Teilnehmer: Und sind die Ängste nicht mehr vorhanden?

Vithoulkas: Sie ist durch eine Gabe *Aconitum* 50 M bestens versorgt. Das war 1978 und ist zwei Jahre her.

Teilnehmer: Die Antibiotika konnten den Fall also nicht antidotieren. Außerdem hätte sie doch gar keine Antibiotika gebraucht. Bei einer Erkältung würden Antibiotika doch nichts ausrichten.

Vithoulkas: Bei einer Influenza würden Antibiotika nicht helfen. Aber bei einer Erkältung, die sich in den Bronchien niederschlägt, werden Antibiotika dies stoppen. Ich würde mit der Wiederholung warten.

Teilnehmer: Dies ist zwei Jahre her, und ist es noch immer möglich, das Mittel zu antidotieren?

Vithoulkas: Die Antibiotika können den Organismus in den Zustand von Anfälligkeit zurückwerfen, in dem er sich vorher befand.

Prädispositionen und Krankheitsschichten

Teilnehmer: Wie lange dauert es, eine Prädisposition zu beseitigen ... das ist es doch, was wir Heilung nennen, oder? Wenn die Anfälligkeit ausgelöscht ist, ist dieses „Gleis" nicht mehr vorhanden, und deshalb brauchen wir nicht mehr damit zu rechnen, dass ein Stress diese spezielle Prädisposition wieder hervorbringen kann?

Vithoulkas: Sie fragten, wie lange wir bei einer homöopathischen Behandlung brauchen, um eine Prädisposition zu beseitigen.

Teilnehmer: So lange, dass nicht mehr antidotiert werden kann.

Vithoulkas: So etwas gibt es nicht. Auch wenn die Prädisposition sofort beseitigt werden kann, besteht dennoch die Möglichkeit, dass sie wieder aufkommt.

Um diese Frage zu beantworten, um zu verstehen, ob eine Prädisposition ausgelöscht werden kann, bedarf es einiger Überlegung.

Gehen wir einmal von einer Person aus, die konstitutionell *Natrium carbonicum* benötigt. Sie war vor einem Jahr gekommen, bekam *Natrium carbonicum* und ging wieder.

Nach zwei Jahren zeigt sich ein Rückfall; wieder wird *Natrium carbonicum* gegeben.

Nach fünf Jahren hilft *Natrium carbonicum* abermals. Es ist das Hauptmittel dieser Person und wird ihre Prädisposition – wofür auch immer – sofort beseitigen.

Es gibt andere Menschen, die zwei oder drei Arzneimittel benötigen, bevor sie ins Gleichgewicht kommen. In diesem Fall würden wir dann nach diesen drei Mitteln sagen, dass die Prädisposition beseitigt wurde.

Bei dem *Natrium carbonicum*-Patienten, der einen klaren Fall darstellt und bei dem das Konstitutionsmittel klar ist, können

Prädispositionen und Krankheitsschichten

wir sagen, dass seine Prädisposition sofort nach der Mittelgabe beseitigt ist. Ein anderer würde drei Mittel benötigen, bevor seine Prädisposition oder eine Schicht, wie wir es ausdrücken, beseitigt ist. Nicht jede Anfälligkeit für Krankheiten im menschlichen Organismus kann beseitigt werden, aber es besteht die Möglichkeit, eine Krankheitsschicht zu entfernen.

Teilnehmer: Aber wenn Sie *Natrium carbonicum* nach zwei bzw. fünf Jahren nochmals geben müssen, dann haben Sie es doch nicht beseitigt ...

Vithoulkas: Einen Moment, dazu komme ich noch. Also, das ist der *Nat-c.-Patient* und dies ist die Schicht.

Nachdem Sie das Mittel gegeben haben, haben Sie Ordnung geschaffen. Hier ist eine weitere Schicht, *Medorrhinum* und dann *Sulfur*, dann noch *Aconitum*. Nun bekommt diese Person nach einem oder zwei Jahren Antibiotika oder sie ist sehr intensiven Beanspruchungen ausgesetzt. Es müssen nicht immer Antibiotika sein. Narkotika, LSD und ähnliche Dinge werden sicher einen Rückfall bewirken.

Teilnehmer: Bewirkt auch Kaffee einen Rückfall?

Vithoulkas: Kaffee, ja. Welcher Mengen es bedarf, um einen Rückfall hervorzurufen, ist auch interessant. Hier in unserem Beispiel, in dem wir ein klar umrissenes Mittel haben, werden Sie eine sehr große Menge benötigen.

Diese Menschen können eine ganze Serie Antibiotika über zehn oder zwanzig Tage bekommen, wodurch der Organismus sicherlich für eine Weile geschwächt wird, sich aber wieder erholt. Geben Sie ihnen jedoch 30 Tage lang Antibiotika, wird diese *Nat-c.-*Prädisposition zurückkehren.

Es kommt darauf an, wie sehr der Organismus dem widerstehen kann und wie sehr er in den früheren Zustand zurückfallen wird. Er wird zurückfallen, und zwar in den Zustand, der dem letzten Mittel entspricht.

In jenem Fall, in dem wir drei Mittel benötigen, um eine Prädisposition auszulöschen, wird er sehr wahrscheinlich in den Zustand zurückfallen, der dem letzten Mittel entspricht, falls er Narkotika, Antibiotika etc. zu sich nimmt.

Es ist aber durchaus möglich, dass diese Person, wenn sie eine weitere Serie Antibiotika bekommt oder Belastungen ausgesetzt ist, noch weiter zurückfällt, nämlich auf die vorherigen Schichten; hier im Beispiel bis *Sulfur* oder *Medorrhinum*.

Teilnehmer: Das hieße, diese konstitutionellen Resonanzen oder Schwächen sind in den Organismus eingebaut, und wir können eine Person niemals davon befreien. Wenn sie dazu tendiert, rechtsseitige Leberbeschwerden zu bekommen, etwa ein *Lycopodium*-Bild, dann wird sie für den Rest ihres Lebens, unter bestimmten Belastungen, auf diesen Zustand zurückgeworfen. Die Organe, der Organismus und die Konstitution können nie so stabil werden, dass diese Schwächen vollständig beseitigt sind.

Vithoulkas: Wenn Sie sagen „vollständig beseitigt", meinen Sie damit, dass die Person nie mehr krank werden kann?

Wenn wir sagen würden, dass wir die Anfälligkeit vollständig ausräumen, dann würde das bedeuten, dass wir eine Person vollständig immun gegen Krankheiten machen könnten. Das wäre sicher ein Irrtum! Wir sorgen dafür, dass die Person in die für sie bestmögliche Verfassung gebracht wird. Das ist alles, was wir tun können, aber das ist viel.

Wir können nicht dafür sorgen, dass Menschen nicht mehr irgendwelchen unnatürlichen Belastungen unterworfen sein werden. Das heißt, wenn ich Arsen nehme und mich damit vergifte, kann ich nicht erwarten, nicht krank zu werden. Es ist das gleiche wie mit den Chemikalien, die heutzutage in großen Mengen Verwendung finden; Narkotika gehören in die gleiche Klasse. Sie können eine Person nicht behandeln und zur gleichen Zeit zulassen, dass sie irgendwelche Narkotika zu sich nimmt. Ich behandle den Patienten und versetze ihn in einen Zustand besserer Gesundheit, er aber möchte Narkotika zu sich nehmen. Einige werden gleich am ersten oder zweiten Tag zurückfallen, andere am fünften. Manche werden unmittelbar krank, weil der Organismus schwach ist.

Teilnehmer: Wenn man einmal überlegt, dass *Hahnemann* 99 Mittel geprüft hat und er all diese verschiedenen Leiden auf sich genommen hat. Er hat nicht jedes Mal sein Konstitutionsmittel zu sich genommen, er prüfte jedes Mal ein anderes Mittel. Er nahm die Arzneikrankheit auf sich, welche auch immer, ja?

Ich würde vermuten, dass mit „Heilung" gemeint ist, einen Zustand von Gesundheit zu erreichen, in dem man nicht mehr mit den individuellen Schwächen, sondern mit Reaktionen auf die entsprechenden Belastungen reagiert, was gleichbedeutend mit einer Arzneikrankheit wäre; man „prüft" etwas.

Sie sagen aber nun etwas anderes. Sie sagen, dass man die individuelle Anfälligkeit ein Leben lang behält, um das so auszudrücken, aber anpassungsfähiger wird.

Vithoulkas: Nein. Nehmen wir an, dass dieser Patient *Calcium carbonicum* brauchen würde, wir das aber noch nicht wissen. Er nahm ein-, zwei- oder dreimal *Natrium carbonicum*, dann, beim vierten Mal, braucht er *Natrium carbonicum* nicht mehr. Es sind aber Anzeichen für *Calcium* vorhanden. Wenn wir es nun geben würden, dann würden wir damit weiter in Richtung besserer Gesundheit arbeiten. Wenn wir es nicht geben und ihn somit in der bisherigen „Resonanz" lassen, dann wird er, was immer er auch tun wird, um seiner Gesundheit zu schaden, in diesen (alten) Zustand zurückfallen. Dieser *Natrium carbonicum*-Zustand wird nun, wenn er, etwa durch Streptokokken oder andere spezifische Reize, Belastungen ausgesetzt ist, eine akute Verschlimmerung hervorbringen. Er kann zum Beispiel eine Bronchitis vom *Bryonia*-Typ entwickeln. Das heißt, dass der Stress, der auf *Natrium carbonicum* eingewirkt hat, ein anderes Mittel hervorbringen kann, das nun angezeigt wäre.

Wir haben einen chronischen Zustand (*Nat-c.*) und nun bewirken Streptokokken innerhalb des Organismus eine Veränderung zu *Bryonia*. Sie geben Bryonia und der akute Zustand legt sich, er wird wieder zu *Natrium carbonicum*.

Nun, an diesem Punkt ist sehr wahrscheinlich *Calcium carbonicum* indiziert. Der Patient hat bereits einige Symptome, die Sie aber noch nicht sehen. Wenn Sie sie aber sehen und das Mittel daraufhin verabreichen würden, dann würde der Patient in einen besseren Gesundheitszustand versetzt werden.

Wenn sich nun ein neuer Stress auswirkt, so wirft er die Person auf diese *Calcium*-Anfälligkeit zurück und nicht mehr auf die Ebene von *Natrium carbonicum*.

Wenn Sie also sagen, er ist *Lycopodium*, so ist er in erster Linie *Lycopodium*. Er kann aber an einem bestimmten Punkt wechseln, wenn wir das Folgemittel zur richtigen Zeit verabreichen, wird er nicht mehr *Lycopodium* sein. Nun bekommt er Ohrinfektionen und Nasenkatarrhe. Die Rechtsseitigkeit ist völlig verschwunden, weil er nach *Lycopodium* zu *Mercurius* geworden ist und nun die Absonderungen der Schleimhäute und der Ohren hervorstechen. Wenn er sich jetzt erkältet, bekommt er diese Symptomatologie.

Teilnehmer: Sagen wir, jemand ist recht gesund, tendiert aber zu *Natrium muriaticum*. Dann erleidet er Kummer und entwickelt die entsprechende Symptomatologie. Sie geben ihm dann *Natrium muriaticum*, und er ist für einige Jahre wieder völlig gesund. Dann erleidet er einen neuen schlimmen Kummer. Würden Sie davon ausgehen, dass dann die gesamte Symptomatologie nochmals erscheint?

Vithoulkas: Ja. Der Unterschied liegt darin, dass er nun, weil Sie *Natrium muriaticum* gegeben haben, viel größeren Kummer „erleiden" kann, und das, ohne in den vorherigen Zustand zurückzufallen. Die Patienten sagen dann normalerweise: „Hätte ich diese Belastung früher gehabt, wäre ich total zusammengebrochen. Nun werde ich damit fertig." Aber wenn sich eine noch größere Belastung zeigt, mit Erschöpfung, Mangel an Schlaf, wird er schließlich ...

Also, ein *Natrium carbonicum*-Patient, mit einer Belastung der Intensität „A", wird nach der Einnahme des Mittels anders reagieren. Ein erneuter „A"-Stress wird ihn nun nicht mehr beeinflussen können. Es wären nun drei „A"-Stresse erforderlich.

Teilnehmer: Besteht die Möglichkeit, dass man in den Zustand zurückfällt, in dem man sich vor 30 Jahren, wenn man als junger Mensch sehr krank war, befunden hat?

Vithoulkas: Das ist eine gute Frage. Sie ist interessant, weil ich mich selbst 21 Jahre lang behandelt habe, und ich kann nicht ... Obwohl ich vielen Belastungen ausgesetzt war, war es nie so wie vor 21 Jahren. Die Schmerzen und die Leiden, die ich vor 21 Jahren hatte, habe ich nie wieder gehabt, obwohl ich manchmal, wenn ich mich in einem sehr feuchten Klima befinde, Hexenschuss bekomme.

Aber damals war es ein Dauerzustand. Es gab keinen Tag, seit ich 16 Jahre alt war, an dem ich keine Rückenschmerzen hatte. Ich muss mich mal strecken. Dieses feuchte Klima ist nicht förderlich für mich; dennoch bekomme ich die Beschwerden nicht in dem Ausmaß, und wenn ich sie bekommen sollte, werden sie sehr viel schneller wieder verschwinden. Für gewöhnlich war ich fürchterlich reizbar, wie *Nux vomica*. Ich denke daran, wie ich als Ingenieur für eine ganze Plantage verantwortlich war. Die Leute fingen an zu zittern, wenn sie nur an meiner Seite standen. Ich habe jetzt nur versucht, mich daran zu erinnern, wie ich war. Natürlich habe ich damals viele Arzneimittel eingenommen, aber nicht immer die richtigen. Ich war anfangs so enthusiastisch, dass ich, bevor ich alles sorgfältig in den Büchern gelesen hatte, anfing Mittel zu prüfen. Ich wollte sehen, ob sie das bewirkten, was angegeben war. Das war hochinteressant.

So begann ich, ein Mittel nach dem anderen einzunehmen, um zu sehen, wie sie wirkten. Ich erinnere mich daran, dass ich es mochte, Fett zu essen. Dann habe ich *Natrium muriaticum* eingenommen und wollte wieder Eier mit Olivenöl essen, es ging nicht mehr. Ich überlegte, was geschehen war. Dann fiel es mir wieder ein.

Ich nahm *Lycopodium* und ging in Johannisburg ins Theater. Als ich dort saß, rumpelte es dermaßen im Bauch, dass ich rausgehen musste. Das war alles sehr interessant. Sicher, so habe ich Kenntnisse erlangen können, aber ich hätte warten und mir Zeit nehmen sollen; erst ein Mittel und dann, nach sechs Monaten, ein weiteres, aber nicht 25 Mittel in sechs Monaten. So lernte ich es auf die harte Tour. *Kent* hat es auch so gemacht. Es beeinträchtigte seine Gesundheit, und er ging mit 62 in die andere Welt. Bei *Hahnemann* war es völlig in Ordnung. Er wusste, was er tat. Er sagte sich: „Es ist schön hier", so blieb er 90 Jahre.

Teilnehmer: Können Sie graphisch darstellen, was geschieht, wenn man ein Medikament einnimmt und es bleibt noch etwas davon zurück, wenn nicht alles antidotiert worden ist?

Vithoulkas: Es gibt diese Kategorie, bei der Sie eine Serie von Arzneimitteln brauchen, um eine Schicht wirklich auszulöschen. Ich meine eine korrekte Reihenfolge von Mitteln, nicht nur irgendwelche Mittel.

Teilnehmer: Das würde bewirken, dass eine oder zwei Schichten verschwinden?

Vithoulkas: Eine Schicht kann vielleicht durch drei Mittel weggenommen werden. Wenn Sie eine Hebung Ihrer Gesundheit verspüren, dann haben Sie die Schicht gewechselt. Sie haben über Jahre in einem bestimmten Gesundheitszustand gelebt und dann nehmen Sie ein Mittel, welches die Gesundheit anhebt. Bevor das bei manchen Menschen passieren kann, benötigen sie drei Mittel und sagen dann: „Jetzt fühle ich mich wirklich viel besser!"

Teilnehmer: Kann das Essen von Zwiebeln antidotieren?

Vithoulkas: Nein.

Teilnehmer: Eine der schwierigsten Fragen ist, wie mir scheint, warum Kaffee, den jeder überall auf der Welt jeden Tag trinkt, diese großartige Wirkung des homöopathischen Mittels unterbrechen kann.

Vithoulkas: Kaffee ist unser größter Feind, weil er jeden Tag getrunken wird; manchmal zwei- oder dreimal. Kaffee unterbricht einen Fall dann, wenn er der Person ein Gefühl des Wohlbefindens vermittelt. Wenn sie Kaffee trinkt, weil sie müde ist, und der

Prädispositionen und Krankheitsschichten

Kaffee hilft Ihr wach zu bleiben, dann wird diese Person das Mittel antidotieren.

Bei bestimmten Menschen zeigt der Kaffee aber überhaupt keine Wirkung. Sie können Kaffee trinken, ohne ihr Mittel dadurch zu antidotieren. Ich weiß nicht, wie viele Menschen eine solch gute Gesundheit besitzen. Ich denke, es sind sehr wenige. Wir alle haben eine schwache Gesundheit. Wenn wir in einer Klasse wie dieser eine Arzneimittelprüfung durchführen wollten, wäre das sehr schwierig. Wir müssten erst eine Vielzahl von Symptomen aufschreiben, bevor wir mit der Prüfung beginnen könnten. Dieser Zustand ist das Produkt unserer Zivilisation. Wenn Sie aber nach Griechenland in die Dörfer gehen, wohin diese Art der Zivilisation und des Denkens, die Ängste und die Drogen noch nicht vorgedrungen sind, werden Sie wunderschöne Fälle sehen können. Die größten Erfolge haben wir bei Menschen, die vom Lande kommen. Die haben sich ihre Gesundheit erhalten. Bei uns hier gibt es viel mehr Krankheiten und Leiden, wir sind verfeinerter. Ich weiß nicht, ob wir nun besser oder schlechter dran sind, aber wir haben es soweit gebracht, dass wir gesundheitlich sehr empfindlich geworden sind. Aus diesem Grunde ist Kaffee für uns alle schlecht.

Teilnehmer: Tee hat bei vielen Menschen die gleiche Wirkung. Sie fühlen sich viel besser, wenn sie schwarzen Tee getrunken haben.

Vithoulkas: Schwarzer Tee antidotiert auch. Sie werden damit aufhören müssen. Es ist jedes Mal eine Stimulierung des Körpers, die ein „Zurückfallen" bewirkt. Das Gleiche geschieht bei Valium und all den Schmerzmitteln.

Teilnehmer: Was ist mit Zigaretten?

Vithoulkas: Zigaretten antidotieren auch; ebenfalls Alkohol in großen Mengen.

Teilnehmer: Wie oft haben sie ungefähr gesehen, dass Zigaretten oder Alkohol ein Arzneimittel antidotieren?

Vithoulkas: Ich habe nicht gesehen, dass Zigaretten oder Alkohol antidotieren. Ich habe es bei Kaffee gesehen, aber ich bin mir dessen auch nicht völlig sicher. Bei Tee habe ich es nicht beobachtet.

Wenn ich sage, „ich habe es beobachtet", dann meine ich damit, dass der Patient einen Rückfall zeigte, weil er Coca Cola trank. Ich habe das Mittel wiederholt und ihm gesagt, er solle keine Cola mehr trinken. Es zeigte sich dann kein Rückfall mehr.

Es gibt da verschiedene Vermutungen. Tatsache ist, dass Kaffee antidotiert. Bei Zigaretten, Alkohol, Tee ist es anders. Möglicherweise wird man eines Tages empfindlich gegen Ginseng oder Pfefferminztee ...

Teilnehmer: Was ist, wenn der Patient sich zehn Jahre lang daran hielt, sich dann aber entschließt, Kaffee zu trinken?

Vithoulkas: Ja, das kann er machen.

Teilnehmer: Er darf Kaffee trinken? Wird er zurückfallen?

Teilnehmer: Gibt es da einen Schnittpunkt?

Vithoulkas: Es ist schon sehr bedeutend, wenn jemand zehn Jahre lang gesund geblieben ist. Er hat dann eine sehr starke Vitalität, einen sehr guten konstitutionellen Hintergrund. Deshalb wird Kaffee auch nicht antidotieren.

Teilnehmer: So hat es also mehr mit der Vitalität als mit der Zeitdauer zu tun?

Vithoulkas: Das ist es, was ich anfangs sagte. Wenn Sie eine starke Person haben und ihr jeden Tag eine Tasse Kaffee geben, wird sie nicht zurückfallen. Wir haben aber eine schwache Konstitution, wir würden alle zurückfallen; jeder von Ihnen. Ich sehe niemanden, David eingeschlossen, der nicht durch Kaffee zurückfallen würde.

Teilnehmer: Einige von uns sind nicht in der Lage zurückzufallen, weil wir noch nicht das richtige Mittel gefunden haben.

Teilnehmer: Um auf diesen *Aconitum*-Fall zurückzukommen, was ist ... würden Sie die Angst von *Opium* beschreiben? Ich verwende immer *Aconitum*, aber ich habe keine Ahnung, wie die Furcht von *Opium* aussieht.

Vithoulkas: Ich weiß es nicht. Was für eine Furcht? Ich kann mich nicht daran erinnern. Hat *Opium* besondere, bestimmte Ängste? Wo haben Sie das gefunden?

Teilnehmer: Ich habe das in verschiedenen Arzneimittellehren gelesen.

Vithoulkas: Ich kann mich nicht daran erinnern.

Teilnehmer: Ich möchte gerne eine zusätzliche Frage zum Thema Antidotieren stellen. Habe ich Sie missverstanden oder habe ich Sie richtig verstanden? Wenn ein Fall antidotiert wird, fällt er immer auf das letzte Mittel zurück?

Vithoulkas: Nicht immer, aber normalerweise.

Teilnehmer: Wir müssen also vorsichtig sein und den Fall erneut aufnehmen, wenn das Mittel antidotiert wurde?

Vithoulkas: Folgendes wird geschehen. Sie geben das erste Mittel und sehen irgendwann ein wenig vom nächsten Mittel. Wenn Sie lange genug warten, werden Sie sehen, wie es sich entwickelt. Das heißt, dass sich mehr Symptome dieses (neuen) Mittels entwickeln.

Sie können nun diesen Zustand – also das zweite Mittel – durch Stimulierung dieser Phase hervorholen. Der Reiz darf allerdings nicht zu stark sein. Nun wird diese nächste Stufe hervorgeholt, die man bereits erwartet hat. Man hat einen *Calcium*-Fall erwartet. Warum? Weil der Patient angefangen hat zu frieren, die Nägel ein wenig spröde sind und Verlangen nach Süßigkeiten vorhanden ist. Eier isst der Patient auch lieber als sonst.

Bei all diesen Hinweisen sollten Sie das Mittel erkannt haben. Sie geben es aber noch nicht, sondern warten ab. Dann wird die Sache stimuliert und Gelenkbeschwerden entwickeln sich. Es kommt zu Lumbago, zu Arthritis. Das beginnt, nachdem eine

Stimulation in dieser Phase stattgefunden hat. Daraus geht dann dieser Zustand hervor.

Teilnehmer: Das ist aber kein echter Rückfall, es ist eine Beschleunigung durch den Stress.

Vithoulkas: Ja, weil der Organismus in einen anderen Zustand kommt, wenn er belastet wird. Wenn dieser Stress vermieden wird, kann der Organismus über Jahre in dem Zustand geringerer Krankheit verbleiben.

Teilnehmer: Kann es sein, dass man auf eine Schicht stößt, an die man sich nicht mehr erinnern kann, eine Kindheitsschicht, oder dass man sogar auf eine ererbte Prädisposition stößt?

Vithoulkas: Ob man rückwärts gehen kann? Ob man durch die richtige Behandlung auf frühere Symptome stoßen kann?

Teilnehmer: Ja. Kann man die Krankheit des Vaters bekommen? Kann man auf ein Arzneimittelbild und Symptome stoßen, die man nie in seinem Leben gehabt hat, wie bei dem *Calcium*-Bild? Wenn der Patient sagt, dass er nie Gelenkbeschwerden hatte, jetzt aber hat; kann das vorkommen und ein Zeichen richtiger Behandlung sein?

Vithoulkas: Oh ja. Das Alter spielt hier aber auch eine Rolle. Die Verschlechterung durch den Alterungsprozess – da werden sich bestimmte Symptome zeigen.

Sulfur

Vithoulkas: Ich denke, jeder von Ihnen kennt *Sulfur*, deshalb brauchen wir eigentlich nicht darüber zu sprechen. Es wird in der Praxis eines jeden Homöopathen häufiger verschrieben als jedes andere Mittel. Wenn wir in der Homöopathie Statistiken hätten, würden wir sehen, dass *Sulfur* das erste Mittel ist, was die Verschreibungen und auch die Wirkungen betrifft.

Es ist häufig verschrieben worden, ohne dass es indiziert war. Wir alle haben schon *Sulfur*-Fälle gesehen, aber nun wollen wir versuchen, zum „Kern" dieses Stoffes vorzudringen. Wir wollen sehen, welche Essenz sich dahinter verbirgt. In unseren Büchern, besonders bei *Kent*, ist der eine *Sulfur*-Typ beschrieben, den Sie alle bereits kennen, der magere, lange, philosophisch gesinnte Typ mit hängenden Schultern.

Nach meiner Erfahrung gibt es *zwei Sulfur*-Typen.

Beim ersten handelt es sich um den eben beschriebenen. Der andere ist eine eher stämmige, plethorische Person, mit rotem Gesicht, sehr roten Lippen und eher dunkler Haarfarbe. Wir assoziieren *Sulfur* mit einer äußeren Erscheinung, die nicht sauber ist. Sie werden das heutzutage, in unserer Gesellschaft, nicht sehen. Diese Erscheinungsform ist fast verschwunden. Der Grund dafür liegt in der „automatischen Hygiene". Wir lassen es nicht zu, dass Hautausschläge an der Oberfläche bleiben. Die modernen Medikamente sind so stark, besonders die Kortikosteroide, dass sie jeden Hautausschlag vom *Sulfur*-Typ „wegwischen".

Wir finden hier eine Polarität der Typen – der eine ist schmal, der andere stämmig und plethorisch -, die nicht nur die physische Erscheinung, sondern auch die Psyche und Persönlichkeitsstruktur betrifft.

Der eine ist faul und träge, Faulheit ist für Sulfur charakteristisch, der andere ist schwärmerisch, überenthusiastisch, überaktiv. Der eine ist voller theoretischer Spekulationen, der andere kann

Sulfur

ein praktischer Idealist sein. Sie können sich aufopfernde, aber auch selbstsüchtige *Sulfur*-Patienten finden. Wir haben es hier mit einer *Polarität* zu tun, die, wie ich glaube, in jedem Medikament steckt. Diese beiden Zustände können auch wechselweise bei ein und derselben Person vorkommen.

In den Büchern wird gesagt, dass *Sulfur*-Menschen überhaupt nicht sauber und ordentlich wären; das Anspruchsvolle sei nicht ihre Sache. Sie werden zuweilen überrascht sein, wenn ein *Sulfur*-Patient sagt: „Ich bin sehr anspruchsvoll." Es ist wiederum diese *Polarität*, die sich innerhalb eines Bildes zeigen kann. Einige sind sehr ordentlich und anspruchsvoll, andere sind unordentlich (2).

Es gibt Stadien, in denen diese Menschen über das normale, gesunde Maß hinausgehen. Sie begeben sich in eine Überaktivität, die einfach zu viel ist, und laufen schließlich Gefahr, aufgrund dieser Überaktivität zusammenzubrechen.

Wenn sie anspruchsvoll sind, sind sie es bis zu einem pathologischen Ausmaß. Es ist wie bei *Arsenicum*. Ich möchte hier nochmals erwähnen, dass Sie bei *Sulfur*-Patienten im Laufe der Behandlung feststellen können, dass sich eine *Arsenicum*-Symptomatik entwickelt. Sie werden sehr häufig erleben können, besonders wenn es sich um akute Krankheiten wie Bronchitis, Hepatitis, Diarrhoe oder andere typische *Sulfur*-Zustände handelt, dass *Sulfur* dann wahrscheinlich in einen *Arsenicum*-Zustand kommt. Sie werden oft wunderbare Heilungen durch eine Gabe *Arsenicum* – im akuten Zustand – beobachten können. Es scheint, dass diese beiden Mittel komplementär zueinander sind.

Andere Ergänzungsmittel von *Sulfur* sind *Aconitum* und *Nux vomica*. *Nux vomica* und *Arsenicum* sind sich in gewisser Weise ähnlich. *Sulfur* ergänzt *Arsenicum* und *Arsenicum* ergänzt *Sulfur*. Wir sprechen jetzt darüber, was Sie häufig vorfinden werden. Es können sicher auch andere Mittel sein.

Wenn Sie *Nux vomica* verschreiben, brauchen Sie normalerweise *Sulfur* oder *Sepia*, um es zu ergänzen. Sie verschreiben *Arsenicum* und werden feststellen, dass Sie *Phosphorus* als Ergänzungsmittel benötigen, manchmal auch *Sulfur*. Sie verschreiben *Sulfur* und in den akuten Stadien brauchen Sie *Arsenicum*.

Es gibt Beziehungen zwischen den Arzneimitteln. Es ist manchmal sehr wichtig, sich daran zu erinnern. Sie können diese Beziehungen wie ein Schlüsselsymptom verwenden. Sie haben zwei oder drei Symptome und wissen, dass dieses Mittel komplementär ist. Das ist ein zusätzlicher Hinweis. Nur zwei Symptome und die Tatsache, dass es komplementär ist, berechtigen zur Verschreibung.

Teilnehmer: Es gibt Arzneimittel, die gut folgen, und Komplementärmittel. Können Sie etwas dazu sagen?

Vithoulkas: Arzneimittel, die komplementär sind, sind nach meinem Verständnis häufiger nach dem ersten Mittel angezeigt. „Mittel, die gut folgen", stehen in einer anderen Spalte. Das bedeutet, dass Sie zum Beispiel *Bryonia* nicht so häufig als Folgemittel finden werden wie etwa *Nux vomica* oder *Aconitum*. Es ist eine Sache der Häufigkeit. Wir haben zum Beispiel festgestellt, dass *Phosphorus* sehr häufig auf *Arsenicum* folgt, deswegen sagen wir, es ist komplementär. Die Komplemente betreffend, gibt es verschiedene Vorstellungen. Das heißt nicht, dass es keine geschlossenen Kreisläufe gibt. Sie geben ein oder zwei Mittel und schließen den Kreis durch ein drittes, oder Sie geben ein Mittel, danach das Ergänzungsmittel, und die Sache kann, muss aber nicht abgeschlossen sein! Es kann sein, dass Sie noch das Ergänzungsmittel des zweiten Mittels benötigen. Manchmal ist auch ein gänzlich anderes Mittel erforderlich.

So habe ich herausgefunden, dass *Lycopodium* sehr häufig *Natrium muriaticum* ergänzt, so wie *Sepia*. Das steht nicht in Ihren Büchern, Sie sollten es sich notieren.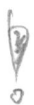

Sie werden sehen, wie oft es angezeigt ist und umgekehrt. Als ich es das erste Mal gesehen hatte, sagte ich mir: „Es ist nicht komplementär." Doch das war nicht ausschlaggebend, denn es war angezeigt (2). Ich gab es und sah, dass es wunderbar nach *Natrium muriaticum* wirkte. Bei *Sepia* ist es das Gleiche.

Sulfur

Apis, das in den Büchern als Ergänzungsmittel von *Natrium muriaticum* angegeben ist, wird nicht so oft gebraucht. Wir müssen diese Dinge also erforschen und durch unsere Erfahrungen vervollständigen.

Sie können einen Fall zum Beispiel dadurch verderben, dass Sie ein feindliches Mittel folgen lassen. Gesetzt den Fall, Sie geben ein Mittel und es wirkt. Wenn Sie darauf ein feindliches Mittel folgen lassen, welches, auf die Symptomatologie bezogen, sehr nah beim ersten Mittel liegt, dann ist es sehr wahrscheinlich, dass der Fall verdorben wird.

Das ist so, weil feindliche Mittel ein sehr ähnliches Bild hervorrufen. Sie dürfen nicht verabreicht werden, wenn das erste Mittel gewirkt hat. Wenn Sie aber ein Mittel geben und dieses wirkt nicht, oder Sie sind sich dessen nicht sicher, dann können Sie das andere folgen lassen.

Sie haben *Natrium muriaticum* gegeben und es hat nicht gewirkt. Geben Sie *Ignatia*, sehr wahrscheinlich wird es passen. Sie haben beispielsweise *Lycopodium* gegeben und nichts ist passiert, dann geben Sie *Chelidonium*, es wird sehr wahrscheinlich wirken. Sie gaben *Causticum*, es wirkte nicht. Versuchen Sie es mit *Phosphorus*, es wird passen. Sie dürfen das natürlich nicht automatisch machen, sondern Sie müssen den Fall noch einmal durchsehen. Sie müssen daran denken, dass Sie auch völlig falsch liegen können.

Es kann durchaus möglich sein, dass Sie den Kern des Falles nicht erfasst hatten und so das eine Mittel anstatt des anderen gaben; dann ist es weder *Causticum* noch *Phosphorus*.

Wenn eines dieser Mittel gewirkt hat, dürfen Sie das feindliche Mittel nicht folgen lassen, es sei denn, es ist sehr, sehr klar angezeigt; dann können Sie es versuchen. Berichten Sie mir dann von Ihren Erfahrungen.

(Spricht jetzt über ein Gruppenmitglied) Er ist ein *Sulfur*-Typ, nicht nur, weil er so groß ist und hängende Schultern hat, sondern auch, weil er gründlich forscht. Er möchte die Dinge erkennen. Wenn Sie ihn ein wenig beobachten, werden Sie ihn besser kennenlernen. Ich denke, dass er daran interessiert ist, tief in die Dinge einzudringen, die er erforscht, um schließlich die

Wahrheit dahinter zu entdecken. Das ist der *Sulfur*-Typ. Er möchte die Ursache aller Dinge erkennen (2). In den Büchern heißt es: „Der Philosoph mit dem Hemd, das er seit 35 Jahren trägt." Heutzutage werden Sie das nicht mehr finden. Aber Sie werden auf den Wissenschaftler stoßen. Schauen Sie sich einmal sein Arbeitszimmer an!

Sie betreten sein Arbeitszimmer. Der Forscher interessiert sich für viele Dinge: Sie sehen Bücher verschiedener Fachrichtungen, die sich im Flur, auf dem Schreibtisch, in den Regalen stapeln. Er sieht nicht, wie schmutzig es ist, und er räumt seinen Arbeitsplatz nicht auf. Er ist nur an seinen Studien interessiert. Er achtet nicht auf das Äußerliche. Er erforscht die Dinge, die ihn interessieren, und zwar sehr tiefgehend. Hier zeigt sich wieder die Idee der Selbstbezogenheit und des Egoismus. Er erforscht die Dinge, weil er der Erste sein will. Es liegt in seiner Natur und in seiner Absicht, tief in die Dinge einzudringen und etwas zu entdecken, das niemand vor ihm gefunden hat. Er kann einfach nicht mit seinen Forschungen und mit seinen Fragen aufhören, doch dieses unaufhörliche „Warum" macht ihn sehr müde. Es kommt dann schließlich dazu, dass seine geistigen Fähigkeiten zusammenbrechen. Er hat keine Kraft mehr, weiterhin tiefgehend zu forschen. Er hinterlässt seine Arbeiten und Studien unvollendet. Je mehr seine geistigen Fähigkeiten abnehmen, desto mehr hält er sich für den Besten. Hier zeigt sich wieder der egoistische Aspekt. Je weniger er mit den Realitäten fertig wird, desto mehr zieht er sich in seine unreale Welt, die Welt der Philosophie, der Ursachen, zurück.

Sein Professor erteilt ihm in der Universität den Auftrag, ein Projekt zu erforschen. Er beginnt mit der Sache. Aber anstatt sich auf das Thema zu beschränken, verführt ihn sein „Forscher-Ich" dazu, sich mit fünf verschiedenen Projekten gleichzeitig zu beschäftigen. Erst bewegt sich sein Geist in zehn, dann in zwanzig und dann in alle Richtungen. Die Realität aber verlangt, dass er seine Arbeit bis zu einem bestimmten Termin fertig stellen und seinem Professor übergeben muss. Er ist jedoch nicht dazu in der

Sulfur

Lage, da er sich in den verschiedenen Studien verstrickt hat. Dieser *Sulfur*-Typ ist heute viel häufiger als der schmutzig aussehende mit den Ausschlägen, der sich nicht gern wäscht und all das. Die *Sulfur*-Typen von heute sind die Wissenschaftler mit ihrem durch Forschungen zerstreuten Geist. Sie sind müde und bereit, ihren Beruf aufzugeben, da sie kein Ende ihrer Forschungsarbeit sehen können. Es schlägt dann in die philosophische Richtung um. Sie sagen sich: „Nein, so werde ich nie eine Antwort auf meine Fragen bekommen." Sie wenden sich dann der philosophischen Richtung zu und fragen: „Was ist Gott? Woher kommt Gott?" So weit kann ihre Fragestellung reichen. Sie lieben Diskussionen über solche Themen.

Teilnehmer: Je zerstreuter sie sind, wenn ihre geistigen Fähigkeiten nachlassen, desto hochtrabender wird ihr Denken. Bekommen sie diese irrigen Vorstellungen über Großartigkeit?

Vithoulkas: Es sind nicht direkt trügerische Vorstellungen über Großartigkeit, sondern es ist ein Gefühl, viel mehr zu wissen. Sie fragen sich, warum eigentlich alle zur Universität gehen und studieren und meinen, dass die Leute sie einfach nicht zu schätzen wissen.

Im Urlaub bin ich einmal auf solch einen Fall gestoßen. Er war genau der Typ, den man sich unter *Sulfur* vorstellt, so wie er in den Büchern beschrieben wird. Der Mann war verheiratet und hatte ein Kind. Mit 20 bis 25 Jahren zog er sich zurück, nahm seine Bücher und begann zu studieren. Er erlaubte seinem Kind nicht, nach draußen zu gehen, um zu spielen. Er unterrichtete sein Kind in den verschiedensten Disziplinen und gestatte ihm nicht, zur Schule zu gehen. Er studierte, studierte und studierte. Es kamen sogar Professoren aus Athen zu ihm, um mit ihm über spezielle Fachbereiche zu diskutieren. Er kannte sich in der Physik, in der Geschichte, in der griechischen Mythologie aus. Homer kannte er auswendig. Aber man konnte sich ihm nicht nähern. Er war unglaublich schmutzig! Ich fuhr ein Jahr lang auf diese Insel und sah ihn jeden Tag. Ich habe nie gesehen, dass er seine Kleidung gewechselt hatte. Er trug immer die gleichen Sachen. Ich musste mich in einiger Entfernung hinsetzen, der Gestank war fürchterlich! Der Mann hatte Gangrän. Der Facharzt würde in einem solchen Fall Kortison verordnen. Dieser Mann wusste alles besser, deshalb ging er auch nie zu einem Arzt. Er nahm keine Ratschläge von anderen an und war extrem kritisch. Er las jedes Schriftstück, das in Griechenland verfasst wurde. Er sprach keine andere Sprache. Ich weiß nicht, wie er es geschafft hat, das alles zu sammeln. Er pickte alle Fehler heraus und bezeichnete die Fachleute als Dummköpfe. Er sagte nie ein gutes Wort.

In unseren Büchern steht dafür überkritisch (2). *Sulfur* gehört hier zu den Hauptmitteln. Es steht dreiwertig im Repertorium.

Teilnehmer: Würden Sie sagen, dass es zur Charakteristik gehört, dass sie jemanden „dumm" nennen würden?

Vithoulkas: Nehmen Sie das nicht so wörtlich. Ich habe das nur so ausgedrückt. Es müssen nicht genau diese Worte sein, aber sinngemäß stimmt es.

Diese Menschen verdeutlichen anderen: „Seht, wie viel ich weiß, und ich war nicht auf der Universität oder der höheren Schule!"

Dieser Mann hat wirklich einige Fehler in den Arbeiten verschiedener Leute gefunden. Er selbst war allerdings ein Wrack. Für mich handelte es sich um einen sehr kranken Menschen. Er erlaubte seinem Sohn nie, aus dem Haus zu gehen. Der Sohn musste morgens um 6 Uhr aufstehen und mit dem Lernen beginnen.

Er studierte und studierte, er wusste mehr und mehr. Ich fragte ihn einmal, warum er das machen würde. Er hatte vorher nie darüber nachgedacht. Er stutzte einen Moment und sagte: „Um des Wissens willen." Dahinter verbirgt sich jedoch das egoistische Motiv, der Beste sein zu wollen; dazu die kritische Einstellung ... Dieser Mensch war natürlich ein Extrem. Ich wünschte, ich hätte ihm eine Dosis *Sulfur* geben können, aber er hätte sie nie genommen. Er wusste alles besser. Er ist bald gestorben, mit 57 oder 58 Jahren.

Teilnehmer: Ins Wasserglas geben.

Vithoulkas: ... etwas berühren, von dem *Sulfur*-Menschen meinen, dass es schmutzig sei. Sie werden sich nicht auf einen Stuhl setzen, wenn sie glauben, er sei schmutzig. Sie würden niemals aus einer Kaffeetasse in einem öffentlichen Café trinken, niemals!

Teilnehmer: Ich dachte, *Sulfur* ginge es schlechter durch Stehen ...

Vithoulkas: Ja, aber die Furcht, durch die Bakterien, die sich auf dem Stuhl befinden, krank zu werden, ist enorm. Die Dorfbewohner wussten, dass dieser Mann sich sofort die Hände wusch, nachdem er jemanden begrüßt oder etwas berührt hatte, von dem er dachte, es sei schmutzig. Deshalb steht in den Büchern „Ekel". Diese Personen sind leicht angewidert.

Teilnehmer: Sie sagten, er hatte Gangrän?

Vithoulkas: Gangrän, ja. Man konnte sich ihm aufgrund des Geruchs höchstens auf fünf Meter nähern. Es ist ein Geruch, der beinahe die Nasenschleimhaut verbrennt. Die Zersetzung des Gewebes war in vollem Gange. Ich denke, er kam aufgrund einer Unterdrückung in diesen Zustand. Das geschieht hauptsächlich durch ..., dann entwickeln diese Menschen plötzlich eine egoistische Komponente. Sie beginnen zu prahlen und sich irgendwelcher Dinge zu rühmen.

Normalerweise bekommen sie anfallsweise Depressionen und trinken Alkohol, um die Depressionen zu unterdrücken. Außerdem haben Sie Furcht vor Infektionskrankheiten (2), aber nicht nur. Da ist Furcht vor dem Tode (2), Furcht vor Verunreinigung (2).

Ich erinnere mich an einen Fall von Syphilis bei einer Frau. Sie konnte nicht mit dem Omnibus fahren. Wenn sie jemand am Rücken berührte, musste sie nach Hause gehen, die Kleidung ausziehen und alles waschen. Manchmal hat sie die Kleider sogar weggeschmissen, obwohl sie arm war, so stark war der Ekel, den sie empfand.

Teilnehmer: Hängt dieses Gefühl, schmutzig zu sein, damit zusammen, dass sie Syphilis hatte?

Vithoulkas: Nein. Die Syphilis war vergessen. Sie dachte gar nicht mehr daran. Das entwickelte sich nach der Syphilis. Sie finden das auch sehr stark bei *Sepia*-Patienten. Diese Menschen waschen sich aus dem geringsten Anlass dauernd die Hände.

Teilnehmer: Der *Phosphorus*-Typ macht das auch. Es steht zweiwertig im Repertorium: „wäscht häufig die heißen, trockenen Hände".

Vithoulkas: Ja, gut. Das ist interessant, ich wusste das nicht.

Teilnehmer: Die Unterdrückung von Symptomen, das Prahlen, das Trinken von Alkohol usw., sind das alles Teile des *Syphilinum*-Bildes?

Vithoulkas: Ja, mehr oder weniger. Meinen Sie jetzt die Syphilis oder das *Syphilinum*-Bild?

Teilnehmer: Das Bild von *Syphilinum*.

Vithoulkas: *Syphilinum* hat nicht so viel Ekel wie *Sulfur*. Bei diesen Personen geht es in erster Linie um die Gesundheit.

Bei *Mercurius*, *Pulsatilla*, *Sepia* und *Sulfur* dagegen, besonders bei *Pulsatilla* und *Sulfur*, insbesondere bei *Sulfur*, findet man ganz allgemein Ekel. <u>Diese Menschen können nicht auswärts essen, weil sie meinen, dass dort nicht richtig sauber gemacht wird. Sie können nicht auf die Toilette gehen, weil sie sie als schmutzig empfinden.</u>

Das ist bei *Syphilinum* nicht so stark. Bei *Syphilinum*-Menschen ist es mehr ein paranoider Zwang, sich die Hände zu waschen, bevor sie ins Bett gehen. Sie sind wie besessen.

Sulfur-Patienten dagegen haben eine Abneigung gegen den geringsten Schmutz in ihrer Umgebung. Es stört sie nicht, dass sie selbst schmutzig sind. Sie bemerken den eigenen Schmutz nicht.

Faulheit ist bei *Sulfur* stark ausgeprägt. Sie sehen das bei Studenten, wenn diese aufgrund des Studiums müde geworden sind und sie ein Gefühl von Faulheit (2) überkommt. Wenn sie sich einen Ruck geben, verstehen sie wohl, worum es geht, aber sie verschieben das Lernen auf den nächsten Tag, sie zaudern.

Teilnehmer: Wollen sie lernen?

Vithoulkas: Sie wollen studieren und möglicherweise haben sie Gewissensbisse, weil sie es nicht tun, aber sie empfinden ein Gefühl von Faulheit in ihrem Inneren, das sie daran hindert, sich hinzusetzen und zu studieren, vor allem, systematisch zu studieren. Sie werden sporadisch studieren, nach Lust und Laune.

Teilnehmer: Ich verstehe nicht, was Sie mit „Faulheit" meinen.

Vithoulkas: Was verstehen Sie denn unter Faulheit?

Teilnehmer: Die Abneigung zu arbeiten.

Vithoulkas: Sie werden mit Freunden diskutieren und philosophische Gespräche führen. Sie werden über alle möglichen Themen reden, aber wenn sie ihre Hausaufgaben machen sollen, dann sitzen sie nur da und tun nichts. Sie können sich einfach nicht dazu aufraffen. Sie sagen, sie wollen es tun, aber dann beschäftigen sie sich mit etwas anderem. Dabei fühlen sie sich dann wohl.

Teilnehmer: Ich kann sehr hart arbeiten und mich auf die Dinge konzentrieren, die ich tun möchte. Ich kann jeden Tag das Gleiche tun und falls ich etwas Zeit haben sollte und nichts mache …

Vithoulkas: Diese Personen sind nicht eindeutig *Sulfur*-Patienten, aber jeder kann in einen *Sulfur*-Zustand kommen, *Natrium muriaticum* und *Phosphorus*, auch *Arsenicum*. Sie wissen, wie systematisch *Natrium muriaticum*- und *Arsenicum*-Typen sind. Wenn *Natrium muriaticum*-Menschen in einen *Sulfur*-Zustand geraten, ist es allerdings nicht wie das typische *Sulfur*-Bild.

Teilnehmer: Es scheint eine Art Selbstsucht zu sein. Diese Personen möchten nur das tun, was ihnen gefällt.

Vithoulkas: Ja, so ist es.

Teilnehmer: Sie sprachen vorhin darüber, dass der *Sulfur*-Mensch ständig studiert. Liegt der Unterschied vielleicht darin, dass, wenn ihm jemand sagt, *was* er studieren soll …

Vithoulkas: Nein. Wenn Sie den anderen *Sulfur*-Typen nehmen, den plethorischen mit der großen Vitalität, der wird sich anstrengen und studieren. Diese Personen sind die besten Schüler in der Klasse. Sie können in einen Zustand von Übermüdung geraten, brechen dann zusammen und möchten danach überhaupt nichts mehr tun. Sie sind dann völlig enttäuscht und glauben, sie seien nichts mehr wert, nach dem Motto: „Ich habe mir all meine Möglichkeiten verpatzt." Dann müssen sie sein Ego aufbauen, das reicht aus, um ihm wieder Auftrieb zu geben.

Wir haben also einen echten *Sulfur*-Typen hier in der Klasse. Wenn eine Frage gestellt wird, ist er der erste, der antwortet. Er möchte der erste sein, der irgendwelche Verbindungen herstellt usw. Er möchte, dass ihm jeder erzählt, wie großartig er sei. Das braucht er als Nahrung für sein Ego. Es zeigt sich also auch Selbstgefälligkeit. Das ist etwas, das man beobachten muss. Niemand wird Ihnen erzählen, er sei selbstgefällig. Sie müssen ihn beobachten und Informationen aus der Familie einholen, wie er sich verhält, was er so macht usw.

Wenn er mit Freunden ausgeht, möchte er der Anführer sein. Er ist der Guru. Er ist philosophisch beschlagen, hat eine Menge Bücher gelesen und spricht über die verschiedensten Themen. Er ist der Anführer. Seine Frau jedoch weiß, dass er abends eine halbe Flasche Whisky trinkt. Dann erzählt er manchmal Dinge, die nicht wahr sind. Er übertreibt, um sich als großen Mann darzustellen. Seine Frau überhört das. Sie sagt ihm, er möge doch lieber meditieren. Sie weiß, dass er nie meditiert, und akzeptiert ihn nicht als großen Guru. Sie muss aber vorsichtig sein, es könnte sonst zu einer Trennung kommen. Dann ist er unglücklich. Jeder muss ihn als den Besten anerkennen, das ist typisch.

Dieser *Sulfur*-Typ ist an der Gesellschaft und der Welt interessiert, er wird viele Dinge tun, um den Menschen zu helfen. Er ist aufrichtig und möchte helfen. Allerdings braucht er dafür die Anerkennung der anderen. Falls sie sein Wirken nicht anerkennen, wird er die Verbindung zu diesen Menschen sicher abbrechen. Es gibt bei *Sulfur* diese menschenfreundliche Tendenz, deshalb sagte ich auch, dass sie sich aufopfern können. Sie würden ihr Leben opfern, um anderen zu helfen. Dennoch befindet sich dahinter ein Element der Selbstsucht; es ist der Wunsch nach Anerkennung.

Teilnehmer: Ich dachte immer, dass es sich bei *Sulfur* um Menschen handeln würde, die sich allein unterhalten können und niemanden brauchen, auch keine Anerkennung.

Vithoulkas: Das ist ein falscher Eindruck, den sie vermitteln können. Denken Sie auch an die Zurückgezogenheit, über die wir gesprochen haben. Sie ziehen sich zurück und studieren; mit dem Hintergedanken, dass die anderen es anerkennen werden. So wie dieser Mann, der jahrelang Selbststudien betrieben hat. Es steht der Gedanke dahinter, dass die ganze Welt dies anerkennen und seine Größe würdigen müsse.

Ich habe jetzt über den plethorischen Typen gesprochen, der sich verausgabt. Es gibt ja zwei Typen: Der eine ist der Erscheinung nach wie Don. Es ist der Einsiedler, der Erfinder, der Wissenschaftler, der Forscher, der Philosoph. Der andere, der plethorische, hat ideelle Ziele, ist sehr vital und hat einen starken Sexualtrieb. Dieser Typ braucht Gesellschaft, Sex und das soziale Leben. Sie geben eine Menge, brauchen aber Anerkennung.

Teilnehmer: Meinen Sie, dass der plethorische Typ ein Praktiker ist?

Vithoulkas: Ein praktischer Idealist. Es kann ein Arzt sein, der behandelt, ohne Geld dafür zu nehmen. Er ist von großer Vitalität, und er wird von 8 Uhr morgens bis 12 Uhr nachts arbeiten. Der plethorische *Sulfur*-Typ hat eine starke Lebenskraft.

Teilnehmer: Er glaubt, er könne jederzeit mit jeder Situation fertig werden?

Vithoulkas: Das könnte man sagen, aber er braucht Anerkennung. Er muss zeigen können, wie großartig er ist, und er muss darüber sprechen können.

Er braucht keine Anerkennung in Form von Geld. Geben Sie ihm kein Geld, sondern erzählen Sie ihm, wie spirituell, wie selbstlos er sei. Wenn Sie einem *Sulfur*-Typen erzählen, wie selbstlos er ist, sind Sie sein Freund geworden; diese Menschen hören das gern.

Teilnehmer: Ist das derjenige, von dem Sie sagten, er könne Depressionen bekommen und meinen, er sei überflüssig?

Vithoulkas: Ja, zu bestimmten Zeiten ist das so. Diese Menschen haben ein starkes Verlangen nach alkoholischen Stimulanzien und wissen auch, dass sie zu viel trinken. Eines Tages erscheint dieses Bild vor ihren Augen und sie fallen in eine tiefe Depression. Sie wollen dann alles hinter sich lassen, sie sind entmutigt und halten sich für wertlos. Sie können ihnen sagen: „Sie sind ein großer Mann." Sie werden darauf antworten, dass sie das nicht glauben.

Teilnehmer: Glauben Sie, dass Homöopathen mehr zu *Sulfur* tendieren als eine andere Gruppe? Ist das vielleicht der Grund, warum die Berufsgruppe stets zersplittert ist?

Vithoulkas: Ja. Da gibt es durchaus einige, aber das überwiegt nicht. Verstehen Sie mich nicht falsch, das sind pathologische Zustände.

Wir müssen uns noch einige Schlüsselsymptome von *Sulfur* anschauen.

Sulfur kann jede Krankheit heilen (2), von der Geisteskrankheit bis zur einfachen Angst, vom Diabetes bis zur einfachen Nahrungsunverträglichkeit, Colitis, Hautausschläge, Sinusitis, Ohrenbeschwerden, alles. Es müssen aber bestimmte Merkmale vorhanden sein (2). Wenn das geistige Bild auch noch vorliegt, ist das umso besser.

Teilnehmer: Darf ich noch eine Frage stellen? Gibt es bei *Sulfur* so etwas wie romantische Beziehungen?

Vithoulkas: Es ist interessant, dass *Sulfur* nicht sehr stark durch romantische Beziehungen beeinflusst wird. Wenn eine Beziehung zerbricht, dann finden Sie bei *Sulfur*-Menschen nur geringes Leiden. Sie werden einen anderen finden, der sie „tröstet". Sie sind realistisch.

Wenn der *Sulfur*-Typ von der Frau erzählt, die er gefunden hat, dann bekommt man aufgrund seiner Darstellung den Eindruck, es müsse sich um einen Superstar handeln. Aber wenn die Frau ihm nicht die gebührende Aufmerksamkeit schenkt und ihn nicht mehr bewundert, wird er sehr schnell zu einer anderen Frau gehen, und danach vielleicht wieder zu einer anderen ... Er braucht diese Affären, weil er sexuell sehr aktiv ist.

Romantik wird in seinem Leben keine so große Rolle spielen. Für ihn sind seine Erfindungen für das Wohl der Menschheit wichtig; das steckt sehr tief in *Sulfur*. Diese Personen werden mit Wohltätigkeitseinrichtungen zu tun haben. Spiritualität spielt eine große Rolle in ihrem Leben. Wenn das verloren geht, sind sie enttäuscht.

Der *Sulfur*-Typ begibt sich in eine spirituelle Gruppe, die einen Lehrer hat, an den er glaubt. Er wird derjenige sein, der am stärksten von dem spirituellen Lehrer begeistert sein wird. Sollte sich aber herausstellen, dass es sich bei diesem Lehrer um einen Schwindler handelt, bekommt er Depressionen und denkt, er habe sein Leben vergeudet und es gäbe keine Hoffnung mehr. Das führt sogar dazu, dass er über Selbstmord nachdenkt.

Teilnehmer: Sind weibliche *Sulfur*-Typen so wie die männlichen?

Vithoulkas: Ja, aber die Mehrzahl der Verschreibungen betrifft Männer. Das kann in der einen oder anderen Praxis oder in einer anderen Kultur anders sein.

Wichtige Schlüsselsymptome sind brennende Scheitelkopfschmerzen (2), Kopfschmerzen, die jeden Sonntag auftreten, falls die Person an den anderen Tagen berufstätig ist. Es ist typisch für *Sulfur*, dass die Beschwerden am Tage der Entspannung zu verzeichnen sind.

Falls Sie einen Diabetes-Fall haben und dieser Kopfschmerz auftritt, dann denken Sie an *Sulfur*, wenn der Patient sagt, dass er nur an den Tagen, an denen er sich ausruht oder zu lange schläft, Kopfschmerzen bekommt. Eine andere Kombination, die fast absolut für *Sulfur* spricht, ist der brennende Scheitelkopfschmerz zusammen mit brennenden Fußsohlen (2). Das Brennen der Sohlen kann so stark sein, dass der Patient barfuß auf einer kalten Fläche laufen möchte. In der Nacht wird er seine Füße aus dem Bett strecken. Das ist sehr typisch, selbst im Winter.

Teilnehmer: Ich habe festgestellt, dass viele Menschen die Füße aus dem Bett strecken. Wenn man das näher untersucht, sagen sie, dass es nicht so sehr wegen der Fußsohlen sei, sondern um den ganzen Körper etwas abzukühlen.

Vithoulkas: Bei Untersuchungen in Amerika hat man festgestellt, dass der große Zeh als Regulator der Körpertemperatur bzw. der Wärme im Körper fungiert. Ich denke, das ist sehr interessant, denn das ist genau das, was *Sulfur-*, *Pulsatilla-* und *Medorrhinum-*Patienten tun. Sie strecken die Füße heraus, um dadurch die Körpertemperatur zu regulieren.

Teilnehmer: Man kann diese Rubrik also auch dann verwenden, wenn es nicht die Sohle, sondern der ganze Fuß ist?

Vithoulkas: Ja. Es gibt zwei Rubriken; bei der einen heißt es „Brennen der Füße", bei der anderen „Hitze der Fußsohlen". Sie finden *Sulfur* in beiden Rubriken, außerdem *Lycopodium*, *Medorrhinum*, *Pulsatilla*, *Phosphoricum acidum*.

Teilnehmer: Wie ist es bei *Calcium*?

Vithoulkas: *Calcium*? Ja, auch. Die Personen haben brennende Sohlen und strecken den ganzen Fuß heraus; normalerweise ist es der ganze Fuß.

Sulfur hat Hautausschläge, die den Kopf betreffen, entlang der Haargrenzen. Die Ausschläge jucken nachts, wenn die Person warm wird (2). Der allgemeine Zustand des *Sulfur*-Patienten verschlechtert sich durch Wärme; insbesondere betrifft das die Hautausschläge. Der Kopfschmerz bessert sich durch kaltes Wasser, das sich der Patient über den Kopf laufen lässt.

Denken Sie daran, dass es dem *Sulfur*-Typen im Allgemeinen durch Wärme schlechter geht (2). Nachts im Bett juckt der ganze Körper, auch ohne Hautausschlag. Das ist typisch.

Sulfur

Teilnehmer: Wie ist es, wenn er seine Kleidung auszieht?

Vithoulkas: Wenn es beim Ausziehen der Kleidung auftritt, ist es *Rumex crispus* und *Oleander*. Das sind die Hauptmittel für den Moment des Temperaturwechsels. Erinnern Sie sich daran, wie sehr *Rumex* durch Temperaturveränderungen beeinflusst wird? Kalt oder heiß, allein der Wechsel der Körpertemperatur bringt unmittelbar Niesen, Katarrhe usw. hervor. Wenn der Betroffene in die Wärme hinausgeht, hustet er ebenfalls. *Oleander* ist auch ein Mittel, das im Moment des Temperaturwechsels beeinflusst wird.

Sulfur verschlimmert sich durch das Wechseln von kalt nach warm. Wir kommen nun zu den Augen. Hier gibt es das Gefühl einer Konjunktivitis oder sogar eine echte Konjunktivitis. Es ist die Empfindung von Brennen und Jucken, als ob sich Sand unter den Lidern befinden würde.

Teilnehmer: Wie bei *Natrium muriaticum*?

Vithoulkas: Nein, *das erste Mittel hierfür ist Sulfur*. Kennen Sie das? Wenn Sie sehr müde sind und die Augen brennen, als ob sich feinkörniger Sand in ihnen befände; chronische Konjunktivitis mit Jucken und starken gelben Absonderungen, wodurch die Augen – besonders morgens – zusammenkleben.

Teilnehmer: Ist das Öffnen der Augenlider schmerzhaft?

Vithoulkas: Nein, aber sie kleben zusammen.

Teilnehmer: Das scheint sich auch durch Kälte zu bessern. Ich hatte einen Patienten, der Vorlesungen halten sollte. Er musste nasse kalte Tücher auf seine Augen halten. *Sulfur* heilte ihn.

Vithoulkas: Die Absonderungen (2) der Ohren riechen ekelhaft (2), wie alle Absonderungen von *Sulfur,* auch der Stuhl (2). Es gibt sicherlich viele Mittel, bei denen es ebenso ist, aber bei *Sulfur* ist es besonders ausgeprägt.

Eine weitere Charakteristik ist die 11-Uhr-Verschlimmerung des Magens (2), die Sie sehr häufig finden können.

Die Betroffenen werden durch Gerüche belästigt, die an verschiedenen Stellen, besonders in der Genitalgegend, auftreten. Es ist interessant, wie sie sich waschen. Sie machen sich nicht die Mühe, ein Vollbad zu nehmen, weil sie, wie sie sagen, keine Zeit dafür verschwenden wollen. Sie meinen, dass sie sich erkälten könnten, wenn sie ein Bad nehmen. Das ist ein Schlüsselsymptom für *Sulfur*. Heutzutage sieht man das allerdings nicht mehr so oft, weil die sanitären Einrichtungen leicht ein Bad ermöglichen.

Vergessen Sie nicht, dass der *Sulfur*-Mensch ständig Theorien aufstellt (2). Er ist so sehr mit seinen Gedanken beschäftigt, dass er alles andere als zweitrangig betrachtet. Seine Frau und auch seine Freunde müssen ihn bedienen, damit er seinen Interessen nachgehen kann. Auch deshalb hat er nie genug Zeit für ein Bad, das er außerdem nicht mag, weil es ihm dann schlechter geht.

Hautausschläge, die sich durch Wasser deutlich verschlimmern, erfordern Sulfur. In seiner Umgebung kann der *Sulfur*-Mensch jedoch keinen Schmutz ertragen. Dieser Gegensatz entspricht *Sulfur*.

Teilnehmer: Welche anderen Mittel verschlimmern sich durch Wasser?

Vithoulkas: *Clematis*. Es gibt einige Mittel, aber *Clematis* ist das Mittel, an das ich zuerst denke.

Teilnehmer: Und brennende Absonderungen?

Vithoulkas: Ich möchte Ihnen jetzt die Schlüsselsymptome nennen: Was den Magen betrifft, so haben wir bei *Sulfur* ein Verlangen nach Süßigkeiten (2) und Fett (2). Es ist auch ein Verlangen nach stärkehaltiger (2) Nahrung vorhanden. Der *Sulfur*-Patient ist in der Lage, reines Schmalz zu essen. Er wird sagen: „Du magst das Fett nicht, dann gib es mir." Das andere Mittel ist *Acidum nitricum*.

Natrium muriaticum hat eine sehr starke Abneigung gegen Fett. Es ist eines der Hauptmittel bei Abneigung gegen Fett. Die anderen Mittel sind *Arsenicum, Medorrhinum* und *Phosphorus*.

Teilnehmer: Gibt es in der Rubrik „Verlangen nach stärkehaltigen Speisen" irgendwelche Nachträge?

Vithoulkas: Ja, ich habe sie ergänzt mit *Natrium muriaticum, Lycopus, Sabadilla.*

Manchmal finden Sie bei *Sulfur* eine Abneigung gegen Süßigkeiten, aber meistens ist ein Verlangen danach vorhanden.

Wir finden außerdem Verlangen nach Alkohol, besonders nach Whisky. *Sulfur* entwickelt ein starkes Verlangen nach alkoholischen Getränken (2); so wie bei der Syphilis, wenn diese unterdrückt wurde und deshalb Alkoholiker hervorbringt. Forschungen zum Thema Alkoholismus wären bestimmt interessant.

Teilnehmer: Wie war das denn bei den zurückliegenden Generationen? Heute sehen wir das doch nicht mehr so häufig.

Vithoulkas: Die Statistiken steigen wieder an – und zwar ganz erheblich. *Sulfur* ist ein unspezifisches Arzneimittel. Der geistige Zustand, der durch Syphilis hervorgerufen wird, ist dem von *Sulfur* sehr ähnlich.

Teilnehmer: Haben Sie je eine Syphilis mit *Sulfur* behandelt?

Vithoulkas: Ich habe Syphilitiker mit *Sulfur* behandelt.

Teilnehmer: Gab es einen Rückfall?

Vithoulkas: Nein. Manchmal braucht man es auch bei Gonorrhoe-Patienten, die angeben, dass sie zehnmal Gonorrhoe hatten.

Sehr häufig ist in solchen Fällen *Sulfur* und nicht *Medorrhinum* indiziert.

Teilnehmer: Meinen Sie, dass man dann *Sulfur*-Symptome vorfindet?

Vithoulkas: Ja. Sie können *Sulfur* geben, die Wirkung wird sich zeigen.

Teilnehmer: Ist es ideal, eine akute Infektion homöopathisch zu behandeln?

Vithoulkas: Die Syphilis? Oh, das ist sehr schwierig und gefährlich. Da könnte sich der Oberstaatsanwalt einmischen. Ich kommentiere das nicht. Wir haben uns in unserer Praxis noch nicht getraut, eine Syphilis zu behandeln, wir haben aber viele Gonorrhoe-Fälle rein homöopathisch behandelt. *Kent* hat viel über die Syphilis und darüber, wie er sie behandelt hat, geschrieben. Ich würde es aber aus juristischen Gründen nicht machen.

Teilnehmer: Welche Mittel kommen bei Gonorrhoe infrage?

Vithoulkas: *Medorrhinum* kommt bei akuten Zuständen infrage ... Die Schwierigkeit bei solchen Fällen ist, dass die Patienten keine gute Symptomatologie aufweisen. Sie kommen am zweiten Tag, nachdem der Ausfluss eingesetzt hat. Sie sollen sie dann gleich behandeln, obwohl die Symptomatologie sich noch nicht richtig entwickelt hat. Es ist sehr schwierig, eine vollständige Behandlung durchzuführen. Sie werden feststellen können, dass *Medorrhinum* sehr häufig hilft, vielleicht in 54 Prozent der Fälle.

Teilnehmer: Die Gonorrhoe gehört doch in die gleiche Kategorie wie eine akute Zystitis oder eine Harnwegsinfektion. Die Symptome sind doch immer gleich.

Sulfur

Sykose und Unterdrückungen

Vithoulkas: Ich habe mich sehr mit diesem Thema beschäftigt. Die Statistiken zeigen eine Abnahme der venerischen Krankheiten, die Syphilis eingeschlossen. 1945 waren es noch sehr viele, dann gab es 1951 einen Abfall und 1978 ging es noch einmal hoch. Die Kranken mit der sogenannten „nicht spezifischen Urethritis" berücksichtigt man jedoch nicht. Es handelt sich hierbei aber um eine venerische Krankheit.

Teilnehmer: Könnte das etwas mit dem Konsum von Cannabis zu tun haben? Ich kann mir vorstellen, dass das eine Anfälligkeit hervorrufen kann. In meiner Praxis konnte ich häufig beobachten, dass das Rauchen von Marihuana zu einer Urethritis führen kann.

Vithoulkas: Das kann sein.

Teilnehmer: Es zeigt sich eine Anfälligkeit für Gonorrhoe und bestimmte Harnwegsinfektionen.

Vithoulkas: Wer Cannabis raucht, macht sich anfällig für diese Krankheiten, diese Personen bekommen leichter eine Gonorrhoe.

Teilnehmer: Meinen Sie, dass es sich bei der nicht spezifischen Urethritis um eine unterdrückte Gonorrhoe handelt?

Vithoulkas: Was wir heutzutage zu sehen bekommen, ist das, was von der durch Antibiotika unterdrückten Gonorrhoe übriggeblieben ist, sozusagen der Rest der Gonorrhoe.

Teilnehmer: Hat denn jeder Patient, der an einer unspezifischen Urethritis leidet, eine Gonorrhoe-Behandlung – und damit eine Unterdrückung – hinter sich?

Vithoulkas: Sie können auch an einer unspezifischen Urethritis erkranken, ohne vorher eine Gonorrhoe gehabt zu haben.

Teilnehmer: Das verstehe ich nicht. Würden Sie das bitte ausführen.

Sulfur

Vithoulkas: Eine Frau bekommt die Gonorrhoe und lässt sich daraufhin behandeln. Die Gonorrhoe wird unterdrückt, und es zeigt sich diese nicht spezifische Urethritis, sozusagen als Überbleibsel; ein leichter Ausfluss ohne weitere Symptomatologie.

Wenn nun jemand mit dieser Frau zusammenkommt, dann wird er, falls er sich ansteckt, ebenfalls an dieser nicht spezifischen Urethritis erkranken. Er wird keine Gonorrhoe bekommen, sondern in dem Ausmaß erkranken wie die Frau. Diese nicht spezifische Urethritis ist äußerst hartnäckig und praktisch nicht zu beseitigen. Die Gonorrhoe kann oft mit einer einzigen Injektion Penicillin beseitigt werden. Nach der vierten Injektion ist die Sache normalerweise auf jeden Fall erledigt. Nach einem Zeitraum von vielleicht sechs Monaten zeigt sich dann diese Urethritis, dieser Ausfluss, den man dann zu behandeln versucht. Nach einem, zwei, drei oder vier Monaten scheint es sich dann zu bessern. Sobald sich der Körper aber wieder von dieser Behandlung erholt hat, zeigt sich das Symptom erneut. Es ist wie verrückt heutzutage!

Teilnehmer: Wie ist es bei Herpes? Das scheint eine weitere Epidemie zu sein, die ebenfalls grassiert. Handelt es sich dabei um eine Folge von unterdrückter Syphilis?

Vithoulkas: Das kann ich nicht so genau sagen. Ich habe da gewisse Vorstellungen. Es heißt, dass eine Verwandtschaft zu den venerischen Krankheiten bestünde. Aus unserer Sicht könnte man aufgrund der *Miasmen*-Theorie durchaus sagen, dass es von venerischer Natur ist. Ich kann es jedoch nicht so detailliert erklären wie bei der vorausgegangenen Thematik.

Teilnehmer: Kann man davon ausgehen, dass solch eine unspezifische Urethritis ein *sykotisches Miasma* auslösen kann?

Vithoulkas: Sicher, wenn man es schafft, dies zu unterdrücken. Sie wissen doch, dass man mit den Medikamenten, die heute eingesetzt werden, unverzüglich sehr tief unterdrücken kann. Die Folge sind tiefer liegende, heimtückischere Krankheiten, welche noch nicht einmal deutliche oder erkennbare Symptome zeigen, so dass man ein Heilmittel finden könnte. Sie sind heimtückisch, sie wirken innerhalb des Körpers und zerrütten ihn. Nach zehn Jahren zeigt sich dann eine Auswirkung, während es vorher nur unspezifische Symptome, wie etwa Trägheit oder das Gefühl, dass man nicht richtig gesund ist, waren. Dann, nach vielen Jahren, zeigen sich Infektionen der Nieren oder Leberstörungen.

Krankheiten haben eine Vorgeschichte; es gibt immer eine Vergangenheit. In der Vorgeschichte finden wir die für den späteren Zustand verantwortlichen Ereignisse. Wir versuchen, diese „Vergangenheit" durch die homöopathische Behandlung „beim Schopf zu packen", aber es ist sehr schwierig.

Teilnehmer: Behandeln Sie diese unspezifischen Urethritiden mit dem Mittel, das aufgrund des vorliegenden Krankheitsbildes angezeigt ist?

Vithoulkas: Ja. Es ist aber zuweilen sehr schwierig, einen solchen Fall homöopathisch zu behandeln.

Weitere Merkmale von Sulfur

Ein anderes wichtiges Merkmal von *Sulfur* ist der sogenannte „Katzenschlaf" (Nickerchen) (2). Die Betroffenen legen sich hin und schlafen, wachen aber nach ein bis zwei Stunden auf und sind dann hellwach. Dann schlafen sie wieder – für eine halbe Stunde – so geht es die ganze Nacht über, sie können nicht kontinuierlich schlafen. Charakteristisch ist auch, dass sie normalerweise auf dem Rücken schlafen und durch Albträume erwachen. Sie erwachen sehr häufig mit Furcht. Ein Schlüsselsymptom ist das Erwachen um 5 Uhr (2). Es kann auch um 2, 3 oder 4 Uhr sein, aber charakteristisch ist das Erwachen um 5 Uhr. Dabei spielt es keine Rolle, wann die Personen ins Bett gegangen sind.

Schlaflosigkeit ist ein Merkmal, das oft nach *Sulfur* verlangt. Andere Mittel sind *Calcium* – als eines der Hauptmittel – und *Nux vomica*. Verstehen Sie mich jetzt nicht falsch, aber die meisten Fälle benötigen *Sulfur*, *Nux vomica* oder *Calcium*. Wichtig sind auch *Ignatia*, die *Natriumsalze*, *Arsenicum* und *Staphisagria*. *Staphisagria* kann nachts überhaupt nicht schlafen, ist aber während des ganzen Tages schläfrig. Sobald diese Menschen nachts versuchen zu schlafen, nicken sie zwar für zwei oder drei Minuten ein, aber dann wachen sie wieder auf.

Teilnehmer: Was ist mit Patienten, die sagen: „Ich kann nachts nicht schlafen, bin aber tagsüber müde; es ist auch unmöglich für mich, tagsüber zu schlafen, obwohl ich es probiere."

Vithoulkas: Sie sollten dann an *Staphisagria* denken.

Teilnehmer: Wie sehen die Ängste von *Sulfur* aus?

Vithoulkas: Diese Menschen haben Furcht vor Infektionen. Ich hatte einen interessanten Fall. Ein vierjähriges Kind hatte sich den Finger aufgeritzt und hatte furchtbare Angst, sich zu infizieren. Es sagte: „Wie konnte mir das nur passieren?!" Es war äußerst furchtsam, und das in dem Alter! Es ist kaum zu glauben, dass ein vierjähriges Kind schon solche furchtbaren Ängste hat. Es sind sehr heikle Kinder. Wenn Sie mit ihrem Löffel etwas vom Teller nehmen, werden sie ihn danach wegschieben, denn er ist „verunreinigt".

Sulfur-Menschen haben großen Appetit (2). Sie essen eine Menge und trinken eine Menge Wasser! Sie sind sehr durstig (2) und haben starkes Verlangen nach Süßigkeiten. Das zeigt die Prädisposition für Diabetes mellitus. Beide Typen, der fette und der schlanke, zeigen eine Prädisposition für Diabetes. Es ist jedoch interessant, dass *Natrium sulfuricum* manchmal besser passt als *Sulfur*.

Teilnehmer: Wie sieht es mit scharf gewürzten Speisen aus? Ist ein Verlangen danach vorhanden?

Vithoulkas: Ja, ein sehr starkes. *Sulfur*-Menschen sind gute Esser, sie essen gern und viel. Sie verlieren an Gewicht, obwohl sie viel essen (2), so wie *Jodum, Tuberculin, Natrium muriaticum* und *Lycopodium*. Es sind Einsiedler. Sie gehen nicht einfach zu den anderen Kindern, um mit ihnen zu spielen. Sie sind wählerisch.

Sulfur-Kinder mögen es nicht, zugedeckt zu sein, außerdem wollen sie nicht gewaschen werden. Ein *Sulfur*-Kind wird schreien und sich wehren, wenn die Mutter es wäscht. Während des Schlafes, in der Nacht, werden sie die Decken abstreifen. Anstatt sich richtig zuzudecken, stecken sie ihre Füße aus dem Bett.

Sogar ein erwachsener *Sulfur*-Patient wird es fertigbringen, sich mit Pudding zu bekleckern. Seltsam, aber sie schaffen es. Sie haben eben ein Talent dafür, sich schmutzig zu machen. Sie sind unordentlich, und deshalb sind sie auch nicht sorgsam. Sie sind dermaßen mit ihren Gedanken und allen möglichen anderen Dingen beschäftigt, dass sie gar nicht darauf achten, ob sie etwas verschütten oder beschmutzen. Nachdem sie die Kleidung drei oder vier Tage getragen haben, ist sie wirklich schmutzig, vom Essen. Das Gleiche sehen wir bei Kindern.

Teilnehmer: Sie sind geistesabwesend?

Vithoulkas: Geistesabwesend, ja. Man kann sich nicht alle *Sulfur*-Symptome merken, aber wenn Sie einmal die Idee der Furcht, der Selbstsucht, der Unordentlichkeit, des Super-Egoismus, die

Blutfülle (Plethora), der Überaktivität und der anfallsweise auftretenden Depressionen verstanden haben, dann kennen Sie die Essenz von *Sulfur*.

Teilnehmer: Verschüttet der *Sulfur*-Mensch seine Milch?

Vithoulkas: Ja, das tut er.

Teilnehmer: Ist der Fußschweiß bei Kindern charakteristisch?

Vithoulkas: Der Fußschweiß ist, wie all das andere, sehr widerlich.

Teilnehmer: Haben diese Menschen irgendwelche Aversionen gegen Nahrungsmittel, wie Eier?

Vithoulkas: Sie mögen keine Eier und manchmal auch keine Süßigkeiten. Sie haben große Abneigung gegen Eier (2), ebenso wie *Ferrum-*, *Acidum nitricum-* und *Phosphorus*-Patienten, wie ich festgestellt habe. *Kent* nennt außerdem noch *Kalium sulfuricum*, aber da habe ich es nicht so sehr bemerkt.

Teilnehmer: Tendieren *Sulfur*-Kinder dazu, Anführer bei Spielen zu sein?

Vithoulkas: Ja, sie wollen Anführer sein; bezüglich ihrer Gesellschaft sind sie sehr wählerisch.

Teilnehmer: Wie ist es mit dem morgendlichen Stuhlgang?

Vithoulkas: Ja, das ist wichtig! Das Erwachen um 5 Uhr morgens ist ein großartiges Schlüsselsymptom (2). Bei Colitis ulcerosa wird der *Sulfur*-Typ durch Stuhldrang morgens aus dem Bett getrieben bzw. geweckt. Es kann auch um 6 Uhr oder 6:30 Uhr sein und auch um 8 Uhr, wenn das seine normale Aufstehzeit ist. Wenn ihn der Durchfall weckt, dann müssen Sie an *Sulfur* denken.

Teilnehmer: Bill hatte sich vorhin so ausgedrückt, als würden sich die *Sulfur*-Menschen schnell langweilen.

Vithoulkas: Das habe ich nicht bemerkt, besonders dann nicht, wenn sie in Gesellschaft sind und über ihre Ideen sprechen.

Teilnehmer: Was ist, wenn das Niveau der Gesellschaft nicht ihrem Stand entspricht?

Vithoulkas: Dann werden sie gehen. Sie werden sich nicht mit einer Gruppe abgeben, die sie nicht mögen. Sie suchen sich ihre Gesellschaft aus und sind gern der Erste in der Gruppe.

Teilnehmer: Ist der Wechsel von Projekt zu Projekt mehr eine Sache des Interesses, oder sind sie es leid, dasselbe, was sie vorher gemacht haben, auch weiterhin zu machen?

Vithoulkas: Die Forschung ist für diese Typen, welche die Ursache aller Dinge erforschen möchten, am wichtigsten. Sie sind geistig ständig in Bewegung und können sich nicht mit dem Gedanken abfinden, dass es unmöglich sein soll, etwas nicht herauszufinden.

Teilnehmer: Ist dieser Wissensdurst bei Kindern auch so ausgeprägt?

Vithoulkas: Vergessen Sie nicht den kritischen Aspekt von *Sulfur* in Verbindung mit: „Ich weiß es am besten"!

Teilnehmer: Sind sie anderen gegenüber arrogant?

Vithoulkas: Ja. Sie werden das auch zeigen; *Platinum* hat das auch, da ist es noch sehr viel ausgeprägter.

Teilnehmer: Wie war das mit den *Sulfur*-Kindern, wenn sie in die Praxis kommen?

Vithoulkas: Sie sind sehr ruhelos und bringen alles in Unordnung; sie werden den Raum wirklich durcheinanderbringen.

Erschöpfungszustand (Fall)

Es geht um eine Studentin, die folgende Symptome zeigt:
Sie fühlt sich sehr müde (3) und schwach (3), besonders psychisch (3). Wenn sie psychisch gefordert wird, ermüdet sie schnell (3), und es geht ihr schlechter (3). Sie hat keine Ausdauer (3).
Sie hat keine Lust, irgendetwas zu tun (2), sie möchte die Uni verlassen. Sie ist periodisch auch körperlich müde, dann hat sie auch Fieber. Sie fühlt sich geistig nicht klar (2), sie kann nicht klar denken (2). Ihr Gedächtnis ist auch schlecht (2). Es dauert lange, bis sie antwortet, wenn man ihr eine Frage stellt (2). Sie fühlt sich emotional leer und erschöpft (2); sie liegt viel im Bett (2). Sie schläft mit dem Gesicht zur Wand (2). Sie ist depressiv (2) und zieht sich viel zurück (2). Bei Aufregung bricht sie leicht zusammen (2).

Sie ist ungeduldig, sie kann nicht warten.
Trost verschlechtert ihren Zustand.
Sie hat Albträume.
Sie hat Haarausfall; als Kind hatte sie Tbc.
Sie hat Verlangen nach Salz (3) und nach Früchten (3).
Sie hat Abneigung gegen Fett (2) und Eier.

Teilnehmer: Wenn sie eine Frage beantwortet, geht das sehr langsam. Sie hält inne und denkt lange nach, bevor sie schließlich antwortet. Ich glaube, das ist die Basis, die Essenz des Falles. Sie zieht sich sehr zurück. Sie möchte die Universität verlassen. Sie hat die Sache aufgegeben. Sie kapselt sich von den anderen ab. Sogar wenn sie schläft, liegt sie auf der Seite, mit dem Gesicht zur Wand, abgeschieden von der Welt. Es fehlt ihr an geistiger und emotionaler Ausdauer. Wenn sie sich aufregt, bricht sie sehr leicht zusammen. Es handelt sich hier um einen zusammengebrochenen Menschen. Sie hat keinerlei Empfindungen, es herrscht emotionale Stille. Sie hat starkes Verlangen nach Früchten.

Erschöpfungszustand (Fall)

Vithoulkas: Wie Sie sehen, liegt eine zuverlässige Sammlung von Symptomen vor, zum Beispiel „Trost verschlechtert ihren Zustand", dreimal unterstrichen.

Teilnehmer: Nein, es ist nicht unterstrichen.

Vithoulkas: „Ungeduld, kann nicht warten." Hören wir uns das Ergebnis an: Die meisten Antworten lauten *Acidum sulfuricum* und *Acidum phosphoricum*, wobei *Acidum phosphoricum* überwiegt.

Dann haben wir einmal *Bryonia*, einmal *Medorrhinum*, einmal *Sulfur*, einmal *Natrium muriaticum* und einmal *Staphisagria*.

Die meisten haben sich für *Acidum phosphoricum* entschieden.

Das ist ein typischer *Acidum phosphoricum*-Fall. Sehr gut. Sie sehen, es gibt hier Symptome, die Sie nicht weiter zu beachten brauchen.

Teilnehmer: Sie haben *Acidum phosphoricum* gegeben?

Vithoulkas: Ja, eine 10 M. Wir haben hier Verlangen nach Salz (3), Abneigung gegen Fett, zwei- oder dreimal unterstrichen, das ist nicht zu erkennen, sowie Verschlechterung durch Trost. Die Frau neigt dazu, sich zurückzuziehen und für sich zu sein. Das sieht natürlich wie *Natrium muriaticum* aus. Sie brauchen aber all diese Informationen nicht weiter zu beachten, so als ob sie gar nicht existieren würden. Im vorliegenden Fall finden Sie das Arzneimittel aufgrund der Hauptsymptomatologie. Die Essenz von *Acidum phosphoricum* ist hier deutlich sichtbar. Sie können das nicht übersehen.

„Verschlimmerung durch Trost" oder „Verlangen nach Fett" oder „Verlangen nach Salz" oder „möchte allein sein", das sind Symptome, die an *Natrium muriaticum* denken lassen; aber das wäre ein Sammeln von Einzelinformationen, ohne das vorliegende Gesamtbild zu berücksichtigen.

Ich freue mich, dass Sie die Essenz von *Acidum phosphoricum*, die hier wirklich sehr klar durchkommt, gesehen haben.

Teilnehmer: Wie lange hatte sie diese Beschwerden schon?

Erschöpfungszustand (Fall)

Teilnehmer: Erst seit fünf Monaten. Der geistige Zusammenbruch entwickelte sich innerhalb der letzten fünf Monate. Es ging schnell; normalerweise dauert das länger.

Vithoulkas: Soll ich nun über den weiteren Verlauf berichten? Sie müssen noch ein zweites Mittel verordnen.

Teilnehmer: War das ein *Acidum phosphoricum*-Fall, der sich direkt auf der geistigen Ebene niederschlug, anstatt emotional zu beginnen?

Vithoulkas: Geistig war die Patientin auch fast zusammengebrochen, sie sagte aber, dass sich die Schwäche auf der emotionalen Ebene befände, also psychisch – nicht mental – sei. Es handelt sich in erster Linie um eine psychische Schwäche, das ist auch unterstrichen. Außerdem wird sie periodisch körperlich müde, dann hat sie Fieber.

Teilnehmer: Können Sie uns sagen, warum *Acidum picrinicum* nicht das richtige Mittel ist?

Vithoulkas: Das käme an zweiter Stelle.

Teilnehmer: Hier steht ein Satz – „schlechter durch Tätigkeiten auf der psychischen Ebene", das geht doch mehr in Richtung *Acidum picrinicum*, mehr in Richtung „geistige Ebene".

Vithoulkas: *Acidum picrinicum* affiziert die geistige, nicht die psychische Ebene.

Teilnehmer: Sind die psychische und die geistige Ebene nicht identisch?

Vithoulkas: Oh nein! Wir kennen die geistige, die spirituelle und außerdem eine emotionale oder psychische Ebene.

Teilnehmer: Was müsste zusätzlich vorhanden sein, damit daraus ein *Acidum picrinicum*-Fall würde?

Vithoulkas: Es müsste eine stärkere geistige Ermüdung, eine Verschlechterung durch geistige und nicht so sehr durch psychische oder physische Anstrengung, vorhanden sein, außerdem eine Vorgeschichte, die von einer Überanstrengung des Geistes berichtet.

Es wird gesagt, dass die Frau lange braucht, um zu antworten, dass sie emotional matt sei. Sicher, der Geist arbeitet bei *Acidum phosphoricum* auch nicht besonders gut. Wir haben folgende drei Mittel mit jeweils einer Ebene als Schwerpunkt:

Acidum picrinicum (geistige Ebene)
Acidum phosphoricum (emotionale Ebene)
Acidum muriaticum (physische Ebene).

Alle drei Mittel wirken auf allen drei Ebenen, aber ihre Wirkung konzentriert sich vorzugsweise entweder auf die geistige, die emotionale oder die physische Ebene. Das heißt nicht, dass wir bei *Acidum muriaticum* keine geistige Erschöpfung hätten. *Acidum muriaticum* zeigt eine schreckliche Erschöpfung. Die Betroffenen wollen nur noch schlafen; sie sagen: „Lasst mich sterben, ich kann mich unmöglich wieder erholen." Zu dieser Haltung gesellt sich ein Gefühl, als ob sich alle Kräfte für die Wiederherstellung im Körper konzentrieren würden und deshalb keinerlei Kraft mehr im Gehirn vorhanden sei, um die lebenswichtigen Funktionen aufrechtzuerhalten. Emotionale Belastungen kann der Patient ebenfalls nicht ertragen, seien sie auch noch so gering. Es ist ihm schon zu viel, wenn er nur darauf angesprochen wird, ob man etwas für ihn tun kann. Er wird antworten, dass er nichts brauche und allein gelassen werden möchte, weil er so erschöpft sei, dass er sterben werde. Das ist *Acidum muriaticum*. Es betrifft auch die emotionale Ebene, aber der Schwerpunkt liegt im Körper. Die physische Erschöpfung von *Acidum muriaticum* ist einfach erschreckend. Eine 25-jährige Frau sieht wie ein erschöpfter alter Mensch aus. Da die Lebenskraft erschöpft ist, ist diese Person natürlich auch nicht in der Lage zu kommunizieren, denn um kommunizieren zu können, ist Lebenskraft erforderlich.

Das Salz-Element, das auch in *Natrium muriaticum* oder *Magnesium muriaticum* enthalten ist, bewirkt, dass sich diese Menschen zurückziehen möchten. Es ist interessant, dass das Meer – als der Psyche zugeordnetes Wasserelement – eine Verschlechterung

Erschöpfungszustand (Fall)

bei diesen *Salz*-Patienten hervorruft. *Natrium muriaticum* und *Magnesium muriaticum* verschlechtern sich am Meer. Sie finden das auch im Repertorium. Diese Patienten sagen: „Nein, ich werde nicht ans Meer fahren und dort baden, auf gar keinen Fall!" Es würde ihren Organismus gänzlich durcheinanderbringen.

Teilnehmer: Als ich in Griechenland war, bin ich ins Meer gegangen, um einige Runden zu schwimmen. Ich war dann zwei Tage lang krank. Ich war fürchterlich erschöpft, hatte Kopfschmerzen und mir war ganz flau, und nur, weil ich ins Wasser gegangen war, um ein paar Minuten zu schwimmen. Das war ein schlimmer Rückfall.

Vithoulkas: Ja, das war interessant. Als Bill in Griechenland war, nahm er *Magnesium muriaticum*. Als er anfing, sich zu erholen, ermunterte ich ihn baden zu gehen. Er wollte erst nicht, aber dann ging er doch. Er bekam einen Katarrh, eine Sinusitis, er fühlte sich miserabel und sagte, er habe einen Rückfall erlitten. Nach dem dritten Tag kam er dann wieder auf die Beine. Ich war neugierig gewesen.

Teilnehmer: Ich fühlte mich sogar noch schlechter, wenn ich nur mit einem Boot hinausfuhr oder mich nah am Wasser befand.

Teilnehmer: War das vorher nicht so?

Teilnehmer: Doch, das war schon immer so.

Teilnehmer: Sie befinden sich jetzt auch an der See!

Teilnehmer: Hier geht es. Wenn ich mich unmittelbar am Meer befinde, ist es schlimmer.

Vithoulkas: Die Patientin kam nun im Januar wieder. Sie sagte, dass es ihr besser gehen und sie nun auch aufstehen würde. Es schien, als habe sie die meiste Zeit im Bett verbracht. Des Weiteren erklärte sie, dass sie sich jetzt etwas besser mitteilen könne und ihr Geist klarer, sie aber seit 15 Tagen sehr reizbar sei. Das war circa einen Monat nach der Mittelgabe am 19.12.1977. Wir haben jetzt den 12.1.1978.

Erschöpfungszustand (Fall)

Aus der Depression und Erschöpfung war Reizbarkeit geworden. Nach weiteren drei Tagen erzählte sie, dass es ihr überhaupt nicht besser ginge. Sie hatte eine Auseinandersetzung mit ihrer Familie, und sie fand irgendwelche Gründe, um zu streiten. Das ist wirklich interessant, es ist ein sehr gutes Zeichen. Sie sagte zwar: „die Arznei scheint mir nicht geholfen zu haben", aber wir wissen, dass dem aufgrund der Reizbarkeit nicht so war. Sie sagte, sie könne nun, wenn auch mit Unterbrechungen, kompliziertere Überlegungen anstellen. Ihre Dyspnoe, die sie als Kind hatte, war wieder aufgetreten. Sie hätte nun die ganze Zeit über Beschwerden und das Gefühl, dass nicht genug Luft vorhanden sei. Die Lunge meldete sich ebenfalls wieder; erinnern Sie sich, dass sie als Kind Tbc hatte? Sie hatte nun ständig Atemnot, das Gefühl, nicht genug Luft zu bekommen. Die Atemnot war zwar schlimm, aber sie würde sehr wahrscheinlich keine Tuberkulose bekommen. Ihr Gedächtnis war besser (1), psychisch war sie noch nicht stabil; es wechselte noch. Sie sagte: „Am schlechtesten fühle ich mich zwischen 13 und 16 Uhr. Ich habe jetzt eine starke Abneigung gegen Eier." Sie mochte vorher auch schon keine Eier essen, diese Abneigung war noch stärker geworden. Wärme vertrug sie nicht so gut, während Kälte sie nicht störte. Der Januar ist in Griechenland normalerweise der kälteste Monat.

Ihr Haarausfall war verschwunden. Sie hatte viele Blähungen und war sehr reizbar. Das war völlig neu, das hatte sie noch nie. Ich habe hier noch ein weiteres Symptom, es ist viermal unterstrichen (2), sie war sehr eifersüchtig und erklärte: „Es ist unglaublich, wie eifersüchtig ich bin, besonders auf ein bestimmtes Mädchen. Es kommen Flüche aus meinem Mund, ich weiß gar nicht, wie mir geschieht. Ich bin auch plötzlich rachsüchtig geworden. Seit vier oder fünf Tagen habe ich Akne auf dem Rücken." Was tun wir?

Teilnehmer: Ich denke, wir sollten abwarten.

Vithoulkas: Sehr gut, das haben wir auch gemacht. Sie kam Ende März, nach etwa zwei Monaten, wieder. Welches Mittel deutete sich beim Zweitbesuch an?

Erschöpfungszustand (Fall)

Teilnehmer: *Lachesis* oder *Sulfur*.

Vithoulkas: Sie sagte: „Es geht mir besser; die Reizbarkeit hat sehr nachgelassen. Ich fluche nicht mehr und bin auch nicht mehr rachsüchtig. Ich kann jetzt noch klarer denken. Die Dyspnoe ist fast verschwunden. Eifersüchtig bin ich auch nicht mehr."

Dieses Syndrom war eine Reaktion auf die innere Leblosigkeit, in der sie sich befand. Es ist interessant, dass sie wieder Emotionen entwickelte und diese ohne Unterstützung eines weiteren Arzneimittels ins Gleichgewicht bringen konnte.

Teilnehmer: Werden *Acidum phosphoricum*-Menschen öfters eifersüchtig, wenn es ihnen besser geht?

Vithoulkas: Das weiß ich nicht. Sie sagte, dass sie nun Hitze und Kälte ertragen könne, aber eine fürchterliche Abneigung gegen Eier habe und ihr übel werde, wenn sie nur daran denke. Sie hatte Abneigung gegen Soßen und Verlangen nach Fleisch (3). Sie aß jetzt etwas Fett, war nicht mehr reizbar, hatte seit fünf Tagen eine Pilzinfektion an den Händen und Füßen; auf der rechten Seite war es schlimmer. Außerdem juckten die Waden, wenn sie schlafen ging, nachts im Bett war es schlimmer. Sie sagte, sie könne gut schlafen.

Ihr Gedanke, es könnte *Sulfur* sein, bestätigt sich dadurch nicht. Sie hatte nur noch selten Albträume. Das Gefühl zu ermüden war sehr viel geringer, aber noch vorhanden.

Das rechte Gehör war vermindert. Es war zu Beginn eine Röntgenaufnahme gemacht worden, die sehr deutlich die Lokalisation der Tuberkulose zeigte. Nun, nach vier Monaten, brachte sie ein neues Röntgenbild mit, das völlig klar war.

Im Bereich des Perineums hatte sie nun viele Kondylome. Diese und die Pilzinfektion kamen nun an die Oberfläche.

Woher kommt das schlechte Gehör; was meinen Sie?

Teilnehmer: Streptomycin.

Vithoulkas: Ja, sie hatte wegen der Tuberkulose viel Streptomycin bekommen. Was tat sich nun in ihrem Kopf? Wir können hier nur Vermutungen anstellen. Der ganze Kopf war dumpf, und nun zeigte sich diese Hörminderung. Es scheint, als würde sich die Wirkung des Streptomycin auf einen Ort innerhalb des Kopfes, auf den Hörnerv, konzentrieren, anstatt, wie vorher, diffus zu wirken. Bevor ich Ihnen nun die letzten beiden Symptome nenne, würden Sie ihr etwas gegen die Pilzinfektion, gegen das Jucken oder die Kondylome geben?

Teilnehmer: Ein Placebo.

Vithoulkas: Ja. Lassen Sie uns nun schauen, ob wir weiterhin abwarten sollen. Ich nenne Ihnen noch zwei Symptome. Sie sagt: „Ich fühle mich nach 19 Uhr allgemein viel besser" (2) und „Ich fühle mich wirklich gut, wenn ich an die See fahre". Die Besserung am Meer ist dreimal unterstrichen! Nun, was würden Sie tun?

Teilnehmer: *Medorrhinum* unter „Abneigung gegen Eier" nachtragen.

Teilnehmer: Ich würde warten.

Vithoulkas: Hier bietet sich *Medorrhinum* an; ausschlaggebend sind die Kondylome, die Besserung am Abend und die starke Besserung am Meer. Ich habe *Medorrhinum* gegeben.

Teilnehmer: In welcher Potenz?

Vithoulkas: Eine 30 (C?) habe ich aus folgendem Grund gegeben: Das ist ein Fall, der trotz dieser Beschwerden gut läuft. Wenn wir ihn durch die *Medorrhinum*-Gabe verpatzen sollten, dann tun wir es wenigstens nicht zu sehr.

Allerdings gibt es hier genug Gründe für eine Verschreibung. Vielleicht hätten wir noch warten sollen, aber man konnte das Mittel aufgrund des Bildes durchaus schon geben.

Teilnehmer: Das Beste wäre wohl gewesen, wenn man noch einen Monat gewartet hätte, damit sich das Bild hätte stabilisieren können.

Vithoulkas: Ja, das hätte man durchaus machen können. Man muss natürlich damit rechnen, dass der Patient das nicht versteht und vielleicht zu einem Hautarzt geht, der ihm dann ein

Erschöpfungszustand (Fall)

Medikament gegen die Pilzinfektion gibt und womöglich die Kondylome wegätzt; was den Fall kaputtmachen würde.

Sie kam ungefähr 50 Tage nach der *Medorrhinum*-Gabe wieder und sagte, dass der Pilz schlimmer geworden und das Jucken sich verstärkt habe; es sei von wollüstigem Charakter. Das Gehör sei noch sehr schlecht, und sie verspüre wieder die Atemnot; diese wäre in geschlossenen Räumen, in denen sich Rauch befand, schlimmer. Sie verspüre wieder den Drang zu arbeiten und fühle sich nicht mehr müde. Die Kondylome waren verschwunden. Sie waren weg, einfach so.

Teilnehmer: Was ist damit geschehen; sind sie abgefallen?

Vithoulkas: Die Patientin stellte eines Tages fest, dass sie nicht mehr vorhanden waren. Das ist durchaus üblich.

Machen Sie es nicht so wie der Gynäkologe in Athen, der fünf Jahre lang versucht hatte, die Kondylome bei einer Patientin zu unterdrücken. Die Frau kam mit geistigen Störungen und einer Leukorrhoe zu uns. Die Kondylome hatte sie nicht erwähnt. Wir fingen mit der Behandlung an; es lief bestens. Wir beschäftigten uns mit ihrem geistigen Zustand, und von den Kondylomen wussten wir, wie gesagt, nichts. Sie ging dann wegen einer Nachuntersuchung zum Gynäkologen, und dieser fragte ganz entsetzt nach dem Verbleib der Kondylome und stellte fest, dass sie verschwunden waren.

Sie hat geantwortet, dass sie sich einer homöopathischen Behandlung unterzogen habe, worauf der Gynäkologe gefragt habe, was das denn sei. Er rief mich dann an und wollte wissen, wie das Medikament heißt, mit dem man die Kondylome wegbekommt. Er wollte es bei seinen anderen Patienten anwenden. Er war echt geschockt!

Die Frau war fast schizophren gewesen und war jetzt gesund. Es ist durchaus normal, dass Kondylome – auch Warzen – durch die homöopathische Behandlung verschwinden.

Unsere Patientin erzählte, dass sie nichts Saures mochte; das hatte sie vorher nicht erwähnt. Sie hatte Verlangen nach süßen Speisen und nach Fleisch (2), sie aß nun auch Eier.

Erschöpfungszustand (Fall)

Sie verspürte auch wieder den Drang, zur Uni zu gehen. Sie war nicht mehr streitsüchtig, ihr Geist war völlig klar, und sie hatte keinen Haarausfall mehr. Am Morgen hat sie einen schlechten Mundgeruch; der sich bessert, wenn sie etwas isst. Die Lippen sind irgendwie taub. Wie lautet Ihre Verschreibung?

Teilnehmer: Ich würde warten.

Vithoulkas: Ja, warten. Das war 1978. Sie ist wieder zur Uni gegangen und hat ihr Studium beendet. Der behandelnde Arzt war neu in unserer Klinik, er war dann sehr stolz.

Teilnehmer: Glauben Sie, dass *Medorrhinum* etwas bewirkt hat, oder hat es sie lediglich vom Dermatologen ferngehalten?

Vithoulkas: Es wirkte. Die starke Abneigung gegen Eier war interessant. Die Pilzinfektion hat sich sehr wahrscheinlich gelegt, sie wäre sonst bestimmt wiedergekommen. Was das Gehör betrifft, so kann ich darüber nichts sagen. Wir hörten von Bekannten, dass sie ihr Studium beendet hätte.

Es ist schön, dass Sie das Mittel gefunden haben. Es macht nichts, wenn Sie *Medorrhinum* nicht sofort verschrieben hätten, wichtig ist, dass Sie auch dieses Mittel gesehen haben.

China officinalis

Vithoulkas: *China* ist ein Arzneimittel, das bei anhaltendem, lange Zeit dauernden Verlust von Körpersäften (2) indiziert ist, so steht es in unseren Büchern. In der Realität finden Sie diese Art von Krankengeschichte jedoch sehr selten.

Wir neigen dazu, *China* nur dann zu verschreiben, wenn eine Vorgeschichte mit starken Blutungen, Diarrhoen und Schweißen, die den Patienten erschöpfen, vorliegt. Das ist nur ein Aspekt von *China*. Ich habe lange an diesem Mittel herumgerätselt und eine Menge anderer Mittel verschrieben, bevor ich *China* verstanden habe.

So sieht *China* manchmal wie *Natrium muriaticum*, manchmal wie *Nux vomica* und manchmal wie *Lycopodium* aus. Bevor man den Fall tiefer versteht, neigt man also dazu, erst all diese Mittel zu verordnen. Nun zur Charakteristik von *China:*

Teilnehmer: Überempfindlichkeit.

Vithoulkas: Sie sagen Überempfindlichkeit. *Natrium muriaticum* und *Nux vomica* sind ebenfalls überempfindlich. Worin besteht der Unterschied?

Es gibt ein anderes Wort, das es genauer beschreibt. Wir haben Schwäche und Entkräftung. Das werden Sie aber bei einem chronischen Fall nicht immer vorfinden, sondern Sie werden Schwäche und Erschöpfung bei Zuständen finden, die durch akute Erkrankungen entstanden sind.

Ich denke, die passendste Beschreibung ist *„nervöse Überreizung"*. Es ist nicht die Reizbarkeit, die wir für gewöhnlich sehen, welche direkt herausgebracht wird. Es ist etwas, das der Patient innerlich empfindet, etwas, das ihn beständig reizt und ihn an die Grenze seiner nervlichen Belastbarkeit führt.

Teilnehmer: So etwas wie „überspannt"?

China officinalis

Vithoulkas: Ja. Ich möchte versuchen, Ihnen diese Menschen näher zu beschreiben. Sie werden viel über Neuralgien klagen – Ischias. Den einen Tag haben sie die Ischias-Schmerzen auf der einen Seite, am anderen Tag auf der anderen, oder sie empfinden irgendwo einen anderen Schmerz. Die Schmerzen sind so, als ob die Nerven gereizt wären.

Diese Idee der Neuralgie können wir nun auf die geistige Ebene übertragen, es sind „*Neuralgien*" auf der geistigen Ebene (2). Sie dürfen diese Menschen auf gar keinen Fall „berühren".

Die Patientin ist unzufrieden und wird beim geringsten Anlass zusammenbrechen und mit ihrem Ehemann schimpfen. Dann bekommt sie Gewissensbisse, weil es doch zuviel war, und wird sagen: „Ich kann mich einfach nicht beherrschen, ich bin so gereizt. Wenn jemand hereinkommt oder ich irgendwo hingehen muss, dann bin ich so gereizt und zur gleichen Zeit so erschöpft."

Teilnehmer: *Nux vomica* ist ebenso empfindlich und auch leicht beleidigt.

Vithoulkas: Diese Art von Überempfindlichkeit; das ist genau die Idee! Berühren Sie bloß nicht ihre Nerven oder die schmerzende Stelle. Durch sehr tiefe, warme Gefühle geht es den Betroffenen besser. Wenn Sie einem *China*-Patienten oberflächliche Gefühle entgegenbringen, werden Sie nichts erreichen und die Sache höchstens verschlimmern. Sie müssen wirkliche Wärme geben, sich tief in die Angelegenheit einfühlen und echtes Interesse zeigen. Der Patient muss merken, dass Sie wirklich beteiligt sind.

Physisch finden wir eine Besserung durch festen Druck (2). Dahinter steht die gleiche Idee, nämlich durch festen Druck ins Gewebe „einzudringen", so wie man sich auch tiefer in die Probleme der emotionalen Sphäre einfühlen muss. Es sind sehr reizbare Menschen, die künstlerisch veranlagt sind. Aufgrund ihrer Erregbarkeit haben sie einen sehr feinen Sinn für das Schöne. Farben werden von ihnen viel lebhafter wahrgenommen als von anderen Menschen. Geräusche wirken intensiver auf sie, so dass sie empfindlich dagegen werden und sie nicht ertragen können. *China* bringt das Nervensystem in einen Zustand der Erregung, in dem alles sehr viel intensiver empfunden wird. Deshalb finden wir bei *China* Menschen mit einer großen Vorstellungskraft, wie Dichter und Maler, wobei es eher Dichter als Maler sind. Wissen Sie, ein Dichter ist nervlich angespannter, da er seine Empfindungen, die er herausbringen möchte, formulieren und gestalten muss. Dennoch sind diese Personen sehr in sich zurückgezogen, was Sie dazu verleiten kann, *Natrium muriaticum* zu verschreiben. Sie sind verschlossen und wollen sich nicht unterhalten, besitzen aber eine starke Vorstellungskraft, die sich ausdrücken möchte. Es ist eine Phantasie, die sich durch Kunst und Poesie entäußern möchte, wie bei *Ignatia*.

Erinnern Sie sich daran, wie *Kent Ignatia* beschreibt? Ein aufgrund seiner Bildung hoch kultiviertes Mädchen, das Klavier spielt, sich dem Klavier sowie dem Französisch- und Englischunterricht zu sehr widmet, dann zusammenbricht und Krämpfe bekommt. Es handelt sich um eine Art hysterischen Zustand.

China hat mehr von einem Poeten; *Ignatia* ist mehr der Pianist. Aber all diese Menschen besitzen eine gewisse krankhafte Überempfindlichkeit, die ihnen ein Leben aufzwingt, das man nicht gerade als gewöhnlich bezeichnen kann. Ein Dichter oder Künstler ist normalerweise kein besonders glücklicher Mensch. *Dostojewski* war Epileptiker. Die meisten wirklich großen Menschen litten an Depressionen und ihrer Überempfindlichkeit.

Der *China*-Patient holt nachts im Bett das nach, was er am Tage versäumt hat. Er hat zum Beispiel am Nachmittag ein Gespräch mit einem Bekannten geführt, und nun fällt ihm ein, was er eigentlich noch alles hatte sagen wollen. Er holt es in der Phantasie nach; oder *China*-Patienten haben sich in einer Situation befunden, in der sie die Möglichkeit hatten, etwas zu sagen, sich aber nicht getraut haben. Sie werden dann im Geiste eine Rede halten und ebenfalls das, was sie nicht gesagt haben, nachholen. So werden sie zum Helden großer Veranstaltungen.

Teilnehmer: Ist das ähnlich wie bei *Natrium muriaticum*?

Vithoulkas: Es ist anders. *Natrium muriaticum*-Menschen denken während der Nacht auch über vergangene Dinge nach, zum

China officinalis

Beispiel, dass sie mit einer Situation nicht fertig wurden. Normalerweise geht es bei ihnen um die dunkle Seite der Angelegenheit. Wenn sie sich ins Bett legen, wird in der Hinsicht, dass sie etwas gemacht haben, was sie nicht hätten tun sollen oder umgekehrt, alles düster, wie zum Beispiel: „Meine Rede war nicht gut." „Die Frau hat nicht mit mir gesprochen." „Jene Person hat mich nicht gegrüßt."

Die gleiche Art zu denken finden wir bei *Staphisagria*, wenn sich die Betroffenen ins Bett legen. *Staphisagria* wird allerdings über sexuelle Beziehungen nachdenken. *Staphisagria* schafft sich in der Vorstellung sexuelle Beziehungen, die zur Masturbation führen. Sie können erwarten, dass *Staphisagria*-Patienten mehr masturbieren als andere.

Weitere Mittel sind *Platinum* und *Lachesis*. Sie sehen, dass all diese Arzneimittel eine jeweils andere Szenerie bieten, innerhalb derer sie die gleichen Dinge ausdrücken können.

Erkennen Sie den Unterschied zwischen *China* und *Natrium muriaticum*? *China* ist glücklich, eher ein wenig irre oder ein bisschen verrückt. Diese Patienten denken an Dinge, die sie tun wollen, bei denen sie der Held sind; sie phantasieren. Wenn sie morgens aufwachen, befinden sie sich in einer ganz und gar anderen Welt, von der sie zurück in die Realität kommen. Poeten leben in zwei Welten. Es ist merkwürdig, dass *China* beispielsweise ... Ich werde Ihnen einige Beispiele geben.

Ein *China*-Kind, ein junges Mädchen von 16 oder vielleicht 14 Jahren, war das schwierigste Kind in der Familie. Die Mutter wusste nicht, wie sie es anfassen sollte. Das Mädchen wollte lange Spaziergänge machen und für sich sein, die Natur genießen und solche Dinge. Es war allerdings nicht in der Lage, seiner Mutter gegenüber ein Wort der Zuneigung auszudrücken, obwohl es die Notwendigkeit verspürte, dies zu tun. Eines Tages schließlich wird die Mutter einen lieben Brief, ein liebes Gedicht von ihm finden, oder ein nettes Geschenk überreicht bekommen, etwa zum Geburtstag. Das macht das Kind dann mit sehr viel Phantasie und Zuneigung; es ist aber nicht in der Lage, sich so auszudrücken, wie es im täglichen Leben üblich ist, wie: „Ich danke dir" oder „Das ist aber lieb." Dieser Verständigungsbereich scheint eine Schwierigkeit für *China*-Patienten darzustellen.

Alles kann diese Menschen in einen Zustand der Reizbarkeit versetzen. Es kommt dann zu Gefühlsausbrüchen oder Sarkasmus. Sie sagen dann Dinge, die den anderen verletzen. Wenn Sie diese Beschreibung hören, werden Sie meinen, es handle sich um einen *Nux vomica*-Fall.

Teilnehmer: Haben diese Personen Schwierigkeiten, all diese tiefen Empfindungen auszudrücken, weil sie so reizbar sind?

Vithoulkas: Sie sind dermaßen empfindlich, dass sie große Schwierigkeiten haben sich mitzuteilen. *China* dürfte eines der Hauptmittel für diesen Sachverhalt sein. Ein Kind sitzt vor Ihnen. Sie sind der Behandelnde, der schon Tausende von Fällen gesehen hat. Diese Situation jedoch macht Ihnen Schwierigkeiten. Das Kind ist sehr gespannt, und es wird Sie nicht anschauen, es spürt zu viel. Sie merken, dass es Ihre Schwingung spürt. Es mag sein, dass es mit Ihnen spricht, dabei aber seine Mutter anschaut.

Das ist diese große Sensitivität (2).

Schließlich werden Sie dann *China* geben. Ich habe in solchen Fällen sogar schon *Stramonium* gegeben. Diese Menschen fürchten sich vor allem, was man als instinktiv bezeichnen kann. Sie gehen eine Beziehung ein, erschrecken aber, sobald sich der Instinkt zeigt.

Teilnehmer: Ist es die Furcht vor der eigenen Leidenschaft?

Vithoulkas: Es ist die Furcht vor sich selbst. Ihre Leidenschaft ist nicht groß, sie sind nicht triebhaft, sondern von einer verfeinerten Art. Deswegen haben sie auch Angst, man könnte sie verletzen. Es ist interessant, dass wir bei *China* große Furcht vor Tieren (2) finden. Wenn sich eine Katze oder besonders ein Hund in ihrer Nähe zeigt, werden sie sich verstecken. Das ist etwas, das sie einfach nicht kontrollieren können; aber nicht jeder *China*-Patient muss diese Angst haben.

Man findet diese Furcht, diese Reizbarkeit, die Furcht vor Tieren, besonders vor Hunden ... Ich habe in einem solchen Fall sogar schon *Stramonium* gegeben.

China officinalis

Teilnehmer: Ist auch eine Furcht vor Insekten vorhanden?

Vithoulkas: Nein. Eine große Furcht vor Insekten habe ich bei *Calcium*, *Natrium muriaticum* und *Phosphorus* gefunden.

Teilnehmer: *Kent* sagt, „kriechende Dinge", was die Angst bei *China* betrifft.

Vithoulkas: Ja, Schlangen, auf jeden Fall größere Tiere als Insekten. Für gewöhnlich fürchten sich *China*-Patienten vor Hühnern, Katzen und Hunden, auch vor Pferden, Kühen und Schafen.

Ich hatte einen Fall, der mich ziemlich durcheinander brachte. Die Patientin klagte unaufhörlich und sagte: „Ich bin so reizbar! Jede neue Situation ruft diesen Zustand in mir hervor." Sie hätte alle Arten von Schmerzen. Es gab keinen Schmerz unter der Sonne, den sie nicht erwähnte. Sie sagte bei jeder Konsultation: „Sie haben mir dieses Mittel gegeben, dann das andere und dann noch eins. Das eine hat schon etwas gebracht und das andere auch."

Diese Patienten würden niemals sagen, dass man ihnen wirklich geholfen hat; es sind keine dankbaren Menschen. Sie würden niemals „danke" sagen, auch nicht, wenn Sie ihnen sehr geholfen hätten. Sie würden es nicht eingestehen. Andererseits sind sie aber sehr treu. Es ist schwierig für sie, ihre Gefühle auszudrücken (2). Vielleicht benötigen sie deswegen nachts, wenn sie im Bett liegen, genügend Raum, um in ihrer Vorstellung eine Menge herauszulassen. Sie können aber absolut sicher sein, dass sie nie zu einem anderen Arzt gehen werden, aber sie werden auch nicht sagen, dass es ihnen besser geht.

Teilnehmer: Ist es nicht das Gegenteil von *Lachesis* – in dem Sinne, dass es *Lachesis* durch Ausflüsse und dadurch, dass sie sich „ausdrücken", besser geht? *China* geht es dadurch jedoch schlechter.

Vithoulkas: In gewisser Weise kann man es so sehen. *China*-Menschen sind sehr introvertiert. Ich habe das bei gesellschaftlichen Anlässen bemerken können. Sie sitzen da und beobachten; sie sprechen mit niemandem, es sei denn, es handelt sich um einen sehr guten Freund oder einen Verwandten, der ihnen besonders nahe steht. Bevor ich erkannte, dass es sich um *China* handelt, habe ich an *Ignatia, Natrium muriaticum* und andere Mittel gedacht. Dann fiel mir das Verhalten der besagten Patientin ein. Ich hörte, wie sie zu ihrer Mutter sagte: „Da war ein Hund im Haus, warum hast Du mich hierhergebracht, wusstest Du nicht, dass es hier einen Hund gibt?" Ich fragte sie dann beim nächsten Treffen, wie ihr Empfinden Hunden gegenüber sei. Sie erzählte, dass sie einen Freund hatte, in den sie sehr verliebt war – es handelte sich hier um ein 16-jähriges Mädchen. Die Patientin war stets gern mit ihm zusammen, sie besuchten gemeinsam ihre Freunde. Der 18-jährige Freund mochte Hunde sehr gern, und so nahm er einen Hund auf den Schoß. Daraufhin zog sie sich sogleich zurück. Sie ging in ein anderes Zimmer und fing an zu zittern. Sie erzählte von diesem Erlebnis mit dem Hund und dass sie da bleiben musste, weil ihr Freund noch blieb. Das ist die Art Furcht, von der wir hier sprechen, wenn wir „Furcht vor Hunden" meinen.

Teilnehmer: Ihre Verschlossenheit hat nichts mit einer Furcht vor Zurückweisung zu tun, so wie bei *Natrium muriaticum*? Es ist etwas ganz und gar anderes?

Vithoulkas: *China*-Patienten haben keine Furcht. Sie scheinen, was die Emotionen anbelangt, selbstgenügsam zu sein. Sie benötigen die Zustimmung der anderen nicht. Sie scheinen so etwas wie Glauben an sich selbst zu besitzen.

Teilnehmer: Sagten Sie, sie können Angst haben, man könnte sie verletzen?

Vithoulkas: Ich werde versuchen, das zu erklären. Da ist diese nervöse Überreizung. Wenn ein Nerv unter Spannung steht, dann löst alles, was mit diesem Nerv in Berührung kommt, bei dieser Person eine Reaktion aus. Stellen Sie sich die gleiche Situation einmal emotional vor.

Teilnehmer: Würden Sie sagen, dass es sich um höchst angespannte Menschen handelt?

China officinalis

Vithoulkas: Ja. Sie sind angespannt, reizbar, sehr gereizt aufgrund von bestimmten Situationen. Sie geraten leicht in einen Erschöpfungszustand. Erschöpfung (2) ist eines der Hauptthemen bei *China*. Wenn eine lang anhaltende Krankheit besteht, wird dieser Zustand akut hervorgerufen. Der Patient ist erschöpft, seine Nerven sind gereizt, und es kommt zu Neuralgien. Der Patient merkt, dass keinerlei Frieden mehr in ihm ist. Die Reizbarkeit sieht fast wie die von *Nux vomica* aus. Hier haben Sie allerdings diese Vorgeschichte, die zehrende Krankheit, die ihn in diesen Zustand versetzt hat. Denken Sie dann an *China*.

Es ist interessant, dass bei *China* für gewöhnlich die Gallenblase beteiligt ist. Die Störungen der Gallenblase können zu einer Colitis führen. Es können Gallensteine, aber auch Gallengrieß vorhanden sein. Der Grieß geht von Zeit zu Zeit ab und ruft Koliken mit sehr gereiztem Wesen hervor. Die Patienten haben Gallensteinkoliken, eine schlechte Verdauung und dann kommt es, aufgrund dieser Beschaffenheit der Galle, zu einer ungeheuren Aufblähung, bei der keine Erleichterung durch Ablassen von Luft eintritt (2). Es sieht aus wie *Carbo vegetabilis* oder *Lycopodium*. Betreffs dieser Symptomatik gibt es folgende Unterschiede zwischen den Mitteln:

Während sich die Reizbarkeit bei den anderen Mitteltypen bessert, wird sie bei *China*-Patienten zuweilen schlimmer. Die Aufblähung ist ein Merkmal, das sich bei *China* auch noch in anderer Hinsicht abzeichnet; und zwar in Form von Ödemen, die sich am Abdomen und an den Beinen befinden. Es sind weiche (2), weiße Ödeme (2), die bei Druck eine leichte Delle zeigen.

Was würden Sie bei dieser Überreizung des Nervensystems in Bezug auf den Schlaf erwarten? Es ist Schlaflosigkeit (2) vorhanden. Die Betroffenen können nicht gut schlafen, werden dann reizbar und sind erschöpft. Danach werden sie noch gereizter. Es ist ein Circulus vitiosus. Sollten sie aber einschlafen, dann träumen sie lebhaft und schnarchen. Sie können manchmal sehr lebhafte Träume haben. Die Vorstellungskraft ist dermaßen angeregt, dass sie aus einem Traum erwachen können und nicht wissen, ob sie noch träumen (2) oder sich in der Realität befinden (2). Sie merken nicht, dass sie aufgewacht sind, und glauben, sich noch im Traum zu befinden.

Teilnehmer: Bei „lebhafte Träume" steht es hier nur einwertig.

Vithoulkas: Die Idee liegt nicht in den lebhaften Träumen, sondern darin, dass sie nicht schlafen können. Wenn sie doch eingeschlafen sind, schlafen sie tief und haben während dieses Schlafes lebhafte Träume. Wenn sie dann aufwachen, fühlen sie sich immer noch wie im Traum. Die Patienten werden Ihnen das erzählen.

Versuchen Sie nicht zu sehr, das Repertorium zu korrigieren; es gehört alles zusammen. Sie müssen schon das gesamte Bild nehmen, um es verwerten zu können. Probieren Sie es nicht einfach mit irgendwelchen Bruchstücken.

Sie können auch erwarten, dass die Verdauung dieser Patienten schlecht sein wird.

Teilnehmer: Ist das immer der Fall?

Vithoulkas: Nein. Je mehr Sie ... Ich werde Ihnen einen *China*-Fall schildern. Es handelt sich um eine einfache Frau vom Lande. Diese Fälle sind die besten, die man bekommen kann. Sie sind einfacher und man erzielt gute Erfolge. Diese Frau beschreibt die Kolik, die sie sehr häufig befällt. Der Schmerz wird durch die leiseste Berührung (2) der betroffenen Gegend schlimmer (2). Es ist eine übermäßige Aufblähung (2) vorhanden, die nicht (2) durch Ablassen von Luft erleichtert wird. Das wird Ihnen verraten, dass es sich um einen *China*-Fall handelt! Die Gallenblase wird voller Grieß oder Schlamm sein. Für gewöhnlich reagieren diese Patienten auf *China*.

Man hatte der Patientin gesagt, dass sie operiert werden müsse. Sie kam zu uns und erzählte, dass sie wiederholt Anfälle von Gallenkoliken gehabt habe und dass sie bald operiert werden müsse. Wir fragten, ob sie die Operation für 10 oder 15 Tage verschieben könne, denn wir wollten schauen, ob wir etwas machen könnten. Sie hat dann den Sand gesammelt, der in den folgenden Tagen mit dem Stuhl abgegangen war. Danach war sie vollkommen in Ordnung. Erwarten Sie aber nicht, dass Sie das auch mit Steinen machen können; obwohl, wenn die Steine ganz klein sind, es gehen könnte.

Teilnehmer: Folgt *China* auf *Lycopodium*?

Vithoulkas: Das kann ich nicht sagen. Die Schmerzen sind fast so wie bei einer Neuralgie. Es liegt eine außergewöhnliche Aufblähung vor.

Ich erinnere mich an einen Fall in Athen. Es handelte sich um Krebs im Endstadium; es ging um die Mutter eines einflussreichen Mannes. Der Chef des Krankenhauses hatte zugestimmt, dass ich kommen könne, um sie zu behandeln. Als ich die Mutter behandelte, wurde die etwa 45-jährige Tochter krank und im selben Krankenhaus behandelt. Sie hatte Gallenblasenbeschwerden mit Fieber und starken Schmerzen. Es wurde versucht zu röntgen. Man gab ihr Antibiotika, aber das Röntgenbild wollte keine Gallensteine zeigen. Die Ärzte entschlossen sich zu operieren. Als ihr gesagt wurde, dass operiert werden müsse, da das Fieber nicht verschwinden wolle – die Antibiotika hatten das Fieber von 38,8° auf 37,8° C gesenkt – und sie seit vier oder fünf Tagen verstopft war, sagte sie, dass sie erst mit mir sprechen wolle. Ich sah sie mir an. Sie hatte starke Schmerzen. Die Gallenblase war verstopft, man konnte aber nicht sehen, wodurch. Aufgrund der Symptomatologie gab ich ihr *China*. Es war einfach schön zu sehen, wie das Fieber sank, der Schmerz nachließ und dass sie noch am gleichen Tag einen beinahe normalen Stuhl hatte. Am nächsten Tag war sie ohne Fieber. Der dritte und der vierte Tag waren Sonnabend und Sonntag; an diesen Tagen wurde nicht operiert. Am Montag sagte man ihr, dass man vor der Operation erst eine Röntgenaufnahme machen wolle. Diese zeigte die Gallenblase mit einer Menge großer Steine. Sie operierten und förderten 18 große Steine zutage. Das homöopathische Mittel lässt die Steine zurückfallen, die Entzündung lässt nach und die Galle kann wieder fließen.

Wir hatten andere Patienten, die das, was man Steine nennt, in der Blase hatten, verbunden mit häufigen Anfällen. Wir haben mit dem jeweils angezeigten Mittel behandelt, wobei viele dieser Fälle durch *China* beruhigt wurden. Ich habe Fälle gesehen, die über

Jahre während des akuten Cholezystitis-Anfalls ohne Schmerzen verliefen.

Teilnehmer: Werden sich die Steine auflösen?

Vithoulkas: Nein, sie werden bleiben, obwohl ich glaube, dass es zuweilen von der Konsistenz des Steines abhängt. Ich kann es aber nicht mit Sicherheit sagen, da wir die Patienten nach der Behandlung oft jahrelang nicht mehr sehen, beispielsweise, wenn sie wegziehen. Manchmal behandeln wir ganze Familien und hören zuweilen wieder etwas über das eine oder andere Familienmitglied.

Teilnehmer: Würden Sie das auch über Nierensteine sagen, dass sie sich nicht auflösen, wenn sie größer sind?

Vithoulkas: Ja, das würde ich.

Teilnehmer: Hat der *China*-Patient auch Nierensteinkoliken oder konzentriert es sich hauptsächlich in der Gallenblase?

Vithoulkas: Ja, er hat auch Nierensteinkoliken. Geben Sie kein Mittel, um einen Stein auszutreiben. Es ist eine Frage der Lokalisation, wenn der Stein sich im Ureter befindet, wird er normalerweise durch das angezeigte Mittel abgehen. Sie können manchmal auch durchaus eine Entzündung und verschiedene andere Symptome stoppen. Sie finden Druck, Schmerz und Berührungsempfindlichkeit. All dies kann verschwinden, aber der Stein bleibt. Falls der Stein allerdings im Ureter sitzt und von einer Größe ist, die erlaubt, dass er abgehen kann, dann wird er abgehen und in die Blase gelangen. Dort kann er dann eine veränderte Symptomatologie, welche ein anderes Mittel erfordert, hervorrufen.

Wenn sich der Stein in der Blase befindet, kann er so etwas wie eine Zystitis verursachen, für die ein anderes Arzneimittel nötig sein kann; eines Tages wird er dann abgehen.

Teilnehmer: Bei Koliken ist der Schmerz dermaßen heftig, dass es sehr schwierig ist, überhaupt irgendwelche Mittel zu unterscheiden.

China officinalis

Vithoulkas: Es ist schwierig, das stimmt. Sie müssen viele Mittel kennen und wissen, wie man im Falle einer Nierenkolik helfen kann. Diese Fälle gehen normalerweise, besonders wenn es Schwangere betrifft, in eine Entzündung über. Sie bekommen eine Pyelozystitis, und dann wird sich der Entzündungsprozess in die Nieren erstrecken. Sie sehen dann, dass die Albumine sehr schnell ansteigen und der Blutdruck hochgeht. Dann ist man natürlich wegen der Gefahr der Eklampsie ängstlich. Das ist eine schwierige Angelegenheit, denn die Betroffenen wollen nicht ins Krankenhaus und sagen: „Aber Sie sind doch mein Arzt! Ich habe Vertrauen zu Ihnen und werde nicht ins Krankenhaus gehen."

Die Patientin ist beinahe komatös, hat Schmerzen und Fieber. Der Blutdruck ist hoch und die Albumine liegen bei 3 Gramm / 1000. Das ganze Bild ist erschreckend. Die Urinuntersuchung zeigt Klebsiellen. *China* wird Ihnen in solchen Fällen helfen.

Teilnehmer: Ich gab einer Frau, die einen Nierenstein gehabt hatte, ein Konstitutionsmittel. In der Nacht rief sie mich an und sagte, sie hätte Schmerzen. Diese würden denen, die sie sonst gehabt hatte, sehr ähnlich sein. Sie war aufgeschreckt.

Teilnehmer: Und was haben Sie gemacht?

Teilnehmer: Ich habe ihr gesagt, sie solle etwas heiße Milch mit Honig trinken, außerdem brauchte sie etwas Beruhigung.

Vithoulkas: Ist der Stein schließlich abgegangen?

Teilnehmer: Es war zu dem Zeitpunkt kein Stein mehr vorhanden. Sie hatte den Stein vorher chirurgisch entfernen lassen. Ich gab ihr das Konstitutionsmittel und ihre Kolik kehrte ohne Stein zurück.

Teilnehmer: Es scheint, dass die Unterscheidung zwischen *China* und *Bryonia* schwierig ist, wenn die Schmerzen so stark sind. Die Patienten sind reizbar, und es geht ihnen durch die leiseste Berührung schlechter, aber fester Druck bessert.

Vithoulkas: Der Unterschied wird darin liegen, dass der *China*-Patient in einem solchen Fall sehr viel aufgeblähter sein wird.

Außerdem spielt Bewegung bei *China* keine so große Rolle. Bewegung wird bei *Bryonia*-Patienten zu einer starken Verschlimmerung führen.

Teilnehmer: Haben Sie erlebt, dass homöopathische Mittel bei einer Extrauteringravidität wirksam sind?

Vithoulkas: Nein, da muss operiert werden. Wenn Sie einen Fall haben, in dem die Frau blutet und Fieber hat, können Sie ein homöopathisches Mittel geben. Bei einer Extrauteringravidität würde man kein Fieber erwarten. Wenn Sie Blut sehen sollten, muss die Patientin schnell ins Krankenhaus. Das ist eine Angelegenheit, bei der die Ärzte bessere Diagnosemöglichkeiten haben, obwohl sie auch einige Erfahrung brauchen, um das erkennen zu können.

Teilnehmer: Ich würde nicht gerade wünschen, dass ein solch verworrener und furchtsamer Mitteltyp zu mir kommt.

Vithoulkas: Die Personen sind nicht furchtsam. In gewisser Weise sind sie etwas ängstlich, aber es ist keine wirkliche Furchtsamkeit. Sie sind eigensinnig.

Normalerweise bekommen Sie, wenn Sie jemandem eine Frage stellen und nett dabei sind, so etwas wie eine hilfsbereite Antwort. Zuweilen bekommen Sie die gewünschte Antwort erst dann, wenn Sie eindringlich fragen. Bei *China*-Patienten können Sie fragen: „Ist Ihnen heiß oder warm?" Sie werden mit „nein" antworten. Es ist keine Ängstlichkeit, sondern eher so, dass sie wissen möchten, ob da etwas vor sich geht. Sie begreifen schnell und sind misstrauisch, nervös. Sie sind bereit, Ihnen zu antworten, aber sie werden auf eine Weise antworten, die beleidigend sein kann. Sie sind in gewisser Weise fordernd und starrsinnig.

Teilnehmer: Ich würde mich auch über solch ein Mädchen wundern, das von seiner Mutter gebracht wird und eigentlich gar nicht kommen wollte.

Vithoulkas: Ja, dieser Typ, der fragt: „Wohin bringst du mich? Was soll ich denn haben? Ich habe doch nichts, warum bringst du mich denn hierher?" Die Mutter, die merkt, dass etwas nicht stimmt, wird sagen, dass sie eine Menge Probleme mit dem Kind hat, da es sich unnatürlich verhält, verschlossen ist und weggeht, um allein zu sein. Zu Beginn ist es wie bei *Nux vomica*. In einem Fall habe ich mich sogar verleiten lassen und *Stramonium* gegeben. Stellen Sie sich vor, so aggressiv können diese Personen, die dann auch aggressiv aussehen, sein.

Teilnehmer: Neigen diese Menschen dazu, passiv aggressiv zu sein?

Vithoulkas: Ja, es ist sonderbar; sie sind sehr verschlossen. Hier ist ein Fall vom *Natrium muriaticum*-Typ. Ich gebe Ihnen noch Schlüsselsymptome, die Ihnen bei der Diagnose helfen sollen, wie Aufgeblähtheit (2) bei einem Kind und viel Gereiztheit (2).

Sie haben einen *Natrium muriaticum*-Fall mit Aufgeblähtheit und stellen fest, dass es dem Patienten durch Kälte schlechter (2) geht und er in der Sonne schlafen kann, es ihm also nicht schlechter in der Sonne geht. Sie haben keine ergänzenden *Natrium muriaticum*-Symptome, doch sie werden Symptome finden, die *China* bestätigen.

Teilnehmer: Haben Sie jemals die echte Polarität „Liebe zu Tieren" bei *China*-Patienten gesehen?

Vithoulkas: Nein, das habe ich noch nicht gesehen. Ich glaube aber, das wäre möglich. Falls sich das autistische Element durch solch eine Art von Liebe ausdrückt, kommt es sicher zu einer sehr krankhaften Art von Anhänglichkeit.

Stellen Sie sich einmal das Bild eines Menschen vor, der sich über Jahre in einem *China*-Zustand befunden hat. Dieser Geisteszustand, die Vorstellungen und Befürchtungen bringen einen Menschen hervor, der müde ist und gleichgültig wird. Es geschieht dann, dass diese Personen anfangen, Worte an die falsche Stelle zu setzen oder zu schreiben. Anstatt zu sagen: „Wir kaufen Äpfel", sagt er: „Äpfel wir kaufen." Die Müdigkeit des Geistes führt zu einer allgemeinen Erschöpfung, und die Emotionen werden indifferent. Wenn sich dieses Stadium weiterentwickelt, beginnen diese Menschen zu glauben, dass niemand etwas mit ihnen zu tun haben möchte. Das geht so weit, dass sie eine Feindseligkeit um sich herum empfinden. Es kann sogar noch weiter gehen, und es kommt zu fixen Ideen, die in die Richtung „*ein Feind verfolgt mich*" gehen. *China* ist eines der Hauptmittel für diese Thematik. Dahinter steckt die gleiche Idee, die sich anfänglich durch die schlechten sozialen Kontakte ausdrückte. Diese Personen haben kein Vertrauen zu anderen und kommunizieren auch nicht mit anderen. Die Welt ist feindlich! Wenn sie diese Richtung einschlagen, brechen sie gänzlich zusammen und glauben, von Feinden verfolgt zu werden. Es stellt sich bei ihnen dann das Gefühl ein, jemand würde sich hinter ihnen befinden (2). Sie sind dann ständig beunruhigt. Es ist paranoid. Sie gebrauchen falsche Worte und setzen Worte an die falsche Stelle. Anstatt „Brot" sagen sie „Butter", oder sie benutzen ein ganz und gar anderes Wort.

Ich wurde gefragt, wie man *China* bei Zystitis und Cholezystitis von *Chelidonium* unterscheiden kann. Beide haben heftige Schmerzen, und dieser Schmerz kann sich durch festen Druck bessern. *Chelidonium* wird sich aber nicht durch leichten Druck verschlimmern. Außerdem erstreckt sich der *Chelidonium*-Schmerz normalerweise zum unteren, inneren, rechten Schulterblattwinkel. Ein anderes Unterscheidungsmerkmal ist die Aufblähung, die bei *China* viel stärker sein wird.

Wir haben bei *China* Aufstoßen ohne Erleichterung. Eine wichtige Charakteristik von *China* ist auch, dass die Beschwerden sehr regelmäßig auftreten. Es geht dem Patienten um 12 Uhr nachts schlechter, gegen 3 Uhr morgens oder vielleicht alle fünf oder sieben Tage. Wenn eine starke Regelmäßigkeit (2) vorliegt, dann denken Sie an *China!*

Teilnehmer: Das ist wie bei *Natrium muriaticum*. Die Überlappungen sind interessant.

Vithoulkas: Man neigt dazu, diese beiden Mittel zu verwechseln. Falls die Betroffenen eine Appetitlosigkeit bei nebeligem Wetter (2) bekommen, dann ist das *China*. Ein weiteres Merkmal von

China officinalis

China ist, dass sie sich nach wenig Nahrung voll fühlen (2). Sie werden aber während der Nacht hungrig (2) und können aufstehen, um zu essen, wie auch *Psorinum*. Wenn die Patienten Obst oder Fisch essen, geht es ihnen schlechter.

Es scheint, dass *China* indiziert ist, wenn die Gallenblase entfernt wurde. *Kent* nennt hier fünf Mittel. Ich hatte zwei oder drei Fälle, bei denen die Gallenblase entfernt worden war. In diesen Fällen half *Chininum arsenicosum*. Wir geben dieses Mittel nicht automatisch oder einfach so. Sie geben ein oder zwei Mittel, beobachten den Patienten und kommen dann darauf.

Wenn die Gallenblase entfernt wurde, sind starke Auswirkungen auf den Stoffwechsel und das Skelettsystem die Folge, es betrifft besonders die Wirbel. Der Patient entwickelt sehr schnell das, was man deformative Arthritis nennt, und zwar betrifft es die Wirbelsäule. Das ist mir aufgefallen. Ich weiß nicht, ob das an den medizinischen Fakultäten gelehrt wird.

Teilnehmer: Nein, es wird nicht gelehrt.

Vithoulkas: Das entspricht meiner Beobachtung. Sie können das annehmen oder auch nicht.

Teilnehmer: Wenn Sie einen Patienten hätten, dessen Gallenblase voller Steine wäre, würden Sie dann sagen, er solle abwarten und damit leben, oder würden Sie zu einer Operation raten?

Vithoulkas: Stellen Sie sich vor, Sie haben einen Patienten, der Ihnen erzählt, dass er heftige Cholezystitis-Anfälle hat. Er hatte bereits fünf Entzündungen, bekam Antibiotika und die Symptome verschwanden etc. Die Röntgenaufnahme zeigt fünf große Steine. Bei diesem Patienten würde ich zur Operation raten, weil die Gallenblase durch rezidivierende Entzündungen geschwächt sein und während des Anfalls einreißen kann. Falls Sie nicht zur Operation raten, könnten Sie in einem solchen Fall persönlich verantwortlich sein.

Wenn aber ein- oder zweimal Gallensymptome aufgetreten sind und der Patient sich nun in einer Krise befindet, würde ich ihm ein gut wirkendes Mittel geben. In dem Fall würde ich nicht raten, die Gallenblase entfernen zu lassen, sondern abwarten und schauen, was passiert.

In den meisten dieser Fälle, bei denen wir abgewartet haben, konnten wir sehen, dass es jahrelang ohne Beschwerden verlief. Die Gallenstein-Beschwerden treten ja nicht nur im Augenblick der akuten Cholezystitis auf, sondern bereits vorher, in Form von Aufblähung, Verdauungsstörungen und allgemeinem Unbehagen. Wenn das korrigiert ist und sonst nichts vorliegt, was zu Besorgnis Anlass geben könnte, zum Beispiel eine Ruptur bei der nächsten Cholezystitis, würde ich raten zu warten; wie bei dem Fall, von dem ich Ihnen anfangs erzählte, der Fall mit dem Grieß. Die Patientin hatte noch einen Rückfall, aber er war nicht sehr schlimm. Als wir sie behandelt hatten, gab es überhaupt keinen Grund, zur Entfernung der Gallenblase zu raten.

Eine andere Eigentümlichkeit im Zusammenhang mit der Gallenblase ist der bittere Geschmack. Alles, sogar Wasser, schmeckt bitter (2). Im Allgemeinen geht es den Betroffenen in der Nacht schlechter (2). Es verschlimmern sich dann die Schmerzen, die Kopfschmerzen, das Asthma oder der emotionale Zustand, wie die große ohne Grund vorhandene Reizbarkeit.

Es ist interessant, wie hilfreich das Mittel normalerweise bei Infektionen der Gallenblase ist. Wenn Sie diese „Gallenblasen-Menschen" mit der Reizbarkeit verbinden, kommen Sie auf *China*.

Wie heißt das Hauptmittel, wenn es jemandem bei wolkigem Wetter schlechter geht?

Teilnehmer: *Rhus-tox.*

Vithoulkas: Ja, *Rhus-tox. Pulsatilla* und *Phosphorus* sind weitere Möglichkeiten. Es gibt noch andere; aber die genannten sind die Hauptmittel, an die Sie denken müssen, wenn es jemandem bei wolkigem Wetter schlechter geht.

Teilnehmer: Geht es den Patienten dann geistig schlechter?

Vithoulkas: Ja, falls Sie klar sagen können, dass wolkiges Wetter ihnen zusetzt. Es wirkt sich auf allen drei Ebenen, der geistigen, emotionalen und körperlichen, aus.

China officinalis

Teilnehmer: Welcher Mitteltyp fühlt sich bei wolkigem Wetter besser?

Vithoulkas: Das kann man so nicht sagen. Mitteltypen, die die Sonne nicht mögen, können sich bei wolkigem Wetter besser fühlen. Die Atmosphäre ist dann feucht, das sind andere Mittel. *Causticum, Sulfur, Calcium, Nux vomica*. Wenn es aber heißt: „Ich mag wolkiges Wetter, da ich es emotional als angenehm empfinde", ist das meist *Ignatia* oder *Natrium muriaticum*. Im Winter gibt es eine Art von Wetter, bei der Wolken am Himmel sind, durch die etwas Sonne hindurchscheint. Es gibt Menschen, auf die diese Mischung von Wolken, durch die einzelne Sonnenstrahlen hindurchdringen, einen Einfluss hat, das sind *Sulfur*-Typen.

Teilnehmer: Geht es ihnen dadurch schlechter?

Vithoulkas: Ja, es zeigt sich eine enorme Verschlechterung!

Teilnehmer: Wie haben Sie das herausgefunden?

Vithoulkas: Ich hatte einen Fall, an dem ich arbeiten musste. Der Patient hatte eine Blepharitis. Ich gab ihm *Natrium muriaticum*, da es sich in der Sonne verschlimmerte. Ich wusste nicht so recht, was ich machen sollte. Die Wärme quälte ihn, es wurde durch Hitze und Sonneneinwirkung schlimmer. Wir nahmen noch *Pulsatilla*, aber es bewirkte nichts. Ich gab dann noch ein weiteres, ein drittes Mittel. Das war (*Acidum* ...?). Es zeigte sich ein gewisser Effekt.

Teilnehmer: Haben Sie je gehört, dass Beschwerden auftreten, wenn der Himmel total bedeckt ist, die Sonne aber dennoch einen Glanz wirft, ohne direkt durch die Wolken hindurchzustrahlen? Der Himmel ist grau, aber glänzend.

Vithoulkas: Vielleicht ist es das Gleiche.

Teilnehmer: Sie meinen aber nicht wolkiges Wetter mit sonnigen Phasen?

Vithoulkas: Nein. Es ist teilweise bewölkt, und die Sonne scheint an einigen Stellen durch. Nach all den Mitteln, die ich dem Mann gegeben hatte, entwickelte er klassische *Sulfur*-Symptome. Er sah sehr sauber, sehr rein aus. Es handelte sich überhaupt um einen gut aussehenden Mann. Es störte ihn, dass die Schwellung seine äußere Erscheinung beeinträchtigte. Wegen seiner Gesichtsfarbe dachte ich an *Sulfur,* was ihm wirklich sehr half. Als er dann zum Militär musste, war er gewissen Belastungen ausgesetzt und entwickelte daraufhin ein Erythema nodosum. Ich schickte ihm eine weitere hohe Gabe *Sulfur,* welche die Sache innerhalb von ein paar Tagen bereinigte. Er war typisch *Sulfur,* hatte aber dennoch eine Haut wie *Phosphorus.*

Teilnehmer: Kann der *China*-Patient Migräne haben?

Vithoulkas: Oh ja, heftige Migräne-Kopfschmerzen (2), die gegen 3 Uhr nachts auftreten. Das kann aber auch *Chininum sulfuricum* sein. Die Betroffenen können keinerlei Berührung vertragen, aber starker Druck bessert. Wie heißt das andere Mittel für diesen Zustand?

Teilnehmer: *Bryonia?*

Vithoulkas: Nein, *Bryonia* lässt sich anfassen. Falls Sie es nicht wissen, erraten können Sie es nicht. Es ist *Magnesium phosphoricum.* Es ist außerdem ein Neuralgie-Mittel.

Wenn Sie das Repertorium nehmen und bei „Reizbarkeit" schauen, stehen alle Mittel drin; ebenso wie bei „Schwermut". Deshalb versuche ich, Ihnen die Eigenart des jeweiligen Arzneimittels aufzuzeigen. Hatte ich Erfolg damit oder verwechseln Sie sie bereits wieder?

Teilnehmer: Die Schatten liegen nah beieinander.

Vithoulkas: Sehr nah, ja. Im Moment ist das für Sie alles noch rein hypothetisch, da Sie keine entsprechenden Fälle bearbeiten, aber es wird schließlich zu Ihrem Wissen werden.

Teilnehmer: Ich habe entdeckt, dass *China* in der Rubrik „Ungehorsam" kursiv ausgedruckt ist. Ich würde gerne wissen, ob diese Eigenschaft üblicherweise durchscheint und wie Sie es von *Natrium muriaticum* unterscheiden.

Vithoulkas: Ich würde sagen, mit Ungehorsam könnte auch Eigensinnigkeit gemeint sein. Diese Personen haben ihre eigene Ansicht, und wenn sie diese durchsetzen, wirken sie ungehorsam. Es gibt gewisse Kleinigkeiten im Repertorium, die unserer Aufmerksamkeit entgehen können. Haben Sie aber erst einmal das gesamte Gebilde zusammengesetzt, dann werden diese Informationen lebendig.

Helleborus niger

Vithoulkas: Haben Sie die Essenz gefunden?

Teilnehmer: Ich bin auf die Essenz gestoßen, als ich im *Kent* „Trägheit und Betäubung" gelesen habe.

Teilnehmer: Es scheint sich um eine tiefgreifende Gleichgültigkeit zu handeln, die nicht nur die geistige und emotionale Ebene, sondern auch die physische betrifft. Sie können die Personen zwicken oder pieksen, aber sie reagieren nicht.

Teilnehmer: Unempfindlichkeit von Geist und Körper.

Teilnehmer: Totale Passivität, besonders bei zerebrospinalen Entzündungsprozessen. Der Patient denkt nicht, und nichts kann einen Eindruck in seinem Geist hinterlassen.

Teilnehmer: Stumpfheit der Sinne und des Geistes, Betäubung bis zur Bewusstlosigkeit.

Teilnehmer: Teilnahmslose Erstarrung.

Teilnehmer: Ich dachte mir, es könnte sich um ein Verlassen des Astralkörpers handeln; wobei nur so viel Bewusstsein im Körper verbleibt, dass die routinemäßigen Funktionen gerade noch aufrechterhalten werden können.

Teilnehmer: Meningitis mit hohem Fieber, Konvulsionen, Diarrhoe und Gehirnstörungen.

Teilnehmer: Ein Zustand sensorischer Depression auf allen Ebenen.

Teilnehmer: Geist und Sinne sind getrennt.

Teilnehmer: Es handelt sich um einen Verlust des Willens. Der Patient ist nicht mehr in der Lage, seinen Körper oder seinen Geist zu mobilisieren.

Teilnehmer: Eine Stilllegung des willkürlichen Systems als Reaktion auf die Vorstellung, eine schreckliche, absolut unentschuldbare Sünde begangen zu haben.

Teilnehmer: Eine Betäubung oder ein Mangel an Bewusstsein bzw. Bewusstheit. Die Personen registrieren nicht, was um sie herum geschieht.

Teilnehmer: Ein gleichgültiger Mensch, der gegenüber Außenreizen unempfindlich ist.

Teilnehmer: Teilnahmslosigkeit, geistig, emotional, physisch; eine Schwäche aller Sinne.

Teilnehmer: Es wirkt in erster Linie auf das ZNS; außerdem auf verschiedene Ebenen des Bewusstseins.

Teilnehmer: Unempfindlichkeit oder Betäubung; wobei es merkwürdig ist, dass es sich durch Trost verschlechtert, sich aber bessert, wenn an die Symptome gedacht wird (2).

Vithoulkas: Das ist ein sehr guter Punkt!

Teilnehmer: Betäubung mit Verlust des Willens und der Persönlichkeit.

Vithoulkas: Die Verbindung nach außen ist unterbrochen. Der Teil des Gehirns, der die Informationen und Eindrücke von außen aufnimmt und verarbeitet bzw. sie der Person bewusst macht, scheint gelähmt oder betäubt zu sein. Es gibt dazu einen Kommentar *Hahnemanns*, der sehr hilfreich ist und die Sache auf den Punkt bringt: „*Ein Zustand, bei dem man trotz guter Augen unvollkommen sieht und das Gesehene nicht achtet. Trotz guten Gehörs wird nichts deutlich gehört oder vernommen; die Zunge findet an nichts Geschmack.*"

Es ist interessant, wie sehr dies den Kern der Sache trifft und den *Helleborus*-Fall bezeichnet. Es ist ein merkwürdiger Zustand, denn die Sinnesorgane scheinen zu funktionieren. Sie sehen und sehen doch nicht, sie hören und hören doch nicht. Es handelt sich um einen sehr seltsamen Zustand. Wenn Sie dem *Helleborus*-Patienten eine Frage stellen, wird er Sie nur anschauen.

Helleborus niger

Sie fragen: „Haben Sie einen guten Appetit?" Er wird schauen, nachdenken und wird sehr viel Zeit brauchen, um mit „ja, ja" zu antworten. Sie fragen daraufhin, was „ja" bedeute, und er antwortet: „Ich glaube, ich habe einen guten Appetit."

Teilnehmer: Antwortet er langsam?

Vithoulkas: Ja, sehr langsam. Die Idee ist jedoch, dass er hören kann, aber dennoch erst viel später antwortet. Er kann sehen, aber der Eindruck, den das Gesehene auf das Gehirn ausübt, ist sehr viel schwächer, als es normalerweise der Fall ist.

Teilnehmer: Es ist das hochwertigste Mittel in der Rubrik „überlegt lange".

Vithoulkas: Ja, Sie finden das im Repertorium. Er überlegt lange, bevor er antwortet (2). Sie werden das die ganze Zeit über sehen. Man hat das Gefühl, dass die Verbindung mit der Außenwelt, die über die Sinne hergestellt wird, blockiert ist. Er befindet sich in seiner eigenen Welt, in der sich nichts zu bewegen scheint. Die wichtigste geistige Beschwerde, die Sie in jedem *Helleborus*-Fall finden, ist die Unfähigkeit zu reflektieren (2).

Wenn ich zum Beispiel einen Baum sehe, dann weckt das bestimmte Vorstellungen in mir. Man wird dann irgendwie kreativ, hat einen Eindruck, und ein Gedanke folgt dem anderen usw. Das ist bei *Helleborus* vollständig blockiert! Es handelt sich um eine Betäubung; es macht eigentlich keinen Unterschied, ob der Patient etwas sieht oder nicht.

Teilnehmer: Ist es ein Zusammenbruch der Kommunikation in beide Richtungen, oder betrifft es nur die Eindrücke, die hereinkommen, aber nicht wahrgenommen bzw. verlangsamt wahrgenommen werden?

Vithoulkas: Ich würde sagen, es betrifft beide Richtungen. Die Verbindung zur Bewusstseinsebene ist gestört, und der Geist kommt nicht in Bewegung, so wie es normalerweise geschieht. Der Geist zeigt keinerlei Bewegung. Die Augen spiegeln den Ausdruck eines Menschen wider, der überrascht und gleichzeitig besorgt ist, etwa wie ein Mensch, der denkt: „Wo bin ich nur?" Falls man das nicht erfassen sollte und eine Frage nach der anderen stellt, wird er vollkommen steckenbleiben, nicht mehr mitkommen und auch nicht wissen, was er Ihnen antworten soll.

Es kann sein, dass er in der Lage ist, Ihnen zu verstehen zu geben, dass er nicht mitkommt, und Sie bittet, die Frage zu wiederholen.

Es ist eine schreckliche Sache zu sehen, wohin das führen kann. Die Betroffenen sind noch nicht sehr krank und waren auch noch nicht im Krankenhaus. Ich spreche jetzt über die frühen Stadien von *Helleborus*.

Teilnehmer: Sie sind noch bewusst, aber die Funktionen bereits gestört?

Vithoulkas: Ja. Sie merken das, und deshalb kommen sie zu Ihnen.

Dieser Zustand kann nach einem großen Schrecken, nach einer starken Belastung oder nach einem großen Kummer entstehen. Der Geist kann sich durch solche Geschehnisse eintrüben. Er wird nicht mehr durch seine Umgebung angeregt; nicht durch Bilder, Geräusche, Musik oder was auch immer. Man hat den Eindruck, dass der Geist des betroffenen Menschen leer, ohne Gedanken ist. Die Fähigkeit zu reflektieren fehlt, und außerdem ist die Verbindung zur Vergangenheit unterbrochen.

Hahnemann schreibt: „Der *Helleborus*-Patient hat die Vergangenheit vergessen, sogar die Gegenwart ist vergessen. Er sagt etwas und vergisst sogleich, was er gesagt hat. Er vergisst sogar, was er noch sagen wollte. Aus diesem Grunde kann man sagen, dass auch die Gegenwart vergessen ist."

Teilnehmer: Die Betroffenen können sich nicht daran erinnern, was sie gelesen haben?

Vithoulkas: Nein, sie können sich nicht daran erinnern, was sie gelesen oder gesagt haben (2). Sie haben eben erst etwas gesagt, doch es ist wie weggewischt. Sie wollen etwas sagen, aber die kleinste Ablenkung genügt, um es sie vergessen zu lassen. Sie empfinden eine Qual (2) und einen Aufruhr in ihrem Inneren (2). Sie fühlen, dass etwas Schreckliches, eine Katastrophe geschehen wird. Im ersten Stadium ist es eine Betäubung, später, wenn die Sache fortgeschritten ist, geraten sie dann in einen Zustand echter Qual und fragen: „Wo bin ich? Was wollte ich nur sagen?" Es ist wie in dem Fall, über den wir uns letztens unterhalten haben.

Teilnehmer: Ja. Die Patientin sah sich sehr intensiv um, sie benahm sich irgendwie zusammenhangslos. Sie saß da und erzählte, aber dann stand sie ganz plötzlich ohne ersichtlichen Grund auf und ging zur Tür. Ich erinnere mich daran, dass ich sie fragte, warum sie das tue. Sie würde nicht denken können, wenn sie den Raum nicht verließe. Sie war sehr ängstlich und wirkte angestrengt. Die Betroffenen atmen dann schnell, sie sind völlig aus der Fassung. Die Patientin sagte, dass sie hinuntergehen müsse, in die Halle, wo sie dann auf und ab lief.

Vithoulkas: Sie saß da und sagte: „Rettet mich, rettet mich." Das war in etwa der Tenor.

Teilnehmer: Sie brachte sehr viele Zettel mit, auf denen sie Symptome notiert hatte.

Vithoulkas: Diese Patienten erinnern sich an nichts, deshalb müssen sie ihre Symptome aufschreiben.

Teilnehmer: Sie schaute auf ihre Zettel und fing an zu erzählen. Nach dem halben Satz kam sie dann auf ein ganz anderes Thema. Sie war völlig durcheinander. Sie konnte sich nicht mehr daran erinnern, was sie eben noch getan hatte. Ihre Augen hatten einen wilden Ausdruck.

Vithoulkas: Diese Patientin hatte viele Jahre an Asthma gelitten. Durch einen Schock war das Asthma verschwunden. Die ganze Sache schlug dann aufs Gehirn, und sie kam in diesen qualvollen Zustand, den wir hier beschreiben.

Teilnehmer: Es war einfach schrecklich. Jeder, der sie sah, war entsetzt. Es lag etwas Durchdringendes in ihrem Blick, das mich

Helleborus niger

ängstlich und gleichzeitig besorgt machte; als ob etwas Schreckliches geschehen würde.

Vithoulkas: Deshalb sagte ich, dass eine Art Schreck und auch Verwirrung im Blick dieser Menschen liegen. Es ist eine starke Ruhelosigkeit vorhanden. Bei Meningitis sehen wir Ruhelosigkeit aufgrund der Reizung der Meningen. Das drückt sich bei *Helleborus* durch Bewegung und schweres Atmen (2) aus. Die Patienten werden im Bett liegen und den Kopf hin und her rollen (2).

Teilnehmer: Nach der Mittelgabe war der Geist innerhalb von zwei Tagen wieder klar, und auch das Asthma war wieder da. Es handelt sich hier um einen Fall, von dem ich Ihnen erzählt habe. Dieselbe Patientin bekam später von einem anderen „Homöopathen" Cortison. Sie wurde daraufhin verrückt und schoss sich eine Kugel in den Kopf.

Teilnehmer: Dieser Zustand stellte sich nicht deshalb ein, weil sie meinte, den Verstand zu verlieren?

Vithoulkas: Nein. Es gibt ein Stadium, in dem die Betroffenen glauben, sie würden zu etwas anderem werden und wären dann kein menschliches Wesen mehr. Sie meinen, sie seien etwa aus Holz. Sicher, da ist die Angst, in einen Zustand zu kommen, der völlig irreal ist. Sie glauben, sie würden dann ins Krankenhaus gebracht werden und man würde sie dort behalten; ihre Zukunft sei in Gefahr.

Teilnehmer: Es ist ein Zustand echten Wahnsinns, aber nicht so wild.

Vithoulkas: Wir konnten aus diesem Fall eine Menge lernen. Wenn der Ehemann die Situation aus seiner Sicht beschrieb und etwas über seine Frau erzählte, hatte man den Eindruck, dass sie überhaupt nicht zuhörte. Sie befand sich ganz und gar in ihrer eigenen, anderen Welt.

Teilnehmer: Wenn diese Patienten nicht in der Lage sind zu reflektieren, wie können sie dann verstehen, was vorgeht?

Vithoulkas: Wir sagen nicht, dass sie überhaupt nicht reflektieren können, dass sie überhaupt nicht antworten. Sie antworten, aber es dauert sehr lange, da ihr Geist nicht in der Lage ist, Dinge zusammenzufassen; die Vergangenheit, die Gegenwart, die Zukunft – das können sie nicht unterscheiden.

Teilnehmer: Sagten Sie, dass die Betroffenen erst in dieser Betäubung leben und abgetreten sind, dass sich die Qualen und die Ruhelosigkeit aber erst in einem späteren Stadium entwickeln?

Vithoulkas: Ja, in den ersten Stadien sieht man noch nichts von diesen furchtbaren Qualen, von diesem Gefühl, dass sich etwas Schreckliches ereignen wird. Die Personen drücken es noch nicht aus. Sie sehen aber bereits so aus, als würden sie sich in einem schrecklichen Zustand befinden; ihre Augen und ihr schnelles Atmen! Es handelt sich um einen echten geistigen Zusammenbruch, um einen psychotischen Zustand, der einfach erschreckend ist. Man könnte sagen, dass die Wirkung auf die Meningen genauso wie bei akuten Krankheiten ist. Es ist wie eine ständige Reizung, die das Gehirn daran hindert zu arbeiten.

Teilnehmer: Ich habe den gleichen Blick bei Menschen gesehen, die gerade einen Schlaganfall erlitten hatten; einige Stunden nach dem Anfall.

Vithoulkas: Das ist interessant.

Teilnehmer: Sie wissen, was geschehen ist, und es zeigt sich Entsetzen.

Vithoulkas: Ich habe mir notiert, dass *Helleborus* bei malignen oder nicht malignen Tumoren des Vorderlappens hilfreich sein dürfte. Ich weiß nicht, ob Sie sich an die Beschreibung der Zustände bei Vorderlappentumoren erinnern können. Die Patienten stumpfen ab, und die Persönlichkeit verändert sich. Ein Mensch, der normalerweise viel denkt und sehr bewusst ist, verliert dann völlig seine Geisteskraft. Er wird zum geistigen Wrack. Er kann seinen Pflichten nicht mehr nachkommen und wird apathisch. Sie können ihm erzählen, dass sein Kind sterben wird oder in Gefahr ist, es dringt nicht bis zu ihm vor, so apathisch bzw. stumpfsinnig werden die Patienten. Er merkt zwar, dass er betroffen oder aufgeregt sein müsste, aber er ist nicht dazu in der Lage.

Teilnehmer: Das klingt ein wenig wie eine Depression, so wie sie in der Menopause vorkommen kann. All die Befürchtungen und das Hin und Her, das Händeringen und so fort.

Vithoulkas: Das ist interessant. Ich habe das noch nicht beobachtet. Meine *Helleborus*-Patienten waren hauptsächlich Männer. Ich weiß nicht, ob das zutrifft, aber es ist sicher eine interessante Beobachtung. Möglicherweise kann eine Frau in der Menopause in diese Apathie und Teilnahmslosigkeit verfallen. Versuchen Sie, diese Menschen von innen her zu verstehen. Sie schauen, aber sie sehen nicht. Sie hören, aber sie verstehen nicht. Die Worte dringen nicht richtig zu ihnen vor, so fängt es an.

Teilnehmer: Haben die Betroffenen Schmerzen?

Vithoulkas: Nein, wir finden eine Unempfindlichkeit, und es ist auch keine Heftigkeit vorhanden. Sie werden sehen können, dass sich nach der Einnahme des Mittels irgendwelche Schmerzen, stellvertretend für die geistigen Symptome, einstellen werden. Es ist ein physisches Element, das sich anstelle des geistigen Symptoms einstellt – und es wird sehr ernst sein. Es handelt sich dann um einen sehr fortgeschrittenen Zustand. Ich habe eine Patientin gesehen, die von französischen Homöopathen in diesen Zustand gebracht worden war. Sie hatten der armen Frau Sachen verschrieben ... Sie brachte einen ganzen Stapel Rezepte mit. Das war in den Jahren 1965 bis 1966. Ich war damals Anfänger. Ich dachte: „Aha, *Acidum phosphoricum*." Ich gab *Acidum phosphoricum*, Nit-ac., Pic-ac., alle möglichen Säuren, nichts! Dann ist man verzweifelt und sucht und liest in der Materia medica, schließlich greift man einfach ein Symptom heraus. Sie antwortete langsam. Das hatte ich nicht beachtet. Man stellt diesen Menschen eine Frage und kann die Anstrengung in ihren Gesichtern sehen, wenn sie versuchen zu antworten. Die Antwort ist schon fast heraus, aber die

Anstrengung legt sich nicht. Sie vermitteln den Eindruck, dass sie nachdenken, und Sie warten auf die Antwort. Ich hatte überlegt, warum sie wohl so lange nachdenkt. Das ist schon eindrucksvoll. In diesem Zustand ist der Geist wirklich nicht in der Lage, schnell zu antworten. Sie fragen: „Sind Sie heiß oder kalt?" Es dauert eine lange Zeit bis sie antworten: „Ja, ich glaube, ich bin kalt." Sie meinen, dass die Personen die ganze Zeit über nachdenken und nicht auf die dahintersteckende Idee kommen. Dann verschreibt man erst einmal einen Haufen verschiedener Mittel. Man kommt nicht darauf, dass die „Verbindung" gestört ist und dass die Fragen nicht richtig zu ihnen vordringen.

Teilnehmer: Ist das ähnlich wie bei *Opium*?

Vithoulkas: *Opium*-Patienten werden sofort antworten. Sie werden einen stierenden, glasigen Blick bemerken, vielleicht auch mit etwas nach oben verdrehten Augen – hyperthyreot – den diese Menschen bereits seit Jahren haben, ohne es bemerkt zu haben. Sie werden außerdem sehr schläfrig, während Sie sie befragen. Es ist ein ganz und gar anderes Bild.

Hier bei *Helleborus* ist alles schwerfällig. Die Personen empfinden nichts, aber es spielt sich etwas Schlimmes in ihrem Inneren ab. Bei *Opium* dagegen besteht die Empfindung, dass alles in Ordnung kommen wird. Habe ich Ihnen schon die Geschichte von dem Herzpatienten erzählt, den ich nach einer Operation behandelt habe?

Er war in Houston von einem griechischen Kardiologen operiert worden. Man hatte eine Aortentransplantation aufgrund eines Aneurysmas vorgenommen. Der Patient hatte mehrere Aneurysmen an verschiedenen Stellen. Dieses eine war sehr groß und musste sofort operativ behandelt werden. Er war stark arteriosklerotisch; so sehr, dass bereits das Sehvermögen schwand. Er konnte den Fluss des Blutes verfolgen. Er sagte, dass es bestimmte Stellen gäbe, an denen er das Blut schnurren höre, wenn er mit der Hand fühlen würde. Er wurde also in Houston operiert.

Nach der Operation bekam er Fieber, das nicht fallen wollte. Man vermutete, dass es sich um einen Abstoßungsprozess

Helleborus niger

handelte; der Körper wollte das eingesetzte Plastikteil abstoßen. Der Chirurg wollte den Patienten nach Griechenland begleiten, denn sehr wahrscheinlich würde er sterben. Er brachte ihn in ein Krankenhaus in seinem Heimatland und verabreichte ihm sehr hohe Dosen Antibiotika, da man davon ausging, dass es sich um einen alten Syphilis-Fall handelte. Er erhielt 21 Millionen Einheiten Penicillin. Außer dem Arzt, der ihn begleitet hatte, waren noch drei weitere Ärzte beteiligt. Unter ihnen befanden sich ein weiterer Kardiologe und auch ein Nierenspezialist. Die Nieren hatten mittlerweile völlig versagt. Der Kreatininspiegel lag sehr hoch. Die Ärzte kamen zu dem Schluss, dass es sich um eine tiefliegende Pilzinfektion handeln müsse, und verabreichten ein sehr toxisches Medikament. Der Mann war mittlerweile bewusstlos. Die Medikamente wurden über einen intravenösen Zugang in der Hand verabreicht. Die Hand schwoll an und wurde schwarz. Sie legten einen anderen Zugang, am rechten Bein. Das Bein entzündete sich und wurde schwarz. Der Mann war bewusstlos, das Fieber blieb konstant. Während dieses Stadiums kam seine Tochter, die ich kannte, zu mir. Sie sagte: „Mein Vater liegt im Sterben! Die Ärzte haben uns angerufen und mitgeteilt, dass es sich nur noch um eine Sache von Tagen handeln könne." Sie fragte mich, ob ich den Fall in diesem Stadium übernehmen würde.

Es ist natürlich eine heikle Sache, solch einen Fall zu übernehmen. Aber ich dachte mir, dass es eine gute Gelegenheit sei zu beweisen, was die Homöopathie leisten kann. Es heißt ja allgemein, dass die Homöopathie lediglich etwas gegen Erkältungen und kleine psychische Störungen sei, mehr nicht. So sagte ich unter der Bedingung zu, dass sofort alle Medikamente abgesetzt würden. Sie stimmten zu. Daraufhin schaute ich mir den Patienten an.

Er lag da, aber es gingen noch bestimmte Dinge von ihm aus. Ich konnte sehen, dass noch genug Lebenskraft vorhanden war. Man kann das sehen, und das war es, was mich interessierte. Mein Herz schlug höher, denn es handelte sich um einen Fall, bei dem es darauf ankam, erfolgreich zu sein. Die Ärzte stimmten der Behandlung zu, denn sie hatten nichts mehr anzubieten. „Wenn es sich um einen Fall gehandelt hätte, bei dem wir noch etwas tun könnten, dann hätten wir nein gesagt, aber es handelt sich hier um einen hoffnungslosen Fall, deshalb können Sie es versuchen", sagten sie. Die Ärzte waren sehr glücklich, von dem Fall befreit worden zu sein, und nahmen an, dass er jetzt mit Hilfe eines homöopathischen Mittels sehr friedvoll sterben würde. Ich möchte Ihnen beschreiben, was ich sah. Er war Ingenieur. Der Fall war sehr interessant und natürlich sehr schwierig!

Der Mann lag da und hatte aufgrund der Medikamente, mit denen er vollgepumpt worden war, sehr hohes Fieber. Er atmete schwerfällig, aber sein Gesicht war rot. Es war kein gesundes Rot, aber es war ziemlich rot. Er hatte bereits wundgelegene Stellen. Es waren ungefähr zweieinhalb bis drei Monate vergangen, seit die Sache in Houston begonnen hatte. Er hatte vor einigen Tagen sein Bewusstsein verloren, allerdings nicht vollständig, wie ich später herausfand. Er hatte überall blaue Stellen. Man musste annehmen, dass dies sehr schmerzhaft war. Die Krankenschwester drehte ihn auf die Seite, doch er klagte nicht. Er hätte eigentlich stöhnen müssen. Ich sagte: „Er scheint keinen Schmerz zu empfinden." Die Tochter sprach ihn mehrfach an: „Vater, Vater, wie fühlst Du dich, wie geht es dir?" Es kam keine Reaktion. Dann gab er Laute von sich, denen man entnehmen konnte, dass es ihm gut ginge. Dadurch erhielt ich natürlich weitere Hinweise. Interessant war, dass er trotz der wundgelegenen Stellen, der enormen Schwellung der Füße und der Beine keinen Schmerz empfand. So kam ich auf *Opium*.

Der Mann hat innerhalb von zwölf Tagen wieder zu sich gefunden. Das Fieber war gesunken und er fragte, ob er nicht nach Hause dürfe. Ich sagte, er solle noch ein bisschen warten. Die Ärzte waren zu diesem Zeitpunkt gerade nicht anwesend. Wenn sie gesehen hätten, wie es diesem Mann ergangen ist, der bereits dem Tode nahe war ..., sie hatten aber von der Krankenhausschwester gehört, dass es ihm besser ginge. Da war eine Krankenschwester, die mitbekommen hat, wie ich einige Globuli ins Wasserglas gegeben habe, um sie dem Patienten zu verabreichen. Sie meinte: „Mein Sohn, wollen Sie ihn etwa damit gesund bekommen?" Sie hatte verfolgt, was alles an Medikamenten in ihn hineingepumpt worden war; dann wurde plötzlich alles abgebaut und nun kam ich, mit diesen kleinen Kügelchen. Sie war völlig außer sich. Die venösen Anschlüsse wurden abmontiert. Was blieb, war lediglich ein Schlauch für die Nahrungszufuhr. Er konnte natürlich nicht sprechen und so fort.

Teilnehmer: Sie verabreichten eine Gabe?

Vithoulkas: Ja, eine Gabe. Dann habe ich 24 Stunden gewartet und das Mittel gewechselt. Das habe ich fast jeden Tag so gemacht, außer bei einem Mittel, das ich drei Tage laufen ließ. Als er anfing, zu sich zu kommen, wechselte ich sofort das Mittel. Ich erhielt Hinweise von seiner Frau und seiner Tochter. Ich stellte fest, dass er eine *Sulfur*-Konstitution hatte, bevor das alles angefangen hatte. Ich gab *Sulfur* und dann *Nux vomica*. Als er wieder zu sich kam, fing er an zu fluchen. Der Mann war sehr konservativ und er sagte nun Worte, die er nie in seinem Leben verwendet hätte. Sicher, er war in diesem Moment nicht bei sich. Er fluchte und war sehr hässlich zu denen, die sich um ihn kümmerten. Ihm war aber nicht bewusst, was er tat. Das hörte später wieder auf. Er bekam jedenfalls eine Reihe von Mitteln.

An einem bestimmten Punkt machte ich einen Fehler. Ich gab *Lachesis*, weil er Tag und Nacht redete. Er sprach über alle möglichen Dinge und hörte einfach nicht auf. Daraufhin stieg sein Blutdruck auf 200 und seine Sprache verschwamm. Ich dachte: „Oh nein, nun bekommt er einen Schlaganfall und alles ist vorbei!"

Schließlich wechselte ich das Mittel. Es waren Kleinigkeiten, die mich darauf brachten. Ich sah, dass er während des Schlafes seine Genitalien hielt. Ich gab ihm *Hyoscyamus*. Es nahm den *Lachesis*-Effekt sogleich weg, und der Kranke erholte sich gut.

Nachdem er bereits einen Monat zu Hause war, fragte ich ihn, ob er den Kardiologen anrufen würde. Ich wollte gern seine Stellungnahme hören. Er erzählte mir, dass der Kardiologe ihn bereits vor einem Monat, in seinem Krankenzimmer, gesehen hätte. Er war hereingekommen, hatte gegrüßt und gesagt, dass er der Arzt wäre. Der Patient kannte den Arzt nicht, denn er hatte ja seinerzeit kaum etwas mitbekommen. Der Arzt fragte ihn nach Herrn Fessopoulos. Der Patient meinte, dass er das sei. „Nein, nicht Sie; ich meine den Kranken, der hier gelegen hat", sagte der Kardiologe. Er erwiderte: „Ich bin Fessopoulos." Daraufhin untersuchte ihn der Arzt. Es war noch eine kleine Schwellung an den Beinen vorhanden, das war aber auch schon alles, was noch zu sehen war. Der Kardiologe hatte mich damals tatsächlich angerufen und konstatiert: „So, das kann die Homöopathie also bewirken!"

Man muss natürlich erst einmal den Mut aufbringen, so etwas durchzuführen. Der Kardiologe erzählte die Geschichte weiter. Er erzählte von dem Patienten, der schon nicht mehr richtig da war, und was alles geschehen war, wie er ins Zimmer gekommen war, den Patienten aber nicht erkannt hatte. Ich hörte das von Freunden, die mit dem Arzt gesprochen hatten.

Teilnehmer: Ich habe das nicht verstanden. Sie gaben *Opium*, das verstehe ich noch, aber dann versuchten Sie, das Konstitutionsmittel zu finden?

Vithoulkas: Ich gab das Konstitutionsmittel, ich musste schnell handeln. *Opium* wirkte innerhalb von 24 Stunden, und der Mann begann sich zu bewegen und zu stöhnen. Ich dachte, dass das Konstitutionsmittel nun das Beste wäre, denn ich hatte keine weiteren Anhaltspunkte. Nach dem Konstitutionsmittel entwickelte er einen *Nux vomica*-Zustand, danach einen *Lachesis*-Zustand, wie ich glaubte. Er bekam dann *Hyoscyamus*. Zum Schluss bekam er dann noch *Apis*.

Teilnehmer: Welche Potenzen haben Sie gegeben?

Vithoulkas: 200 und M.

Teilnehmer: Wir sollten uns für morgen *Bryonia* ansehen. Gibt es noch andere Mittel, die wir uns anschauen sollen?

Vithoulkas: *Medorrhinum.*

Wir müssen in solchen Momenten unterscheiden, ob es sich bei den Reaktionen des Patienten um eine Verschlimmerung oder

Helleborus niger

um einen Wechsel des Bildes handelt. Sie werden häufig sehen können, dass das Mittel, wenn es nicht heilt, das darunterliegende Bild klarer macht. Sie geben ein Mittel, aber es richtet nichts aus, außer, dass es das nächste Bild klarer hervorholt.

Wenn es möglich ist, sollte man immer erst abwarten. Man muss natürlich wissen, wann man schnell zu handeln hat. Je intensiver eine Situation ist, desto schneller verändern sich die Bilder. Je ernster ein Fall ist, desto wechselhafter wird es. Wenn zum Beispiel jemand im Sterben liegt, kann sich das Bild häufig ändern, etwa bei einem Krebs im Endstadium. Da kann sich innerhalb der letzten vier Wochen vielleicht fünf- oder sechsmal das Bild wechseln. Sie müssen dann das jeweils angezeigte Mittel geben. Es können auch zehn Mittel nötig sein, um das Geschehen in einer Balance zu halten, so dass der Kranke nicht von unerträglichen Schmerzen, wie sie etwa bei Knochenkrebs auftreten, gepeinigt wird. Wir müssen die Sache richtig einschätzen können. Wir müssen wissen, ob sich das Bild verändert hat oder nicht.

Es kann wie ein *Helleborus*-Bild aussehen, aber Sie müssen immer objektiv bleiben. Sie wissen ja, man braucht die Angaben, die man erhält, nur leicht zu verdrehen, und schon „lenkt" man das Bild in eine bestimmte Richtung.

Die Patientin sagt zum Beispiel obszöne Dinge und stellt andere Personen bloß; sie ist schamlos. Das kann auch *Natrium muriaticum* sein. Wenn die Patientinnen anfangen, über Sex zu sprechen und sich zu entblößen, sobald Sie das Zimmer betreten, wird es zu *Hyoscyamus*. Wir hatten gestern einen solchen Fall, den wir behandeln mussten. Die Betroffenen sind dann auch eifersüchtig.

Teilnehmer: Ich kannte die Bilder von *Hyoscyamus* und *Stramonium* noch nicht.

Teilnehmer: Sie befand sich im dunklen Zimmer. Wir machten Licht und schon regte sich die Patientin auf. Es hing sogar eine Decke vor dem Fenster.

Vithoulkas: Das sind Fälle, die wir nur dann richtig behandeln können, wenn uns ein Krankenhaus zur Verfügung steht. Solche

Helleborus niger

Situationen sind in gewisser Weise schwierig. Man bekommt unter Umständen Schwierigkeiten mit den Angehörigen, die dann fragen: „Wer hat Sie ermächtigt, ihr ein Arzneimittel zu geben?" Ein solcher Fall kann Fragen solcher Art mit sich bringen. Falls es der Patientin morgen bereits wieder gut geht, ok, aber was ist, wenn nicht? Deshalb habe ich Ihnen gesagt, dass es sich um einen Fall handelt, der ins Krankenhaus gehört.

Hypochondrie, verschiedene Ängste (Fall)

Es geht um eine 55-jährige Frau. Sie zeigt folgende Symptome:
Sie hat Furcht vor Herzkrankheiten (3), vor Krebs (3), vor Ärzten (3), vor dem Wind (3). Außerdem hat sie Angst um ihre Gesundheit (3) und Angst um andere (3). Sie ist hypochondrisch. Sie fürchtet sich vor dem Tod (2). Nachts fürchtet sie sich vor dem Alleinsein. Sie leidet an Klaustrophobie (2). Sie möchte getröstet werden (2). Sie ist mitfühlend. Sie ist sehr reizbar (3), leicht zornig (3)! Es gibt viele Dinge, die sie stören (3)! Sie schreit auch, wenn sie zornig ist (2). Sogar ihre Kleidung stört sie manchmal (2). Sie meint dann, dass irgendetwas mit ihrer Kleidung nicht in Ordnung sei (Sie „streitet" sich mit ihrer Kleidung) (2).
Sie schlägt sich auch selbst (Reizbar war sie schon immer) (2).
Sie schwitzt stark (3), besonders an den Handflächen (3).
Sie empfindet manchmal ein Zusammenschnüren der Kehle. Manchmal ist ihr schwindelig.
Sie leidet an Schlaflosigkeit, die durch schlechte Gedanken verursacht würde. Sie schläft auf den Seiten und auf dem Bauch. Nach dem Mittagsschlaf fühlt sie sich schlechter. Sie mag frische Luft. Kälte mag sie nicht so sehr.
Sie hat Abneigung gegen Süßigkeiten (2) und gegen Fett. Ihr Durst ist normal. Alkohol trinkt sie nicht übermäßig. Der Blutdruck ist hoch (2). Das hat sie seit sechs Jahren. Damals hatte sie einen Kummer finanzieller Art. Sie nimmt Medikamente gegen den erhöhten Blutdruck.

Vithoulkas: Lassen Sie uns sehen, wer das Mittel gefunden hat. Wir werden die verschiedenen Mittel besprechen. Wer möchte die Analyse vornehmen?

Teilnehmer: Ich ging so vor, dass ich die dreimal unterstrichenen Geistessymptome heraussuchte und sie aufschrieb. Das bedeutet,

Hypochondrie, verschiedene Ängste (Fall)

dass ich „Furcht vor dem Wind, Furcht vor Herzkrankheiten, Furcht vor Krebs, Angst um andere, Angst um die Gesundheit, Furcht vor Ärzten" herausschrieb.

Vithoulkas: Es handelt sich um eine Kranke, die sehr viele starke geistige Symptome hat. Darunter befinden sich einige, die eigentümlich sind, denn sie betreffen nur sehr wenige Arzneimittel.

Teilnehmer: Das sind: „Furcht vor Ärzten, Furcht vor Krebs, Furcht vor Herzkrankheiten und Furcht vor dem Wind." Wir können diese Symptome auf eine Seite setzen und erst mit den anderen weitermachen.

Teilnehmer: Das Schwitzen erscheint mir wichtig, weil es etwas ist, das ein Patient nicht so ohne weiteres erfindet. Deshalb meine ich, es könnte ein wichtiges Symptom sein. Es ist zwar nicht als solches berücksichtigt, aber ich sehe das so. Der Schweiß ist reichlich und er ist für gewöhnlich an den Handflächen, deshalb habe ich dieses Symptom als nächstes aufgeschrieben. Dann bin ich zu den Symptomen übergegangen, die doppelt unterstrichen sind.

Vithoulkas: Schwitzen an den Handflächen weist aber auf sehr viele Mittel hin.

Teilnehmer: Dann kam ich zu den doppelt unterstrichenen Symptomen. „Furcht vor dem Tod, Klaustrophobie, Verlangen nach Trost."

Teilnehmer: Sie war sehr hypochondrisch, aber das ist nicht unterstrichen. Es müsste wahrscheinlich dreimal unterstrichen sein.

Teilnehmer: Ich habe „Verlangen nach Trost" weggelassen. Ich finde, es gibt hier ein sehr wichtiges Allgemeinsymptom, „schlechter nach Schlaf". Das ist eine besonders wichtige Rubrik, weil dort nur acht Mittel stehen. Das war jetzt „schlimmer nach dem Mittagsschlaf." Die Frage ist nun, wie man aussondern soll.

Vithoulkas: Ja. Zu diesen unterstrichenen Symptomen hätten Sie nun aufschreiben sollen, was Sie im Repertorium gefunden haben. Das wäre die Methode, dieses alles durchzurepertorisieren.

Sie können es sich nicht leisten zu sagen, dass sie nun diese drei Symptome nehmen und versuchen, das Mittel allein anhand dieser Symptome zu finden. Sie müssen es aufschreiben.

Teilnehmer: An dieser Stelle begann ich ein wenig nachzudenken und bemerkte, dass *Phosphorus* mit seinen vielen Ängsten sehr hervorsticht. Ich las bei *Kent* nach, aber da stand nichts von Ärger oder Zorn. So entschied ich, dass es einfach nicht *Phosphorus* sein kann. Hier wird mehrmals darüber gesprochen, dass extreme Reizbarkeit vorhanden sei, dass die Patientin schreien und sich selbst schlagen würde.

Vithoulkas: Es gibt hier einen Ausdruck, bei dem ich nicht sicher bin, wie man ihn genau übersetzt. Wenn jemand sehr reizbar ist, dann stören ihn sogar seine eigenen Kleider. Das ist ein Ausdruck, der Reizbarkeit ausdrücken soll. Die Personen wissen nicht, was sie mit sich selbst anfangen sollen. Sie „streiten" sich sogar mit ihrer Kleidung.

Teilnehmer: In der Rubrik „Zorn" steht auch *Phosphorus*.

Teilnehmer: Ich spreche von der Materia medica. Ich habe mir *Phosphorus* in der Materia medica angesehen.

Vithoulkas: Diese Kranke hat Furcht vor dem Tode, Angst um die Gesundheit, Furcht vor Krankheiten, Angst vor Herzkrankheiten, Angst um andere und Mitgefühl. Das ist hier zweimal unterstrichen. Das sind *Phosphorus*-Tendenzen und -Ängste.

Teilnehmer: Es sieht so aus, als ob die „stärkste Angst" die Furcht vor dem Wind ist. Das ist auch eine wirklich ungewöhnliche Sache.

Vithoulkas: Lassen Sie mich noch auf das eben Gesagte eingehen. Er sagte, diese Person scheint trotz der Ängste nicht *Phosphorus* zu benötigen. Der *Phosphorus*-Patient wird keine solche Art von Reizbarkeit zeigen. Die Frau ist sehr reizbar, sie schreit, schlägt sich selbst, sogar ihre Kleidung stört sie.

Hypochondrie, verschiedene Ängste (Fall)

Teilnehmer: Würde die Klaustrophobie eine deutliche Indikation gegen *Phosphorus* sein?

Vithoulkas: Nein, wir sagen nicht, dass *Phosphorus*-Patienten nie an Klaustrophobie leiden könnte. Außerdem finden Sie, wenn Sie den Fall lesen, „Schlaflosigkeit durch böse Gedanken". Sie schläft auf den Seiten und auf dem Bauch. Da ist Furcht, nachts allein zu sein. Wie heißt das Mittel?

Teilnehmer: *Phosphorus, Causticum, Medorrhinum.*

Vithoulkas: Wie ist der Durst? Er ist normal. Sie hat außerdem kein Verlangen nach kalten Getränken. Alkohol? Normal. Wir finden Abneigung gegen Süßigkeiten (2).

Lassen Sie uns einige andere Mittel herausgreifen, *Nux vomica* zum Beispiel. Kann *Nux vomica* diese Art von Aggression und Reizbarkeit zeigen, so wie unsere Patientin?

Teilnehmer: Ja. Der erste Eindruck könnte durchaus *Nux vomica* nahelegen. Außerdem begann es nach einem schweren finanziellen Kummer. Ich weiß zwar nicht, was sie macht, vielleicht ist sie Geschäftsfrau.

Vithoulkas: Nein, sie ist Hausfrau.

Teilnehmer: Es ist verwirrend, dass viele Symptome nach dem Kummer aufkamen. Dies war ihre erste Krankheit, da bin ich ganz sicher. Der hohe Blutdruck begann nach dem Kummer. Als sie das erste Mal kam, erzählte sie, dass sie seit sechs Jahren hohen Blutdruck habe und sehr reizbar sei. Die Reizbarkeit wäre aber schon seit ihrer Kindheit ein Teil ihrer Persönlichkeit. Ist dies ein *Nux vomica*-Fall oder nicht? Das ist es, was wir versuchen herauszufinden. Der erste Eindruck lässt an *Nux vomica* denken, aber dann haben wir noch all diese anderen Ängste. Warum sollte es nicht *Nux vomica* sein?

Teilnehmer: Sie möchte frische Luft. Sie mag nichts Fettes.

Vithoulkas: Das reicht schon, um *Nux vomica* herauszunehmen.

Hypochondrie, verschiedene Ängste (Fall)

Teilnehmer: *Nux vomica* hat nicht so viele Ängste.

Vithoulkas: Ja, die *Nux*-Persönlichkeit hat nicht so viele Ängste wie unsere Patientin, sondern starke Angst vor Heirat. Die Betroffenen sind erschreckt, wenn sie darüber nachdenken zu heiraten. Ich weiß nicht, warum. Sie heiraten schließlich auch, aber sie haben große Angst und Abneigung gegen die Ehe. Sie empfinden sie als Knechtschaft. Sie haben das Gefühl, dass sie dadurch von ihren sehr ehrgeizigen Vorhaben abgehalten würden. Ein Mann ist dabei, sich zur Spitze vorzuarbeiten; eine Ehefrau könnte hinderlich dabei sein. Er hat dann diese zusätzliche Verantwortung.

Nux vomica-Menschen sind so sehr bemüht, nach oben zu kommen, dass sie keine Einschränkungen in Kauf nehmen möchten. Wenn der *Nux vomica*-Patient ein wenig in seiner Pathologie fortgeschritten ist, kann er Angst um die Gesundheit bekommen. Womit müssen wir rechnen? Diese Frau ist 55 Jahre alt, sie hat einen hohen Blutdruck und Magenbeschwerden! Die *Nux vomica*-Pathologie geht in Richtung Verdauungsbeschwerden und Verstopfung. Das Verdauungssystem wäre irgendwie betroffen.

Wir haben hier den Charakter von *Nux vomica*, wir könnten fast sagen, die Essenz, obwohl das nicht ganz stimmt. Wir können das Element des Ehrgeizes nicht sehen. Es ist keine bestätigende Symptomatologie, die eine Verschreibung stützen würde, vorhanden. Wenn diese Kranke sagen würde, dass sie seit acht bis zehn Jahren ein Ulcus duodeni hätte, anstatt des Problems mit dem Bluthochdruck, und eine Verstopfung mit erfolglosem Drängen sowie außerdem eine allgemeine Verschlechterung durch Kälte, dann brauchten wir den Teil mit all den Ängsten nicht weiter zu beachten. Bei dieser nervösen Spannung und den Verdauungsbeschwerden mit einer Verstopfung hätten wir wirklich die Essenz von *Nux vomica*. Dann könnten wir die Ängste vergessen.

Nun kommen wir zu *Mercurius*. Wer möchte etwas dazu sagen?

Teilnehmer: Es scheint mir, dass da eine Menge impulsiver Reizbarkeit vorhanden ist.

Vithoulkas: Sie dürfen nicht „impulsive Reizbarkeit" sagen. Impulsiv würde reizbar ohne Grund bedeuten, es käme einfach aus den Personen heraus. Wenn der Instinkt vor der Logik, vor dem Überlegen, einsetzt, dann ist das Impulsivität.

Nun, *Mercurius* ist nicht so. *Mercurius* hat impulsartige Gedanken. Es kommt der Impuls auf: „Ich will ihn töten", wie bei *Jodum*, aber die äußere Erscheinung wirkt beherrscht. Es handelt sich nicht um ein nach außen gewandtes Individuum, das alles ausspricht, was ihm gerade in den Mund kommt; diese Personen sind sehr beherrscht. Es gibt bei *Mercurius* einen Punkt, den ich vielleicht noch nicht berührt habe. Es ist für *Mercurius* schwierig, Zorn oder Gefühle auszudrücken.

Es ist, als ob sich diese Menschen an einem bestimmten Punkt nicht weiterentwickelt hätten. Ein Kind verwendet Worte, die ihm nicht klar sein müssen, aber es ist mit all seinen Emotionen, mit seinem ganzen Sein bei der Sache. Es kommt dann eine Zeit, irgendwann zwischen fünf und sieben Jahren, in der Worte bewusst werden. Sie sagen: „Ich möchte das", und sie wissen dann auch, was sie damit meinen. Zwischen dieser Phase des bewussten Sprechens und der Phase der emotional getragenen Sprache gibt es einen Punkt, an dem sich diese Perioden ablösen. *Mercurius*-Menschen scheinen in dieser Phase des instinktiven Sprechens stehengeblieben zu sein. Sie können keine Worte verwenden, die nicht von ihrem Gefühl und dem, was dahintersteht, getragen werden. Sie drücken sich geradeheraus, rein gefühlsmäßig, aus. Die Art sich auszudrücken, verändert sich etwa ab dem siebten Lebensjahr. Bei *Mercurius*-Menschen scheint sich diese Entwicklung nicht zu vollziehen, so dass sie sich nicht richtig ausdrücken können. Was geschieht dann, welche Symptomatologie zeigt sich aufgrund dieses Umstandes?

Schauen Sie ins Repertorium, unter „Sprache".

Teilnehmer: Es kommt zum Stottern.

Vithoulkas: Ja, *Mercurius*-Patienten beginnen zu stottern. Es kann sein, dass sie zu Ihnen kommen, um Ihnen etwas zu erzählen. Wenn sie dann dasitzen, kommt aber nichts.

Wir wissen, dass wir keine Psychiater und auch nicht daran interessiert sind, dass der Patient zu viel redet. Wir schauen uns die Menschen sachlich an, als Homöopathen. Wir beobachten, sind wach, lassen uns aber nicht in die Problematik des Patienten verwickeln. Wenn wir anfangen, mit den Patienten zu weinen, dann verlieren wir das Mittel aus den Augen. Wir sollten also aufmerksam und uns dessen, was geschieht, bewusst sein. Auf Sentimentalitäten sollten wir uns nicht einlassen, und wir sollten auch nicht emotional mit dem Patienten in Verbindung stehen.

Ich habe mich darin geübt, es so zu machen; mir liegt etwas an den wirklichen Informationen. Wir brauchen stichhaltige Informationen, um zum richtigen Mittel zu kommen.

Es kam einmal eine Sängerin zu mir, sie war ungefähr 27 Jahre alt und sehr berühmt. Sie saß da und ich fragte sie nach ihren Schwierigkeiten. Ich fragte nicht nach ihrem Namen, ich sagte nur: „Was quält Sie?" Sie reagierte nur mit „schlucks". Ich dachte mir, was das sei, dass sie nicht sprechen kann. Sie schaute mich an und versuchte nochmals zu sprechen. Ich ging dann mehr emotional auf sie ein und wurde freundlicher. Dann „funkte" es bei mir, mir fiel ein, dass sie in Indien gewesen war und dort Verbindungen zu spirituellen Gruppen aufgenommen hatte. Ich fragte sie, ob sie jemals in Indien war. In dem Moment „zündete" es bei ihr und sie begann zu reden. Sie erzählte von spirituellen Praktiken, wie sie nach Esalen gekommen sei usw. Sie war in Amerika und auch in Griechenland sehr bekannt.

In dem Moment klingelte das Telefon. Es war unser Apotheker. Er sagte: „Ich möchte mit Ihnen über eine junge Frau sprechen, die zu Ihnen wollte", und er nannte mir den Namen. Ich wollte nicht in ihrer Anwesenheit telefonieren und ging ins Nebenzimmer. Der Apotheker erzählte mir, es sei sehr schwierig, mit ihr zu sprechen, weil sie einfach nicht reden würde. Ich solle mit ihr über Yogis und Indien sprechen.

Das ist der *Mercurius*-Typ. Allerdings kannte ich *Mercurius* damals noch nicht. Ich verstand *Mercurius* nur auf eine sehr oberflächliche Art. Sie stotterte. Ich wurde einfach nicht klug aus dieser Kranken. Sie war emotional sehr verwirrt. Ich sagte zu ihr, sie werde schon wieder in Ordnung kommen. Da wäre nichts weiter und sie brauchte kein Arzneimittel. Sie hat mir das aber nicht abgenommen. Wenn ich das Mittel gewusst hätte, hätte ich es ihr gegeben. Aber seinerzeit habe ich die Sache nicht verstanden. Ich habe ihr nichts gegeben. Nach einer gewissen Zeit befand sie sich im Krankenhaus, und ich hatte keine Gelegenheit mehr, ihr das Mittel zu geben. Doch später habe ich es begriffen, als andere Fälle kamen und sich mir in genau der gleichen Weise darstellten. Ich dachte: „Klar, das ist *Mercurius*." Als ich es dann gab, wirkte es bestens.

Es öffnet diese Menschen. Sie können dann viel leichter kommunizieren.

Teilnehmer: Ich habe das nicht ganz verstanden. Haben Sie etwas in ihr berührt, das sie öffnete?

Vithoulkas: Sie konnte über Dinge, die ihr nahelagen und an denen sie interessiert war, sprechen.

Teilnehmer: Werden Gefühle geweckt?

Vithoulkas: Nein. Ich sprach mit ihr über Dinge, die ihr sehr lieb waren. Diese Menschen sind emotional verletzlich. Sie merkte, dass sie von mir beobachtet wurde, und konnte nicht sprechen. Sie versuchte es verschiedene Male, aber sie konnte nicht.

Teilnehmer: Fühlte sie sich vielleicht wegen irgendwelcher Impulse schlecht?

Vithoulkas: Die Betroffenen haben das Gefühl, dass sie, wenn sie nicht mit ihrem ganzen Sein über große Sachen sprechen dürfen, überhaupt nicht reden können. Das ist es, was ich gefühlsmäßiges Sprechen nenne; es ist das Kind, das spricht.

Die gleiche Idee steht hinter der Blockierung des Sprechvorganges, wenn sie stottern. *Mercurius* gehört zu den Hauptmitteln.

Wir haben *Causticum*, *Stramonium*, *Nux vomica* und auch *Belladonna* – dreiwertig. Bei *Stramonium* handelt es sich um Kinder, die in einem sehr frühen Alter furchtbar erschreckt worden sind, etwa durch ein Kindermädchen, das ihnen, während der Hund sie anbellte, erzählte, der Hund würde sie fressen oder hinunterschlucken. Solche Sachen sind sehr traumatisch und verursachen großes Entsetzen.

Es kann auch sein, dass das Licht ausgeschaltet und dem Kind erzählt wurde, es müsse jetzt im Dunkeln bleiben. Nach allem, was schreckliches Entsetzen verursacht, zeigt sich sofort eine Störung der Sprache.

Das Stottern von *Stramonium* ist anders als das von *Mercurius*. Wenn Sie jemanden stottern hören, können Sie sagen, das ist *Stramonium*, das ist *Mercurius*, das ist *Causticum*!

Nun, wo liegt der Unterschied?

Bei *Stramonium* haben wir dieses heftige Geschehen, das sich vor langer Zeit ereignete, und den erschreckten Blick. Das Stottern ist so stark und heftig, dass die Betroffenen, wenn sie versuchen zu sprechen, Würgelaute von sich geben. Sie machen „gag".

Bei *Mercurius* ist es so wie mit den Symptomen, die diese Personen nicht erzählen wollen. Sie können die Worte eigentlich aussprechen, aber irgendetwas hält sie davon ab. Man hat beinahe Mitgefühl mit ihnen. Dies wiederum unterscheidet sie von *Causticum*-Patienten, die normalerweise, wenn sie mit Bekannten zusammen sind, ganz leicht sprechen können und alles in Ordnung ist. Wenn Sie aber sagen: „John, erzähl uns doch einmal, wie Du diesen Fall siehst", dann werden Sie sofort bemerken können, wie eine Blockade aufkommt. Sobald Empfindungen im Spiel sind, behindert eine emotionale Blockade das Sprechen, und dann beginnt ein wirklich schlimmes Stottern.

Das sind Anhaltspunkte, um das Stottern besser differenzieren zu können.

Sie sehen, unser Fall kommt überhaupt nicht in die Nähe von *Mercurius*. Diese Personen legen nicht diese Art der Ängste an den Tag, dagegen würde „Furcht, töten zu können, oder Verlangen zu töten" in Richtung *Mercurius* gehen.

Wer wollte bezüglich unseres Falles über *Arsenicum* sprechen?

Teilnehmer: Die Angst um andere, die Furcht vor Ärzten. Ich glaube nicht, dass es so sehr Angst ist, dass der Arzt sie verletzen könnte, sondern sie hat Angst vor der Macht; so habe ich das interpretiert. Sie fürchtet sich, nachts allein zu sein. Ich glaube, der *Arsenicum*-Typ kann auch so ängstlich und reizbar sein.

Vithoulkas: Wir können diese Art der Reizbarkeit bei *Arsenicum*-Patienten finden; die große Angst um andere, Furcht vor dem Tod, Angst um die Gesundheit, Furcht vor Krebs und vor Herzkrankheiten.

Teilnehmer: Sie empfand, dass ihre Eltern die Jungen mehr liebten als sie, da war eine Art von Eifersucht. Ich hing auch ein wenig an dieser Idee, dass die Probleme dieser Frau mit Kummer aus finanziellen Gründen begonnen haben. Das führte mich gewissermaßen auch in diese Richtung.

Vithoulkas: Haben Sie *Arsenicum* gegeben? Können Sie sich an die Intensität der beiden Symptome – „Angst um die Gesundheit" und „Furcht vor dem Tod" – bei *Arsenicum* erinnern? Das wäre sehr ausgeprägt!

Teilnehmer: Furcht vor dem Tod.

Vithoulkas: Ja. Furcht vor dem Tod ist bei *Arsenicum*-Patienten ein hervorstechendes Symptom; die Furcht zu sterben, wenn sie allein gelassen werden. Es ist nicht die Angst um die Gesundheit oder ob sie nun Krebs haben oder nicht. Die Idee bei *Arsenicum* ist: „Ich mag das Leben so sehr, dass ich noch hierbleiben und leben möchte." Der Gedanke, dass sie sterben könnten, ist ausgeprägt, und da liegt die Pathologie bei *Arsenicum*.

Hier, in diesem Fall, ist es genau umgekehrt; „Angst um die Gesundheit" ist dreimal unterstrichen, Furcht vor dem Tode „nur" zweimal. Außerdem haben wir gesagt, dass *Arsenicum* eines der kältesten Mittel ist. Es verschlimmert sich durch Kälte, was hier nicht hervorgehoben ist. Die Verschlimmerung durch Kälte müsste zwei- oder dreimal unterstrichen sein.

Arsenicum-Patienten genießen die Sonne; sie mögen sie meistens. Angst um andere, wie Sie sagten, hat *Arsenicum*. Durch das Repertorisieren würden wir in diesem Fall nah an *Arsenicum* herankommen; aber was wir hier nicht finden, sind die Ruhelosigkeit und das Anspruchsvolle. Als ich eine Verschreibung für diesen Fall machen sollte, dachte ich auch an *Arsenicum*. Er scheint entweder *Arsenicum* oder *Phosphorus* zu sein. Das sind hier die beiden nahe liegenden Verschreibungen. Trotzdem war ich damit nicht zufrieden. Die Gründe dafür lege ich Ihnen jetzt dar.

Teilnehmer: Könnte es *Kalium arsenicosum* sein? *Kalium arsenicosum*-Typen haben große Angst vor Herzkrankheiten.

Teilnehmer: Unter Furcht vor Herzkrankheiten steht *Kalium arsenicosum* zweiwertig, unter Furcht vor Krebs ebenso, bei Angst um die Gesundheit vierwertig und akutem Schwitzen auch vierwertig. In *Kents* Materia medica finden wir eine gute Beschreibung der Reizbarkeit und des Zorns. Gemäß der Materia medica haben Menschen, die dieses Mittel brauchen, große Ängste sowie Reizbarkeit.

Vithoulkas: *Kalium arsenicosum* ist auch ein nahe liegendes Mittel. Es ist normalerweise kalt. Bei *Kalium arsenicosum* handelt es sich um Menschen, die trotz der Ängste durchaus gelassen sind. Sie sind ziemlich verschlossen. Ich würde nicht erwarten, bei *Kalium arsenicosum* diese Art der Reizbarkeit zu finden. Die Frau sagt: „Ich bin zu nervös und habe hohen Blutdruck." Ich würde erwarten, dass *Kalium arsenicosum*-Patienten – ihrem Typ entsprechend – eher niedrigen Blutdruck haben. Ich habe es bei Hypotonikern gebraucht. Diese Menschen sind ziemlich konservativ und sehr anständig. In dieser Beziehung sind sie wie *Calcium-Typen*. Es handelt sich um die Art Mensch, die Sie beim CIA finden.

Teilnehmer: Warum sollen Menschen, die anständig sind, niedrigen Blutdruck haben?

Vithoulkas: Das weiß ich nicht und kann es nicht erklären, aber ich habe es herausgefunden. Sie werden bei diesen Menschen allgemeine Kälte sowie Kälte der Extremitäten finden. Sie zeigen eine gewisse introvertierte Haltung, die wir normalerweise mit einem hohen Blutdruck verbinden.

Die extrovertierten Menschen bekommen jedoch viel leichter Gehirnschläge durch hohen Blutdruck. *Lachesis* ist der am stärksten extrovertierte Typ. Diese Menschen reden unentwegt und sind erregt.
Kalium arsenicosum wäre eine gute Verschreibung. Wer nannte *Stramonium* und warum?

Teilnehmer: Wegen der Reizbarkeit, des Schreiens und der unbeherrschten Art. Außerdem sind da die vielen Ängste, besonders die Furcht vor dem Alleinsein im Dunkeln.

Vithoulkas: Furcht vor dem Alleinsein in der Nacht ist aber nur einmal unterstrichen. Das ist nicht stark. Reizbarkeit ist vorhanden und sticht sehr hervor. Ich stimme darin überein, dass es sich wohl nicht um einen *Stramonium*-Fall handelt. Die Furcht vor dem Alleinsein in der Nacht würde sehr stark, das heißt dreimal, unterstrichen sein, ebenso die Furcht vor der Dunkelheit.
Bei *Stramonium* haben wir nicht so viele (1) Ängste. Der Typ von Mensch ist zu heftig, um ängstlich zu sein. Was wurde sonst noch verschrieben?

Teilnehmer: *Nux vomica* als erstes und dann *Chamomilla*.

Vithoulkas: Warum *Chamomilla*?

Teilnehmer: Die Reizbarkeit und auch die üble Laune passt. Die Patientin weiß nicht so recht, was sie will; sie ist nicht in der Lage, ihren Ärger im Zaum zu halten. Ich könnte mir vorstellen, dass diese Personen so empfindlich gegenüber Schmerz sind, dass sie in gewisser Weise hypochondrisch werden können. Alles quält sie so sehr, dass sie daraus ein Problem machen. Der Wind plagt sie und das Schwitzen an den Händen; das sind außerdem recht ungewöhnliche Symptome. Was mich stört, sind all diese Ängste, wie Angst um die Gesundheit, Furcht vor dem Doktor und diese Sachen. Das passt nicht, aber alles andere, besonders die Heftigkeit, passt sehr gut.

Vithoulkas: Sie haben auch *Chamomilla* verschrieben. Warum?

Teilnehmer: Ich schaute mir den Fall an und versuchte herauszufinden, wo der Kern liegt. Ich meine, die Reizbarkeit und die Überempfindlichkeit sind das Kernstück. Dann überlegte ich, welches die überempfindlichsten Mittel sind. Ich ging die Mittel durch, und da waren *Chamomilla, Nux vomica* und *Stramonium*. Dazu kam die Furcht vor dem Wind, Schwitzen der Hände und Abneigung gegen Fett.

Vithoulkas: Das war richtig gedacht! Hier zeigt sich, dass im Repertorium nicht sehr viele Angaben zu *Chamomilla* enthalten sind. Die Ängste von *Chamomilla* sind nicht vollständig genannt und beschrieben.

Dies ist ein wunderbarer Fall. Sicher, es ist in gewisser Weise eine Verschreibung aufgrund von Schlüsselsymptomen. Es ist aber keine wirkliche Schlüsselsymptom-Verschreibung, denn dann hätten wir *Phosphorus* oder *Arsenicum* verschrieben. Aber hier haben wir die Essenz erkannt, diese Überempfindlichkeit; und wir haben ein Schlüsselsymptom, das dies stützt.

Wir haben hier ein Mittel, das nicht voll geprüft ist. Wir kennen die Reichweite dieses Mittels noch nicht, wir müssen es aber verabreichen. Es ist nicht so, dass wir lediglich rechtfertigen wollen, es gegeben zu haben. Wir mussten es hier als Erstmittel geben. Dann können *Arsenicum* oder *Phosphorus* folgen.

Der allgemeine konstitutionelle Zustand von *Chamomilla* ist große Empfindlichkeit (2) gegenüber der Umgebung, gegen Personen und Situationen. Es ist nicht die Rede von Ängsten, deshalb behalten wir diese Ängste im Auge, um ein zweites Mittel zu geben, falls sie wieder auftauchen. Die sehr starke Furcht vor dem Wind war das Eigentümlichste an dem Fall. Wenn die Furcht vor Wind außergewöhnlich stark ist, sollten Sie nicht vergessen, sich *Chamomilla* anzuschauen (2). Wenn es sich um eine sanfte Person handelt, die leicht weint und mitfühlend ist, dann können Sie es wieder vergessen, wenn sie aber sagt: „Mein gesamtes Nervensystem befindet sich in einem Zustand der Angst", dann müssen Sie es in Betracht ziehen.

Teilnehmer: Ich möchte gern erzählen, was ich mir überlegt hatte.

Hypochondrie, verschiedene Ängste (Fall)

Was die Reizbarkeit betrifft, so hat sie diese schon seit ihrer Kindheit. Es ist also nichts, das neu wäre. Eine Rubrik, die ich mir anschaute, war zum Beispiel „Reizbarkeit bei Kindern". Das zweite war, dass sie den hohen Blutdruck bekam, nachdem sie einen Kummer erlitten hatte. Ich schaute also bei „Beschwerden durch Kummer" nach. Die anderen Rubriken, die ich verwendete, waren „Abneigung gegen Süßigkeiten", „Furcht vor Herzkrankheiten" und „Furcht vor Krebs". Außerdem war da die „Angst um die Gesundheit". Ich kam durch all diese Symptome auf *Calcium phosphoricum*.

Vithoulkas: Nun, es ist interessant zu sehen, wie oft *Chamomilla* und *Calcium phosphoricum* beieinander liegen. Bei Kindern ist es fast nicht zu unterscheiden. Sie murren und stöhnen, dass man sie am liebsten umbringen möchte. Man weiß wirklich nicht, wie man mit ihnen umgehen soll. Ich erinnere mich an den Fall eines kleinen Jungen, der *Chamomilla* bekommen hatte. Der Vater erzählte, dass es nicht auszuhalten sei. Das Kind stöhnte, weinte und schrie.

Ich verschrieb *Chamomilla* und wartete zwei Tage. Das Kind war gefallen und hatte sich wohl den Kopf dabei gestoßen. Es war ein typischer *Chamomilla*-Fall. Wir gaben das Mittel und warteten zwei Tage. Am dritten Tag, nach der zweiten Nacht, rief mich der Vater an und sagte, dass er um 2 oder 3 Uhr nachts mit dem Kind auf die Straße gehen musste, um es zu beruhigen, damit es nicht die ganze Zeit über schrie. Das Kind konnte absolut nicht schlafen.

Es gibt einen kleinen Unterschied zwischen diesen Mitteln. *Calcium phosphoricum* stöhnt, während bei *Chamomilla* Aggressivität und Reizbarkeit vorherrschen. Die Kinder möchten dies oder das und kreischen los, wenn man es ihnen nicht gibt.

Das Stöhnen ermöglicht die Unterscheidung der beiden Mittel (2).

Dieses Stöhnen, das die Eltern verrückt macht, herrscht bei *Calcium phosphoricum* vor. Sehr wahrscheinlich ist *Calcium phosphoricum* auch bei Kopfverletzungen indiziert.

Hypochondrie, verschiedene Ängste (Fall)

Noch einmal, ich würde die Reizbarkeit durch das Schlüsselsymptom „Furcht vor dem Wind" stützen. Wenn *Calcium phosphoricum* Furcht vor dem Wind hätte, würde ich es bestimmt verschreiben. Aber wir wissen, dass Furcht vor dem Wind eine Charakteristik von *Chamomilla* ist.

Teilnehmer: Aber die Frau hat auch Furcht vor Krebs und Herzkrankheiten; das ist *Calcium phosphoricum*.

Vithoulkas: Nicht so sehr. Furcht vor Herzkrankheiten und vor Krebs sind *Calcium phosphoricum*-Elemente, aber sie sind nicht sehr ausgeprägt. *Calcium*- und *Phosphorus*-Patienten haben beide Ängste und Furcht vor dem Tod, wenn sie aber zusammenkommen, dann ist das nicht so ausgeprägt. Es ist nicht so, dass das eine jeweils die Eigenschaften des anderen verstärkt. Das entspricht jedenfalls meiner Erfahrung.

Teilnehmer: Was war mit den Kopfverletzungen?

Vithoulkas: Es kann bei Kopfverletzungen oder bei Symptomen emotionaler Art, wie Traurigkeit oder Depressionen, angezeigt sein. Besteht ein Verlangen, nach den Depressionen Selbstmord zu begehen, dann ist es *Natrium sulfuricum*. Das ist das Hauptmittel.

Teilnehmer: Können Sie noch einmal die Abgrenzung gegenüber *Phosphorus* verdeutlichen?

Vithoulkas: Wir sagten, dass wir bei *Chamomilla*-Patienten keine Ängste um andere, keine Furcht vor Ärzten oder Angst um die Gesundheit vorfinden. Diese Symptome sind alle stark unterstrichen. Wir nehmen sie aber heraus, weil das Gesamtbild ein *Chamomilla*-Bild ist, gestützt von einem starken Schlüsselsymptom, bei dem es das einzige Mittel ist.

Sie haben ein entsprechendes Bild und beispielsweise das dazu passende Symptom, dass bei nebligem Wetter der Appetit verloren geht. Das ist ein sehr starkes Schlüsselsymptom von *China*. Sie können es dann geben.

Falls es sich bei unserer Patientin um eine milde, sanfte Person gehandelt hätte, hätten wir *Phosphorus* geben müssen.

Hypochondrie, verschiedene Ängste (Fall)

Teilnehmer: Stimmt es eigentlich, dass sich *Chamomilla*-Menschen schlechter fühlen (2), wenn man etwas unternimmt, damit sie sich besser fühlen? Trost zum Beispiel verschlechtert.

Vithoulkas: Ja, aber es trifft nicht so sehr bei Erwachsenen, sondern eher bei kleinen Kindern zu.

Teilnehmer: *Calcium phosphoricum* ist zweiwertig, *Natrium muriaticum* dreiwertig, *Sepia* dreiwertig.

Teilnehmer: Aber die Kinder möchten getragen werden.

Vithoulkas: Jeder möchte getragen werden.

Teilnehmer: Ist die Furcht vor Wind vorhanden, wenn man sich im Haus befindet?

Vithoulkas: Ja, auch im Haus. Es besteht aber auch eine ungemeine Furcht vor dem wehenden Wind. Die Person muss dem Wind nicht ausgesetzt sein, etwa auf einem hohen Berg während eines starken Sturmes, nein, auch wenn sie sich im Haus befindet. Verschlechterung durch Wind finden wir bei *Chamomilla* und auch bei *Nux vomica, Lycopodium, Pulsatilla* usw. Die Verschlimmerung tritt ein, obwohl sich die Personen im Haus befinden und der Wind draußen bläst. Das Nervensystem wird dadurch stark beeinträchtigt. Es ist nicht so, dass der Wind und der Staub ihnen ins Gesicht blasen müssen.

Teilnehmer: *Chamomilla* scheint ein eher akutes Mittel zu sein!

Vithoulkas: Sie können die „akuten Mittel" bei vielen chronischen Zuständen geben. Wenn sie wirklich gut passen, dann können sie lange Zeit wirken. Wir sprechen über Konstitutionen, das sind zwei verschiedene Dinge. Konstitutionell bedeutet, tief in den Kern der Sache vorzudringen. Wenn es wirklich den Kern der Sache trifft, wird es wirken.

Teilnehmer: Mich haben die „Beschwerden durch Kummer" verwirrt. Ich dachte wirklich, das würde eine Rolle spielen.

Vithoulkas: *Chamomilla* kann auch Beschwerden durch Kummer haben. Ich weiß nicht, ob *Kent* das erwähnt.

Es gibt noch eine Menge zu vervollständigen. Wir sind Wegbereiter. Es gibt noch eine Menge Arbeit, die wir selbst tun müssen. Dieser Fall ist nun hiermit veröffentlicht. Irgendwann bekommt jemand einen Fall, in dem es heißt: „Furcht vor Ärzten". Wenn sich das bestätigt, übernehmen wir es in unser Repertorium. So vergrößern und vervollständigen wir unsere Symptomensammlung mehr und mehr.

Durch die heutigen Medikamente kommen neue Symptomatologien auf, die durch einige unserer Arzneimittel abgedeckt werden. Unsere Aufgabe dabei ist es, all diese Informationen zusammenzubringen. Wir werden schließlich eine Zentralbank für Informationen einrichten müssen, in der wir all diese Informationen und Erkenntnisse speichern können.

Die Frau sagte beim Zweitgespräch: „Mir geht es viel besser. Meine Reizbarkeit hat sich gebessert. Der Blutdruck ist niedriger, und ich nehme die Medikamente gegen die Hypertonie nicht mehr. Ich bin optimistisch (3) und empfinde Freude. Es ist keine Angst mehr vorhanden. Ich habe etwas Schwindel, aber keine Schlaflosigkeit. Manchmal wache ich zwar auf, aber es ist keine wirkliche Schlaflosigkeit. Ich schwitze auch nicht mehr."

Teilnehmer: Wie war die Potenz?

Vithoulkas: 1M. Die Patientin kam dann nach zwei Monaten wieder. Es kann sein, dass es eine Erstverschlimmerung gegeben hatte, die sie vergessen hat. Ich glaube nicht, dass das ohne Erstverschlimmerung geschehen konnte.

Hören Sie, was sie weiter sagte: „Am Hals habe ich kein Zusammenschnürungsgefühl mehr. Ich kann jetzt während der Nacht allein sein." Die Verschlimmerung nach dem Mittagsschlaf war geblieben. Was die Klaustrophobie betraf, so war sie sich nicht sicher. Was also übrig blieb, war die Verschlimmerung nach dem Mittagsschlaf und gelegentlicher Schwindel. Bis Ende 1979 war sie nicht mehr wiedergekommen, das bedeutet, dass es ihr bis dahin gut gegangen sein muss.

Teilnehmer: Können Sie sehen, ob sie ein anderes Mittel benötigen wird, oder meinen Sie, dieses Mittel wird ausreichen?

Hypochondrie, verschiedene Ängste (Fall)

Vithoulkas: Ich denke, dass sie ein anderes Mittel brauchen wird. Sicher, es geht ihr nun gut genug und sie macht sich keine Sorgen, so dass sie auch nicht wegen Kleinigkeiten kommen wird.

Teilnehmer: Was ist mit *Lachesis*?

Vithoulkas: Wir hätten damit den Blutdruck weiter erhöht. Es gibt hier keinen Grund, aus dem wir *Lachesis* hätten verordnen sollen.

Teilnehmer: *Lachesis* kann expressiv sein.

Vithoulkas: Expressiv in der Weise, dass die Patientin eben reizbar und der Blutdruck hoch ist. Das ist alles, was passt.

Teilnehmer: Beschwerden durch Kummer, Furcht vor Herzkrankheiten ...

Vithoulkas: Nein. Wir würden uns damit am Fall vorbeibewegen. Das ist nicht der Kern des Falles.

Bryonia alba

[Ausarbeitung der Seminarteilnehmer zur Essenz des Arzneimittels *Bryonia alba*.]

Teilnehmer: Der Patient zeigt eine ungeheure Reizbarkeit. Er kann es nicht ertragen, wenn seine Sicherheit, sein Lebensstandard oder ähnliche Dinge bedroht sind.

Teilnehmer: Ein sich langsam entwickelnder Zustand von Reizbarkeit und Zurückgezogenheit.

Teilnehmer: Entzündung auf der geistigen, emotionalen und physischen Ebene.

Teilnehmer: Wie der Bär, der seinen Winterschlaf in seinem Lager hält; er ist träge und reizbar. Wenn Sie ihn stören, wird er Ihnen sagen, Sie sollen gehen und ihn allein lassen.

Teilnehmer: Der Patient ist reizbar und unpässlich gegenüber zwischenmenschlichen oder körperlichen Störungen. Er mag keine Bewegung und möchte nicht berührt werden.

Teilnehmer: Reizbarkeit mit Trägheit bis zur Betäubung. Jegliche Störung verschlechtert seinen Zustand.

Teilnehmer: Die Leiden – körperliche Schwäche, Reizbarkeit, geistige Trägheit – entwickeln sich sehr langsam.

Teilnehmer: Die gesamte Energie wird für den Genesungsprozess gebraucht. Jegliche Störung wird deutlich empfunden, die Person reagiert darauf mit schrecklichem Zorn.

Teilnehmer: Sehr reizbar, jede Bewegung verschlimmert.

Teilnehmer: Außerordentliche Reizbarkeit, die sich durch alles Mögliche verschlimmert, deshalb sondert sich diese Person ab.

Teilnehmer: Trägheit mit Unduldsamkeit gegenüber Veränderungen oder Störungen.

Bryonia alba

Teilnehmer: Unsicherheit und Zurückziehung, der Patient möchte von niemandem berührt werden.

Teilnehmer: Abneigung gegen Veränderungen jeglicher Art, Starrsinn.

Teilnehmer: Diese Menschen mögen keine Veränderungen, und sie möchten für sich sein. Jegliche Art des Austausches stört sie.

Teilnehmer: Sich langsam entwickelnde Zustände nach Kälteeinwirkung mit Trägheit und extremer Reizbarkeit; durch Bewegung verschlechtert sich der Zustand.

Teilnehmer: Sich langsam entwickelnde Trägheit mit Reizbarkeit.

Teilnehmer: Kongestion, die zu einer Trägheit des Geistes führt. Das Gesicht ist kongestiv. Wir finden Entzündungen der Gelenke und emotionale Reizbarkeit.

Teilnehmer: Heimtückische Reizbarkeit und Betäubung.

Vithoulkas: *Bryonia* ist ein Arzneimittel, das gegenwärtig sehr häufig verschrieben wird. Ich glaube, es liegt an unserem sozialen und wirtschaftlichen System. Es sind Menschen, die in erster Linie allein sein möchten, weil sie in ihrem Inneren eine Menge Reizbarkeit und Ärger empfinden. Dahinter verbirgt sich ein starkes Gefühl der Unsicherheit. Diese Personen machen sich große Sorgen um die Zukunft, und ganz besonders um ihre finanzielle Situation.

Bei *Bryonia* handelt es sich um Menschen mit einer starken Konstitution. Sie sind materialistisch eingestellt und sehr erdbezogen. Sie werden sich ausrechnen, was von Vorteil für sie ist, und werden es sich holen. Es sind meistens Fleischesser. Bei ihnen ist ein starkes Verlangen nach Fleisch (2) vorhanden.

Es sind Geschäftsleute. Wenn wir sie im Delirium (2) vorfinden, werden sie über Geschäfte sprechen (2). Es ist das Unterbewusstsein, das von ihrem Geist Besitz ergreift. Sie können davon ausgehen, dass diese Menschen vorsichtig mit ihrem Geld umgehen und es nicht so ohne weiteres ausgeben werden. Im Zusammenhang damit können sie sich daran erinnern, dass sie sehr verstopft sind.

Bryonia alba

Bryonia ist eines der Hauptmittel bei Verstopfung (2), wenn der Stuhl trocken, hart und voluminös ist. Es ist kein Schleim, der dem Darm hilft, und keine Peristaltik vorhanden.

Diese Menschen wünschen keine Einmischung, weil sie in ihrem Inneren ständig reizbar sind, es aber nicht zeigen möchten. Die Einstellung von *Bryonia* ist: „Lasst mich für mich bleiben." Deshalb werden diese Patienten Sie auch nicht so schnell um einen Rat fragen. Sie möchten ganz allein mit ihren Schwierigkeiten fertig werden. Was wir bei akuten *Bryonia*-Zuständen sehen, können wir auf den chronischen Fall übertragen.

Es gibt ein typisches Gefühl bei *Bryonia*, wenn die Personen akut krank sind. Ich weiß nicht, ob Sie schon *Bryonia*-Zustände erlebt haben. Normalerweise kommt das bei Fieber und Bronchitis vor. Sie merken dann, dass sie all ihre Kräfte brauchen, um wieder gesund zu werden. Das Leiden und die Reizbarkeit sind dann fürchterlich! Sie möchten allein bleiben (2) und all ihre Energien sammeln, um über das Leiden hinwegzukommen. Deshalb werden sie auch gereizt sein, wenn sie Fieber haben und jemand in ihr Zimmer kommt, auch wenn man ihnen helfen möchte.

Die Patienten merken, dass Ruhe das Beste für sie ist. Sie möchten, dass sich all ihre Energien sammeln können, um für die Genesung zur Verfügung zu stehen. Es stört sie, wenn jemand ins Zimmer kommt und fragt: „Möchtest Du eine Tasse heißen Tee?" Sie befinden sich in einem Zustand von Erschöpfung und Trägheit, obwohl die Trägheit nicht zu den großen Merkmalen von *Bryonia* gehört. Charakteristisch bei dieser geistigen Trägheit ist die Reizbarkeit (2). Sie möchten sich geistig nicht bewegen und somit auch nicht denken. Bewegung jeder Art und auf jeder Ebene verschlechtert den Zustand des (2) *Bryonia*-Patienten. In diesem Sinne bezeichnen wir es als eine Trägheit.

Die Begleitperson des *Bryonia*-Patienten erzählt normalerweise, dass er sehr krank sei und nicht gestört werden möchte. Bietet man ihm Tee an, geht es ihm aufgrund der Tatsache, dass er gestört wird, schlechter, obwohl er durstig ist. Wenn der Tee aber erst einmal gebracht wurde, wird er ihn mit großem Genuss trinken,

Bryonia alba

weil er wirklich durstig (2) ist. Es geht dem (2) *Bryonia*-Patienten durch warme Getränke für eine Weile besser (2), obwohl der Vorgang des Fragens seinen Zustand erst einmal verschlimmert. Die Verschlechterung durch Bewegung (2) ist natürlich die größte Charakteristik; es ist ein Schlüsselsymptom.

Es kann eine Verschlimmerung des Kopfschmerzes eintreten, wenn die Augen ein wenig bewegt werden. Der Kopfschmerz wird quälend, nur dadurch, dass die Augäpfel ein wenig gedreht werden. *Bryonia*-Menschen mögen es, wenn es im Raum halbdunkel (2) ist. Wenn Sie als Behandelnder den Raum betreten und das Licht anschalten, geht es den Patienten schlechter und sie werden Sie anschreien.

Bryonia als Mittel gegen diese Verschlechterung bei Bewegung ist zugleich bei allen Arten von Gelenkbeschwerden indiziert.

Manchmal, wenn die Beschwerden sehr stark sind, wenn ein Gelenk sehr schmerzt, geschwollen ist und nicht bewegt werden kann, wird der Schmerz so heftig, dass die Betroffenen aufstehen und hin und her gehen müssen. Wenn der Schmerz so stark ist, dass sich der Patient bewegen *muss,* können Sie es mit *Rhus tox.* oder *Arsenicum* verwechseln.

Die Bewegung bessert bei *Bryonia* jedoch nicht (2).

Es gibt ein *Bryonia* sehr ähnliches Arzneimittel. Es ist *Stellaria media*. Ich habe feststellen können, dass es manchmal wirkte, wenn *Bryonia* „versagte." „Es verursacht einen Zustand von Sinuskongestion und Trägheit. Es hat Rheumatismus, Steifigkeit der Gelenke, Synovitis, allgemeine Reizbarkeit. Die Nackenmuskeln sind dick und wund; die Augen sind gereizt."

Es gibt bei diesem Mittel, das stark mit Bryonia verwandt ist, eine Verschlimmerung durch Bewegung. Auch Durst ist vorhanden, aber nicht so übermäßig wie bei *Bryonia*. Es ist ein sehr nützliches Mittel, an das man sich erinnern sollte, falls *Bryonia* bei einem typischen *Bryonia*-Fall nicht wirkt.

Teilnehmer: Sind die Patienten auch bei chronischen Zuständen sehr durstig?

Bryonia alba

Vithoulkas: Ja. Bei *Bryonia* finden Sie normalerweise Durst; die Trockenheit (2) der Schleimhäute ist charakteristisch. Es handelt sich um eine Trockenheit der Emotionen (2), des Geistes (2) und der Schleimhäute (2).

Teilnehmer: Sie sagen, *Arsenicum* könne auch bei rheumatischen Beschwerden angewendet werden. Wenn ja, sind dann die gleichen Modalitäten wie bei *Rhus tox.* vorhanden?

Vithoulkas: Die Modalitäten sind die gleichen wie bei *Rhus tox.*, ja.

Teilnehmer: Bitte erläutern Sie den Begriff „Trockenheit des Geistes".

Vithoulkas: Der Geist ist nicht gewandt, nicht flink, sondern einseitig mit wenig Vorstellungsvermögen. Die Patienten sind geistig steif.

Wir finden eine Trockenheit der Emotionen, weil Reizbarkeit und Verdrießlichkeit vorherrschen. Diese Menschen sind sehr ernst, nicht phantasievoll, nicht spielerisch oder freudig. Sie machen keine Scherze. Sie sind empfindlich, möchten nicht gestört werden und brauchen ihren eigenen Raum. Dahinter steht immer ein Gefühl der Unsicherheit.

Es ist eine große Furcht vor Armut (2) vorhanden. Wenn Sie diese Kombination bei einem Patienten finden, erfordert es zu 99 Prozent *Bryonia*. Diese erdbezogenen Menschen sehen nichts außer Geld und den Dingen, die Sicherheit vermitteln.

Bryonia alba

Empfindlichkeitsstufen der Arzneimittel

Es gibt verschiedene Arzneimittel; sie alle rufen verschiedene Einstellungen hervor. Es gibt verschiedene Empfindlichkeitsstufen, und es gibt mehr und weniger entwickelte Menschen. Normalerweise ist es so, dass die stärker entwickelten und empfindlicheren Menschen zur *Natrium*-Gruppe gehören. Sie können außerdem sehen, dass das *Phosphor*-Element die Menschen sehr sensitiv macht, mit einer Tendenz zur Entwicklung spiritueller oder intellektueller Fähigkeiten.

Teilnehmer: Sie sagten *Natrium*?

Vithoulkas: Ich sagte *Natrium*-Gruppe.

Teilnehmer: Können es auch einfache Menschen sein?

Vithoulkas: In erster Linie sind es stärker entwickelte und empfindsamere Menschen. Das resultiert daraus, dass sie mehr als andere gelitten haben. Ein *Natrium*-Kind schaut, beobachtet, fühlt alles, aber es spricht nicht. Im Alter von sechs oder vielleicht zehn Jahren begann sein Leid. Es ist mit dieser introvertierten Haltung und Aussagen, dass die Welt schwierig sei und es vorsichtig sein müsse, aufgewachsen. Es findet die Welt ungerecht. Dieses Leiden bringt schließlich sehr feinfühlige Menschen hervor, welche andere Menschen nicht verletzen und ihnen nicht so ohne Weiteres einen Tritt versetzen können.

Konstitutionelle *Bryonia*-Typen können das alles. Es sind Kämpfer, ebenso *Graphites*-Typen, die grob und intensiv sind. Wenn Sie in der Skala heruntergehen, finden Sie außerdem *Calcium* als grobes Mittel.

Die Mitteltypen, die am stärksten abgestumpft sind, sind *Barium carbonicum*, dann *Helleborus* und *Bufo*.

Was die Arzneimittel betrifft, gibt es eine Hierarchie der Empfindlichkeiten. Das darf man allerdings nicht absolut betrachten. Wir finden bei jedem Arzneimittel einfache und sehr entwickelte, sensible Menschen.

Bryonia alba

Betrachten wir einmal den *Calcium*-Patienten hinsichtlich seiner Empfindlichkeit. Sie werden feststellen können, dass bei Ministern oder Finanzbeamten der Regierung sehr häufig *Calcium* angezeigt sein wird. Sie sind so um die 65 oder 70 Jahre alt und haben einen gut funktionierenden, aber sehr schnell ermüdenden Verstand. Es sind Leute, die im fortgeschrittenen Alter noch recht gesund und ziemlich ausgeglichen sind.

Calcium besitzt nicht diese Überempfindlichkeit wie zum Beispiel *Platinum*, *Ferrum* oder die *Natrium*-Gruppe. Die *Kali*-Gruppe kommt nach der *Natrium*-Gruppe, aber vor *Calcium*. Diese Menschen sind empfindlicher als *Calcium*-Patienten.

Es ist interessant, dass letztere trotz der Furcht vor Geisteskrankheit, vor dem Sterben, vor dem Alleinsein oder vor Gewitter praktisch nicht empfindlich sind. *Calcium* ist quasi von festem und solidem Charakter. Man hat nicht den Eindruck, dass diese Personen anfällig für geistige Störungen sind. Es handelt sich um stabile, ausgeglichene Menschen, und deshalb kommt es nicht so leicht zu geistigen Störungen und auch nicht zum Griff nach Drogen.

Sie werden feststellen können, dass Menschen, die Drogen nehmen, meist sehr feinfühlig sind. Sie nehmen Drogen, weil sie einer Realität, die sie nicht mögen, entfliehen wollen und keinen anderen Weg finden, um mit ihrer Sensitivität umzugehen.

Die ersten, die zu Drogen greifen, sind die *Natrium*-Typen. Sie werden es auf eine intellektuelle Art tun.

Natürlich gibt es auch einfache Leute, die sich an Opium gewöhnen oder sich anderen Drogen hingeben. Das fällt unter eine ganz und gar andere Kategorie.

Die *Natrium*-Typen achten genau darauf, was sie einnehmen, sowohl auf die Menge als auch auf die Frequenz der Einnahme bezogen, weil sie meinen, es im Griff zu haben, was natürlich nicht der Fall ist.

Bei Drogenmissbrauch verwenden wir meist zuerst die Säuren, *Acidum muriaticum* und *Acidum picrinicum*, aber schließlich werden Sie zu einem der *Natrium*-Mittel oder zu *Phosphorus* oder *Kalium phosphoricum* greifen müssen. *Kalium phosphoricum*-Patienten *sind* empfindsamer als *Calcium*-Patienten.

Bryonia alba

Wenn wir die *Calcium*-Empfindlichkeit betrachten, so haben wir *Calcium*, dann *Calcium phosphoricum* und dann *Silicea*. *Calcium silicatum* gehört auch noch dazu. Die Empfindlichkeit steigt an.

Teilnehmer: Sind die *Kali*-Mittel empfindlicher als *Sulfur*?

Vithoulkas: *Kalium carbonicum* ist empfindsamer als *Calcium carbonicum*.

Teilnehmer: Ist es auch empfindsamer als *Silicea*?

Vithoulkas: Nein, *Silicea* ist empfindsamer als *Kalium*. Es ist sehr wichtig, dies zu wissen, um den Patienten wirklich verstehen zu können, wenn er vor einem sitzt.

Teilnehmer: Das ist mir noch nicht ganz klar. *Silicea, Phosphorus, Natrium*?

Vithoulkas: Ja, soweit es die Empfindlichkeit betrifft. Es ist, als ob das Nervensystem der Personen veredelter ist, je mehr Sie in der Skala (der Empfindlichkeit) nach oben gehen. Es verfeinert sich mehr und mehr. Darum können die Patienten auch umso leichter zusammenbrechen, je weiter sie in den „oberen Bereichen" angesiedelt sind.

Bei *Calcium* hingegen sieht es ganz anders aus. Diese Menschen können eine Menge wegstecken. Es ist schon viel Druck erforderlich, damit *Calcium*-Typen zusammenbrechen. Und wenn sie zusammenbrechen, dann setzt ein natürlicher, gesunder Instinkt ein; sie verlassen die Arbeit und gehen nach Hause, um zu ruhen. Das ist in unseren Büchern beschrieben. *Calcium*-Menschen möchten nur weg von der Arbeit und nach Hause gehen, wenn sie müde sind. Sie verspüren dann den starken Drang, die Arbeit aufzugeben. Das ist zu diesem Zeitpunkt Selbstverteidigung. Dieser sehr starke Drang ist ein Leitsymptom von *Calcium carbonicum*. Danach geht die Person wieder in die Fabrik zurück, um zu arbeiten.

Teilnehmer: *Natrium phosphoricum* wäre demnach äußerst empfindlich.

Vithoulkas: Oh ja. Es ist nun sicher besser zu verstehen, dass diese Menschen sehr leicht zusammenbrechen können.

Teilnehmer: Lassen Sie mich sehen, ob ich es richtig verstanden habe. Es geht mit den Kohlenstoffen wie *Graphites* und *Calcium* los, dann kommen die *Kali*-Mittel, die *Natrium*-Mittel, und dann kommt *Phosphorus*.

Vithoulkas: Ja, und wenn wir schon bei den *Natrium*-Mitteln und *Phosphorus* sind, dürfen wir *Aurum, Platinum, Ignatia* und *Lilium tigrinum* nicht vergessen. Wenn wir *Aurum* und *Lilium tigrinum* brauchen, handelt es sich um schwere Krankheiten, bei denen es viel schlimmer ist.

Teilnehmer: *Aurum* ist schlimmer als *Phosphorus*?

Vithoulkas: Wir sprechen hier über Empfindlichkeiten, die hauptsächlich die emotionale Ebene betreffen.
Argentum nitricum würden Sie in dieser Skala irgendwo zwischen den *Natrium*-Mitteln und *Calcium phosphoricum* finden.
Alumina würde unterhalb von *Calcium* stehen. Dennoch werden Sie sehen, dass das periphere Nervensystem dieser Menschen – etwa bei *Argentum nitricum* – zusammenbrechen kann. Dann finden wir Zustände wie Ataxie, Multiple Sklerose und ähnliche Krankheiten des Nervensystems und degenerative Erkrankungen der Wirbelsäule.
Aber das Zentralnervensystem dieser Menschen, das Emotionale und Mentale, ist nicht so verfeinert. Diese Personen sind weniger empfindsam und haben nicht die ganze Zeit über so gelitten wie die *Natrium-*, *Phosphorus-* und *Aurum*-Patienten.

Teilnehmer: Ich bin ein wenig irritiert. Ich dachte immer, dass *Silicea* äußerst empfindsam und äußerst feinfühlig sei, so wie die *Natrium*-Mittel.

Vithoulkas: Natürlich, so ist es. Es kann sogar stärker als bei den *Natrium*-Mitteln sein. Letztere können manchmal gröber sein als *Silicea*. Ich nenne Ihnen nur die jeweiligen Grundströmungen bezüglich der verschiedenen Arzneimittel-Gruppen und ihrer

Bryonia alba

Empfindlichkeit. Diese Menschen sind normalerweise Intellektuelle und intellektualisieren umso mehr, je empfindsamer sie sind.

Teilnehmer: Wo würde *Sulfur* stehen?

Vithoulkas: *Sulfur* steht ein ganzes Stück weiter unten. Wir schreiben *Sulfur* ein sehr breites Spektrum zu. Es hat sehr tiefgehend mit der Existenz des menschlichen Körpers zu tun. Es ist aber nicht so empfindlich wie die *Natrium*-Mittel und nicht so dumpf wie *Bufo*.

Teilnehmer: Würde *Pulsatilla* bei den *Kali*-Mitteln liegen?

Vithoulkas: *Pulsatilla* wird bei *Silicea* liegen. Hier haben wir *Pulsatilla, Acidum fluoricum, Acidum nitricum* und *Calcium*, so in etwa.

Teilnehmer: Würde *Arsenicum* höher liegen?

Vithoulkas: *Arsenicum* würde höher liegen. Das war ein Versuch, *Bryonia* von anderen Mitteln zu unterscheiden.

Teilnehmer: Würden die verwandten Mittel jeweils in der gleichen Stufe einzuordnen sein?

Vithoulkas: Ja, so ziemlich.

Teilnehmer: *Lycopodium* würde also in die Nähe von *Calcium* gehören?

Vithoulkas: Nein! *Lycopodium* ist empfindlicher als *Calcium*. *Calcium* und *Bryonia* sind völlig verschieden, sie sind feindlich zueinander.

Sie behandeln einen steifen Geschäftsmann, er zeigt ein *Rhus tox.*-Bild. Sie geben ihm *Rhus tox.* und er kommt sehr wahrscheinlich in einen *Bryonia*-Zustand.

Wenn Sie einen Patienten haben, der von der Grundlage her *Calcium* benötigt, und ihn einer Umgebung aussetzen, die nicht gesund ist, wo es Spannungen und Stress gibt, kann er bei zunehmender Beanspruchung auf eine andere Ebene wechseln. Er ist dann nicht mehr *Calcium*. Er hat nun gelernt, mehr nachzudenken.

Alles in ihm wird herausgefordert; seine Gefühle, sein Denken. Er kommt dann in einen anderen Zustand, der *Lycopodium* entspricht. Wenn er diesen Belastungen, den stressgeladenen Situationen, über viele Jahre ausgesetzt bleibt, wird er schließlich zu *Sulfur* werden.

Teilnehmer: Wechseln die Menschen deswegen das Mittelbild?

Vithoulkas: Ja. Heutzutage zeigt ein großer Prozentsatz der Neugeborenen ein *Calcium*-Bild. Diese Babys brauchen zu 40 Prozent *Calcium*. Der Anteil war früher noch größer. Babys brauchen also in hohem Maße *Calcium carbonicum*. Sie sind sehr gesund und stehen nicht unter Stress. Deshalb bekommen sie auch keine Colitis, die dem *Nux vomica*- oder *Sulfurbild* entsprechen würde.

Ich hatte einen Colitis-Fall, bei dem ich *Nux vomica* gegeben habe. Es half zwar, aber nicht ausreichend. Dann gab ich *Sulfur*. Auch das brachte etwas, aber es war noch nicht in Ordnung. Verschiedene Symptome bleiben dann, und man merkt, dass noch kein Durchbruch erreicht ist. Der Fall ist mehr oder weniger auf der gleichen Ebene verblieben. Es geht dem Patienten zwar besser, aber es ist nicht die Veränderung eingetreten, die wir in der Homöopathie erwarten können.

Und dann erzählte uns der Patient, dass er mit einigen Freunden zum Strand gegangen war, um zu schwimmen. Da waren Jungen und Mädchen. Sie hielten sich den ganzen Tag über in der Sonne auf. Er bekam Fieber und konnte nicht mehr mitmachen und legte sich unter einen Baum. Weil er ein kräftiger Bursche war, fingen sie an, ihn aufzuziehen, ihn zu demütigen, und machten sich über ihn lustig. Er hatte hohes Fieber. Es wurde dann ein Sonnenstich oder etwas Ähnliches diagnostiziert und Medikamente verabreicht usw. Nach sechs Monaten entwickelte sich dann eine Colitis. Er hatte mir bis dahin nichts von dieser Geschichte, dem Auslöser, erzählt. Er hatte *Nux vomica* und *Sulfur* bekommen. Er war ein reizbarer, irgendwie merkwürdiger Mensch. Er war nicht verheiratet.

Sie machen in einem solchen Fall keine wirklichen Fortschritte, wenn Sie nicht *Colocynthis* geben. Natürlich zeigte er auch eine

Charakteristik von *Colocynthis*, ein Symptom, das ich nicht beachtet hatte. Aber erst als er mir diese Geschichte erzählte, wusste ich, dass es *Colocynthis* ist. Ich hatte ein Schlüsselsymptom und den auslösenden Faktor. Die Sache kam dann in Ordnung. Die Besserung, die sich daraufhin zeigte, war von einer ganz anderen Qualität.

Teilnehmer: Der *Colocynthis*-Patient ist also empfindlich gegenüber Demütigungen, Erniedrigungen?

Vithoulkas: Ja. Ich denke, dass dieser Fall nun zu *Causticum* und schließlich zu *Calcium* werden könnte, dem Zustand, in dem er geboren wurde. Er wäre dann ein gesunder Mensch.

Teilnehmer: Zeigen die entwirrten Fälle eine Tendenz in Richtung der mehr „einfachen" Mittel?

Vithoulkas: Ja. Sie tendieren in Richtung der mehr grundlegenden Mittel, wie *Calcium* oder *Sulfur*, besonders zu *Calcium*.

Krankheiten kommen auf, um uns das zu lehren, was wir anders nicht lernen würden. Sie können uns – durch das Leiden – die Empfindung von Mitleid, von Liebe und von Zusammengehörigkeit vermitteln. Krankheiten spielen eine wichtige Rolle. Wenn Sie einem Patienten das richtige homöopathische Arzneimittel geben, tragen Sie in gewisser Hinsicht tatsächlich einen Teil seines Karmas ab.

Das geht aber nicht immer. Manche Menschen sind durch falsches Handeln und schlechte Taten dermaßen schwer beladen, dass Sie das nicht immer beseitigen können. Wenn Sie sich dazu verpflichten, solch eine Person gesund zu machen ...

Wir behandeln Menschen, wir sind nett zu ihnen oder wir sind vielleicht etwas weniger freundlich. Wir können auch netter sein und sagen: „Ich möchte der Person unbedingt helfen." Sie werden netter und gehen mehr auf die Person ein, aber damit übernehmen Sie eine Verantwortung, die ins Phantastische geht.

Wir geben ein Mittel, aber wissen wir, was sich wirklich hinter dem Kranken verbirgt? Wir wissen nicht, durch welche Leiden er gegangen ist, wir wissen auch nicht, welche Fehler er in seinem

Leben gemacht hat. Es kann sein, dass er, um der Realität zu entfliehen, Drogen genommen hat oder vielleicht schon als Kind immer sehr anspruchsvoll oder bissig war. Er wuchs heran und fuhr fort zu fordern und zu nehmen. Dann heiraten diese Menschen und machen weiter damit, sie halten alles für selbstverständlich. Alles ist selbstverständlich, sie nehmen und nehmen.

Irgendwann treffen sie dann auf Leute, die ihnen gegenüber nicht so „anfällig" sind und „nein" sagen. Es zeigt sich dann eine heftige Reaktion, die sich verstärkt, wenn der Mensch gegenüber beim „Nein" bleibt. Es kann dann zu einer psychotischen Reaktion kommen; diese Menschen können dieser Realität nicht länger ins Auge sehen.

Denken Sie nur an diese Patientin von gestern. Was wir gesehen haben, war nichts anderes als die Äußerungen des Abwehrmechanismus, der sie davor bewahrte, Selbstmord zu begehen. Das logische Denken setzt dann völlig aus. Die Betroffenen gehen durch eine Phase, in der sie sich der Realität nicht bewusst sind. Sie bekommen dann all das, was sie sich in ihrer Phantasie vorstellen.

Sie wünscht sich einen Prinzen, sie „bekommt" ihren Prinzen. Sie wünscht sich eine Freundin und sie „bekommt" ihre Freundin; alles nur aufgrund der Einbildungskraft. Sie befindet sich für eine gewisse Zeit in diesem Zustand, bis der Abwehrmechanismus beschließt, dass dieser Mensch wieder ein wenig Realität ertragen kann. Der Zustand flacht dann ab, die Krise legt sich.

Der Abwehrmechanismus hat sie davor bewahrt, Selbstmord zu begehen. Was geschah aber vorher? Wodurch ist sie in diesen Zustand, in dem sie Selbstmord begehen wollte, gekommen? Das ist die große Frage!

Wie sieht ihr Karma aus? Welche Verantwortungen wollte sie nicht übernehmen? Welche Elemente bedurften einer Verfeinerung durch Leiden, was wollte sie freiwillig nicht ändern?

Es heißt, es lag an der Umwelt. Sie nahm Drogen, um der Realität zu entfliehen, dann kam sie in diesen Zustand. Sie überträgt die Verantwortung dafür ihren Eltern oder sonst jemandem. Das löst bei diesen Menschen ebenfalls eine Krise aus.

Dann wurde ihr einen Moment lang klar, was sie angerichtet hat, sie sah das schreckliche Leid der anderen. Daraufhin nahm sie noch mehr Drogen. Es gab Selbstmordversuche, sie wurde in eine Klinik eingewiesen. Sie wurde wieder entlassen und hin und her ... Und nun sagen Sie sich: „Ich werde sie heilen." Das ist ein großes Vorhaben! Ich meine damit nicht, dass Sie die Behandlung verweigern sollen. Wenn Ihnen ein Patient gegenübersitzt, dann sollten Sie ihm – ohne zu zögern – Ihre Hilfe anbieten. Sie sollten dann Ihr Bestes tun. Ich spreche hier über einen philosophischen Gesichtspunkt.

Sie sind nun Therapeuten und werden Menschen heilen. Sie werden diese Patienten allmählich aus diesen Zuständen der Täuschung in Zustände führen, die sie wieder zu ausgeglichenen Menschen werden lassen. Sie müssen aber wissen, worauf Sie sich einlassen.

Ich habe Ärzte in Griechenland gesehen, die solche Fälle angenommen und über Jahre damit gekämpft haben. Sie haben 50 Prozent ihrer Energie opfern müssen, um einen einzigen Fall hinzubekommen. Natürlich ist das dann am Ende ein großer Erfolg. Sie können dann sagen: „Dieser Patient war sehr krank, und nun ist er halbwegs gesund." Wir können nicht erwarten, dass solch ein Mensch zu 100 Prozent gesund wird, aber wir können sagen, dass er in einen ganz passablen Gesundheitszustand kommen kann. Wir werden uns bei einem solchen Fall sehr anstrengen müssen. Wir können diese Patienten innerhalb einiger Tage sehr beruhigen, aber nicht heilen.

Wenn Sie versuchen würden, jeden auf der Erde zu heilen, würden Sie verrückt, ja selbst krank werden.

Bieten Sie das an, was Sie haben. Seien Sie klug und überlegen Sie, wie weit Sie in einem Fall gehen können. Versprechen Sie niemandem, dass Sie ihn heilen können. Dann können Sie bestehen. Wenn Sie anfangen, Versprechungen zu machen, ist es vorbei. Sie werden Ihre Energien furchtbar beanspruchen und sich sehr verausgaben.

Hyoscyamus-Fall - Die Abfolge der Potenzen

Dieser Fall, den wir gestern während der Phase des Deliriums sahen, war ein echter *Hyoscyamus*-Fall. Wir gaben eine M und nach einer Stunde ist die Patientin für einige Stunden eingeschlafen. Wenn solche Patienten dann morgens aufwachen, kann bereits eine weitere Gabe nötig sein. Die Frau erreichte während des Deliriums eine Spitze. Wir gaben ihr *Hyoscyamus* M, und es ließ nach. Kommt es dann innerhalb der nächsten zwölf Stunden erneut auf, ist eine 10 M *Hyoscyamus* zu geben.

Wir geben nicht *Hyoscyamus* 50 M oder CM. Wir gehen von der M zur 10 M. Wir gehen nicht von der M auf die 100 M. Wir machen *keine Sprünge*, weil wir die Möglichkeiten, die uns zur Verfügung stehen, auch ausschöpfen wollen.

Bei anderen ernsten Fällen sind wir sogar mit einer 200 eingestiegen, die dann wunderbar gewirkt hat.

Die Potenz wirkte vier bis sechs Monate lang. Es handelte sich um ernste neurologische oder geistige Angelegenheiten.

Die 200 hat lange gewirkt. Wenn sich dann ein Rückfall zeigt, sollte man nicht etwa auf die 100 M springen. Sie sollten dann auf die 1 M, auf die 10 M, die 50 M und dann auf die CM gehen.

Durch das Arzneimittel, vorausgesetzt es wirkt, scheint so etwas wie eine Resonanz im Patienten angesprochen zu werden. Die Resonanz liegt in unserem Falle mehr oder weniger in einem Bereich um die 200. Das Nächstliegende ist dann die M. Wenn Sie viel höher gehen, sehen Sie überhaupt keine Wirkung. Sie können sogar einen Nachteil sehen oder vielleicht gerade eine geringe Besserung. Verderben Sie sich nicht Ihre Möglichkeiten. Führen Sie den Patienten durch eine Stufenfolge.

Bei unserer Patientin müssen wir nun eine 10 M geben, sobald sich auch nur eine kleine Verschlechterung zeigt.

Bryonia alba

Teilnehmer: Ich wurde in der Nacht herausgerufen. Ich habe ihr um Mitternacht eine 10 M gegeben. Sie hat dann noch einmal ein wenig geschlafen.

Teilnehmer: Gingen Sie bei dem *Phosphorus*-Fall, der den kleinen Jungen betraf, von der M auf die 50 M?

Vithoulkas: Es wurde *Phosphorus* 10 M gegeben. Ich wiederholte die 10 M dann am nächsten Morgen, in der Zeit zwischen 10 und 11 Uhr. Dann gab ich um 13 Uhr eine 50 M. Das war der Fall mit der Meningitis; 10 M, 10 M, 50 M. Ich wollte eigentlich in der gleichen Nacht die 50 M verabreichen, was den Fall meiner Meinung nach unmittelbar abgeschlossen hätte. Aber da ich nun einmal mit der 10 M angefangen hatte, gab ich die 10 M noch einmal und dann die 50 M, um keine großen Sprünge zu machen.

Teilnehmer: Würden Sie sagen, es wäre verlässlicher, dieser Patientin eine CM anstatt einer 1 M zu geben? Was würde geschehen?

Vithoulkas: Wenn ich die CM anstatt der M gegeben hätte, wäre die Auswirkung unmittelbarer gewesen. In solchen Fällen müssen wir sehr hohe Potenzen geben, um eine Wirkung zu erzielen! Wir können nun mit der 50 M eine Wirkung hervorrufen, falls es nötig wird.

Teilnehmer: Bei einem so tief gehenden Fall besteht außerdem die Gefahr, dass sich bei einem Rückfall auch das Mittel ändert.

Vithoulkas: Am ersten Tag gaben wir *Natrium muriaticum*, am nächsten Morgen *Ignatia*. Bis zur Nacht hat es sich dann zu einem echten *Hyoscyamus*-Fall entwickelt. Es war ein unaufhörliches Reden im Delirium, eine fürchterliche Schwatzhaftigkeit. Sie redete und redete über verschiedene Dinge und gebrauchte immer wieder irgendwelche obszönen Worte.

Teilnehmer: Womit wäre dieser Zustand vergleichbar? Ist es das gleiche Extrem wie bei *Lachesis*?

Vithoulkas: Die Betonung würde bei *Hyoscyamus* auf dem Sexuellen liegen. *Hyoscyamus* wird sich an die Genitalien fassen, besonders im Delirium. Außerdem sind obszöne Reden charakteristisch. Bei *Lachesis* sehen die Betroffenen Geister und sagen Dinge, wie etwa: „Meine Mutter ist hier", und werden mit ihrer Mutter sprechen: „Geh weg, lass mich allein!" Bei *Hyoscyamus* geht es in Richtung Obszönität.

Teilnehmer: Ist die Intensität des Deliriums gleich?

Vithoulkas: Die Intensität ist die gleiche. Sie werden Angst finden und das Springen von einem Thema zum anderen. Sie reden und reden. Sie sprechen aber über verschiedene Themen.

Wenn wir gehört hätten, dass unsere Patientin in erster Linie über Geschäfte gesprochen hätte, dann wüssten wir, dass sie nicht so krank ist wie im jetzigen Falle.

Teilnehmer: Wie ist es mit der Wirkungsdauer der Arzneimittel in solchen Fällen? Normalerweise geben wir ein Mittel und warten dann eine längere Zeit. Dies ist offensichtlich ein intensives und akutes Geschehen. Bei unserer Unerfahrenheit – wenn wir nicht völlig sicher sind – tendieren wir dahin zu warten. Aber wenn es sich um Fälle wie diesen handelt, liegt darin eine Gefahr.

Vithoulkas: Gerade bei akuten Fällen haben Sie keine Zeit zum Warten.

Teilnehmer: Aber diejenigen von uns, welche die Mittel noch nicht so gut kennen, müssen wissen, wo die Gefahren liegen.

Vithoulkas: Es besteht die Gefahr, dass die Krankheit in Richtung Endstadium fortschreitet. Es gibt, abgesehen vom Warten, noch andere Gefahren.

Wenn zum Beispiel eine Magenblutung vorliegt, wie lange kann man mit der Operation warten? Sie können *Phosphorus* geben, ja, aber Sie müssen dableiben und den Patienten die ganze Zeit über im Auge behalten, sowie den Blutdruck, die Pulsfrequenz usw. messen. Wenn einer Ihrer Patienten eine Magenblutung und wiederholt schwarze Stühle hat, muss veranlasst werden, dass der Stuhl wiederholt untersucht wird. Es kann sein, dass vielleicht drei Tage vergehen, bevor der Patient wieder schwarze Stühle hat.

Bryonia alba

Wenn Sie aber eine Diarrhoe mit schwarzen Stühlen sehen, dann muss operiert werden, sonst verlieren Sie den Patienten!

Teilnehmer: Kann man, wenn sich ein Rückfall zeigt oder der Fall weniger ernst ist, nach einer 200, die ein paar Stunden gewirkt hat, auf eine 50 M gehen?

Vithoulkas: Nein. Wenn Sie einmal mit der 200 angefangen haben, dann bleiben Sie dabei!

Teilnehmer: Es ist nicht gesagt, dass sich die Krankheit im vorliegenden Fall verschlimmern muss. Die Patientin befindet sich hier in einer sehr förderlichen Umgebung. Die Menschen, die sie betreuen, sind ein Priester mit 40-jähriger Erfahrung, ein sehr erfahrener Psychologe, die psychiatrische Krankenschwester. Sie kann wahrscheinlich keinen besseren Ort finden. Die Leute sind die ganze Zeit über bei ihr. Es ist sehr wahrscheinlich, dass sie auf diese Umgebung ansprechen wird.

Vithoulkas: Ich meinte, dass ich nicht weiß, wie erfahren diese Leute sind. Außerdem wird die Patientin, meiner Erfahrung nach, später Depressionen bekommen und selbstmordgefährdet sein. Gut, da sind diese erfahrenen Leute, die wissen, wie man mir ihr umgehen muss. Sie wird zum Essen kommen und jeder wird sagen: „Oh ja, sie hat sich erholt." Das ist der Zeitpunkt, an dem sie Selbstmord begehen wird. Sie wird sich still verhalten, lieb sein und sie wird lachen sowie mit wenig Appetit essen.

Teilnehmer: Würden Sie sie in eine Krankenstation sperren, würde sie sich umbringen. Das würde ich doch auch machen, wenn ich mich dort wiederfinden würde.

Vithoulkas: Ich stimme völlig mit Ihnen überein, dass es das Beste für sie ist, aber ich kann aus juristischen Gründen nicht zustimmen. Das ist der Einwand, den ich habe.

Teilnehmer: Hat sie in der letzten Nacht überhaupt geschlafen?

Vithoulkas: Ja, sie hat für ein paar Stunden geschlafen. Das ist ein Zeichen dafür, dass das Mittel wirkt. Hat jemand eine 50 M dabei?

Wir müssen außerdem wissen, ob unsere Arzneien von guter Qualität sind und auch wirken. Das ist eine andere sehr wichtige Sache.

Teilnehmer: Woher kann man das überhaupt wissen?

Vithoulkas: Das ist eine gute Frage. Falls das Fläschchen Globuli oder Tabletten enthalten hat, ist es das Beste, wenn Sie den Rest des Pulvers, der in dem Fläschchen verblieben ist, mit etwas destilliertem Wasser auffüllen. Dann müssen Sie kräftig schütteln und es mit Alkohol auffüllen. Mit dieser Flüssigkeit können Sie dann die Globuli imprägnieren. So können Sie sicher sein, dass das Fläschchen auch wirklich ein Arzneimittel enthält.

Sie sollten auch vorsichtig mit den Arzneimittelfläschchen umgehen, sie nicht dem Tageslicht, besonders nicht dem direkten Sonnenlicht, aussetzen. Öffnen Sie die Fläschchen auch nicht zu oft. Wenn Sie erst solch ein Fläschchen haben, dann verwenden Sie es als Vorrat. Benutzen Sie ein zweites Fläschchen, aus dem Sie das Mittel in der Praxis verabreichen. Dieses können Sie dann viele Male öffnen. Es kann sonst sein, dass Sie irgendwann feststellen, dass ein Mittel nicht mehr wirkt, weil das Fläschchen zu oft in einer ihm feindlichen Umgebung geöffnet worden und das Arzneimittel antidotiert worden ist. Werfen Sie es weg und präparieren Sie neue Globuli. Natürlich sollte das der Apotheker machen.

Bryonia alba im Vergleich

Bryonia –Aurum

Teilnehmer: Bitte differenzieren Sie *Aurum* und *Bryonia*, soweit es Geschäftsangelegenheiten betrifft!

Vithoulkas: *Aurum* begibt sich wegen eines finanziellen Traumes und nicht so sehr aufgrund einer Neigung ins Geschäftsleben. Es handelt sich um empfindliche Menschen. Ich werde Ihnen ein Beispiel geben.

Beim Börsenkrach 1929 gab es Menschen, die eine Menge Geld verloren haben. Einige von ihnen haben Selbstmord begangen. Keiner von diesen Personen war ein *Bryonia*-Typ, die meisten waren *Aurum*-Fälle, empfindlich in Bezug auf ihre Verbindlichkeiten und Verpflichtungen. Nach dem Börsenkrach, diesem Unglück, sahen sie keinen Hoffnungsschimmer mehr. Sie mussten feststellen, dass es unmöglich war, dies alles noch einmal zu erreichen, wenn sie von vorn anfangen würden. Deshalb sahen sie den Selbstmord als einzigen Ausweg an.

Aurum ist sehr viel empfindlicher als *Bryonia*.

Bryonia-Menschen würden in solch einer Situation keinen Selbstmord begehen. Wenn Sie ins Repertorium schauen, finden Sie *Bryonia* unter „Furcht vor Armut", dreiwertig. Wenn Sie in der Materia medica lesen, finden Sie, dass diese Personen es nicht mögen, wenn man sich in ihre Angelegenheiten einmischt, dass sie sehr reizbar sind. Setzen Sie diese Elemente zusammen und machen Sie sich ein Bild, aber kein starres!

Bryonia – Phosphor und Natrium

Denken Sie nicht, dass *Bryonia* immer unempfindsam sein muss. Es kann sich bei diesen Menschen auch Empfindsamkeit zeigen, zum Beispiel, wenn es sich um Künstler handelt. *Phosphor*- und *Natrium*-Typen sind für gewöhnlich gute Künstler.

Bryonia alba

Der allgemeine Trend bei *Bryonia* geht aber in Richtung Geld. Sie sind besitzorientiert.

Ein anderes großes Schlüsselsymptom ist die *Besserung durch Druck*. Sie möchten sich ihren Rücken halten oder auf dem Rücken liegen, falls dieser schmerzt. Denken Sie an die akute Appendizitis. Sie drücken an der Stelle, aber es schmerzt nicht. Sie lassen los, dann schmerzt es. Das ist eine klassische *Bryonia*-Symptomatologie. Durch Druck zeigt sich eine Besserung, aber durch die Bewegung, wenn es zurückschnellt, stellt sich eine sehr starke Verschlimmerung ein. Deshalb ist *Bryonia* das Spezifikum für diese Erkrankung. Es wird 80 Prozent der Fälle akuter Appendizitis heilen. Probieren Sie es, Sie werden es sehen.

Ich erinnere mich an einen sehr ernsten Fall. Ein Arzt hatte das Kind untersucht und mir telefonisch die Symptome durchgegeben. Das Fieber war hoch und es waren Schmerzen und Empfindlichkeit im entsprechenden Bereich vorhanden. Ich sagte ihm: „Gib eine 50 M *Bryonia* und bringe das Kind ins Krankenhaus!" Er gab *Bryonia* und die Eltern brachten das Kind ins Krankenhaus. Als die Ärzte das Kind untersucht hatten, sagten sie, dass es keine Appendizitis habe.

Teilnehmer: Bei Appendizitis habe ich das auch mit *Phosphorus* erlebt.

Vithoulkas: Ja. Innerhalb von drei bis vier Stunden war das Fieber stark gesunken, so dass das Kind nur noch leichtes Fieber hatte. Die Empfindlichkeit war kaum noch feststellbar. Die Eltern nahmen das Kind wieder mit nach Hause und am nächsten Tag war es völlig gesund. Das war nicht der einzige Fall. Ich habe wiederholt Fälle dieser Art gesehen.

Teilnehmer: Dauert es lange, bis sich eine Reaktion zeigt?

Vithoulkas: Sie werden sehen, dass der Schmerz innerhalb von einer bis zwei Stunden nachlässt.

Teilnehmer: In diesem *Phosphorus*-Fall, über den ich sprach, ging der Schmerz nicht weg, aber sie beruhigte sich. Sie hörte sofort auf, sich Sorgen über ihren Zustand zu machen, nachdem sie

Phosphorus bekommen hatte. Ich wartete dann ab. Zwei Tage später wurde sie dann wieder ängstlich und ich gab ihr eine zweite Dosis *Phosphorus*. Sie konnte dann nach Hause gehen.

Vithoulkas: Versuchen Sie es einmal mit *Bryonia*. Es wirkt sehr gut, Sie werden sehen.

Bryonia – Weitere Charakteristika

Es gibt eine *Bryonia*-Charakteristik bei Kopfschmerzen. Es sind normalerweise linksseitige Kopfschmerzen, die über dem linken Auge beginnen und sich zum Hinterkopf erstrecken. Die Kopfschmerzen können sich schließlich über den gesamten Kopf ausdehnen.

Teilnehmer: Ist das charakteristisch für *Bryonia*?

Vithoulkas: Ja. Es gibt viele Mittel, die linksseitige Kopfschmerzen – über dem Auge – haben. Eines der Hauptmittel ist *Spigelia*, aber die Ausdehnung zum Hinterkopf und dann über den gesamten Kopf, das hat nur (2) *Bryonia*.

Teilnehmer: Haben *Bryonia*-Patienten Migräne?

Vithoulkas: Ja. Was den Durst betrifft, sagten wir, dass großer Durst vorhanden ist, egal, ob es sich um kalte oder warme Getränke handelt. Diese Personen trinken oft und große Mengen.

Teilnehmer: Sie mögen nicht nur kaltes Wasser?

Vithoulkas: Nein. Sie mögen das Wasser so, wie es aus der Leitung kommt. *Bryonia*-Typen werden einfach sagen, dass sie Wasser möchten.

Teilnehmer: Sie sagten vorhin, dass sie Tee, dass sie warme Getränke mögen.

Vithoulkas: Sie mögen warme Getränke, aber kein warmes Wasser. Sie mögen laues Leitungswasser. Ich sage das, um es von *Phosphorus*- und *Natrium muriaticum*-Typen zu unterscheiden, die normalerweise häufig nach großen Mengen kalten Wassers verlangen.

Teilnehmer: *Natrium muriaticum?*

Vithoulkas: Ja, und *Sulfur*, aber nicht *Bryonia*.

Teilnehmer: Und welcher Mitteltyp möchte heißes Wasser?

Vithoulkas: *Lycopodium*. Diese Personen möchten zwar nicht ausschließlich warme Getränke, aber es geht ihnen dadurch besser, ebenso wie *Lac caninum-Typen*.

Bryonia betreffend müssen Sie aber aufpassen, denn Sie können auch trockene Schleimhäute und Durstlosigkeit finden. Fehlender Durst bei Trockenheit (2) kann bei allen möglichen Zuständen vorkommen.

Es gibt noch andere Mitteltypen, die Trockenheit der Schleimhäute und Abneigung gegen Wasser haben.

Es gibt ein Mittel, das große Trockenheit zeigt, bei dem die Zunge durch die Trockenheit am Gaumen klebt, aber eine Abneigung gegen Wasser besteht. Diese Menschen spucken das Wasser sogar aus, wenn man ihnen zu trinken gibt. Das Fehlen jeglichen Durstes ist *Nux moschata*.

Sie können das auch bei *Natrium muriaticum* oft finden.

Es gibt bei *Bryonia* die für eine Verschlechterung berühmte Zeit 21 Uhr (2).

Nasenbluten bei Kindern während der Nacht, zwischen drei und vier Uhr, während sie sich im Bett befinden, ist ebenfalls charakteristisch.

Es gibt auch ein Merkmal, das den Schwindel betrifft. Kann sich jemand an diese Charakteristik erinnern?

Teilnehmer: Schlechter durch Bewegung der Augen.

Vithoulkas: Ja. Aber es gibt da noch ein merkwürdiges, charakteristisches Symptom. Sobald der Schwindel auftritt, haben die Betroffenen das Gefühl, dass sie durch das Bett sinken (2). Wenn sie versuchen, sich im Bett aufzurichten, zum Beispiel um zu essen, wird ihnen übel, und es tritt Schwindel auf. Sie müssen sich

Bryonia alba

wieder zurücklegen. Sobald sie sich aufrichten, zeigen sich Übelkeit und Schwindel.

Es gibt bei *Bryonia* keine besonders ausgeprägten Nahrungsmittelaversionen oder etwa ein starkes Verlangen, abgesehen von dem starken Verlangen nach Fleisch, Austern und nach warmen Getränken, welche die Magenbeschwerden bessern. Eine weitere Charakteristik von *Bryonia* ist die allmähliche Entwicklung der Symptomatologie (2). Die Beschwerden kommen sehr langsam auf.

Teilnehmer: Meinen Sie damit innerhalb von 24 Stunden oder über drei bis vier Tage?

Vithoulkas: Am Sonntag fühlt sich die Person noch gut. Am Montagabend fühlt sie sich nicht mehr so gut. Am Dienstag ist es noch schlimmer, und am Mittwoch finden Sie die Person im Bett. Es dauert etwa zwei bis drei Tage, bis es sich entwickelt hat.

Teilnehmer: Ist es die gleiche Geschwindigkeit wie bei *Gelsemium*?

Vithoulkas: Ja, es ist genau die gleiche Geschwindigkeit wie bei *Gelsemium*. Natürlich gibt es auch Patienten, die bereits am nächsten Tag Beschwerden haben. Doch richtig los geht es immer erst einige Tage später.

Teilnehmer: Sollte „Verlangen nach Fleisch" im Repertorium nachgetragen werden?

Vithoulkas: Ja, steht es da nicht?

Teilnehmer: Zweiwertig?

Vithoulkas: Vielleicht. Steht es nicht in der Materia medica?

Teilnehmer: Es ist nicht erwähnt.

Teilnehmer: Doch, es steht zweiwertig, bei „Abneigung gegen Fleisch".

Teilnehmer: Ich habe hier, dass diese Menschen nach saurer Nahrung verlangen. Fleisch ist bei *Kent* nicht erwähnt.

Bryonia alba

Teilnehmer: Sie haben eine Aversion gegen fettige, glitschige Nahrung.

Vithoulkas: Aber nicht stark. Sie können es unter Vorbehalt aufnehmen, um es näher zu untersuchen.

Es gibt eine Charakteristik, die Sie zuweilen bei alten arteriosklerotischen Menschen finden können. Sie beißen sich auf die Lippen. Es sieht aus wie bei einer Kuh, die wiederkäut. Liegt Fieber mit Gehirnbeteiligung bei Kindern vor, ist es noch ausgeprägter.

Ein weiteres Merkmal von *Bryonia* ist der schmerzhafte Husten. Sie müssen sich die Brust halten und husten oberflächlich. Sie halten die Brust unbeweglich fest, da sie sonst große Schmerzen hätten. Aufgrund dieser Information können Sie alles Mögliche behandeln, Bronchitiden, Pneumonien, Intercostal-Neuralgien; Obstipation, Diarrhoe, wenn diese Symptomatologie vorhanden ist. Die Trockenheit, die Verschlechterung durch Bewegung, dieser Menschentyp, die Reizbarkeit, das Verlangen, allein gelassen zu werden.

Ich erinnere mich an einen *Bryonia*-Fall. Es war in Südafrika, und es handelte sich um einen Schwarzen. Er lag mit dem Gesicht zur Wand und hustete manchmal. Während der ganzen Zeit, in der ich mit dem Dolmetscher sprach, drehte er sein Gesicht nicht einmal in meine Richtung. Es war so schmerzhaft für ihn, sich umzudrehen, dass er es vorzog, so liegen zu bleiben. Natürlich hätte er mir auch keine Auskünfte gegeben. Der Dolmetscher, der sich um ihn kümmerte, sagte, er habe seit zwei bis drei Tagen keinen Appetit und große Schmerzen. Er würde auf der Stelle liegen und sich nicht bewegen. Er verlangte nichts, trank aber ab und zu Wasser. Ich gab *Bryonia,* und er war am nächsten Tag wieder auf den Beinen. Die Idee von *Bryonia* war hier gut zu erkennen. Er drehte sich nicht um, es wäre zu schmerzhaft gewesen.

Bryonia verschlechtert sich durch Kälte und durch Hitze.

Teilnehmer: Beginnen die Patienten zu frösteln, wenn sie sich aufdecken?

Bryonia alba

Vithoulkas: Ja, aber das ist nicht charakteristisch. *Bryonia*-Kinder verlangen nach Dingen, die sie nicht bekommen können. Sie stöhnen, sind aufgeregt und wollen dieses und jenes. Wenn sie es dann bekommen haben, werden sie es gleich wieder wegwerfen, so wie *Chamomilla*-Kinder. Aber sie verlangen besonders nach Dingen, die schwierig zu besorgen sind.

Teilnehmer: Schwierig für die Eltern?

Vithoulkas: Ja. Aber wenn sie es besorgt und dem Kind gegeben haben, dann wird es sich davon abwenden. Es ist ein Gefühl der Unbefriedigtheit. Diese Kinder wissen nicht, was sie wollen.

Teilnehmer: Was ist mit dem Wunsch, nach Hause gebracht zu werden?

Vithoulkas: Oh ja. Im Delirium werden sie ausdrücken, dass sie nach Hause möchten, auch, wenn sie sich zu Hause befinden. Sie sagen im Delirium: „Bring mich nach Hause. Ich möchte nach Hause!" Dahinter steht ein Verlangen nach Sicherheit. Sie fühlen sich sicherer, wenn sie sich an „ihrem Platz" befinden.

Teilnehmer: Ist das ein Zustand von Wahnsinn?

Vithoulkas: Nein, es ist kein Wahnsinn, sondern geschieht während des Fiebers, im Delirium. Sie werden im Delirium über Schwindel reden und wollen nach Hause gebracht werden.

Teilnehmer: Wie entwickelt sich das? Können Sie etwas darüber sagen?

Vithoulkas: Ich weiß es nicht genau, vielleicht ist es so etwas wie eine Polarität, eine Ergänzung. Wenn die eine Phase geht, kommt die andere Phase auf. Wenn das Stadium des Sich-nicht-Bewegens geht, kommt dieses Stadium auf. Es scheint dann eine Besserung durch Bewegung einzutreten.

Teilnehmer: Sie sagten, dass die *Bryonia*-Patienten manchmal ruhelos sind.

Vithoulkas: Ja, sie können besonders dann, wenn das Leid groß ist, ruhelos sein. Sie können dann nicht im Bett bleiben. Sie werden aufstehen und hin- und hergehen, aber es tritt keine wirkliche Besserung durch die Bewegung ein.

Teilnehmer: Ich habe eine Frage, die das Thema „Folgemittel" betrifft. Gibt es da eigentlich feste Richtlinien oder handelt es sich um reine Empirie?

Vithoulkas: Ich kenne keine Theorie, die uns Richtlinien dafür liefert. Wir werden diese Thematik noch ausarbeiten müssen. Unsere Bücher behandeln das Thema auch nicht erschöpfend. Ich halte mich immer an das vorliegende Bild, das ist wohl das Beste, was wir machen können.

Teilnehmer: *Kent* bezeichnet *Pulsatilla* und *Silicea* als komplementär. Diese Mittel sind sich im Wesentlichen sehr ähnlich. Es gibt einige gegensätzliche Modalitäten.

Vithoulkas: Besonders *Silicea* und *Pulsatilla* sind austauschbar, von heiß zu kalt. Wenn Sie eine *Silicea*-Patientin haben, die warm geworden ist, dann wird sie sehr wahrscheinlich *Pulsatilla* sein. *Kalium sulfuricum* ist auch komplementär, wenn die Betroffenen warm sind. Ich sprach darüber, dass *Pulsatilla* und *Kalium sulfuricum* komplementär seien. *Silicea* und *Pulsatilla* sind komplementär, ebenfalls *Silicea* und *Acidum fluoricum*. *Pulsatilla* wird durch *Silicea* oder *Kalium sulfuricum* ergänzt.

Teilnehmer: Was ist mit *Silicea* und *Nux vomica*?

Vithoulkas: Da gibt es keine besondere ergänzende Beziehung.

Teilnehmer: Bedeutet komplementär in beide Richtungen?

Vithoulkas: Nicht immer, nein. Die Mittel können in eine Richtung komplementär sein, wie *Pulsatilla*, das komplementär zu *Kalium sulfuricum* ist.

Teilnehmer: Was ist mit *Pulsatilla* und *Lycopodium*?

Vithoulkas: Ja, diese Mittel sind austauschbar. Beides ist möglich, wie bei *Lycopodium* und *Natrium muriaticum*. Halten Sie die Komplementärmittel nicht für selbstverständlich, es gibt immer Indikationen.

Teilnehmer: Sieht man das manchmal in Familien? Ich meine, dass der Ehemann und die Ehefrau bezüglich ihrer benötigten Arzneimittel komplementär sind?

Vithoulkas: Bei Paaren, die sich nahestehen, sehen Sie die gleichen Mittel. *Phos.-Phos., Sulf.-Sulf., Natrium muriaticum-Natrium muriaticum, Ars.-Ars.* Das gleiche Mittel bei beiden bedeutet, dass die Gemeinschaft harmonisch ist und sich die Partner nicht so oft streiten. Bei *Natrium muriaticum* und *Nux* werden Sie Aufruhr finden. Bei *Nux* und *Ignatia* sieht die häusliche Situation nicht besonders gut aus. Das kann so weit gehen, dass sie sich trennen.

Teilnehmer: Elend liebt Gesellschaft.

Teilnehmer: Sie heilen den einen *Sulfur*-Teil und dann trennt sich das Paar.

Vithoulkas: Bei *Staphisagria* sehen Sie Trennungen. Wir hatten mehrere solcher Fälle, die schließlich mit der Scheidung endeten.

Teilnehmer: Ich habe festgestellt, dass es nicht gerade gut ist, zwei tiefgehende Konstitutionsmittel zur gleichen Zeit zu geben. Geben Sie erst eines und warten Sie, bis die Erstverschlimmerung vorüber ist. Dann sollte der Partner sein Mittel bekommen.

Vithoulkas: Das sind nur einige Tage.

Teilnehmer: Ich gab einer Frau *Staphisagria*, und fünf Tage später reichte sie die Scheidung ein.

Teilnehmer: Ich glaube, das ist sehr häufig, finden Sie nicht?

Vithoulkas: Insbesondere bei *Staphisagria* habe ich das sehr häufig gesehen.

Teilnehmer: Ich habe häufig beobachtet, dass es Trennungen gibt, wenn der chronisch schwer kranke Partner gesundet. Sobald es ihm besser geht, verlässt ihn der Partner.

Teilnehmer: Woran kann das liegen? Ist es etwas Pathologisches von Seiten der gesunden Person? Ich sehe das so häufig, dass ich schon immer versuche, irgendwie zu beraten, wenn jemand mit einer Colitis, einer ernsten rheumatischen Arthritis oder mit schwerem Asthma kommt.

Teilnehmer: Sind wir mit dem *Bryonia*-Bild fertig?

Vithoulkas: Ich denke schon, ja. Wenn wir über ein Mittel sprechen, sollten Sie es sich noch einmal in Ruhe ansehen. Sie werden dann feststellen, dass die verschiedenen Elemente und Symptome ihren Platz finden.

Asthma (Fall)

Die Patientin ist 16 Jahre alt, sie leidet an Asthma, ihr Körpergewicht beträgt 38,5 kg.
Sie hat seit fünf Jahren Asthmaanfälle. Es ist in der Nacht schlimmer, besonders gegen zwei Uhr. Sie muss sich dann hinsetzen, das erleichtert. Durch Kälte wird es schlimmer. Sie friert leicht. Manchmal hat sie auch Rückenschmerzen. Seit circa drei Monaten hat sie einen Hautpilz an den Fingern, im Bereich der Fingernägel. Wenn das Jucken zu stark ist, hält sie die Hände in kaltes Wasser, weil das bessert, und sie verwendet Cortisonsalbe.
Sie ist sehr empfindlich und weint leicht. Danach fühlt sie sich besser. Sie ist verschlossen und leicht verärgert. Sie möchte lieber allein sein.

Vithoulkas: Sind Sie zu einem Ergebnis gekommen?

Teilnehmer: Ich zog in Betracht, dass es sich um einen verschlossenen, leicht empfindlichen Menschen handelt. Ich habe versucht, mir ein Bild von ihrem Charakter zu machen. Dann habe ich mir die mit dem Asthma zusammenhängenden Symptome – schlimmer in der Nacht und besser im Sitzen – angeschaut. Ich dachte, dies sei eigentümlich.

Teilnehmer: Das ist nicht so ungewöhnlich.

Vithoulkas: Es ist in gewisser Weise eigentümlich, weil nicht sehr viele Mittel dieses Symptom aufweisen. Wenn Sie ein wirklich eigentümliches Symptom haben, aber hundert Mittel im Repertorium stehen, dann ist es nicht mehr eigentümlich.

Teilnehmer: Ich betrachte es als eigentümlich, weil die Rubrik nur ungefähr zehn Mittel enthält. Ich entschied mich für *Kalium carbonicum*. Es hat Asthma, das in der Nacht schlimmer ist und sich beim Aufsetzen bessert. Es ist ein verschlossenes Mittel, es ist innerlich empfindlich und es wünscht, allein zu sein usw.

Asthma (Fall)

Teilnehmer: *Stannum* steht ebenfalls in dieser Spalte.

Vithoulkas: *Natrium sulfuricum* ist für seine Wirkung auf die Lungen, besonders für das Hervorrufen von Asthma, bekannt. Es war *Kents* Hauptmittel für Asthma, es müssen natürlich bestimmte Merkmale vorhanden sein!

Heutzutage bekommen wir viel schlimmere Fälle, als es damals üblich war.

Wenn Sie repertorisieren, finden Sie das Mittel normalerweise nicht, wenn Sie aber die Essenz des Falles erkennen, dann brauchen Sie nur noch ein Schlüsselsymptom, und Sie kommen auf das Mittel. Es ist schade, dass gelehrt wird, dass Repertorisieren zur Totalität des Falles führen würde. Die Schüler stellen in der Praxis immer wieder fest, dass sich das nicht mit der Realität deckt. Tatsächlich stellt aber die Essenz die Gesamtheit des Falles dar. Wir sagten, dass es *Kalium carbonicum* oder *Natrium sulfuricum* sei. Wir benötigen nun ein oder zwei Symptome, um das eine oder andere Mittel bestätigen zu können.

Teilnehmer: Die Verschlimmerung um zwei Uhr spricht für *Kalium carbonicum*.

Vithoulkas: Da wäre die Verschlimmerung um zwei Uhr und „Sitzen bessert". Wir gaben *Kalium carbonicum* M.

Teilnehmer: Waren Sie vollkommen sicher?

Vithoulkas: Nein, nicht absolut. Ich hatte tatsächlich *Kalium nitricum* als zweite Möglichkeit notiert, falls *Kalium carbonicum* nicht wirken sollte.

Teilnehmer: Warum nicht *Kalium sulfuricum*?

Vithoulkas: *Kalium sulfuricum* zeigt normalerweise bei Asthma eine Eigentümlichkeit, die sehr selten fehlt, das Keuchen! Bei Asthma oder Bronchialbeschwerden von Kindern sollte man sich an dieses Mittel erinnern, denn bei ihnen tritt es verstärkt auf.

Wenn Sie ins Repertorium schauen, finden Sie dort außerdem *Kali-c.* dreiwertig, *Kali-bi.* und *Kali-ars.* je zweiwertig (unter „Giemen").

Asthma (Fall)

Kalium sulfuricum ist ein warmes Mittel, wie auch *Kalium jodatum* und *Kalium nitricum*. Diese Mittel tendieren ganz allgemein zur warmen Seite.

Teilnehmer: Haben *Kalium carbonicum*-Patienten Ekzeme?

Vithoulkas: Sie haben – und das ist seltsam genug – Pilzerkrankungen und Ausschläge im Bereich der Finger- und Zehennägel sowie an den Fingerspitzen. Das gehört zu den Charakteristika von *Kalium carbonicum*.
Sie wissen ja, die Pilzerkrankungen sind eine Frucht unserer Zeit, weil die Antibiotika überhand nehmen.
Ich hatte einen Fall, bei dem es so schlimm war, dass der Patient zusätzlich Fieber bekam.
Das Ekzem unserer Patientin verschlimmerte sich sehr stark gegen zwei bis drei Uhr nachts. Es juckte dann stark und schmerzte, wodurch sich aber das Asthma besserte. Das Ekzem trat anstelle der zu dieser Zeit üblichen Verschlimmerung des Asthmas auf.

Teilnehmer: Wann kam die Patientin wieder?

Vithoulkas: Das Erstgespräch war im April. Sie kam dann bereits nach circa vier Wochen wieder, weil der Ausschlag an den Fingern sich sehr verschlimmert hatte. Daran kann man sehen, wie gut das Mittel gewirkt hat. Der Schmerz an der Hand ließ nach, wenn sie die Hand ins Wasser steckte. Sie fühlte sich dann ganz allgemein besser. Es ging ein unangenehmer Geruch von den Fingern aus. Sie hat seitdem auch keine Rückenschmerzen mehr. Was würden Sie tun?

Teilnehmer: Warten.

Vithoulkas: Wir gaben ein Placebo. Sie kam nach vier Monaten wieder.

Teilnehmer: Hatten Sie ihr gesagt, dass sie die Salbe absetzen soll?

Vithoulkas: Ja. Wir haben ihr gesagt, dass sie alle Medikamente absetzen soll. Sie war in den letzten Jahren oft mit Antibiotika behandelt worden; dann treten solche Pilzerkrankungen auf.

Asthma (Fall)

Die Hand hatte sich durch unser Arzneimittel stark verschlimmert. Die Patientin erzählte uns, dass sie es nach zwei oder drei Monaten nicht mehr ausgehalten und deshalb Cortison-Salbe verwendet habe. Sie hatte die Salbe ungefähr einen Monat lang aufgetragen. Sobald das Ekzem verschwunden war, hat sie damit wieder aufgehört. Dann erschien es wieder, worauf sie die Salbe wieder anwendete usw. Sie hatte jetzt einen leichten Ausschlag an den Händen, den Handgelenken und außerdem auch an den Waden. Wie lautet Ihre Verordnung? Was würden Sie tun?

Teilnehmer: Das hat nicht antidotiert?

Vithoulkas: Wie schätzen Sie die Sache ein, was ist geschehen?

Teilnehmer: Das Cortison drückt das Ekzem herunter, aber dennoch scheint die Lebenskraft zu versuchen, es zu heilen.

Vithoulkas: Genau! Der Organismus ist durch *Kalium carbonicum* gestärkt worden. Die Unterdrückung durch das Cortison hält nicht an. Sobald die Patientin das Cortison absetzt, kommt das Ekzem wieder zum Vorschein. Es beginnt aufzusteigen, es hat sich zu den Händen und zu den Handgelenken bewegt. Es ist nicht mehr allein an den Fingern.

Das bedeutet, dass die Lebenskraft nun stärker geworden ist. Die Unterdrückung schlägt nicht auf die Lungen, sondern bewirkt ein Aufsteigen auf der Ebene der Haut. Was würden Sie tun?

Teilnehmer: Warten. Ein Placebo geben.

Vithoulkas: Wir gaben ihr ein Placebo und sagten ihr, sie solle mit dem Cortison aufhören.

Sie kam dann im Oktober wieder, ungefähr fünf Monate später. Sie sagte, dass sich sofort nach der Mittelgabe eine Verschlimmerung eingestellt habe. Das war nach dem Placebo. Es lag natürlich daran, dass das Cortison abgesetzt wurde. Das Ekzem kam für circa zwei Wochen wieder sehr stark an den Fingern heraus. Es sind auch Wunden entstanden, aber es heilte dann ab. Sie hatte es noch ein wenig an den Händen und Handgelenken. Sie würde noch ein Jucken verspüren, in der Nacht, nachdem sie eingeschlafen sei. Sie konnte keine Uhrzeit angeben, weil es nicht sehr stark war und sie nicht aufweckte. Vorher war sie stets durch diese Beschwerden aufgewacht. Es verschlimmert sich, wenn sie Gummihandschuhe trägt, und es bessert sich durch kaltes Wasser.

Sie weint immer noch leicht, wodurch sie sich besser fühlt. Sie hat eine Abneigung gegen Fett, Süßigkeiten und Milch (nicht unterstrichen). Sie friert und hat kalte Füße (2). Wie lautet Ihre Verschreibung?

Teilnehmer: Warten.

Vithoulkas: Sie kam dann nach zwei Monaten, am 16. Dezember, und sagte, dass das Ekzem vollständig verschwunden sei. Seit einigen Tagen würde es aber wieder an den Händen und am Unterarm zu sehen sein. Das Jucken sei nun schlimmer, es würde sie in der Nacht wecken. Sie hat auf die Uhr gesehen und bemerkt, dass es verschiedene Male um zwei Uhr gewesen ist. Das Asthma ist nicht mehr aufgetreten. Sie verwendet keinerlei Medikamente mehr. Was den Ausschlag betrifft, so erleichtert kaltes Wasser nach wie vor.

Psychisch ist sie die gleiche Person geblieben. Sie ist immer noch empfindsam und weint noch; dadurch würde sie sich besser fühlen. Sie hat keine Ängste, sie möchte allein sein. Sie friert, hat Verlangen nach Salz (1). Sie schläft gut. Ich habe ihr ein Mittel gegeben.

Teilnehmer: Sie hat den Ausschlag erst seit zehn Tagen. Sollte man nicht besser warten?

Vithoulkas: Es ist sehr stark. Wenn Sie warten ... Das Ekzem wird bleiben. Sie müssen etwas tun. Sie beschrieb es so, dass man sagen kann, es sei ziemlich stark. Sie zeigte auf die Stellen an ihrem Körper ...

(Der Rest des Falles ist nicht aufgezeichnet.)

Zystitiden (Fall)

Vithoulkas: Diese Patientin ist 45 Jahre alt. Sie hatte vor 20 Jahren eine Fehlgeburt. Seitdem hat sie immer wieder Phasen, in denen sie Beschwerden durch Zystitiden hat.
Sie empfindet dann ein Brennen vor dem Urinieren. Am Schluss des Urinierens empfindet sie einen „süßen Schmerz", wie sie es nannte. Sie muss häufig urinieren.
Sie hatte noch zwei weitere Fehlgeburten und außerdem ein Uterus-Fibrom, das entfernt worden ist.

Teilnehmer: Der Uterus selbst war nicht entfernt worden?

Vithoulkas: Nein. Nachdem das Fibrom entfernt worden war, hatte sie nur noch zweimal die Menses, danach blieben die Menses aus. Sie hat seit vielen Jahren Hitzewallungen; wie oft diese auftreten, hat sie nicht angegeben. Die Reizbarkeit war früher vor den Menses schlimmer. Sie konnte dann nicht im Hause bleiben, sondern hatte das Verlangen, nach draußen zu gehen. Sie kann nicht allein im Zimmer sein, sie wünscht Gesellschaft. Sie schläft gut, meistens auf der rechten Seite, sie kann aber auch auf der linken Seite schlafen. Es geht ihr durch Wärme schlechter (3). Sie kann keine engen Sachen um den Hals vertragen. Sie weint leicht (2), sie ist mitfühlend (2). Sie hat Angst um die Gesundheit (2), Angst um ihre Angehörigen (2), Angst wegen des Herzens (3). Sie kann kein Blut sehen und nicht ins Krankenhaus gehen. Sie hat Furcht vor dem Alleinsein (3), Furcht vor Dunkelheit (3), vor Gewitter (3) und Furcht vor Räubern und Gespenstern.
Sie hat eine Abneigung gegen Katzen und Hunde (2), sie hat eine regelrechte Abscheu davor (2).
Der Appetit ist gut. Verlangen besteht nach Süßigkeiten (2), Eiern (2), Früchten (2), Zitronen (2), Saurem (2).
Sie ekelt sich vor Lammfett (2), ein wenig Fett vom Kalb kann sie essen. Der Durst ist normal.

Zystitiden (Fall)

Klaustrophobie. Sie mag das Meer. Wolkiges Wetter macht sie reizbar. Wenn sie sich erkältet, wird sie sehr rot im Gesicht. Sie ist allergisch gegen verschiedene Cremes und Kosmetika. Wer weiß das Mittel?

Teilnehmer: *Pulsatilla* oder *Phosphorus*.

Vithoulkas: Gut. Wer würde *Pulsatilla* geben? Wer *Phosphorus*? Einige haben sich noch nicht entschieden. Was veranlasst Sie bei einem Fall, bei dem die Furcht vor der Dunkelheit und Furcht vor dem Alleinsein so ausgeprägt ist, bei dem die Angst um andere zweimal unterstrichen ist, *Pulsatilla* zu geben? Ist das nicht eine *Phosphorus*-Symptomatologie? Die Frau hat Hitzewallungen.

Teilnehmer: Die Hitzewallungen setzten aufgrund der hormonellen Veränderungen ein.

Vithoulkas: Und sie ist weinerlich! Das ist meistens *Pulsatilla*. Ist dies nicht ein einfacher Fall? Wir gaben *Pulsatilla* M.

In der ersten Woche hatte sie viel Brennen in der Urethra. Sie war am 13.11.1975 bei uns gewesen. Wir sahen sie dann am 19.12.1975 wieder. Sie erzählte, dass sie eine Woche lang intensives Brennen verspürt hätte, danach wären alle Zystitis-Symptome abgeklungen.

Sie sagte, dass sie sich generell besser fühle und dass es ihr psychisch sehr viel besser gehe. Sie hatte weniger Hitzewellen und war ruhiger. Sie war nicht mehr so empfindlich in Bezug auf die Kleidung. Die Angst um die Gesundheit war minimal. Die Klaustrophobie war nur noch schwach vorhanden. Sie sagte, dass sie Verlangen nach Milch und Früchten hätte (1). Wie lautet Ihre Verordnung?

Teilnehmer: Warten.

Vithoulkas: Gut. Sie kam dann nach fünf Monaten wieder, am 15.4.1976. Sie müssen jetzt aufpassen, damit Sie die richtige Entscheidung treffen. Sie sagte: „Vor einer Woche hatte ich drei Tage lang ein Gefühl von Vollheit in der Urethra. Nach drei Tagen war es wieder weg. Seit zehn Tagen habe ich ein wenig Schmerzen im rechten Schultergelenk, wenn ich etwas hebe. Nachts wache ich manchmal mit einer Hitzewallung auf. Ich spüre manchmal Stiche in den Oberschenkeln."

Sie hat Verlangen nach Früchten (2). Wer würde etwas geben? Niemand. Gut, lassen Sie uns warten. Sie kam dann am 7.10.1976. Seit dem Beginn der Behandlung ist fast ein Jahr vergangen. Es geht ihr generell viel besser. Sie kam wegen irgendwelcher Flecken im Gesicht, Sommersprossen oder ähnlichem. Wir haben noch nicht einmal ein Placebo gegeben. Sie kam dann im Januar wieder. Sie hatte wieder Tachykardien, wie zu Anfang. Erwähnte sie die Tachykardien vorher?

Teilnehmer: Nein.

Vithoulkas: Sie sagte nun, dass sie wieder Tachykardien hätte, „wie zu Beginn". Sie war vor zwei Tagen bei einem Kardiologen gewesen, der ihr Medikamente gegeben hatte. Sie hatte diese eingenommen. Sie sagte, dass sie gegen vier Uhr nachts aufwachen und erst gegen sechs Uhr wieder einschlafen würde. Sie sagte: „Ich habe auch manchmal Angst, auch etwas Angst um die Gesundheit." Ansonsten habe sie kaum Furcht vor irgendwelchen Dingen, aber die Abscheu vor Hunden und Katzen sei noch vorhanden. Die Röntgenaufnahmen zeigen eine alte Tbc. Sie war reizbar (1), hatte einige Hitzewellen, aber nicht in dem Ausmaß wie früher. Die Klaustrophobie machte ihr nur geringe Schwierigkeiten. Sie hatte Verlangen nach Limonade (nicht unterstrichen) und war in letzter Zeit durstig (3). Der Blutdruck lag bei 155/80. Er hatte anfangs bei 145 gelegen, sich dann aber in der Zwischenzeit normalisiert. Der Puls lag bei 68. Wie lautet Ihre Verordnung?

Teilnehmer: War das eine sehr warme Zeit?

Vithoulkas: Nein, der Oktober ist kalt und der Januar am kältesten. Der Durst ist dreimal, die Reizbarkeit einmal unterstrichen.

Teilnehmer: Wie war die Herzfrequenz?

Vithoulkas: 68, weil sie Medikamente nahm.

Teilnehmer: Worüber klagte sie hauptsächlich?

Vithoulkas: Sie klagte über die Tachykardien und die Hitzewellen. Außerdem hatte sie etwas Angst und die Reizbarkeit nahm zu. Sie war durstig. Was tun Sie?

Teilnehmer: Ich würde die Medikamente absetzen und warten, bis sich das Bild geklärt hat.

Teilnehmer: Ist es *Phosphorus*?

Vithoulkas: Die Patientin hatte Durst. Würde sonst noch etwas für *Phosphorus* sprechen, etwa das Verlangen nach Limonade, die Angst um die Gesundheit? Nein, das ist nicht sehr stark; die Schlaflosigkeit zwischen 4 und 6 Uhr?

Teilnehmer: *Sulfur*?

Vithoulkas: *Sulfur* wäre eine Möglichkeit.

Teilnehmer: Sie hat außerdem diesen Schmerz.

Vithoulkas: Aber sind Sie sicher? Wir können hier nicht wirklich sicher sein. Wir geben nur dann ein Medikament, wenn wir sicher sind. Deshalb setzen wir die Medikamente ab und geben ein Placebo. Wir warten ab.

Teilnehmer: Wie konnte es zu diesen Herzsymptomen kommen?

Vithoulkas: Das weiß ich nicht. Vielleicht sehen wir das später.

Teilnehmer: Es muss nicht organisch, sondern kann durch die Ängste bedingt sein.

Vithoulkas: Unsere Patientin nahm am 13. Januar das Placebo und setzte die Medikamente ab. Sie kam dann im Mai wieder. Sie nahm erneut allopathische Mittel. Es ist manchmal schwierig, Patienten richtig zu erziehen; das geht nicht immer. Sie werden sehen, was sie später noch macht.

Nachdem sie das Placebo genommen hatte, wird sie sehr wahrscheinlich Tachykardien bekommen haben. Sie hat dann drei Monate lang die Medikamente des Kardiologen eingenommen. Sie sagte, dass das Herzklopfen einsetzte, sobald sie sich hingelegt habe. Es dauerte an, bis der Schlaf eintrat. Sie spürte das Klopfen im ganzen Körper.

Beim Spazierengehen, sagte sie, war sie schweratmig und musste tief durchatmen. Wenn sie nervös wurde, hatte sie stechende Schmerzen in der Brust (nicht unterstrichen). Sie war besonders durch Neuigkeiten schnell aufgeregt, unabhängig davon, ob es gute oder schlechte waren.

Nach einem Zusammentreffen mit anderen Menschen war sie reizbar. Sie war überhaupt sehr reizbar (2). Sie konnte nicht einschlafen, weil sie sich an Dinge, die man ihr angetan hatte, erinnerte. Sie dachte dann: „Warum haben sie mir das nur angetan?" Sie wurde sehr leicht ärgerlich. Durch diese Reizbarkeit war sie sehr nervös geworden, sagte sie. Vorher war sie nicht so gewesen.

Nachts wäre sie mit Schmerzen im Bereich des rechten Schulterblattes aufgewacht. Sie hätte die Füße während der Nacht unbedeckt gelassen. Sie hatte immer noch das Bedürfnis, nach draußen zu gehen.

Sie hatte Abneigung gegen Fett (2), wenig Verlangen nach Salz, Verlangen nach Orangensaft, Zitronensaft und Milch. Sie hatte kein besonderes Verlangen nach Süßigkeiten. Sie hatte Furcht vor Räubern. Sie hatte immer noch eine Abscheu vor Hunden und Katzen.

Ihr Bruder hatte Tbc. Trübes Wetter machte sie gereizt. Sie hatte spröde Nägel.

Teilnehmer: Ging sie noch gern nach draußen?

Vithoulkas: Sie fühlte sich im Hause gelangweilt. Sie mochte es, nach draußen zu gehen, nur um zu spazieren. Sie sagte, dass sie sich an Dinge erinnern würde, die man ihr vor zwei Monaten angetan hatte. Welches Mittel wäre das?

Teilnehmer: *Natrium muriaticum*!

Vithoulkas: Es geht nun in Richtung Empfindlichkeit.

Teilnehmer: Setzen Sie die Medikamente in solchen Fällen immer ab?

Zystitiden (Fall)

Vithoulkas: Ja. Es sei denn, es handelt sich zum Beispiel um einen schwer arteriosklerotischen Patienten mit hohem Blutdruck.

Teilnehmer: Nahm sie das allopathische Medikament während der letzten drei Monate ein?

Vithoulkas: Ja. Dann kam Sie zu uns und gab uns dieses veränderte Bild. Wir verordneten ...

Teilnehmer: *Sulfur?*

Vithoulkas: Es war nicht klar. Ich sage Ihnen, was ich verschrieben habe. Welche Mittel könnten es sonst noch sein?

Teilnehmer: *Tuberculinum?*

Vithoulkas: Unter dem Mittel liegt *Tuberculinum*. Der Röntgenarzt sah eine alte Tbc; ihr Bruder hatte Tbc. Sie hatte eine Aversion gegen Katzen und Hunde sowie Abneigung gegen Fett. Sie war noch immer warm, sie streckte ihre Füße aus dem Bett und hatte das Verlangen, nach draußen zu gehen. Wir können *Pulsatilla* oder *Tuberculinum* geben. Ich gab eine 1 M *Pulsatilla*. Falls innerhalb von 20 Tagen keine Wirkung eintreten würde, sollte sie eine 200-er *Tuberculinum* nehmen. Wir machen das manchmal so, dass der Patient es entscheidet.

Teilnehmer: Wenn *Pulsatilla* falsch sein sollte und sogar eine Unterdrückung stattfände, wäre *Tuberculinum* dann immer noch indiziert?

Vithoulkas: Wenn eine Unterdrückung stattfinden sollte, würde *Tuberculinum* die Sache wieder entwirren. *Pulsatilla* wirkte in unserem Fall.

Die Patientin nahm das *Tuberculinum* jedoch noch zusätzlich ein, worauf sich aber keine Nebenwirkungen zeigten. Der Kardiologe sagte ihr dann, sie könne die Medikamente absetzen. Im Bericht steht, dass die Familie ein Auto gekauft hätte. Die Patientin hätte ihrem Mann aber nicht getraut; sie fühlte sich neben ihm im Auto nicht wohl und hatte Angst, dass es zu einem Unfall kommen könnte. Die Reizbarkeit und die Tachykardie waren gebessert;

psychisch ging es ihr auch besser. Der Schmerz im rechten Schulterblatt war verschwunden. Sie hatte auch nicht mehr so starke Dyspnoe, wenn sie sich anstrengte. Vor einigen Wochen hatte sie eine Reaktion ihrer Haut bemerkt – eine Rötung, wie durch Nadeln. Das Gesicht und der Rücken waren als einzige Stellen nicht betroffen. Sie hatte eine Empfindung wie ein Stechen. Es ging ihr schlechter, wenn sie ins Meer ging. Sie hatte Panaritien. Da war ein leichter Schmerz im linken Hüftgelenk, schlimmer beim Stehen und durch Druck, besser durch Hinlegen. Ein Mal im Gesicht hatte sich vergrößert. Sie war immer noch gern draußen.

Sie hatte Durst (2), ihr war heiß (2 oder 3). Sie schwitzte im Gesicht, sie mochte die Sonne nicht. Sie hatte Abneigung gegen Fett. Sie fürchtete sich vor Gewitter und vor dem Alleinsein (nicht unterstrichen). Zu Beginn konnte sie etwas Fett essen, aber nun hatte sie eine vollkommene Abneigung gegen Fett entwickelt.

Wie heißt Ihr Mittel?

Teilnehmer: Warten!

Vithoulkas: Wenn Sie es in Ihrer Praxis auch so handhaben, dann ist das wirklich sehr gut. Sie müssen aufpassen, dass Sie nicht zu oft zu viele Mittel geben. Den Ausschlag beachten wir nicht weiter. Wir warten also, auch wenn der Patient zu Cortison greifen könnte.

Teilnehmer: Wie war das mit dem *Tuberculinum*?

Vithoulkas: Es ging ihr nach der *Pulsatilla* M von Anfang an besser. Sie nahm *Tuberculinum* zusätzlich nach 20 Tagen ein, aber es zeigte keinerlei Auswirkungen. Jedenfalls war nichts festzustellen. Die Besserung hielt weiter an.

Teilnehmer: Soweit ich es verstanden habe, kann ein falsches Mittel, wenn es fast ähnlich ist, leicht unterdrückend wirken.

Vithoulkas: Das trat nicht ein. Wenn Sie nicht dauernd dazwischengehen, passiert so schnell nichts. Man sollte nur nicht den Fehler machen und alle drei Tage ein anderes Mittel geben. Dann tritt nach vielleicht 20 Tagen eine Wirkung ein, aber Sie wissen nicht, welches Mittel nun wirkt. Ist es das letzte? Das muss nicht so sein! Es kann auch das erste sein, das seit 20 Tagen wirkt. Sie wissen es nicht!

Andererseits kann es erforderlich sein, dass Sie das Mittel innerhalb von zwei Stunden wechseln müssen, wenn es sich um einen ernsten Fall handelt und das Leben bedroht ist. Sie dürfen das Mittel dann meinetwegen zehnmal innerhalb von drei Stunden wechseln, wenn Sie den Patienten nur retten. Was macht es da aus, welches Mittel gewirkt hat?

Sie können alle 20 Mittel wiederholen, falls sich ein Rückfall zeigt. Aber ansonsten warten wir lange, damit wir den Fall nicht verwirren.

Merken Sie sich auch immer das Mittel, das einmal gewirkt hat. Behalten Sie es im Auge und wechseln Sie nicht, wenn Sie nicht wirklich eine Veränderung des Bildes sehen.

In unserem Fall hat sich das Bild zwar verändert, es tauchten zum Beispiel einige *Natrium muriaticum*-Elemente auf, aber es war immer noch *Pulsatilla*. Auch wenn sich einige Elemente verändert hatten, herrschte immer noch die Charakteristik von Pulsatilla vor. Die Patientin war noch warm, wollte an die frische Luft usw.

Teilnehmer: Falls sie aber *Natrium muriaticum* gewesen wäre ...

Vithoulkas: Dann hätte *Pulsatilla* nichts bewirkt. Es wäre bei dem derzeitigen Bild geblieben.

Dieser Freund von Ihnen, der gestern hier war, der mit der Meditation, das war ein *Natrium muriaticum*-Typ. Das Gesicht hatte *Natrium muriaticum*-Merkmale. Es gibt da eine zweite, oft ziemlich tiefe Linie unter dem Unterlid und Trockenheit. Es war bei ihm nicht sehr gut zu sehen.

Was das Emotionale betrifft, so findet man bei diesen Menschen eine Spur von Hysterie. Sie müssen wegen der spirituellen Praktiken, die sie ausüben, weich wirken. Das ist so etwas wie eine Fassade. Wenn sie aber ihren Emotionen freien Lauf lassen und ihre tiefen Gefühle herauslassen würden, dann zeigte sich so etwas wie ein hysterischer Ausbruch.

Zystitiden (Fall)

Schauen Sie nie auf die Fassade eines Menschen. Sie müssen schauen, was sich dahinter befindet. Das interessiert uns, da liegt auch das Pathologische.

Jemand, der sehr hart aussieht, so dass man meinen könnte, man kann sich ihm nicht nähern, kann innerlich sehr weich sein. Es gibt auch andere Personen, die eine tiefe Freundlichkeit zeigen, was aber eine Art Schutz sein kann. Spirituelle Menschen, die *Natrium muriaticum* benötigen – ich weiß nicht, ob der Typ von gestern dazugehört, aber das ist der Eindruck, den ich von ihm habe – sind innerlich sehr empfindsam. Sie sind in sich zurückgezogen, weil sie viel gelitten haben. Sie versuchen, die Gefühle umzuwandeln und einen neuen Geisteszustand zu schaffen, aber die Charakterelemente sind dennoch weiterhin vorhanden.

Wir haben jetzt September 1977. Unsere Patientin hatte vor zwei Monaten ein Placebo bekommen. Im letzten Monat haben wir ihr nichts gegeben. Sie sagt, dass weiterhin diese Ausschläge auftreten würden. Sie wären zeitweise vorhanden, dann aber wieder für eine gewisse Zeit nicht. Das Mal im Gesicht sei viel größer geworden; es würde manchmal nässen.

Sie kommt nun, weil sie einen Pilz an den Nägeln hat. Sehen Sie, wie schön der Fall verläuft? Es geht in Richtung Haut. Das ist ein gutes Zeichen. Sie hat periodisch etwas Jucken an den Fingern. Sie sagt: „Es geht mir viel besser, wenn ich nach draußen gehe, aber wenn ich ans Meer fahre, ist alles weg." Die Ausschläge und das Jucken mildern sich sehr stark, wenn sie ans Meer fährt.

Weiterhin sagt sie: „Manchmal habe ich die Empfindung von einem Krampf im Herzen, periodisch auch Tachykardien." Es ist Reizbarkeit vorhanden (2). Sie ist sehr vital und wird leicht zornig. Sie flucht sehr viel. Sie sagt: „Ich fluche und habe keinerlei Gewissensbisse, wenn ich das tue." Ihr ist heiß (3). In letzter Zeit ginge es ihr durch sexuellen Verkehr schlechter. Sie hatte vorher diesbezüglich nie etwas erwähnt.

Teilnehmer: Ging es ihr danach schlechter?

Vithoulkas: Nein, während des sexuellen Verkehrs ging es ihr schlechter. Das wird später noch klarer werden. Sie empfand ihrem Mann gegenüber Kälte. Das betraf in erster Linie das Sexuelle; sie mochte ihn aber auch ansonsten nicht mehr so sehr und ärgerte sich leicht über ihn. Sie wollte gern ausgehen und sich unterhalten, sie hätte gern Kontakte gehabt; der Ehemann war jedoch sehr verschlossen. Die Furcht vor einem Unfall war nicht mehr vorhanden. Die Abneigung gegen Fett war jetzt nicht mehr unterstrichen. Sie aß gern Brot mit Essig, bevorzugt saure Nahrung und Unreifes. Sie wachte nicht erfrischt auf, hatte Schmerzen in der Lendengegend, wenn sie lange stand, Furcht vor Gewitter (1), ein wenig Klaustrophobie und Abneigung gegen Katzen. Hunde wurden dieses Mal nicht erwähnt.

Sie trank kaltes Wasser, hatte aber normalen Durst. Wenn sie rauchte, spürte sie Schleim in der Kehle. Sie schluckte oder hustete, um ihn herauszubringen.

An dieser Stelle habe ich einen Fehler gemacht.

Teilnehmer: Es könnte noch *Pulsatilla* sein, weil es ihr noch durch Hitze schlechter ging. Sie wünschte auch Kontakt mit ihrem Mann.

Vithoulkas: Es gibt hier viele Dinge, die auf *Medorrhinum* hinweisen, wie das Verlangen nach sauren Dingen und nach grünen Früchten. Sogar die Ängste passen zu *Medorrhinum*. Die Reizbarkeit, das Fluchen, der Schleim in der Kehle, die Veränderung am Meer. Das ist ein echter *Medorrhinum*-Fall, dachte ich jedenfalls!

Teilnehmer: Aber sie ist doch heiß!

Vithoulkas: Sie ist heiß, natürlich. Sie war zu heiß für *Medorrhinum*. Das Verlangen nach saurer Nahrung und Essig ist nicht unterstrichen. Ich verschrieb *Medorrhinum* 1 M. Das war ein Fehler. Interessant ist hier diese Maximierung des Zorns, den sie durch Fluchen herauslässt. Wir sind jetzt im Dezember 1977.

Sie sagt: „Ich verspüre keine ausreichende Besserung." So hat sie sich ausgedrückt. Ich wusste nicht, was das heißen sollte. Der Pilz an den Nägeln war noch vorhanden; sie waren spröde und brachen ab. Es eiterte etwas und schmerzte; das machte ihr Schwierigkeiten.

Zystitiden (Fall)

Sie war noch reizbar (3), sie fluchte (2). Sie war leicht aufgebracht und zornig (3). Die Nase war rot. Sie stritt heftig mit ihrem Ehemann.

Wenn sie viel spazieren ging, zeigte sich eine Dyspnoe. Mit dem Sex war es wie vorher, vielleicht sogar schlimmer. Die Abneigung gegen Fett sowie das Schlafen und Aufwachen waren besser. In den letzten Tagen war sie um fünf Uhr aufgewacht. Sie lag meistens auf der rechten Seite. Die Füße waren kalt, aber sie mochte kaltes Wetter lieber. Sie hatte Verlangen nach Gesellschaft und Trost, ebenso nach salzigem Fleisch (1) bzw. nach Salz (1) und nach Fleisch (2) sowie Abneigung gegen Fett (1). Was fällt Ihnen hier auf?

Teilnehmer: Die Reizbarkeit. Es geht ihr psychisch schlechter.

Vithoulkas: Die Reizbarkeit ist sehr stark! Sie lässt es raus; sie flucht und zankt. Was glauben Sie, wodurch ist das hervorgerufen worden? Durch unser Arzneimittel?

Teilnehmer: Vielleicht. Was ist mit dem Ehemann?

Vithoulkas: Wir haben den Hinweis, dass sie nicht gut mit ihm steht.

Teilnehmer: Meinen Sie nicht, dass das Mittel sie aufpeitscht?

Vithoulkas: Das hat sich im Laufe der Zeit entwickelt. Sie kommt seit eineinhalb Jahren und war ungefähr sechsmal bei uns. In dieser Zeit können sich viele Dinge mit emotionalen Auswirkungen ereignen. Es ist natürlich auch interessant, dass die Verschlimmerung nun so stark ist. Was würden Sie tun?

Teilnehmer: Man könnte *Pulsatilla* wiederholen, es hatte gut gewirkt. Wenn sie nicht das Problem mit ihrer Beziehung hätte, würde es helfen. Es hatte ein Jahr zuvor unglaublich gut gewirkt.

Vithoulkas: Sie wissen, die Reizbarkeit ist sehr stark, die Frau flucht, und es geht ihr wirklich schlechter. Ich habe das Mittel trotzdem noch nicht gesehen. Ich gab ihr eine *Pulsatilla* 10 M.

Teilnehmer: Warum, weil es vorher so gut gewirkt hatte?

Zystitiden (Fall)

Vithoulkas: Weil mir nichts Besseres einfiel und sie angab, dass sie immer noch die Kälte bevorzugen würde (unterstrichen). Sie ging gern nach draußen, außerdem zeigte sie noch andere alte Symptome. Es war eine schlechte Verordnung, einfach miserabel!

Teilnehmer: Was würden Sie empfehlen?

Vithoulkas: Ich habe einen Fehler gemacht. Nun, aus der Sicht ... hätte ich noch warten sollen.

Teilnehmer: Warten, worauf? Auf ein neues Mittelbild?

Vithoulkas: Ja! Nach weiteren vier Monaten, am 15.4.1978, kam die Patientin wieder und erzählte uns fast die ganze Geschichte.

Sie hatte von ihrer Reizbarkeit gesprochen, von dem Fluchen, aber keine Gründe dafür genannt. Sie sagte nun, dass sie schon seit längerem bemerkt hätte, dass ihre Schwester und ihr Schwager sich von ihr distanzieren, sie sozusagen links liegen lassen würden, und sie den Grund nicht wüsste. Sie hatte die beiden gefragt, aber sie hätten sich nicht dazu geäußert. Dieser Umstand bekümmerte sie sehr und habe „sie nervlich zum Wrack gemacht". Wenn sie zu ihnen gehen würde, bekäme sie Herzjagen und spüre eine Zusammenschnürung am Hals. Sie wache plötzlich um drei Uhr auf, und es kämen ihr alle möglichen Gedanken in den Kopf. Vor fünf Uhr könne sie nicht wieder einschlafen. Es käme ihr die Frage, was nur geschehen sei, in den Sinn. Sie würde dann um sechs Uhr sehr müde wieder aufwachen. Solange sie im Bett bliebe, fühle sie sich sehr müde.

Sie müssen hier die Essenz finden, wenn Sie zu einem Mittel kommen wollen.

Teilnehmer: Sie fühlt sich müde, wenn sie zu lange im Bett bleibt?

Vithoulkas: Ja, sie sagt: „Ich beklage mich deshalb, weil ich mich sehr für meine Schwester und meinen Schwager aufgeopfert habe und sie das nicht würdigen." Sie sagt, dass sie durch das letzte Mittel eine Erleichterung verspürt hätte. Das Bild schien aber gleich geblieben zu sein. Sie sehen das noch, wenn sie über ihre Reizbarkeit usw. spricht. Tachykardie (2), wieder das Herzklopfen, welches direkt nach dem Hinlegen schlimmer ist. Liegen auf der rechten Seite bessert. Sie hat Lampenfieber, wenn sie sich unter vielen Menschen befindet oder zum Arzt muss. Reizbarkeit (3). Sie sagt: „Ich fluche schlimmer als ein Mann!" (3). Diese beiden Symptome seien durch das letzte Mittel etwas gebessert worden. Sie empfindet eine Festigkeit der (Zehen?).

Sie muss sofort urinieren gehen, sonst würde sie den Urin verlieren. Sie hat Angst um die Gesundheit (2), Furcht vor Krebs (2). Sie seufzt seit drei Monaten. Sie hat Verlangen nach Früchten und Spinat (2). Ihr ist heiß (2), aber die Füße sind kalt. In der Nacht deckt sie die Füße auf.

Teilnehmer: Die Füße sind kalt, aber sie deckt sie auf?

Vithoulkas: Ja. Sie werden schließlich warm und dann deckt sie sie auf. Sie empfindet eine Gleichgültigkeit in Bezug auf Sex. Sie sagt: „Der Orgasmus ist verzögert, weil ich schlecht über meinen Mann denke, während wir miteinander verkehren. Ich verfluche ihn."

Teilnehmer: Sie ist aus irgendeinem Grund auf ihn zornig.

Vithoulkas: Sie sagt nicht wirklich etwas zu ihm, aber sie denkt es. Sie mag es noch, nach draußen zu gehen. Sie kann sich nicht konzentrieren. Schlechter geht es ihr durch Sonne. Der Blutdruck lag bei 130/80. Seit einem Monat nimmt sie wieder das Herzmittel ein.

Sie sagt: „Ich bin ein sehr harter Mensch geworden, ich kann nicht weinen." Sie kann aber über ihre Probleme sprechen, wodurch sie sich besser fühlt.

Denken Sie nun darüber nach. Müssen wir das Mittel wechseln oder nicht? Falls nicht, warum nicht?

Teilnehmer: Es half, aber nicht ausreichend; außerdem hat sie ein Problem.

Vithoulkas: Das Problem ist vorhanden, wie wir wissen. Aber welcher Grund führt von *Pulsatilla* weg?

Zystitiden (Fall)

Teilnehmer: Sie kann sich nicht konzentrieren. Die Richtung ändert sich.

Vithoulkas: Sie kann nicht weinen! Das führt weg von *Pulsatilla*. Was sonst noch?

Teilnehmer: Das Fluchen ist zu heftig für *Pulsatilla*.

Vithoulkas: Sie ist aggressiv. Sie schreit und flucht sehr viel (3)! Sie ist reizbar (3) und sie sagt: „Ich bin hart geworden!" Es scheint, als habe sie ein neues Bild entwickelt, das allerdings nicht so tief liegt wie das vorherige. *Pulsatilla* wirkte sehr tief. Ihr neues Problem bewirkt jedoch nicht, dass sie zurückfällt. Es geht nicht so tief, aber es schafft ein neues Bild, das eines anderen Arzneimittels, was einer besseren Situation entspricht als ein Rückfall.

Ein wichtiger Punkt, den Sie nicht übersehen sollten, ist, dass sie sagt: „Sie sprechen nicht mit mir. Ich habe mich sehr für sie eingesetzt, aber sie würdigen das nicht. Ich bin hart geworden, ich kann mich nicht mehr konzentrieren, ich fluche."

Betrachten Sie einmal nur diese Punkte. Man würdigt sie nicht.

Teilnehmer: *Anacardium*!

Vithoulkas: Sie flucht furchtbar, sie ist hart geworden, sie kann sich nicht konzentrieren. Man würdigt sie nicht. Sie hat sehr viel gegeben, aber es wird nicht geschätzt. Es ist so etwas wie ein Minderwertigkeitsgefühl. Der Kummer ist unterdrückt. Der Ausdruck, den sich ihr Zorn sucht, diese Härte, finden wir bei *Anacardium*! Sie hat diesen Kummer, woraus sich ein *Anacardium*-Zustand entwickelt hat. Dass sie nicht anerkannt wird, ist für sie der wichtigste Punkt.

Teilnehmer: Finden wir das nicht auch bei *Dulcamara*, wenn sich diese Personen nicht anerkannt fühlen? Sie grämen sich, unterdrücken es aber.

Vithoulkas: Ja! Bei *Dulcamara* handelt es sich jedoch um einen anderen Typus. Was wir in diesem Fall sehen, ist die Härte. Unsere Patientin versteht es und spricht darüber. Können wir bei

Dulcamara von Härte sprechen? Nein! Sie drücken ihren Zorn nicht durch diese schimpfende Art aus!

Die Frau fühlte sich nicht gewürdigt, das ist der Punkt, der hier über alles andere hinausragt. Sie hat einen *Anacardium*-Zustand entwickelt. Was würden Sie erwarten, wenn der Kummer weiterhin anhält? Einen Rückfall!

Teilnehmer: Welche Potenz haben Sie gegeben?

Vithoulkas: *Anacardium* 200. Sie kam dann am 27.11.1978 wieder und sagte, dass es ihr durch das Medikament wunderbar ginge. Seit zwei Monaten hätte sie aber Angst, die bei einem Unfall ihres Ehemannes entstanden sei.

Vor drei Monaten hatte sie begonnen, Kaffee zu trinken, weil sie sich so gut fühlte. Sie wachte dann plötzlich zwischen zwei und drei Uhr auf und hatte eine Tachykardie, die ungefähr eine Stunde andauerte. Sie hatte das Gefühl, ihr Körper sei schwer, wenn sie schlafe. Sie sagte, dass sich der Körper so schwer anfühle, dass sie noch nicht einmal ihr Nachtzeug ertragen könne. Während der letzten zwei Monate sei sie wieder reizbar gewesen, und sie fluche wieder (3). Bis dahin war das Fluchen vollkommen verschwunden gewesen, sie hatte kein Bedürfnis danach gehabt.

Sie könne momentan nicht den geringsten Widerspruch ertragen und sich beim Lesen nicht konzentrieren. Sie hätte wieder, besonders abends, Schleim in der Kehle, den sie abhusten müsse. Sie seufzte wieder, die Abneigung gegen Sex, die nach der *Anacardium*-Gabe verschwunden war, sei auch wieder vorhanden. Sie sagte, dass sie früher immer Kopfschmerzen vor den Menses hatte und das jetzt wieder so wäre. Sie hatte Angst um ihre und um die Gesundheit anderer (1). Sie empfände manchmal Taubheit im Kopf. Sie habe kalte Füße, es gehe ihr durch Hitze schlechter (1). Während der Nacht strecke sie wieder die Füße aus dem Bett. Um fünf Uhr morgens habe sie ein Leeregefühl, das weggehe, wenn sie etwas Wasser trinke. Durch laute Geräusche ginge es ihr schlechter (3), ebenso durch Sonne (1). Im Gesicht sei ein neues Mal entstanden. Sie habe Abneigung gegen Fett (1), Verlangen nach

Asthma (Fall)

Teilnehmer: In der Materia medica steht, dass es *Kalium carbonicum*-Patienten durch Hitze schlechter gehen kann.

Vithoulkas: Es kann ihnen in der Sommerhitze schlechter gehen, wenn sie sich zum Beispiel in einem warmen Raum befinden.

Teilnehmer: Wenn es heißt: „schlechter durch Hitze", ist damit auch Fieber oder nur Wärme aus der Umgebung gemeint?

Vithoulkas: Damit ist Wärme im Allgemeinen gemeint, nicht Fieber.

Teilnehmer: Es steht nämlich auch in der Rubrik „Atemnot während des Hitzestadiums im Fieber", aber das ist nicht gemeint, sondern ein warmes Zimmer oder so etwas, ja?

Vithoulkas: Ja.

Teilnehmer: Es gibt eine Rubrik „Atemnot im warmen Zimmer".

Vithoulkas: Ja. Da ist *Kalium sulfuricum* eines der Hauptmittel.

Teilnehmer: *Apis, Pulsatilla, Sulfur.*

Vithoulkas: Stimmen Sie darin überein, dass es sich bei der Patientin um einen verschlossenen Menschen handelt und dass es ein *Kali*-Typ sein kann?

Teilnehmer: Ja.

Vithoulkas: Könnte es *Natrium sulfuricum* sein?

Teilnehmer: Ja, das könnte es auch sein.

Vithoulkas: Erinnern Sie sich an das Schlüsselsymptom von *Natrium sulfuricum* bei Asthma?

Teilnehmer: Verschlimmerung gegen fünf bis sechs Uhr morgens. Bei *Hering* steht allerdings, vier bis fünf Stunden, nachdem man ins Bett gegangen ist. Dann wäre es früher, so gegen zwei oder drei Uhr.

Vithoulkas: Das ist interessant. Die normale Zeit der Verschlechterung ist aber zwischen vier und fünf Uhr.

Zystitiden (Fall)

Fleisch, Spinat (2), Früchten (1). Sie mag gern saure Sachen (nicht unterstrichen). Was tun wir?

Teilnehmer: Die Hauptsymptomatik ist die gleiche wie vorher. Ich würde sagen, wir wiederholen das Mittel.

Vithoulkas: Warum? Weil das Mittel antidotiert wurde! Sie hat fünf Monate lang Kaffee getrunken. Die Symptomatik ist mehr oder weniger die gleiche geblieben. Die Reizbarkeit und das Fluchen sind wieder sehr stark, und obwohl die Intensität geringer ist, handelt es sich noch immer um das gleiche Bild.

Anacardium 200 wurde wiederholt! Sie kam dann am 12.9.1979 und berichtete, dass es ihr gut gegangen sei. Seit zwei Monaten würde sie aber wieder Kaffee trinken. Sie war außerdem beim Baden im Meer von einem giftigen Fisch gebissen worden. Wir nennen ihn den „Dracula des Meeres". Sie hatte deswegen ein Medikament eingenommen.

Teilnehmer: Sie könnten an diesem Punkt sagen: „Entschuldigen Sie bitte, aber ich kann Sie nicht mehr behandeln."

Vithoulkas: Das ist eine Möglichkeit. Wir haben ein Merkblatt, das wir den Patienten mitgeben. Da steht das mit dem Kaffee und den Medikamenten.

Bei einem Fall wie diesem lernen Sie die verschiedenen Aspekte, die sich während der Behandlung ergeben können, kennen. Wir haben hier eine Abfolge von mehreren Behandlungen, die einen guten Einblick in die Praxis erlaubt. Sicher, wir waren hier nicht immer ganz erfolgreich. – Es kommt noch zu zwei weiteren falschen Verschreibungen.

Sie hatte nun diesen Rückfall und sagte: „Es geht mir schlechter, wenn es sehr heiß ist. Ich bin so reizbar, dass ich schon ganz verrückt bin." Sie befürchtete, sie könne geisteskrank werden.

Teilnehmer: Sagten Sie, dass die Reizbarkeit durch die Hitze schlimmer wurde?

Vithoulkas: Reizbarkeit bei Hitze, ja. Wenn sie sich in Gesellschaft, in einem anderen Haus, befände, sei sie in Ordnung. Wenn diese Reizbarkeit auftrete, dann streite und fluche sie, es sei aber nicht so schlimm wie früher (2). Sie brauche Gesellschaft. Sie sei streitsüchtig. Sie wache mit einer Tachykardie auf (nicht unterstrichen). Sie empfinde eine Schwere in der Brust und habe dann das Bedürfnis zu seufzen. Sie fürchte sich vor dem Tod (1). Sie habe wieder Ängste in Bezug auf Unfälle. Unordentliche Orte würden sie stören. Sie verlange nach Früchten, Fleisch, Süßigkeiten und Yoghurt (alles 1). Was würden Sie tun?

Teilnehmer: Wie lange geht es ihr bereits schlechter? Seitdem sie wieder Kaffee trinkt?

Vithoulkas: Sie trinkt seit zwei Monaten Kaffee, und es geht ihr in der letzten Zeit wieder schlechter; vielleicht seit einer oder zwei Wochen. Welche Möglichkeiten gibt es?

Teilnehmer: *Anacardium*?

Vithoulkas: Eine andere Möglichkeit?

Teilnehmer: Kaffee absetzen und warten.

Vithoulkas: Es ist das Beste, den Kaffee abzusetzen und zu warten.

Und was haben wir gemacht? Wir haben *Anacardium* 1 M gegeben. Das war der nächste Fehler!

Sie sehen, das Bild hat sich verändert. Es ist nicht mehr *Anacardium*. Sie hat Furcht vor dem Tode. Sie sagte außerdem, das habe ich eben ausgelassen, dass sie sich schlecht fühlt, wenn sie hört, dass jemand eine Krankheit hat (nicht unterstrichen). Die Verschlechterung durch Hitze ist sehr ausgeprägt. Sie hat Furcht geisteskrank zu werden. Es geht in Richtung *Pulsatilla*. Vielleicht brauchen wir aber auch ein ganz anderes Mittel. Die Härte ist nicht mehr vorhanden und das Fluchen hat abgenommen, es ist nur noch vorhanden, wenn es heiß ist.

Sie kam wieder und erzählte, dass dieses Mal keine Besserung eingetreten sei.

Teilnehmer: *Pulsatilla* hatte tiefgehende konstitutionelle Wirkungen gezeigt, während es sich bei *Anacardium* um eine aufgelegte Schicht handelte.

Zystitiden (Fall)

Vithoulkas: Ja.

Teilnehmer: Die Essenz von *Pulsatilla* war noch vorhanden.

Teilnehmer: Nein! Sie war durstig und da waren noch andere Sachen.

Vithoulkas: Sie sagt, dass es ihr durch Hitze schlechter gehe und sie Furcht vor Geisteskrankheit habe. Das ist beides *Pulsatilla*. Sie sagt: „Ich bin während der Hitze so gereizt. Es ist, als ob ich durch die Hitze verrückt werden würde." Als wir *Anacardium* gaben, war das Symptom „schlechter durch Hitze" zweimal unterstrichen, bei der zweiten Gabe nur einmal. Das hat sich wieder drastisch geändert. Und wir haben dieses neue Symptom: „Ich fühle mich, als ob ich verrückt werden würde." Das Mittel hat gewechselt, vielleicht in Richtung *Pulsatilla*. Es wäre auf jeden Fall eher gerechtfertigt als *Anacardium*.

Sie fühlte sich nun schlecht, wenn jemand litt. Es ging ihr besser, wenn sie draußen war. Das ist kein *Anacardium*-Bild mehr, auch wenn sie noch ein wenig flucht. Es ist kein herausragendes Symptom mehr. Sie sagte nun: „Es geht mir schlechter, soweit es meinen nervlichen Zustand betrifft. Es geht mir die ganze Zeit über schlecht. Ich zerbreche Dinge (2), ich fluche (2), ich werde boshaft, wenn ich nervös bin. Ich hasse meinen Neffen!" Sie schimpfte noch über ihren Ehemann. Sie sagte, dass sie das Haus niederreißen könnte, wenn der Ehemann vergisst, die Tür zu schließen. Sie war misstrauisch geworden (3), sie vertrug keine Hitze (2), es ging ihr durch Lärm schlechter (2). Sie wachte plötzlich um ein Uhr mit einer Tachykardie auf. Sie ist anspruchsvoll (3), sie hat Furcht vor Krebs (2). Sie möchte aus dem Haus gehen (2) und sie kann nicht gut stehen (1).

Hier kommt die nächste falsche Verordnung, *Nux vomica*, trotz der Hitze! Das war mein Fehler. Ich durfte dieses Symptom nicht ignorieren. Das Wählerische passt. *Arsenicum* würde ich nicht geben, weil es noch kälter ist als *Nux vomica*. Aber weil sie so wählerisch und so reizbar war, deutete ich einige Symptome falsch, wie Sie noch sehen werden. Sie kam dann am 23.12.1979 und danach am 25.2.1980 wieder.

Zystitiden (Fall)

Teilnehmer: Haben die falschen Mittel den Fall vielleicht durcheinandergebracht, so dass man vielleicht auf eine frühere Verordnung zurückgehen sollte?

Vithoulkas: Nein, der Fall ist nicht durcheinander. Es handelt sich hier um eine Fortsetzung des ganzen Falles. Nun sagte sie schließlich auch, wie das Problem genau aussieht. Im Februar wurde ihr *Sulfur* 200 gegeben. Ein Telefongespräch zeigte dann, dass sich bis April nichts verändert hatte. Im April erzählte sie, dass ihr Schwager und ihre Schwester Geld von ihr verlangen würden. Sie war sehr bekümmert, weil sie die Verwandten liebte. Sie hatte eine schöne Summe Geld bekommen, eine Art Altersversorgung oder so etwas. Die beiden wussten, dass sie das Geld abgehoben hatte, und wollten es haben. Sie erwarteten, dass sie es ihnen geben würde. Das ist bei griechischen Familien so. Es gibt da gewisse übliche Erwartungshaltungen. Für Geschwister trifft das allerdings nicht so sehr zu. Das war also die Sache, die sie von Anfang an gequält hatte.

Erinnern Sie sich daran, dass die anderen nicht mit ihr sprechen wollten und diese Dinge? Das ärgerte und reizte sie die ganze Zeit über. *Anacardium* brachte dann eine Erleichterung. Nun hat sie wieder diesen Kummer mit der Familie, der sich fortsetzt. Sie ist wählerisch und die Hitze plagt sie. Sie möchte nach draußen gehen. Das verursacht eine gewisse Depression und diese Reizbarkeit.

Sie drückt es so aus: „Ich bin wegen meiner Angehörigen verbittert. Es geht mir aber besser, wenn ich die Umgebung wechsle. Seufzen (3). Ich gehe ins Bett und denke die ganze Zeit über die gleichen Dinge nach. Es sind immer die gleichen Probleme, und ich kann nicht schlafen. Ich habe an nichts mehr Freude." Es geht ihr besser, wenn sie rausgeht und die Umgebung wechselt. Sie hat Kummer.

Sie sagen *Natrium muriaticum*. Warum denken Sie nicht an *Ignatia*?

Teilnehmer: Es geht der Patientin durch Hitze schlechter.

Zystitiden (Fall)

Vithoulkas: „Schlechter durch Hitze", das kann bei *Ignatia* zweimal unterstrichen sein. Wir haben Kummer, bei dem Besserung durch das Wechseln der Umgebung eintritt, dann das Seufzen. Sie ist wählerisch.

Teilnehmer: Außerdem spielt Misstrauen bei dieser Geschichte eine Rolle. Das führt manchmal zu diesem Bild.

Teilnehmer: Das Schlimme ist, dass sie nachts wach ist und über all diese Dinge nachdenkt.

Vithoulkas: Ja, das hat *Ignatia* auch.

Teilnehmer: Das Seufzen ist sehr stark.

Vithoulkas: Aber was ist hier der entscheidende Punkt? Die Patientin hat überhaupt kein Verlangen nach Salz, und es geht ihr in der Sonne nicht schlechter.

Teilnehmer: Es scheint mir, als würden die meisten Fehler dadurch gemacht, dass der Fall nicht richtig aufgenommen wird. Man sieht dann nicht, was sich wirklich abspielt.

Vithoulkas: Genau! Es ist sehr wichtig, den Fall im Detail aufzunehmen und darüber nachzudenken.

Halten Sie es nicht für selbstverständlich, dass sich Rückfälle zeigen. Wir haben aber sehen können, dass ein empfindlicher Patient leicht zurückfallen kann, wenn er Kaffee trinkt. Es wurden hier einige Fehler gemacht. Ich habe zwei falsche Mittel verordnet und der Arzt, der die Frau behandelt hat, gab ihr ebenfalls zwei falsche Mittel.

Teilnehmer: Ich denke, es handelt sich hier um ein gutes, sehr realitätsbezogenes Lehrbeispiel.

Natrium sulfuricum

Vithoulkas: *Natrium sulfuricum* hat einen starken Bezug zum *sykotischen Miasma*. Es ist das am wenigsten empfindliche Mittel der *Natrium*-Gruppe. Ich werde Ihnen ein Bild beschreiben, um Ihnen eine Vorstellung von diesen Menschen zu vermitteln.
Da ist ein Kind mit Asthma. Nach einer Periode von drei bis vier Jahren, das Kind ist nun etwa zwölf oder dreizehn Jahre alt, lässt das Asthma nach, und es zeigen sich bestimmte Charaktermerkmale. Das Kind ist systematisch, empfindsam, verschlossen, asthmatisch und möchte in der Schule gut sein. Diese Einstellung erzeugt schließlich eine gewisse Reizbarkeit aus folgenden Gründen:
Es liegt eine grundlegende Schwäche vor. Diese asthmatischen Kinder merken, dass sie im Vergleich zu den anderen ein wenig benachteiligt sind. Aus diesem Grunde hegen sie so etwas wie eine rachsüchtige Einstellung gegenüber denjenigen, die besser sein könnten als sie.
Sie möchten die ersten sein, aber es geht nicht. Da sie dieser Umstand verletzt, verschließen sie sich noch mehr. Nun meldet sich Angst, und es entwickelt sich Hass gegen andere Personen. Es kann sein, dass dieses Kind nun hart wird.
Wenn Sie dieses Kind später zu Gesicht bekommen, werden Sie einen sehr erfolgreichen Geschäftsmann oder Industriellen sehen, den Sie auch für einem *Kalium*-Typen halten können.
Diese Personen sind sehr empfindlich, denn sie wurden im Laufe ihres Lebens oft in ihren Gefühlen verletzt. So kann das Leben schließlich zu einer Bürde für sie werden. Es liegt ihnen dann nicht mehr viel am Leben, sie möchten nicht länger leben. Sie werden das aber nicht so ohne weiteres aussprechen.
Es handelt sich um verantwortungsbewusste Menschen (2), die ihre Gefühle nicht enthüllen. Wenn sie Kummer erleiden, entwickelt sich sogleich eine Abscheu vor dem Leben. Sie würden dann

Natrium sulfuricum

gern Selbstmord begehen. Da sie aber ein starkes Verantwortungsbewusstsein besitzen, fühlen sie sich für andere Menschen verantwortlich, besonders für diejenigen, die auf sie angewiesen sind. Es sind normalerweise wirklich viele Menschen von ihnen abhängig. Sie wissen, dass der Selbstmord den anderen viel Kummer und Schwierigkeiten bereiten würde, deshalb werden sie ihn nicht begehen. *Es besteht allerdings der starke Drang, Selbstmord zu begehen! Sie beherrschen sich jedoch.* Sie sagen sich: „Ich muss durchhalten, ich muss da durch!" Sie ringen sehr mit sich.

Das Leben hat sie in diese Situation gestellt, durch die sie nun hindurch müssen. Diese Einstellung hält sie davon ab, Selbstmord zu begehen. Pflicht, Verantwortungsbewusstsein und nochmals Pflicht. Für diese Menschen ist es „wichtig, jetzt richtig zu handeln".

Es ist interessant, dass es sich bei *Natrium sulfuricum* um Menschen handelt, die beruflich aufsteigen möchten.

Diese Personen sind eigentlich nicht sehr wählerisch, obwohl Sie es in dieser Spalte finden werden (Nachtrag). Es ist eher ein geplantes Wählerischsein; sie haben so etwas wie einen Plan, den sie erfüllen möchten. Das erinnert an *Natrium muriaticum*.

Teilnehmer: Meinen Sie so etwas wie eine Starrheit?

Vithoulkas: Ja. Sie haften an einem Plan. Es ist interessant, dass die Leber in der chinesischen Medizin als das Organ der Planung betrachtet wird. *Natrium sulfuricum hat einen starken Bezug zur Leber.*

Es gibt da einen Punkt, an den man sich bei Leberkranken erinnern sollte. Sie begeben sich normalerweise nicht gern in offene Gruppen, insbesondere nicht in Gruppen, die aus Individuen bestehen. Sie sind auch diejenigen, die als Schlichter auftreten und die Seiten wieder ins Gleichgewicht bringen wollen. *Natrium sulfuricum* kann das insbesondere deswegen, weil es eine Indifferenz besitzt; die Emotionen nehmen nicht am Leben teil. Es sind Menschen, die nicht spontan oder etwa impulsiv sind. Sie können beide Parteien verstehen und sie wieder zusammenbringen. Es handelt sich um ernste Menschen. Es sind die ernsten Menschen in einer Gesellschaft, diejenigen, von denen man sich Ratschläge holt. Ich hatte einmal einen Fall, bei dem mir diese Kenntnisse sehr geholfen haben.

Es handelte sich um einen belgischen Industriellen. Er hatte mich aus der Schweiz einfliegen lassen. Er gehörte zu den mächtigen Männern Europas. Er saß da, mit einem Ausschlag an den Ellbogen, mit seinem Arzt, seiner Krankenschwester und seiner Tochter. Seine Frau war gestorben.

Ich fragte ihn, ob er sich psychisch gut fühle. Er sagte: „Ja." Auf meine Frage nach Kälte oder Hitze antwortete er mit „Nein!" Er schwitzte. Er war ein Geschäftsmann, der sein ganzes Leben nett verplant hatte. Er war sehr groß geworden und hatte eine der größten Fabriken Europas. Er saß da und gab mir keinerlei Informationen.

Natrium sulfuricum ist von Natur aus sehr verschlossen. Diese Personen gehen nicht schnell Kontakte ein, das ist sehr schwierig für sie. Der Patient muss viel Kummer erlitten haben, wollte es aber wohl nicht in Anwesenheit seines Arztes sagen.

Teilnehmer: Würden Sie sagen, dass es schwierig für diese Menschen ist, von einer Frau zur anderen zu wechseln?

Vithoulkas: Ja, sehr schwierig. Das werden sie nicht so schnell oder so leicht tun.

Ich fragte diesen Industriellen, ob er Selbstmord begehen wolle, sich aber wegen seiner Familie zurückhalten würde. Er wandte sich seiner Tochter zu und sagte: „Dieser Mann zieht mich aus!" Das traf genau den Kern der Sache. Ich gab ihm *Natrium sulfuricum*, es half wunderbar. Ich behielt meinen Ruf.

Mein Geist musste sehr schnell arbeiten, um die Sachlage zu erfassen, wie sich dieser Mann gab usw. Er war gut vorbereitet, alles war organisiert. Seine Krankenschwester war anwesend, um mir Informationen geben zu können, ebenso sein Arzt und auch seine Tochter. Er hat sich abgesichert. Wenn ich ihn etwas fragen würde, brauchte er nur zu sagen: „Bitte, das hier habe ich." Er war bereit, mir dies zu zeigen (Ausschlag an den Ellbogen?), aber mehr nicht. Er war wirklich sehr verschlossen. Ich nannte das besagte Symptom

Natrium sulfuricum

und traf damit ins Schwarze. Er hätte mir sonst nichts über sich erzählt. Er hatte das Gefühl, Selbstmord begehen zu müssen, hielt sich aber wegen seiner Familie zurück. Das hatte ihn gequält.

Teilnehmer: *Natrium muriaticum* ist nicht so verschlossen. Wie sieht es im Vergleich zu den anderen *Natrium-Mitteln* aus?

Vithoulkas: Die *Natrium sulfuricum-Typen* sind verschlossener, aber sie besitzen nicht diese Überempfindlichkeit. Sie sind mehr geschäftsmäßig und bodenständiger, wie *Graphites* und *Bryonia*.

Teilnehmer: Wären *Natrium muriaticum-Typen* zu subtil, um ihre Pflegerin und ihren Arzt sowie andere mitzubringen?

Vithoulkas: Ja, sie sind sehr feinsinnig.

Unser Patient war Geschäftsmann, er wusste zu planen.

Teilnehmer: *Natrium muriaticum-Typen* wären in einer solchen Position, in der man manchmal ziemlich rücksichtslos sein muss, sicherlich überfordert.

Vithoulkas: Ja, das ist ein guter Punkt. Bei *Natrium muriaticum* würde man keine großen, erfolgreichen Geschäftsleute erwarten.

Teilnehmer: Würden Sie eine Gonorrhoe vermuten?

Vithoulkas: Ja. Wenn es sich um ein stark *sykotisches Mittel* handelt, können Sie das vermuten; entweder liegt es in der Familie oder der Patient selbst hatte damit zu tun. Es muss aber nicht zwangsläufig so sein.

Es ist interessant, dass sich *Natrium sulfuricum*-Patienten erhängen möchten, wenn sie über Selbstmord nachdenken. Das ist die von ihnen bevorzugte Methode.

Teilnehmer: Wollen sie sich nicht auch erschießen?

Vithoulkas: Auch, aber eher selten. Sie sind ernst und verschlossen, wenn sie auch in einer bestimmten Umgebung weich und sentimental werden können. Es gibt sentimentale Momente, die eines Ausdrucks bedürfen. Es kann zum Beispiel in einem Nachtclub sein, in dem sanfte Musik läuft, sanfte Lichter scheinen und

Natrium sulfuricum

der Betroffene sich in einer Umgebung, die etwas Romantisches an sich hat, befindet. Dann werden diese Menschen weich, sie werden es aber nicht sehr zeigen. Es kann sein, dass sie weinen. *Musik hat eine Wirkung auf Natrium sulfuricum*-Typen *wie auf alle Natrium-Mitteltypen.* Die Betroffenen werden traurig und weinen. Welche Mitteltypen haben außerdem das Bedürfnis zu weinen?

Teilnehmer: *Natrium carbonicum* und *Graphites.*

Vithoulkas: *Natrium sulfuricum* hat eine starke *Photophobie wie auch Graphites.*

Heftige Musik mögen die Betroffenen nicht, sondern sanfte, liebliche Musik, die sie berührt und traurig macht. Es ist fast seltsam, dass diese Menschen, die mit beiden Beinen auf der Erde stehen und so gut durchorganisiert sind, durch eine romantische, sanfte Umgebung so sehr berührt werden.

Wir finden außerdem Verzagtheit, eine Unbefriedigtheit und Unzufriedenheit. Das sind Vorläufer der Selbstmordtendenz, der Neigung, sich das Leben zu nehmen.

Teilnehmer: Wäre es ungewöhnlich für einen *Natrium*-Menschen, sich das Leben zu nehmen?

Vithoulkas: Nein, es wäre nicht ungewöhnlich. Diese Personen sind sehr ernst, was auch immer sie tun. Sie würden es durchplanen und dann würden sie es machen; sie hängen sich auf.

Teilnehmer: Als ich gelesen habe, dass sie sich aufhängen oder erschießen, kam mir der Gedanke, dass sie sich selbst hinrichten. Ergibt das irgendeinen Sinn? Fühlen sie sich vielleicht schuldig, glauben sie, sie müssten aus irgendeinem Grund hingerichtet werden?

Vithoulkas: Das kann ich nicht sagen, ich weiß es nicht.

In bestimmten Stadien gibt es eine versteckte Angst um die Gesundheit. Es ist merkwürdig. Sie können es zum Beispiel daran sehen, dass mich dieser Patient extra aus der Schweiz kommen ließ. Sie werden Ihnen aber nicht erzählen, dass sie Angst um die Gesundheit haben. Sie werden fast keine Gefühle zeigen.

Wir sagten, dass es sich um ein *sykotisches Mittel* handle. Warum? *Natrium sulfuricum*-Typen haben eine Menge Kondylome in ihrer Pathogenese (2). Es handelt sich um weiche, fleischige, rote Kondylome (2), besonders im Genitalbereich.

Teilnehmer: Sind sie nicht von der üblichen Art?

Vithoulkas: Nein, sie sind nicht üblich, das stimmt. Es gibt eine Art, die nur *Natrium sulfuricum*-Menschen haben.

Teilnehmer: Wie groß werden diese Kondylome?

Vithoulkas: Wie die anderen, wie die Warzen. Sie sind rötlich, fleischig, so als ob man sie abnehmen könnte. Sie sind wirklich ungewöhnlich. Solche kleinen Hinweise führen manchmal zum richtigen Mittel. Das sykotische Element ist hier sehr ausgeprägt.

Kent sagt, dass er die meisten seiner Asthma-Fälle mit *Natrium sulfuricum* geheilt hätte. In unserer Praxis, ich spreche jetzt über das Asthma, hat *Natrium sulfuricum* meistens in Verbindung mit den *Kalium*-Mitteln geheilt, *Kalium carbonicum, Kalium sulfuricum* oder *Kalium nitricum.*

Wie bei allen sykotischen Mitteln *verschlechtert sich das Befinden von Natrium sulfuricum-Patienten bei Feuchtigkeit.* Bei trockenem kühlem Wetter geht es ihnen besser.

Das Asthma wird bestimmte Merkmale aufweisen.

Erstens wird eine Menge Schleim vorhanden sein. Dieser ist *grünlich-gelb*, ob er nun aus der Nase, den Lungen oder der Urethra kommt. Auf der Zunge finden wir einen grünlich gelben Belag. Manchmal sieht sie auch schmutzig grün oder bräunlich aus.

Ein weiteres Merkmal des Asthmas ist eine *hohle* Empfindung, besonders wenn die Patienten husten. Sie halten sich die Brust. Es ist, als ob diese Stelle in der Brust leer sei, so als ob sie in Stücke brechen könne.

Die dritte Charakteristik ist die *Verschlimmerung zwischen vier und fünf Uhr morgens.*

Wir finden eine allgemeine Verschlechterung durch feuchtes Wetter.

Die Patienten haben bestimmte Kopfschmerzen, die meist mit der Leber in Zusammenhang stehen. Sie *haben einen bitteren Geschmack im Mund, wenn diese Kopfschmerzen auftreten.* Außerdem haben sie eine *belegte Zunge* und ein schleimiges Gefühl im Mund. Sie leiden unter der schlechten Verdauung, die diese Kopfschmerzen begleitet. Es ist eine Menge schleimiger Speichel vorhanden. Die Leber scheint beteiligt zu sein.

Es kann auch Verstopfung oder starke Flatulenz durch das Essen stärkehaltiger Nahrung auftreten. Es zeigt sich eine starke Bitterkeit im Mund.

Wenn Sie auf Kopfschmerzen in Verbindung mit dieser biliösen Symptomatik stoßen, dann haben Sie sehr wahrscheinlich einen *Natrium sulfuricum*-Fall vor sich.

Es handelt sich um eine Fehlfunktion der Galle. Sie werden das häufig finden können, aber Sie müssen diesen Bezug herstellen.

Sie können auch auf folgende Kombination stoßen: Die Mutter hat Asthma und das Kind wird mit einer Neigung zu asthmatischen Zuständen und zu Magenbeschwerden geboren.

Sie werden hören, dass das Kind Asthma und eine Magenneurose mit Verstopfung hat. Es hat viel Kummer erfahren. Dann kommt dieser Mensch irgendwann zu Ihnen und sagt: „Ich bin ein Wrack, ich bin fertig mit den Nerven."

Diese Menschen werden aber nicht näher erläutern, was sie empfinden, sondern *sie erwarten, dass Sie sie verstehen.* Das ist ein weiterer Punkt, den ich ansprechen möchte.

Sie sind verschlossen, ungesellig, sie schließen nicht so leicht Kontakte. Wenn es zu einer Beziehung kommt, wenn ein Mann eine Verbindung zu einer Frau eingeht, dann ist diese Beziehung sehr stark materieller Art. Der Mann ist nicht besitzergreifend, aber er hat einen – in Bezug auf diese bestimmte Frau – sehr starken Sexualtrieb. Wenn er diese Frau verliert, wird er zerbrechen. Das kann auch mit familiären Schwierigkeiten verbunden sein, besonders wenn die Zuneigung einer Frau gilt, die nicht als moralisch bezeichnet werden kann. Die Zuneigung ist dermaßen stark, dass er sich unter keinen Umständen von ihr trennen will. Die Familie ist gegen diese Verbindung, aber für ihn ist die Trennung

Natrium sulfuricum

überhaupt kein Thema. Wenn ihn diese Frau verlassen sollte, wird er in einen Kummerzustand fallen. Dann wird sich das Asthma oder die Gastritis wieder zeigen, bevor der Drang aufkommt, Selbstmord zu begehen. Das Asthma von *Natrium sulfuricum*-Personen zieht sich also durch die Familie; es ist erblich.

Teilnehmer: Sind hauptsächlich Männer davon betroffen?

Vithoulkas: Ja. Ich denke, es sind meistens Männer betroffen. Hier in Amerika können es wahrscheinlich auch Frauen sein. Die Frauenbewegung hat einige aggressive Elemente hervorgebracht, deshalb werden Sie bald mehr *Natrium sulfuricum*-Patientinnen sehen können.

Teilnehmer: Sind *Natrium sulfuricum*-Menschen aggressiv?

Vithoulkas: Sie sind nicht so sehr aggressiv, auch wenn sie so wirken können. Sie würden sich nie erlauben zu schreien oder etwas Ähnliches zu tun. Es gibt aber eine Sache, bei der sie aggressiv werden können, nämlich wenn es um die Frau geht, die sie begehren! Es handelt sich dann um eine konzentrierte emotionale Leidenschaft. Sie zerschlagen dann alles, was ihnen in diesem Moment in die Finger kommt; aber ansonsten kommen sie nicht aus sich heraus.

Teilnehmer: Ich hatte den Eindruck, dass diese Menschen ziemlich reizbar sind.

Vithoulkas: Das sind sie, aber sie werden sich nicht gestatten, das zu zeigen. Sie sind innerlich sehr gereizt, verzagt, reizbar und erfolgreich, doch sie wollen mehr. Sie betrachten es als natürlich, erfolgreich zu sein. Sie beherrschen sich ungemein!

Teilnehmer: Sie sind sehr aggressiv, zeigen es aber nicht?

Vithoulkas: Ja.

Teilnehmer: Wie ist dieses Mittel im Vergleich zu *Kalium carbonicum*?

Vithoulkas: *Kalium carbonicum*-Menschen sind genauso aggressiv und verdrießlich. Sie werden nicht viel von ihren Gefühlen zeigen, sie sind beherrscht. Bei *Natrium sulfuricum* finden wir aber dieses romantische Element, diese eigentümliche Romantik, die sehr rege ist, was die Beziehung zu der Frau betrifft, an der sie hängen.

Teilnehmer: Sagten Sie, dass diese Personen rachsüchtig sind?

Vithoulkas: Ja, genau. In den fortgeschrittenen Stadien, wenn Verzagtheit vorherrscht, können sie das Gefühl bekommen, dass jemand besser als sie sei. Sie entwickeln dann eine Art Hass.
Wenn jemand etwas tut, das sie verletzen könnte, dann werden sie sich das merken. Sie werden versuchen, dem anderen ein Leid zuzufügen, weil sie Groll gegen diesen Menschen hegen.

Teilnehmer: Mehr als *Natrium muriaticum*-Patienten?

Vithoulkas: Sehr viel mehr! *Natrium muriaticum* wird nicht versuchen, jemanden zu verletzen.

Teilnehmer: Leiden sie durch Hitze?

Vithoulkas: Bei Hitze leiden sie mehr, auch bei warmer Feuchtigkeit. Sie werden warme Füße haben und sie aus dem Bett strecken, wie *Sulfur-Typen*. Auch bezüglich der *Hitze an den Fußsohlen und am oberen Teil des Kopfes* ähneln sie *Sulfur*.
Es gibt einen Wirkungsbereich von *Natrium sulfuricum*, der sehr wertvoll ist. Das sind *stumpfe Kopfverletzungen*! Nach einer solchen Kopfverletzung entwickelt sich entweder eine übermäßige Reizbarkeit, die schließlich in eine Depression mit dem Verlangen, Selbstmord zu begehen, übergehen kann, oder es kommt zu Spasmen oder epileptischen Anfällen. Es können auch Spasmen der Muskeln auftreten.
Ich glaube, es ist *Kent*, der auch ein Bild von zerebrospinaler Meningitis angibt; dazu kann ich nichts sagen.

Teilnehmer: Finden Sie, dass man eine Vollnarkose mit einer Kopfverletzung vergleichen kann?

Vithoulkas: Als man Chloroform für die Narkosen verwendete, kam es oft zu geistigen und auch körperlichen Schäden. Für diese

Fälle war *Phosphorus* das spezifische Mittel. Das Chloroform bewirkte ein Ungleichgewicht im gesamten Organismus.

Teilnehmer: Kam es nur durch Chloroform und nicht auch durch die anderen Anästhetika dazu?

Vithoulkas: Zu den anderen Anästhetika kann ich nichts sagen. Ich weiß wohl, dass die Gefahr einer Schädigung heutzutage geringer ist als früher.

Teilnehmer: Muss nach einer solchen Kopfverletzung das vollständige Mittelbild von *Natrium sulfuricum* auftreten?

Vithoulkas: Sie finden dann übermäßige Reizbarkeit oder große Verzagtheit bzw. das Verlangen, Selbstmord zu begehen. Der Patient kann auch epileptische Anfälle oder Spasmen der Muskeln bekommen.

Teilnehmer: Es gibt Patienten, die nach einer Kopfverletzung desorientiert sind und Gewaltausbrüche zeigen. Nach dem Anfall herrscht dann Amnesie in Bezug auf die Geschehnisse. Wenn diese Patienten zur Notfallbehandlung gebracht werden, sehen sie aus, als stünden sie unter Drogen. Ich würde schwören, dass sie unter Drogen stehen. Dann erzählt man mir, dass das seit einem Jahr, seit einem Autounfall, so wäre.

Vithoulkas: Das sind die Fälle, bei denen *Natrium sulfuricum* indiziert sein wird. Wir haben außerdem noch *Arnica*, das wir in solchen Fällen nicht vergessen dürfen.

Ich hatte einen Epilepsie-Fall, der mit einer Entzündung des rechten Schulterblattes kombiniert war. Das EEG zeigte Abweichungen. Wir haben die anderen Medikamente abgesetzt und *Arnica* gegeben. Der Fall lief bestens! Die Medikamente hatten die Sache sogar verschlimmert. Eine Gabe *Arnica* in Hochpotenz reichte aus. Das EEG normalisierte sich, die Patientin wurde wieder vollkommen gesund. Natürlich bekam sie danach noch verschiedene andere Mittel, aber *Arnica* hat den Schwerpunkt der Arbeit verrichtet.

Bei Epilepsie nach Kopfverletzungen sollten wir an *Natrium sulfuricum, Arnica* und *Cuprum* denken.

Natrium sulfuricum

Teilnehmer: Ich hatte vor einigen Monaten eine Patientin, die einen Autounfall gehabt hatte. Es war eine Gehirnerschütterung diagnostiziert worden. Ich gab ihr routinemäßig *Arnica*.
Ich habe mir den Fall später genauer angesehen und bemerkt, dass sich einige Symptome sehr abhoben. Sie fühlte sich von ihrem Körper getrennt und Ähnliches mehr. Ich gab ihr *Phosphorus* und es ging ihr danach gut.

Teilnehmer: Kann ein *Natrium sulfuricum*-Patient nach einer solchen Kopfverletzung sarkastisch werden? Ich hatte eine Patientin, die ...

Vithoulkas: Wenn Sie den Patienten nicht heilen, kann er aggressiv werden.

Teilnehmer: Ja, sie war wirklich abscheulich. Sie sagte, sie würde mich hassen, und andere Dinge. Sie hatte überall Schmerzen, und die Gelenke waren betroffen. Muskelspasmen hatte sie nicht. Vielleicht hätten wir das Mittel wiederholen sollen, es hatte ihr zu Beginn geholfen.

Vithoulkas: *Angst um die Gesundheit*, wir sprachen darüber.

Teilnehmer: Die Angst ist versteckt!

Vithoulkas: Diese Menschen werden ihre Angst nicht offenbaren.
Es gibt ein weiteres wichtiges Schlüsselsymptom: *Es geht Natrium sulfuricum nach dem Stuhlgang besser*. Steht das in der Materia medica?

Teilnehmer: Ja, heiter nach dem Stuhlgang, sagt *Kent*.

Vithoulkas: Es steht im Repertorium, ich wusste nicht, ob es auch in der Materia medica steht. Das ist ein wichtiges Schlüsselsymptom. Geben Sie aber nicht immer *Natrium sulfuricum*. Der *Calcium*-Typ hat das auch.
Ich hatte einen Asthma-Fall, es handelte sich um einen jungen amerikanischen Journalisten, der in die Schweiz gekommen war. Ich dachte an *Natrium sulfuricum*, konnte aber keine bestätigenden Symptome finden. So gab ich ihm ein oder zwei Mittel. Als

ich schließlich versuchte, mehr herauszubekommen, und tiefer ging, sagte er, dass er sich nach dem Stuhlgang großartig fühle. Es zeigte sich eine große Reaktion, das war es.

Teilnehmer: Sollen wir das nachtragen?

Vithoulkas: Es steht im Repertorium, „Freude oder Heiterkeit nach dem Stuhlgang".

Teilnehmer: Frohsinn nach Stuhlgang: *Bor.*, Nat-c., **Nat-s.**, Ox-ac.

Psychose (Fall)

Teilnehmer: Als ich 1979 in Millersville war, fragte man mich, ob ich mir diesen Fall ansehen würde. A. war auch dabei. Das Gespräch dauerte dreieinhalb Stunden. Wir versuchten, diesen chaotischen Fall zu entwirren.

Es handelt sich um eine 30-jährige Frau, die eine schwere Kindheit gehabt hatte. Es gab Gewalttätigkeiten in der Familie, und sie war sehr von ihren Eltern vernachlässigt und unterdrückt worden. Diese Dinge haben sie sehr entsetzt usw.

Während der Highschool war sie ziemlich schüchtern. Als sie ungefähr 18 Jahre alt war, hatte sie ihre erste sexuelle Beziehung. Auch hier spielten Gewalt und masochistische Elemente eine Rolle. Ihr Freund schlug sie oft, doch sie betrachtete das als normal, weil sie das von früher kannte. Sie war sehr naiv.

Er verließ sie nach etwa einem Jahr. Sie lernte einen anderen Mann kennen und heiratete ihn. Er war nicht so gewalttätig, unterdrückte sie aber auch. Kurz nach der Heirat entwickelte sie viele Symptome. Man diagnostizierte eine „Überempfindlichkeit gegen Chemikalien". Wenn sie mit Parfüm, Benzingeruch, Rauch, Zigarettenrauch usw. in Berührung kam, zeigte sie Angstreaktionen, die sie lähmten. Ihr Geist wurde dermaßen leer, dass er nicht mehr funktionierte. Ihr Ehemann ertrug das nicht und warf sie hinaus. Er sagte ihr, sie solle erst wiederkommen, wenn sie gesund sei.

Sie durchlief verschiedene Therapien, es war auch eine Ernährungstherapie dabei. Sie kam dann schließlich nach Kalifornien. Es wurden einige Allergiebehandlungen durchgeführt. Es ging ihr physisch besser, aber der geistige Zustand verschlimmerte sich. Dann traf sie auf Swami Rama. Er riet ihr, *Syphilinum* 10 M zu nehmen, jeden Tag, zehn Tage lang. Danach sollte es für zehn Tage abgesetzt werden und dann wieder zehn Tage lang eingenommen werden. Sie solle zehn dieser Zyklen durchlaufen, sagte er.

Danach war sie geistig und emotional ein vollkommenes Wrack. Sie bekam von Henry Williams viele andere Mittel. Es tat sich nicht viel. In diesem Stadium traf ich sie. Sie war äußerst ängstlich und neurotisch. Sie war sehr schreckhaft und sehr eifersüchtig. Es reichte, wenn ihr Freund, mit dem sie wenig Verkehr hatte, eine andere Frau auch nur ansah. Sie wurde dann äußerst reizbar und bekam einen Wutanfall.

Sie hatte viele Männerbekanntschaften. Sie trafen sich in Bars und verbrachten eine Nacht miteinander. Ihre gesamte Persönlichkeit war gespalten.

Zu dem Zeitpunkt gab ich ihr *Arsenicum*. Sie hatte eine geradezu fantastische Angst um die Gesundheit und war sehr frostig. Sie hatte auch noch sehr viele andere Symptome.

Arsenicum schien ungefähr drei Monate lang zu helfen. Gegen Oktober fing ihr Zustand an, wieder schlechter zu werden. Sie kam nach Kalifornien, um weiterhin von mir behandelt zu werden. Ich gab eine Reihe von Mitteln. *Lycopodium* war das erste; es verursachte einen Rückfall. Es war danach so schlimm wie nie zuvor. Es wirkte eindeutig unterdrückend.

Es ging weiter mit *Mercurius* und *Medorrhinum.*

Arsenicum wurde wiederholt. Der Fall wurde ordentlich durcheinandergebracht. Schließlich diskutierte ich den Fall mit George.

Ich möchte jetzt nicht alle Details anführen, nur die Hauptsymptomatik. Ich sah in ihr einen sehr furchtsamen und unreifen Menschen, der völlig verloren schien. Sie wusste nicht, was mit ihr geschah, und sie war nicht in der Lage, ihre Symptome klar zu beschreiben. Zur gleichen Zeit war sie in ihrer Art sehr verführerisch. Sie lehnte sich vor, schlug die Augen hoch, es zeigte sich ein Saum und solche Sachen. Sie schien das unbewusst zu machen. Andererseits konnte man aber auch den Eindruck bekommen, dass sie wusste, was sie tat. In den Bars wird sie sich wahrscheinlich ähnlich verhalten haben. Ich bin sicher, dass sie auf diese Weise die Männer aufgabelte. Was die sexuelle Seite betrifft, so mochte sie es, geschlagen zu werden. Nicht so sehr, dass es zu blauen Flecken oder Prellungen kam, doch es musste Gewalt beteiligt sein.

Psychose (Fall)

Wir gaben ihr *Platinum* 10 M, das war am 11.8.80. Sie kam dann am 15.9.80 wieder.

Sie berichtete, dass sie sich schon in der ersten Woche sehr viel schlechter fühlte. Sie war sehr deprimiert, sehr viel depressiver. Sie war verzweifelt und empfand eine Hoffnungslosigkeit, so dass sie meinte, sie würde sich nie mehr erholen. Das war sehr extrem. Sie sagte, sie wolle aufgeben. Sie sagte: „Wenn Sie mir dieses Mal nicht das richtige Mittel geben, werden ich mich umbringen!" Sie erzählte, dass sie in einem Film gesehen habe, dass sich jemand vor einen Zug geworfen habe. Sie meinte, das sei eine gute Art, Selbstmord zu begehen. Sie stellte sich vor, es zu tun oder von einer Brücke zu springen. Sie empfand, dass sie sich buchstäblich zurückhalten musste, dies nicht zu tun, obwohl sie sich nie in einer entsprechenden Umgebung befunden hatte.

Sie sagte: „Ich habe keine Empfindungen, keine Gefühle in mir." Sie hatte furchtbaren Ärger mit ihren beiden festen Freunden. Sie wollten sie nicht mehr in ihrer Nähe haben. Sie war eifersüchtig, stellte Vermutungen an und war ständig hinter ihnen her. Sie sagte: „Es ist schlimmer als vorher." Ihre Zimmerwirtin würde sich sehr aufregen, weil sie dauernd mit anderen Männern käme. Als ich nachfragte, stellte sich jedoch heraus, dass sie nur ungefähr einmal in der Woche ausging. Das kann man nicht gerade als „ständig die Partner wechseln" bezeichnen. Es stellte sich heraus, dass sie mit zwei Männern etwas hatte. Es war nicht mehr so, dass sie in Bars ständig neue Bekanntschaften schloss. Da sie viel Ärger mit ihrer Zimmerwirtin hatte, fühlte sie sich wegen dieser beiden Bekanntschaften sehr schlecht.

Es sei hoffnungslos, sie wolle sich vor einen Zug werfen. Sie fühlte sich sehr ermüdet, und das war extrem ausgeprägt. Es war so schlimm, dass sie nur mit Mühe etwas tun konnte. Sie versuchte, einige kleine Schreibarbeiten für unser Büro zu machen. Sie konnte nicht einmal eine Zeile mit der Schreibmaschine tippen, ohne dass sie die Konzentration verlor und ermüdete. Sie musste sich dann hinlegen.

Ich fragte sie, was sie tue. Sie antwortete, dass sie nur sitzen und starren und sich nichts in ihrem Inneren regen würde. Sie hätte keine Gefühle oder Gedanken. Die einzige Sache, die sie überkäme, wäre Zorn und das Verlangen, sich umzubringen, um aus dieser schrecklichen Lage herauszukommen.

Das begann innerhalb einer Woche nach der Mittelgabe. Einen Monat später befand sie sich noch immer in diesem Zustand.

Sie hatte kein Verlangen mehr, sich oder andere zu erstechen oder zu verletzen. Sie hatte eine Phase, in der sie einfach das Verlangen hatte zu stechen. Das passt sehr gut zu *Platinum*.

Teilnehmer: Heißt das, sie wollte sich die Augen ausstechen?

Teilnehmer: Ja, aber nach der Einnahme von *Platinum* verschwand das. Vor diesem Mittel hatte sie auch Hör-Halluzinationen. Sie hörte Stimmen rufen. Das begann nach der Einnahme von *Mercurius* und *Medorrhinum*. Die Stimmen riefen ihren Namen. Ihr Konzentrationsvermögen war sehr schlecht (3), auch ihr Gedächtnis. Sie las ein Wort, konnte es aber nicht verstehen. Sie wiederholte den Satz, aber dennoch konnte sie den Sinn dessen, was sie las, nicht verstehen. Sie schlief die meiste Zeit.

Sie hatte Verlangen nach Süßigkeiten (4), nach Salz (2), das war alles. Sie hatte kein Verlangen nach Alkohol, der Appetit war schlecht.

Ich fragte sie, wie es mit den geistigen Funktionen stünde. Sie sagte, dass sich eine Leere in ihrem Kopf befände und sie an nichts Konkretes denken würde.

Ihr war kalt (2). Sie sagte, dass sie nie in ihrem Leben einen Orgasmus hatte; dies sei in letzter Zeit noch schlimmer.

Ich fragte sie nach ihren Tätigkeiten. Sie sagte, dass es sehr anstrengend wäre, wenn sie etwas tue. Sogar die leichtesten Tätigkeiten würden sie völlig erschöpfen. Sie hatte schon lange das Symptom, dass ein Schleier ihre Sicht behindern und sie von der Außenwelt trennen würde, von Menschen, von Gegenständen, von allem Möglichen. Sie nannte es eine Schwärze. Das war nach *Platinum* eindeutig schlimmer (3).

Eine Woche nach dem Arzneimittel bekam sie eine Erkältung, die mit einer Laryngitis und einem rauen Hals endete. Das war am Monatsende noch vorhanden. Vorher hatte sie auch Husten, der fünf Tage gedauert hatte und dann verschwunden war. Außerdem hatte sie eine Psoriasis, die einmal mehr und einmal weniger schlimm war. Es war keine große Angelegenheit.

Sie war eigen, sie musste alles sauber halten, sogar dann, wenn sie keine Kraft hatte. Das war schon immer so, es hatte sich nicht verändert.

Sie sagte: „Ich dürfte gar nicht hier sein, ich nehme nur Platz weg." Sie meinte im Büro und außerdem in der Welt. Sie meinte, sie dürfte, da sie nichts Nützliches tun würde, nicht auf dem Planeten sein.

Sie fühlte sich sehr müde, besonders in der Sonne. Sie war lichtscheu. Morgens beim Erwachen sei alles schlimmer, besonders die Depressionen und der Ärger.

Nach 17 bis 18 Uhr ging es ihr schlechter. Sie ging um 20 bis 21 Uhr ins Bett und stand gegen 7 bis 8 Uhr auf. Sie sagte, dass sie durch melancholische Musik traurig würde.

Ich gab ihr *Natrium sulfuricum*, eine 200.

Ich vergaß zu sagen, dass ich ihre Leber untersucht hatte. Sie war tastbar und der Bereich war berührungsempfindlich. Durch die Verschlimmerung und die Depression morgens beim Erwachen kam ich auf *Natrium sulfuricum*.

Teilnehmer: Sie gaben das Mittel vor zwei Wochen?

Teilnehmer: Das war am 16. September. Die Videoaufnahme zeigt den ersten Teil des Gesprächs, das war nach der Mittelgabe, als sie dann wiederkam. Ich glaube, ein Teil ist weggeschnitten worden. Sie erzählte, dass sie nach dem Mittel energievoller gewesen sei und sich besser konzentrieren konnte. Das hat aber nur eineinhalb Tage angehalten. Dann trat die Konzentrationsschwäche wieder auf. Nun hatte sie wieder die Schwierigkeit, sich während des Gesprächs konzentrieren zu können. Der „Schleier", der ihre Sicht eintrübte, tauchte auch wieder auf. Die Depression trat allerdings nicht wieder in Erscheinung. Der Impuls, Selbstmord zu begehen, war nun viel schwächer. Ich denke, dass *Natrium sulfuricum* half, diese Schicht abzutragen. Die Frage ist nun, welches Mittel als nächstes nötig ist!

| Psychose (Fall) |

Sie werden sehen, wie sie sich gibt. Es ist ein interessanter Fall (Videovorführung).

Teilnehmer: Sie beschrieb ihre Halsentzündung, die sich in den Kopf verlagerte und aus der sich eine Erkältung mit starken Absonderungen entwickelte. Sie hatte eine chronische Halsentzündung über acht bis neun Monate. Es hatten sich nie irgendwelche Absonderungen gezeigt. Nun, nach *Natrium sulfuricum* strömte es nur so aus ihrer Nase.

Sie sagte, dass sie nicht mehr so zornig auf ihre Zimmerwirtin wäre, wegen all der Streitereien, die Männergeschichten betreffend. Sie meinte, sie sei nun launischer.

Sie habe manchmal das Gefühl, dass jemand hinter ihr stehe. Sie träume, dass man sie verfolgen würde, um sie zu töten. Außerdem glaube sie, dass die Menschen hinter ihrem Rücken über sie reden würden. Der sexuelle Verkehr sei erschwert. Es wäre nicht genug Feuchtigkeit vorhanden; die Vagina sei trocken, der Vorgang wäre schmerzhaft. Sie betonte, dass sie kein sexuelles Verlangen hätte (3). Sie erklärte, dass sie nie einen Orgasmus gehabt hätte. Sie würde nur dann ein gewisses Verlangen empfinden, wenn man sie schlagen würde, wenn sie durch heftige Schläge stimuliert würde.

Sie verfüge über wenig Energie, aber es sei etwas besser als vorher. Vorher war es viermal unterstrichen und nun nur noch zweimal. Sie würde nicht mehr so viel schlafen. Sie sagte, dass sie einmal etwas Volleyball gespielt hätte. Das Spiel hätte sie angeregt, doch sie konnte nicht sehr lange spielen, da sie müde wurde. Der schwarze Schleier sei noch vorhanden. Das sei eine visuelle Sache, der Schleier ließe alles schwarz aussehen. Sie sei frostig (2), hier habe sich nichts verändert. Die Photophobie sei unverändert (2). Sie habe wenig Appetit, er sei aber besser als vorher. Sie habe manchmal ein Verlangen nach Süßigkeiten. Das Verlangen nach Salz (1) habe abgenommen. Sie habe zunehmend Durst und Verlangen nach kalten, eiskalten Getränken (2). Wenn sie Alkohol trinke, fühle sie sich besser, weil sie dann gesprächiger sei. Der

Alkohol könne aber auch bewirken, dass sie sich depressiv fühle. Sie trinke deshalb nicht viel.

Es scheint, dass der Alkohol Hemmungen abbauen würde, so dass sie sich besser unterhalten könne.

Teilnehmer: Kann das nicht gefährlich für sie sein, an diesem Punkt zu trinken?

Vithoulkas: Nein.

Teilnehmer: Sie trinkt nicht viel. Sie hat Kopfschmerzen in der Stirn (2), das war in der letzten Woche schlimmer. Es besteht aber nicht mehr so sehr die Empfindung von innerem Druck wie vorher. Sie hatte einen Druck in der Stirn, von innen, nun sei es ein Schmerz. Ihre Augen schwellen um die Augenlider herum an, besonders morgens. Sie empfindet aber eindeutig weniger Ärger und Verzweiflung, wenn sie am Morgen aufwacht. Das hat sich erheblich gebessert. Abends geht es ihr immer noch schlechter, sie ist dann müde und verzweifelt. Der Schlaf ist unruhig, sie wechselt häufig die Lage (2) und zuckt im Schlaf. Das hat sie vorher noch nie erwähnt, es ist zweimal unterstrichen. Ich hatte aber den Eindruck, dass sie das vorher auch schon hatte.

Sie erzählt immer wieder mal Dinge, die sie vor langer Zeit hatte. Sie kann sich aber nicht daran erinnern, ob sich diesbezüglich etwas verändert hat oder nicht. Das sind sehr vage Angaben. Sie hat oft Albträume. Meistens kann sie nicht wiedergeben, wovon sie geträumt hat. Sie kann sich aber daran erinnern, dass sie im Traum von Leuten verfolgt wird, die sie umbringen wollen. Sie ist noch weinerlich wegen ihrer Krankheit. Sie sagt, dass sie verstopft sei und keinen Drang verspüre. Das sei ein ganz neues Symptom. Als sie das letzte Mal rennen musste, verlor sie Stuhl, doch nun könnten Tage vergehen, ohne dass sich etwas rührt.

Es ist hier wichtig, wie sie die Dinge beschreibt. Man kann es glauben oder auch nicht. Es hängt ganz davon ab, was man meint, wie man sie einschätzt.

Psychose (Fall)

Sie hat das Gefühl, dass ihr Geist blockiert sei, dass er nicht arbeiten würde. Sie kann sich nicht konzentrieren, deshalb ist es schwierig für sie, dem Thema zu folgen, wenn man sich mit ihr unterhält.

Teilnehmer: Aber ist ihr Konzentrationsvermögen nun besser als vor einem Monat?

Teilnehmer: Es war vorübergehend besser, aber ich denke, es ist jetzt wieder so schlecht wie vorher.

Teilnehmer: War das eine Woche nach der Mittelgabe?

Teilnehmer: Richtig, es war eine Woche nach der Mittelgabe. Das ist jetzt drei Wochen her. Ich habe letzte Woche mit ihr telefoniert, die Symptome sind im Prinzip die gleichen geblieben.

Der Hauptpunkt wäre, dass sie sich nicht konzentrieren und deswegen nicht unterhalten kann. Das stört sie sehr, und sie kommt damit nicht klar. Sie war immer ein extrovertierter Mensch, nun ist sie nicht in der Lage, sich zu unterhalten. Das macht sie unsicher, sie schwankt emotional. Sie ist frostig, hat Verlangen nach Salz und Süßigkeiten sowie Durst auf eiskalte Getränke. Sie hat Kopfschmerzen und Ruhelosigkeit. Sie weint, weil sie krank ist. Da sind Albträume von Verfolgung und Verstopfung ohne Stuhldrang.

Vithoulkas: Wir sollten einige Punkte an die Tafel schreiben. Es ist besser, einige visuelle Hinweise zu haben. Wir müssen zuerst betrachten, was durch *Platinum* bewirkt wurde.

Teilnehmer: Ich dachte, es hätte unterdrückend gewirkt und die Dinge tief in die geistige Ebene gedrückt.

Teilnehmer: Ich kann mich nicht mehr daran erinnern, wie die Situation vor *Platinum* aussah!

Vithoulkas: Es handelt sich um eine sexuell wahllose Frau mit Beziehungen für eine Nacht.

Teilnehmer: Als ich sie traf, war das nicht so. Sie hatte einen Freund und schlief sonst mit niemandem.

Vithoulkas: Wenn man sich anhört, was sie alles erzählt hat ... da war doch ein Mann nach dem anderen. Sie möchte außerdem geschlagen werden, es liegt eine Perversion vor. Sie können sich vorstellen, was alles in ihr vor sich gehen mag. Zwei Ehen, dann wurde ihr gesagt, sie solle nicht wiederkommen, bevor sie gesund sei, usw.

Sie kam dann irgendwann in den Zustand, in dem sie Stimmen hörte. Diese Patientin besitzt enorm viel Energie, die so weit aus dem Gleichgewicht geraten ist, dass die Frau psychotisch wurde. Sie begann, Stimmen zu hören, und weiß nicht, was in ihrem Geist vorgeht oder warum sie all diese Dinge tut.

Teilnehmer: Sie war zu Tode geängstigt, weil es ihr so schlecht ging.

Vithoulkas: Die richtige Information ist entscheidend. Ich vermute, dass sie Drogen genommen und schlechte Erfahrungen damit gemacht hat. Wer hat den Fall aufgenommen?

Teilnehmer: Ich bin ziemlich sicher, dass sie keine Drogen genommen hat. Ich fragte sie danach, sie sagte, dass sie sich immer davor gefürchtet habe. Sie sei so empfindlich gegenüber Chemikalien, dass sie Angst hätte, solche Dinge könnten sie sehr krank machen.

Vithoulkas: Aber ihr Energiehaushalt war sehr gestört, bevor sie *Platinum* bekam.

Teilnehmer: Sie war schwach; doch nachdem sie *Platinum* bekommen hatte, war sie furchterregend schwach.

Vithoulkas: Wir haben hier den Fall, dass die Patientin schnell psychotisch wurde. Sie kam in einen Wahnzustand, sie hörte Stimmen. Das war vor *Platinum*, danach hörte es wieder auf.

Teilnehmer: Wollen Sie damit sagen, dass es ihr tatsächlich besser geht?

Vithoulkas: Warten Sie einen Moment. Lassen Sie uns versuchen herauszufinden, was geschehen ist. Wenn Hörtäuschungen vorliegen, handelt es sich um eine sehr ernste Sache ...

Psychose (Fall)

Teilnehmer: Ich vergaß zu erwähnen, dass sie mit Anfang 20, nach ihrer Heirat, eine Affäre hatte und sich deswegen schuldig fühlte. Danach bekam sie diese Symptome. Sie sagte, dass sie weinerlich und emotional empfindungslos war. Man hatte sie einen Monat lang in einem Krankenhaus behandelt, wo sie allopathische Medikamente wie Thioridazin (Neuroleptikum) und Amitriptylin (Antidepressivum) bekam. Es wurde eine manische Depression diagnostiziert und Lithium verordnet. Danach erfolgten 13 Durchgänge einer Elektroschocktherapie, was einen Monat lang half.

Vithoulkas: Diese psychotische Patientin, die auf einen totalen Zusammenbruch zusteuerte, bekam ein Mittel, das all ihre Energien nahm. Sie konnte nicht denken, weil keine Energie mehr vorhanden war. Dann wollte sie Selbstmord begehen. Es ist sehr üblich, dass diese Patienten, wenn sie wieder aus ihrem Wahnzustand herauskommen, Selbstmord begehen oder begehen wollen. Wenn wir nun sorgfältig vorgehen, können wir ihr das richtige Mittel und die nötige Aufmerksamkeit geben. Diese Frau ist sehr psychotisch! Ich denke, dass es schließlich soweit kommen kann, dass sie ihre Beschwerden den Arzneimitteln, die sie bekommen hat, zuschreibt. Es muss ein Sündenbock her.

Teilnehmer: Sie sagte jedesmal, dass es ihr viel schlechter gegangen wäre, wenn sie ein neues Mittel bekommen hatte.

Teilnehmer: Außer beim ersten Mal. Sie sagte, dass ihr *Arsenicum* wirklich geholfen hätte. Sie war sich sehr im Klaren darüber. Es ging ihr seinerzeit vier bis fünf Monate lang sehr gut. Es wurde noch einmal gegeben, und sie empfand, dass es ihr geistig helfen würde.

Vithoulkas: Wenn ich mir anschaue, wie *Platinum* wirkt, komme ich zu dem Schluss, dass es sich hier um einen ernsten Fall handelt, der sich in einer Verschlimmerung befindet, es bewegt sich aber in Richtung Gesundheit.

Seien Sie niemals ängstlich, wenn Sie solch eine Erschöpfung der Energie sehen. Natürlich handelt es sich um eine ernste Sache.

Psychose (Fall)

Die Frau sagt, dass sie den Wunsch hat, Selbstmord zu begehen, und all diese Dinge. Das müssen wir ernstlich berücksichtigen. Nach meinem Verständnis war diese Verordnung richtig. Als Sie mir von diesen Symptomen erzählten, sagte ich, dass man *Natrium sulfuricum* geben konnte. Es wirkt hier zeitweilig, es wirkt auf ein oder zwei Symptome ein. Ich denke, dass *Platinum* immer noch wirkt. Die Patientin hat kein Verlangen mehr, mit Männern auszugehen, das ist sehr deutlich. Das war sehr extrem und hat sich gedreht; es geht nun in die andere Richtung, dass sie überhaupt nicht mehr ausgehen möchte.

Teilnehmer: Manchmal geht sie aus, manchmal nicht.

Vithoulkas: In diesem Stadium ist sie nicht mehr ausgegangen. Dann kam sie in einen Zustand, in dem Erschöpfung und mangelndes Konzentrationsvermögen vorherrschten. Sie hatte wenig Energie.

Teilnehmer: Es ist besser als vor *Natrium sulfuricum.*

Vithoulkas: Die Hauptpunkte sind nun, dass sie sich kaum konzentrieren kann, dass überhaupt keine Empfindungen und kein sexuelles Verlangen vorhanden sind.

Wir müssen uns nun überlegen, ob wir an diesem Punkt etwas geben müssen oder nicht. Das ist ein Fall, bei dem wir nicht herausfinden, ob das Mittel gewirkt hat oder nicht, wenn wir es nicht klar begründen können. Wir wissen, dass das Hören von Stimmen eine ernste Sache darstellt, visuelle Halluzinationen ebenfalls. B. sagte, dass die Frau keine Symptome angeben konnte, sie steuerte auf einen Zusammenbruch zu, und zwar schnell! Sie habe jetzt keine Wahnvorstellungen mehr, aber der Geist sei völlig zerstreut, zu nichts in der Lage.

Das paranoide Element und das Hören von Stimmen zeigen, wie ernst der Fall ist. Ich weiß nicht, wie sehr es sie plagt. Man kann dieses Symptom bei vielen Patienten finden, aber sie haben nicht das Gefühl, dass sich jemand hinter ihnen befindet. Wenn sie von dieser Idee verfolgt werden, dann sind sie mit Sicherheit

Psychose (Fall)

echt psychotisch. Ich glaube aber nicht, dass es bei ihr besonders stark ist.

Wir haben einen Eindruck bekommen. Lassen Sie uns nun schauen, was wir verschreiben müssen. Welches Mittel ist es sehr wahrscheinlich?

Teilnehmer: Mir kommt *Sepia* in den Kopf.

Vithoulkas: Andere Vorschläge?

Teilnehmer: *Acidum phosphoricum.*

Vithoulkas: Gut. *Acidum phosphoricum* ist eine sehr gute Idee. Der Geist arbeitet nicht, die Gefühle sind abgestorben. Das passt ganz gut auf diese Situation. *Sepia* passt auch gut, besonders wegen des schwachen Geschlechtstriebes.

Teilnehmer: Das ist nun schlimmer geworden.

Teilnehmer: Sie hatte schon immer einen schwachen Trieb. Doch nun ist das Verlangen so gering, dass keine Feuchtigkeit gebildet wird, und dass es schmerzt. Ich hatte den Gedanken, obwohl ich nicht wirklich daran glaube, dass *Alumina* bis zu einem bestimmten Grade passen könnte.

Vithoulkas: Ich hätte ihr *Alumina* gegeben, als ich sie das erste Mal sah. Sie konnte sich nicht konzentrieren und die Symptomatologie angeben. Dieses Bild bot sie beim ersten Treffen. Ich glaube, dass eine tiefgehende Perversion im sexuellen Bereich vorlag. Sie hätte in der einen oder anderen Phase *Pulsatilla* gebraucht. Natürlich ist sie bei diesem Geisteszustand nicht glücklich. Durst ist zweimal unterstrichen. Sie verlangt nach eiskalten Getränken. Sie sagte so etwas. Würden Sie es bitte vorlesen!

Teilnehmer: Ich sagte, dass Alkohol sie öffnet.

Vithoulkas: Sie gebrauchten einen anderen Ausdruck. Sie sagten: „Kalte Sachen, eiskaltes Wasser" oder so etwas.

Teilnehmer: Handelt es sich nicht um den Erschöpfungszustand von *Phosphorus*?

Teilnehmer: Da sind *Phosphorus*-Symptome. Der Durst, das Verlangen nach kalten Getränken nimmt zu.

Teilnehmer: Ist es *Phosphorus*?

Vithoulkas: *Phosphorus*-Patienten können in einen Zustand geraten, in dem sie vollkommen abgetreten sind. Doch wir sehen hier eine gewisse Furchtsamkeit, die die Frau davon abhält, dem Behandelnden direkt in die Augen zu sehen. Diese Art der Schüchternheit müssen wir in unser Bild einbeziehen. Ich meine auch, dass ein Element von Zorn vorhanden ist. Was stand in dem Brief?

Teilnehmer: Das war im Frühling, vor der Verordnung von *Platinum*.

Vithoulkas: Nein, sie schickte noch einen anderen Brief.

Teilnehmer: Vor kurzem?

Vithoulkas: Ja.

Teilnehmer: Sie ist verzweifelt. Sie hat mich oft angerufen, damit ich versuche, ein Treffen mit Ihnen zu organisieren. Sie ist wirklich verzweifelt.

Teilnehmer: Was ist mit *Arsenicum*? Sie ist wählerisch!

Teilnehmer: Wahrscheinlich ist sie es noch. Ich weiß nicht, wie ängstlich sie ist, doch sie hat das Gefühl, verfolgt zu werden; außerdem Verlangen nach kalten Sachen. Sie ist frostig, unsicher. Sie zweifelt an der Genesung.

Teilnehmer: Wir haben es im Sommer noch einmal gegeben, vor *Platinum*, es wirkte nicht.

Teilnehmer: Doch! Es ging ihr danach besser. Man sollte *Arsenicum* einbeziehen.

Teilnehmer: Nachdem sie *Arsenicum* bekommen hatte, sagte sie, dass ihr Geist ein wenig klarer würde. Das war nach einem Monat. Sie erhielt dann *Platinum*.

Psychose (Fall)

Teilnehmer: Ich hatte seinerzeit mit ihr telefoniert. Sie fühlte sich nach *Arsenicum* so gut, dass sie jeden Abend ausging. Sie kam aus sich und dem Zustand der Depression heraus, sie wurde gesellig. Danach trat dann aber wieder eine Verschlechterung ein.

Teilnehmer: Sie wiederholt die Fragen. Sie träumt, dass sie verfolgt wird; sie zuckt im Schlaf. Ich denke, wir sollten auch an *Zincum* denken.

Vithoulkas: *Zincum* ist eine gute Idee, wegen dieser Punkte.

Teilnehmer: George, hast du *Arsenicum* bereits ausgesondert?

Vithoulkas: In diesem Stadium sehe ich nichts von *Arsenicum*.

Teilnehmer: Ich denke, dass die Angst vorherrscht.

Vithoulkas: Die Frau ist eindeutig psychotisch. Wir müssen ein Mittel finden, das wirklich zu den psychotischen Mitteln gehört. Es würde sonst nur oberflächlich wirken. Die Reaktion auf *Platinum* war sehr gut. Sie hatte eine Verschlimmerung, das Mittel wirkte also tief. Wenn sich der Patient in solchen Fällen nach dem Mittel besser fühlt, können Sie das Mittel vergessen. Es wirkt zwei oder drei Tage lang, dann hört es wieder auf. Wenn wir in ernsten Fällen keine Reaktion hervorrufen können und sich gleich eine Besserung zeigt, dann werden Sie sehen, dass die Beschwerden wiederkommen. In einem bestimmten Stadium kann die *Arsenicum-Schicht* wieder auftauchen. Im Moment können wir es aber wegen der Erschöpfung der Konzentrationsfähigkeit, des Mangels an Energie und wegen des psychotischen Elementes nicht geben.

Teilnehmer: Was ist mit *Kalium bromatum*?

Vithoulkas: Sehr gut, das ist das Mittel!

Teilnehmer: Ich dachte nur, was würde George wohl denken?

Vithoulkas: *Kalium bromatum* ist das Mittel!
   Sie haben sich wohl in einem Meditationszustand befunden? Es schwächt das Herz und senkt die Temperatur, wie alle Pottasche-Salze. Es verursacht Bromismus; Zusammenbruch der geistigen

Psychose (Fall)

Kräfte, Verlust des Erinnerungsvermögens, Melancholie, Anästhesie der Schleimhäute, besonders im Rachen. Es ist das führende Arzneimittel bei Psoriasis.

Teilnehmer: Ja, Psoriasis hat sie auch.

Vithoulkas: Was wir uns in diesem Fall wünschen, ist eine starke Verschlimmerung der Psoriasis. Sie wird sich furchtbar verschlimmern und Sie werden deshalb eine Menge Schwierigkeiten bekommen. Es wird drei Jahre dauern, bis die Patientin eine Besserung spüren wird. Das richtige Mittel wird die Psoriasis über den gesamten Körper ausbreiten.

Tiefgehende Melancholie, Wahnvorstellungen, die Empfindung von moralischer Unzulänglichkeit, Wahnideen von Verschwörung, nächtliche Ängste, suizidale Manie, Taubheitsgefühl und Unklarheit im Kopf, eine Kälte, die sich in den Hals erstreckt, übermäßiger Geschlechtstrieb, unruhige nervöse Hände, geschäftige Finger, zuckende Muskeln, Psoriasis, unruhiger Schlaf.

Teilnehmer: Das ist phantastisch!

Teilnehmer: Was brachte Sie auf *Kalium bromatum*?

Vithoulkas: Die Erschöpfung der Energie, das schlechte Konzentrationsvermögen und das Gefühl von Verfolgung. Ich halte das Symptom für sehr gefährlich. Von den Mitteln, die diskutiert und vorgeschlagen wurden, passt *Kalium bromatum* am besten.

Wir können bei den Fällen, bei denen eine Psychose vorliegt, verschiedene Ergebnisse erzielen. Jedes der drei Miasmen kann eine Psychose hervorrufen. Wenn diese allein vorhanden sind und keine großen Vermischungen vorliegen, der Patient nicht zu viele Medikamente genommen hat oder schlechte erbliche Voraussetzungen bestehen, wird ihn ein Mittel über den Berg bringen.

In diesem Fall wird es aber nicht so sein. Ich vermute, dass die Patientin einen Bruder oder eine Schwester hat, die ernsthaft krank sind; entweder aufgrund einer neurologischen Störung oder aufgrund von Krebs. Hat sie diesbezüglich etwas erwähnt?

Teilnehmer: Ich glaube, sie hat keine Geschwister.

Teilnehmer: Würden Sie das bitte wiederholen. Wie sah Ihre Folgerung aus?

Vithoulkas: Ihre Krankheit ist von einer so tiefgehenden Natur, dass ich eine Prädisposition durch die Eltern vermute, die auch an ihre Geschwister weitergegeben wurde, falls sie welche hat.

Teilnehmer: Ihre Mutter war anscheinend Alkoholikerin und hatte Schwierigkeiten wegen geistiger Störungen. Sie mag einen Bruder oder eine Schwester haben, doch alles, was hier erwähnt ist, ist eine Allergie.

Teilnehmer: Und Sie glauben nicht, dass all die Medikamente und das *Syphilinum* sowie die verschiedenen ...?

Vithoulkas: Sicher, das hat sie in diesen Zustand versetzt.

Teilnehmer: Aber darunter liegt ein tiefsitzendes Miasma.

Vithoulkas: Es sind mehrere Miasmen.

Teilnehmer: Was mögen die Elektroschocks bewirkt haben?

Vithoulkas: Das kann ich nicht sagen, ich weiß es nicht.

Teilnehmer: Wäre das mit einer Kopfverletzung vergleichbar?

Vithoulkas: Ich weiß nicht, wie es die Lebenskraft beeinflusst hat, das kann ich nicht sagen.

Teilnehmer: Welche Potenz wurde gegeben, eine 200?

Vithoulkas: Ja, eine 200.

Teilnehmer: Würden Sie *Kalium bromatum* sofort geben oder würden Sie noch warten, um sicher zu gehen, dass die Patientin auch stabil genug ist? Es sind erst drei Wochen seit dem letzten Mittel vergangen.

Vithoulkas: Sie bekam ein Mittel, das eine starke Reaktion hervorbrachte. Sie beschrieb diese dramatische Reaktion. Die Verschlimmerung kann nachlassen und es wird sich an einem bestimmten Punkt ein Mittel zeigen, welches wir ihr geben müssen. Falls wir das nicht tun, geht es immer weiter abwärts. Ich denke, dass

Kalium bromatum zu diesem Zeitpunkt gegeben werden kann, wenn Sie warten können ...

Teilnehmer: Sie wird warten, wenn wir sie daraufhin ansprechen.

Vithoulkas: Falls *Kalium bromatum* nicht wirken sollte, versuchen Sie es mit *Acidum phosphoricum*. Als drittes Mittel können Sie *Sepia* geben, dann *Zincum*. Das waren alles sehr gute Vorschläge.

Stenokardie (Fall)

Teilnehmer: Es handelt sich bei diesem Fall um einen 90-jährigen Yogi, der von der körperlichen Erscheinung her wie 70 wirkt. Er war bis vor vier Monaten bei sehr guter Gesundheit.

Es fing seinerzeit mit einem Druckgefühl in der Brust an, außerdem zeigte sich eine leichte Kurzatmigkeit. Das stellte sich ein, nachdem er eine Nacht in der Wüste verbracht hatte, wie seine Schüler berichteten. Es war recht kalt und deshalb hatten sie ihm drei oder vier Gas-Heizgeräte in sein Zimmer gestellt. Sie meinten, es könne vielleicht auch eine Rolle spielen, dass der Raum nicht richtig belüftet war. Sie hatten die Heizgeräte in der Nähe seines Bettes postiert.

Zur gleichen Zeit hatte seine Lieblingsschülerin angedeutet, zurück nach Indien zu fahren, weil sich ein Todesfall in ihrer Familie ereignet hatte.

Die Schüler merkten, dass ihn dieser Umstand bedrückte. Es gefiel ihm gar nicht, dass sie fahren wollte. Diesen Eindruck hatten zumindest seine Schüler, er selbst hat nicht darüber gesprochen. Gurus sind nicht von der gesprächigen Sorte.

Er wurde von einem Arzt untersucht, der eine kleine Unregelmäßigkeit des EKG feststellte. Er verschrieb Isosorbiddinitrat, einen Vasodilatator, der aber nicht half. Der Druck wurde stärker.

Vithoulkas: Empfand er den Druck in der gesamten Brust?

Teilnehmer: Ja. Nun wurde er auch körperlich schwächer und zog sich mehr zurück. Er wollte nicht viel reden. Er klagte zu der Zeit über Magenbeschwerden mit Brennen. Er erhielt ein Antazidum (Aluminium-Magnesium-Hydroxid). Daraufhin bekam er Durchfall. Nun untersuchte ihn ein anderer Arzt. Dieser meinte, dass es sich um Parasiten handle, und verschrieb Metronidazol. Nach Metronidazol traten ausgeprägte Schluckbeschwerden auf.

Das ist dreimal unterstrichen. Es war ein echtes Problem. Danach entwickelte sich ein Zittern des Gesichtes ...

Vithoulkas: War es beim Schlucken fester Nahrung schlimmer als bei Flüssigkeiten? Musste er Wasser trinken, um feste Nahrung zu sich nehmen zu können?

Teilnehmer: Er konnte keine feste Nahrung zu sich nehmen. Er nahm nur Flüssiges zu sich, hauptsächlich Wasser. Er konnte noch nicht einmal eingedickte Brühe trinken.

Er zog sich sehr zurück und wollte sich auch nicht unterhalten. Zu diesem Zeitpunkt gab ihm der behandelnde Arzt eine Valium 10, um ihn ruhig zu stellen. Sie wollten versuchen, einen Tubus einzuführen, um ihn so zu ernähren. Durch das Valium besserten sich seine Symptome drastisch.

Das Zittern ließ nach, er wurde offener, gelöster. Er unterhielt sich sogar mit seinen Schülern. Er sagte: „Mein Geist war angegriffen." Er hatte schlimme Träume. In einem Traum hörte er eine Stimme, die ihm sagte: „Nun wirst du erfahren, warum sich Menschen umbringen!" In einem anderen Traum führte man ihn auf einen Scheiterhaufen, um ihn zu verbrennen, obwohl er noch lebte. Er hörte die Stimme dann auch während der Wachzustände, während er bewusst war, also nicht im Traum.

Vithoulkas: War das, nachdem Valium gegeben wurde?

Teilnehmer: Das ereignete sich vor der Einnahme von Valium, als er begann, sich zurückzuziehen. Zu der Zeit wusste noch niemand von diesen Erfahrungen.

Vithoulkas: Weil er nicht sprach?

Teilnehmer: Nun, unter dem Einfluss von Valium begann er darüber zu sprechen.

Vithoulkas: Und setzte sich das fort?

Teilnehmer: Zu der Zeit ja. Die Stimme war noch ein Problem.

Vithoulkas: Was war mit dem Zittern?

Teilnehmer: Das Zittern besserte sich durch das Valium, es verschwand fast. Er sagte, dass es sich um eine Besserung von sechs bis acht Stunden gehandelt habe, dann wurde es wieder schlimmer.

Vithoulkas: Er hatte nur während dieser sechs bis acht Stunden gesprochen und dies alles erzählt?

Teilnehmer: Richtig. Während des Wachzustandes sagte die Stimme zu ihm: „Dein Fall ist hoffnungslos, du bist unheilbar. Du wirst es nicht überleben." Wenn er Mitleid für seine Schüler empfand, sagte die Stimme: „Sorge dich nicht um sie, das ist ihr Karma. Du solltest dir um dich Sorgen machen, denn du bist es schließlich, der sterben wird."

Vithoulkas: Ein netter Fall, den Sie uns da vorstellen.

Teilnehmer: Diese Phase der Besserung konnte trotz weiterer Gaben Valium nicht aufrechterhalten werden. Er zog sich wieder sehr zurück. Den Tubus konnten sie nicht einführen. Er quälte sich sehr. Er wurde nun paranoid. Er fürchtete sich davor, dass ihn der Arzt vergiften könnte, womit er eigentlich gar nicht so im Unrecht war. Er hatte das Gefühl, sie seien durch den Arzt getäuscht worden, seine Schüler und er, da er ihm dieses Gift gab. Er wurde sehr misstrauisch.

Das ereignete sich in Sacramento. Er kam dann nach Santa Cruz, wo ich ihn das erste Mal sah.

Er hatte dieses grobe Zittern. Es schüttelte ihn (sein Gesicht) so sehr, dass sich seine Nase bewegte.

Vithoulkas: Das ist ein Symptom, das ich bei arteriosklerotischen Patienten beobachtet habe.

Teilnehmer: Es war ein sehr grobes, beinahe konvulsives Schütteln, es wirkte sehr dramatisch. Sein ganzes Gesicht war in Bewegung.

Vithoulkas: Eine Art Parkinsonismus des Unterkiefers?

Teilnehmer: Ich hatte das auch überlegt. Wenn er versuchte zu sprechen, wurde es ein wenig langsamer, wie beim Parkinson. Er konnte seinen Mund kaum öffnen, um zu sprechen.

Teilnehmer: Wie hat er denn gegessen?

Teilnehmer: Mit einer Spritze. Sie spritzten Flüssigkeit in seinen Mund.

Teilnehmer: Diese Konvulsionen kamen und gingen?

Teilnehmer: Sie waren ziemlich beständig. Wenn er sich aufregte oder wenn ich ihm eine Frage stellte, wurde es viel stärker. Wenn man ihn allein ließ, war es recht schwach. An anderen Stellen des Körpers gab es kein Zittern. Es war nur in diesem Bereich. Ich gab *Hyoscyamus*.

Teilnehmer: Welche Potenz?

Teilnehmer: Eine 200. Es schien zu wirken. Der Tremor verschwand, und am nächsten Tag konnte er die Flüssigkeiten schon besser zu sich nehmen. Es gab keine merkliche Verschlimmerung. Als der Tremor verschwand, begann er über Kurzatmigkeit zu klagen, die langsam zunahm. Dies wurde nun zu seiner Hauptbeschwerde, nachdem der Tremor verschwunden war. Er konnte keinen vollen Atemzug machen.

Außerdem begann er über die Empfindung zu klagen, dass etwas am Magen oder am Rücken zog. Das war etwa eine Woche nach der Gabe *Hyoscyamus*.

Vithoulkas: Wissen Sie, um welches Mittel es sich handelt?

Teilnehmer: (Die Antwort konnte nicht verstanden werden.)

Teilnehmer: Was ich dann auch gab. Sie riefen mich jeden Tag an und erzählten mir, dass er nicht richtig atmen könne. Ich gab ihm also das Mittel, aber ich glaube nicht, dass es gut war. Der Tremor kam wieder. Der Patient trocknete auch ein wenig aus.

Ich war unterwegs. Ein indischer Arzt, ein Schüler von ihm, war gekommen, um ihn sich anzuschauen. Er meinte, dass dem

Patienten Flüssigkeit fehlte. Sie gaben ihm wieder Valium, vielleicht 30 mg, etwa über drei Tage verteilt.
Die Schüttelerscheinungen verschwanden, und es ging ihm auch besser. Er konnte jetzt wieder mehr Flüssigkeit zu sich nehmen. Die Austrocknung legte sich. Die Magensymptome verschwanden ebenfalls. Die Atembeschwerden blieben. Das ist sein jetziger Zustand. Das war vor drei Wochen. Ich habe ihn mir am letzten Wochenende hauptsächlich wegen der Atembeschwerden angesehen.

Vithoulkas: Beschreiben Sie bitte die Atmung!

Teilnehmer: Er kann einerseits nicht voll durchatmen und außerdem hat er Schwierigkeiten auszuatmen. Er spürt, dass die Atmung behindert ist. Er spricht sehr wenig Englisch, ich habe das von einem Dolmetscher.

Vithoulkas: Es ist ein Guru, ja?

Teilnehmer: Ja. Es waren viele Anhänger bei ihm.

Teilnehmer: Wie heißt er?

Teilnehmer: Das ist nicht wichtig. Es ist interessant, aber nicht wichtig. Nachts ist es wesentlich schlimmer. Es beginnt, wenn er einschläft. Er wacht dann plötzlich mit Atemnot auf. Es ist dann stärker als sonst. In der Nacht ist es unangenehm, er hat das Gefühl zu ersticken. Er hat deswegen Angst, schlafen zu gehen. Er meint, er würde nicht mehr aufwachen.

Ein Schüler meinte, es sei schlimmer, wenn der Raum kälter würde. Wenn man ihn sieht, scheint er nicht an Atemnot zu leiden. Er macht aber keine tiefen Atemzüge. Ich bat ihn, tief durchzuatmen, damit ich seine Lungen untersuchen könne, es ging nicht.

Vithoulkas: Und an den Lungen war nichts?

Teilnehmer: Nichts! Außerdem wurde ein Gehirn-Scan gemacht. Ich dachte, er könnte vielleicht einen Tumor haben. In Sacramento ist er auch voll durchgecheckt worden.

Teilnehmer: Ist er seelisch ruhig?

Stenokardie (Fall)

Teilnehmer: Nein. Er ist also nicht bereit zu sterben.

Teilnehmer: Ich werde später noch etwas über seinen Geisteszustand sagen. Das andere Symptom, über das er klagt, ist ein sehr starkes Brennen am ganzen Körper, aber hauptsächlich im Bereich des Magens. Er ist kalt. Als ich ihn sah, lag er in seinem Zimmer mit einer Wolldecke und einem Handtuch um den Kopf. Mir war warm. Ich bin aber auch ein eher warmblütiger Typ. Er ist empfindlich gegen Zugluft und innerlich brennt es. Die dritte Beschwerde ist der trockene Mund. Das ist nachts schlimmer. Er wacht in der Nacht jede Stunde oder alle zwei Stunden durstig auf. Er sagt, dass sich der Mund schon bald nach dem Trinken wieder trocken anfühlen würde. Ich schaute mir die Zunge an, aber sie war feucht. Als ich ihn das erste Mal gesehen hatte, war sie ausgetrocknet. Dieses Mal war sie feucht. Sie war weiß verfärbt, aber feucht.

Das Brennen ist dreimal unterstrichen. Der trockene Mund (die Empfindung) dreimal, schlimmer des Nachts zweimal. Er sagte, dass die „Trockenheit" des Mundes einer der Gründe wäre, warum er so große Schwierigkeiten beim Schlucken hätte. Es sei eine spürbare Empfindung von Trockenheit vorhanden, obwohl der Mund nicht trocken aussehen würde. Obwohl er den Mund jetzt öffnen konnte, waren noch Schluckschwierigkeiten vorhanden.

Flüssigkeiten konnte er mit einiger Mühe schlucken, aber feste Nahrung bekam er kaum herunter. Er musste sich wirklich anstrengen, wenn er nur etwas Wasser trank.

Wenn er etwas zu sich nahm, egal was, fühlte es sich schwer im Magen an. Für gewöhnlich mochte er heiße Getränke, aber jetzt vertrug er sie nicht mehr. Dadurch verstärkte sich die Hitze in seinem Körper.

Was das Geistige betrifft, so ist er nicht offen. Deshalb bin ich mir auch nicht sicher.

Er sagt, dass sein Geist noch funktioniere, er sei aber mit schlechten Gedanken angefüllt. Als ich ihn fragte, was „schlecht" bedeute, sagte er, dass es keine positiven Gedanken wären. Er denke über sich nach. Er könne nicht verstehen, was mit ihm geschehen

Stenokardie (Fall)

sei, was ihn sehr beunruhige. Er war dem Tode schon des Öfteren nah gewesen, aber in der Vergangenheit habe er immer gewusst, was vorging. Nun wisse er nicht, warum er krank sei. Das beschäftige ihn sehr. Er habe nicht das Gefühl, dass seine Zeit abgelaufen sei. Er sei nicht bereit zu gehen. Das hat mir einer seiner Schüler erzählt. Er sei sehr verzweifelt. Wenn er nachts aufwache, rufe er seinen Schüler. Er wache aller paar Stunden auf und bekomme dann Medikamente.

Der ANA-Test war negativ, die BKS unauffällig. Der Magnesium-Spiegel wurde untersucht, und es wurde ein Siebtest durchgeführt.

Vithoulkas: Wie lautet Ihre Diagnose?

Teilnehmer: In dem Alter ist es wahrscheinlich, dass es sich um arteriosklerotische Störungen handelt. Vielleicht bekam er nicht genug Sauerstoff, denken Sie an den schlecht belüfteten Raum, der durch die Heizgeräte vielleicht auch noch überhitzt war. Das kann den Vorgang angefacht haben. Ich würde gern noch sein Herz untersuchen.

Teilnehmer: Es wurde eine Röntgenaufnahme der Brust gemacht, die von einem Kardiologen begutachtet wurde. Von der Seite war nichts festzustellen.

Vithoulkas: Ich hätte die Sache von einem HNO-Arzt durchchecken lassen.

Teilnehmer: Es wurde eine Barium-Kontrastaufnahme gemacht. Da war nichts.

Vithoulkas: Ich meine nicht diese Aufnahme, sondern eine Laryngoskopie. Ich vermute, dass er Krebs hat. Entweder im Oesophagus oder zwischen Oesophagus und Larynx.

Teilnehmer: Der Oesophagus ist durch die Barium-Kontrastaufnahme untersucht worden.

Teilnehmer: Er hatte wahrscheinlich einen Infarkt der Hirnbasis.

Stenokardie (Fall)

Teilnehmer: Es klingt wie eine Bulbärparalyse mit einem Infarkt eines Astes der ...

Teilnehmer: Er ist auch durch einen Neurologen untersucht worden. Er wollte eine Rückenmarkspunktion vornehmen, da er eine Enzephalitis vermutete. Aber das hat er wohl selbst nicht wirklich geglaubt. Er glaubte auch nicht an einen Schlaganfall.

Teilnehmer: Er hatte Spasmen des Kiefers, ja?

Teilnehmer: Ja, aber nicht mehr seit der Einnahme des Valiums. Der Neurologe glaubte nicht, dass es Parkinsonismus oder ein Schlaganfall sei. Er meinte schließlich, dass es sich wohl um ein psychisches Problem handeln würde.

Vithoulkas: Es scheint sich um einen sehr ernsten Zustand zu handeln. Ich vermute einen Tumor, Krebs.

Teilnehmer: Das hätte man doch durch die Kontrastaufnahme sehen müssen.

Vithoulkas: Was ist mit der Schilddrüse?

Teilnehmer: Da war nichts zu finden. Aber wie gesagt, falls etwas auf den Oesophagus übergegriffen haben sollte, hätte man das sehen müssen.

Teilnehmer: Nicht unbedingt.

Vithoulkas: Der Auslöser kann auch emotionaler Art sein. Ich vermute Furcht, er könne seine Sekretärin verlieren, die sich um ihn kümmerte. Er fühlte sich allein. Welche Symptome können wir nun aus dem Gesagten ableiten?

Teilnehmer: Furcht vor dem Tode, furchtbare Angst um die Gesundheit und die behinderte Atmung, was auf *Lachesis* hindeuten würde.

Teilnehmer: Ich fragte ihn, ob es im Hals wäre, da ich das Gefühl hatte, es sei eher ein Ersticken. Er sagte, dass es nicht im Halse sei.

Vithoulkas: Man hat das bei *Lachesis*. Die Betroffenen haben das Gefühl, dass die Atmung fast gelähmt ist. Es ist ein sehr ausgeprägtes Symptom. Es tritt im Moment des Einschlafens auf.

Teilnehmer: Es weckt ihn aus dem Schlaf. Er schläft eine Weile und dann ...

Vithoulkas: Oder diese Personen wachen mit dem Gefühl auf, es sei unmöglich zu atmen, weil sich die Lungen nicht bewegen. Sie haben dann wirklich furchtbare Angst.

Teilnehmer: Es ist ein wichtiges Symptom, weil er deswegen Angst hat schlafen zu gehen.

Vithoulkas: Ich denke, das passiert, wenn sich ein Tumor zwischen Oesophagus und Larynx befindet. Er kann den Oesophagus verlegen.

Teilnehmer: Wie sollte dadurch ein Tremor des Kiefers entstehen?

Vithoulkas: Es muss nicht unbedingt zusammenhängen. Das Zittern des Kiefers ist ein Ausdruck großer Angst. Das ist eine natürliche Sache.

Man könnte bei dem Alter vermuten, dass er arteriosklerotisch ist und deswegen zu zittern begann. Aber die Plötzlichkeit, mit der es aufgekommen ist, und die Tatsache, dass es durch Valium wieder verschwunden ist, verwerfen diese Diagnose sogleich. Das einzige Symptom, das beständig blieb, ist die Schwierigkeit zu schlucken. Wenn er dann zu Bett geht, setzt der Druck in der Brust, anatomisch bedingt, ein. Ich meine noch immer, dass es sich um einen Tumor handelt.

Teilnehmer: Ich werde das abklären.

Vithoulkas: Wenn sich das bestätigt, müssen wir davon ausgehen, dass wir uns mit einem Problem beschäftigen, das nicht heilbar sein wird.

Teilnehmer: Er wird nicht erlauben, ein Laryngoskop einzuführen.

Teilnehmer: Ist da immer noch das innerliche Brennen?

Teilnehmer: Oh ja, das ist sehr ausgeprägt.

Vithoulkas: Wenn wir nun betrachten, dass er frostig ist, innerliches Brennen empfindet, Durst vorliegt, er Furcht vor dem Tode hat und Angst um die Gesundheit, dann ist entweder *Arsenicum* oder *Phosphorus* das richtige Mittel.

Teilnehmer: Die Abneigung gegen warme Getränke erscheint mir sonderbar. Er fühlt sich danach am ganzen Körper erhitzt, das wäre *Phosphorus*.

Teilnehmer: Ich habe eine Frage zu *Kalium bromatum*. Diese Personen haben alle diese Halsgeschichten, Furcht, vergiftet zu werden, Melancholie, hören Stimmen, haben Probleme mit der Magensäure, spüren eisige Kälte, sind verschlossene Menschen.

Vithoulkas: Was in diesem Fall hervorsticht, ist die Furcht. Es ist nicht die Erschöpfung, es sind nicht diese paranoiden Wahrnehmungen. Bei *Kalium bromatum* handelt es sich um eine psychotische Person, die das Gefühl hat, es stehe jemand hinter ihr. Man würde sie bestrafen, für all den Hass, den sie empfunden hat, und wegen der Dinge, die sie in ihrem Leben falsch gemacht hat. Das ist der Unterschied. Der *Kalium bromatum*-Typ zeigt nicht so sehr Furcht vor dem Tode oder Angst um die Gesundheit, was aber in unserem Fall sehr ausgeprägt ist.

Teilnehmer: Ist er nicht zu verschlossen, um *Phosphorus* sein zu können?

Vithoulkas: Ja, weil er ein Yogi ist, möchte er nicht, dass sein Ansehen Schaden nimmt. Deshalb hat er seine innere Verfassung nicht ausgebreitet.

Teilnehmer: Ich bin mir zwar nicht sicher, aber das Zittern des Kiefers scheint mir doch ein eigentümliches Symptom zu sein. Das haben nicht viele Mitteltypen.

Vithoulkas: *Phosphorus* hat dieses Symptom. Ich hatte einmal einen solchen Fall. Der Patient zeigte ein sehr heftiges Zittern, das durch *Phosphorus* zurückging. Deshalb dachte ich, dass es sich hier um einen *Phosphorus*-Patienten handeln könnte. Was Sie sagten, spricht aber sehr stark für *Arsenicum*. Erinnern Sie sich daran, was D. erzählte: „Mach dir keine Sorgen um die anderen, sondern kümmere dich um dich selbst." *Arsenicum-Typen* hängen sehr am Leben, viel mehr als *Phosphorus*-Patienten. Die Furcht vor dem Tode ist wahrscheinlich sehr stark. Sie verzweifeln um die Genesung.

Das innerliche Brennen ist *Arsenicum* oder *Phosphorus*. Die beste Verordnung wäre hier *Arsenicum*. Geben Sie es aber nicht so hoch, ich glaube, dass er Krebs hat. Ich weiß nicht, ob es sich um eine Ausbreitung von der Schilddrüse her handelt, aber es wird nun ausbrechen.

Teilnehmer: Es gibt einen positiven Labortest: CEA war erhöht (Carcinoembryonales Antigen). Das spricht für Krebs, auch, wenn es nur leicht erhöht ist.

Teilnehmer: Das ist ziemlich unzuverlässig.

Vithoulkas: Ich mag diese Fälle, bei denen keine Laborergebnisse vorliegen und man sich am vorliegenden Bild orientieren muss. Habe ich Ihnen von dem alten Mann mit dem Husten erzählt? Ein Arzt, der in unserer Klinik gearbeitet hatte, stellte mir diesen Fall vor, um mich zu testen. Der alte Mann bekam nach einem erlittenen Kummer Husten. Wir schauten uns den Fall an, jeder dachte an ein anderes Mittel. Ich sagte: „Warten Sie, Sie müssen hier vorsichtig sein, es handelt sich sehr wahrscheinlich um Krebs." Alle sahen mich an und fragten, wie ich denn darauf käme. Ich sagte: „Sehr wahrscheinlich, ich bin nicht sicher."

Der Arzt besaß Röntgenaufnahmen, er zeigte sie uns: „Sehen Sie hier, es handelt sich um Krebs."

Der Patient war 65 Jahre alt. Es hatte sich in einem Dorf abgespielt, wo er eine Affäre mit einer jungen Frau hatte. Es kam heraus, so dass es jeder wusste. Die Beziehung wurde unterbrochen, was ein sehr schwerer Schock für ihn war, und daraufhin bekam er diesen Husten. So entsteht Krebs.

Staphisagria wird in solch einem Fall nichts ausrichten. Ich verordnete *Sulfur*.

Teilnehmer: Meinen Sie, dass der Schock den Krebs hervorgerufen hat?

Vithoulkas: Ja. Der Schock brachte den Krebs hervor, von einem Tag zum anderen.

Vithoulkas: Wenn ein Schock so stark ist, dass der Organismus dies nicht verkraften kann, wird man entweder verrückt oder man bekommt Krebs.
Er war bereits 65 und schon geschwächt, obwohl er ein kräftiger Landmensch war. Es zeigen sich dann psychotische Symptome oder Krebs.
Ich hatte einen weiteren Fall. Die Patientin war von allen Spezialisten Athens untersucht worden; dann brachte man sie nach New York. Man fand einen Tumor. Er befand sich genau an der Stelle, die ich vorher mit den Worten „An dieser Stelle befindet sich ein Tumor" bezeichnet hatte.

Teilnehmer: Was ist schlimmer?

Vithoulkas: Die Geisteskrankheit. Sie ist ein Tod auf einer höheren Ebene.

Teilnehmer: Hatten Sie Erfolg bei der Behandlung?

Vithoulkas: Bei dem *Sulfur*-Patienten? Ich weiß es nicht. Er lag bereits im Krankenhaus, als er das Mittel bekam. Wir diskutierten über verschiedene Fälle und dann stellte der Arzt uns diesen Fall vor. Er wollte mich wohl reinlegen, dass ich *Staphisagria* sage. Dann hätte er nett gelächelt und mir gesagt: „Es handelt sich hier um einen Krebskranken!" Ich glaube, dass es sich bei dem Fall, den D. vorstellte, um Krebs handelt und dass Sie ihn nicht heilen können. Sie können ihm Linderung verschaffen, insbesondere psychisch, aber Sie werden ihn nicht heilen können.

Teilnehmer: Wenn sich bestätigen sollte, dass er Krebs hat, würden Sie dann eher zu *Phosphorus* oder zu *Arsenicum* neigen?

Vithoulkas: Beide Mittel bieten die gleichen Möglichkeiten.

Teilnehmer: Welche Potenz würden Sie geben?

Vithoulkas: Die 200. Ist dieser Fall nun klar? Handelt es sich um ein gutes Beispiel? Sie haben hier auch sehen können, wie man ohne Laborwerte und Untersuchungsergebnisse diagnostiziert.

Teilnehmer: Ich habe hier einen Fall, der einen Hund betrifft. Es dauert nur fünf Minuten.

Vithoulkas: Fünf Minuten? Ich sehe, dass Sie drei Seiten in der Hand haben.

Teilnehmer: Nein, es ist nur ein kurzer Fall.

Hund mit Staupe (Fall)

Teilnehmer: Es handelt sich um meinen eigenen Hund.

Vithoulkas: Gaben Sie das Medikament bereits?

Teilnehmer: Ja.

Vithoulkas: Gut, ich habe meinen Hund auch behandelt.

Teilnehmer: Es handelt sich um einen hellbraunen Rüden. Er ist furchtbar freundlich.

Vithoulkas: Das ist eine wichtige Feststellung, da sie uns sogleich zu den freundlichen Mitteln wie *Pulsatilla* und *Phosphorus* führt.

Teilnehmer: Er ist sehr empfindsam, sanft und empfindsam. Er kann mit einer Tomate spielen, ohne auch nur die Haut zu verletzen. Er mag frische Luft.

Vithoulkas: Ja, geben Sie ihm *Pulsatilla*.

Teilnehmer: Er mag frische Luft und er bevorzugt den Schatten. Er ist nicht gern in der Sonne, er begibt sich dann unter einen Baum oder Strauch.

Teilnehmer: Wie ist seine Schlafstellung?

Teilnehmer: Wenn ich ihm ein Butterbrot gebe, dann isst er nur das Brot.

Teilnehmer: Abneigung gegen Fett.

Teilnehmer: Ich habe ihm eine Gabe *Pulsatilla* 200 gegeben.

Teilnehmer: Was hatte er?

Teilnehmer: Er ist ziemlich gut abgerichtet, er blieb immer auf der Ladefläche meines Wagens, ohne dass es Schwierigkeiten gab. Plötzlich wollte er nicht mehr dort sitzen bleiben. Ich habe ihn mir genau angesehen und festgestellt, dass ihn irgendetwas quälte.

Hund mit Staupe (Fall)

Er wurde dann richtig nervös, und am nächsten Tag begann er sogar zu heulen. Er ging die Straße entlang und heulte, er heulte, wenn er zu Hause war und wenn er schlief. Er lag auf der Seite und heulte. Er tat mir leid.

Nach drei oder vier Tagen ließ das nach. Er bekam dann eine schwere Konjunktivitis. Es kam gelber Eiter aus beiden Augen. Ein Auge heilte von selbst, das andere nicht.

Weil die Cornea anfing, ödematös zu werden, gab ich ihm ein Antibiotikum und Kortisontropfen, dreimal pro Tag. Daraufhin klärte sich die Sache mit dem Auge.

Ungefähr vier oder fünf Tage später bemerkte ich, dass er hinkte. Ich dachte, er hat sich verletzt. Nach drei Tagen war es so schlimm, dass er nicht mehr stehen konnte. Er lag nur noch. Die großen Pfoten, nicht die Zehenpfoten, waren stark geschwollen und entzündet. Ich dachte, dass er in irgendetwas getreten sei, aber dann müsste die ganze Pfote betroffen sein. Es war so schmerzhaft, dass er nicht aufstehen konnte. Ich fing nun an, mir Gedanken über die Sache zu machen. Er bekam *Pulsatilla*.

Zwei bis drei Tage nach der Mittelgabe waren die Pfoten wieder abgeschwollen. Die sehr wunde Haut heilte auch. Es heilte ganz und gar ab. Das war vor zwei Monaten. Sein Zustand hat sich unglaublich verändert, auch psychisch.

Vithoulkas: Ich kann Ihnen heute Abend von meinen Hunden erzählen. Es sind Wolfshunde, Schäferhunde. Ich hatte auch noch einen Welpen. Als er sechs Monate alt war, bekam er die Staupe. Die Staupe ist meistens tödlich. Ich rief den Tierarzt an und schilderte ihm die Symptome. Er sagte, dass er den Hund sehen müsse. Ich sagte: „Es ist Staupe, ist das heilbar?" Er sagte: „Ja, das können wir heilen." Er verlangte mehr Geld als ein Universitätsprofessor. Er bekam [...]

Er sagte, dass die Injektion verabreicht werden müsse. Ich wollte keine Zeit vergeuden und wegen der zweiten Injektion zur Klinik fahren. Es war auch schon spät, so nahm ich die zweite Injektion vor.

Hund mit Staupe (Fall)

Um 12 Uhr nachts war der Hund dann tot. Ich begrub ihn. Vier Tage später zeigte einer der beiden älteren Hunde, die ich nicht geimpft hatte, die gleiche Symptomatologie. Ich wartete zwei bis drei Tage, die Sache entwickelte sich weiter.

Er hatte Speichelfluss und der Stuhl war schwarz und wässrig. Der Hund war aufgrund der Diarrhoe völlig erschöpft. Die Augen waren voller Eiter. Er fraß nicht, trank aber viel Wasser. Ich rief den Tierarzt an. Er erzählte mir, dass es wohl Staupe sei. Ich fragte ihn, wie er behandeln wolle. Der Veterinär meinte, er müsse kommen und sich den Hund ansehen. Ich habe ihm daraufhin gesagt, dass ich das nicht noch einmal bezahle und dass ich den Hund homöopathisch behandeln werde.

Der Speichel sah sehr nach *Kali-bi.* aus, er war zäh. Der Hund trank viel Wasser. Es gibt zwei Mittel-Typen, die viel Wasser trinken, *Bryonia* und *Phosphorus*. Ich nahm alle Mittel in der 50 M und gab sie ins Wasser. Dann ließ ich ihn das Wasser trinken. Nach zwei bis drei Tagen begann er wieder zu fressen, am vierten Tag war er gesund.

Teilnehmer: Was hatten Sie ihm gegeben?

Vithoulkas: Die drei Mittel.

Teilnehmer: Um sicherzugehen?

Vithoulkas: Ich kenne die Kritik. Es war schlimm für mich, ihn so zu sehen. Die Mittel wirkten; es trat eine sagenhafte Besserung ein.

Medorrhinum

Vithoulkas: Ich werden Ihnen nun die Essenz von *Medorrhinum* darlegen. Es ist wichtig, dass Sie dieses Mittel verstehen. Es kann bei Zwischenbehandlungen angezeigt sein, sobald sich der Fall entwirrt hat. Man stößt irgendwann auf eine *Medorrhinum*-Schicht, vielleicht ist es auch gleich zu Anfang nötig. Das sykotische Miasma befindet sich entweder vollständig an der Oberfläche oder es stellt die zweite oder dritte Schicht dar. *Medorrhinum* ist also ein Arzneimittel, das Sie wirklich verstehen sollten.

Mir sind zwei verschiedene Typen aufgefallen; es handelt sich um so etwas wie eine *Polarität*. Bevor wir uns diese Typen jedoch anschauen, möchte ich Ihnen beschreiben, wie sich dieses Mittel bei Kindern zeigt.

Sie sehen nicht wohlgenährt aus und man entdeckt in ihrem Aussehen eine Spur von Alter. Es sind meist schwierige Kinder, zwar nicht so schwierig wie *Chamomilla*-, *Calcium phosphoricum*- oder *China*-Kinder, aber man wird schwer mit ihnen fertig.

Sie scheinen nicht zu wissen, was sie wollen. Sie haben Gefühlsausbrüche und Anfälle von Zorn, auch häufig eine Härte, die für ein Kind nicht normal ist. Andere *Medorrhinum*-Kinder können eine starke, unnatürliche Überempfindlichkeit zeigen.

Sie sorgen sich nicht um ihre Geschwister oder Eltern, aber dafür kümmern sie sich sehr um ihren Hund. Das resultiert wahrscheinlich aus der Empfindlichkeit, mit der sie geboren wurden, und andererseits aus einer Art Schock, den sie im Leben erlitten haben. Sie ziehen sich dann von ihren Familienangehörigen und anderen Menschen zurück. Ihre Gefühle drücken sie durch die Liebe und Anhänglichkeit gegenüber ihren Tieren aus.

Teilnehmer: Könnte man das auch bei *Natrium muriaticum* finden?

Medorrhinum

Vithoulkas: Ja, das könnte sein, aber nicht so extrem wie bei *Medorrhinum*. Außerdem würden Sie bei *Natrium muriaticum* auch nicht die Härte sehen, die Sie bei *Medorrhinum* beobachten können.

Diese Menschen *können von einem Extrem ins andere fallen*. Es kann sie eine innere Wut überkommen, und sie können den Tieren dann sehr weh tun. Sie können sehr unsensibel und ein anderes Mal sehr empfindlich sein. Sie sind dann entzückt und weinen, während sie eine Blume betrachten.

Diese Polarität – das Harte und das Weiche, die Empfindsamkeit und die Unempfindlichkeit, das Männliche und das Weibliche – ist typisch für *Medorrhinum*.

Viel Sex, außerdem Unempfindlichkeit; Sie werden sehen, dass die meisten *Medorrhinum*-Typen in diese Richtung tendieren. Wenn dann das entgegengesetzte Element in ihnen hochkommt und sich diese Polaritäten vermischen, bewegen sich diese Menschen in Richtung Homosexualität. Wir haben es dann mit sehr femininen Männern zu tun.

Wenn die *Medorrhinum*-Pathologie weiter fortschreitet, zeigt sich ein *geschwächtes Gedächtnis*. Der Patient möchte etwas sagen, aber wenn er sich in der Mitte des Satzes befindet, hat er bereits vergessen, was er sagen wollte.

Teilnehmer: Ist es hauptsächlich bei Männern indiziert?

Vithoulkas: Ja, meistens bei Männern; bei Frauen ist es aber auch häufig.

Teilnehmer: Gilt das auch für weibliche Homosexualität?

Vithoulkas: Oh ja, sicher. Es gibt geborene Homosexuelle, die wollen gar nicht über das Thema diskutieren, weil sie es nicht ändern möchten. Es gibt andere, die darunter leiden. Sie waren sexuell nicht mehr stimulierbar und wurden schließlich homosexuell.

Bei *Medorrhinum* handelt es sich meistens um tiefverwurzelte Fälle von Homosexualität, also um die homosexuell Geborenen.

Es kommt durch das Miasma, welches von Generation zu Generation übertragen wurde.

Teilnehmer: Sind das diejenigen, die von Anfang an wissen, dass sie anders sind? Weiß der Mann, dass er weiblich ist?

Vithoulkas: Ja, sie wollen diese Art von Sex.

Teilnehmer: Sind das diejenigen, die sich Geschlechtsumwandlungen unterziehen?

Vithoulkas: Ja. Natürlich sind das nicht nur *Medorrhinum*-Typen. Es gibt verschiedene Mittel, die das beinhalten. Wenn besonders die sexuelle Ebene angesprochen ist, müssen wir an *Platinum* denken.

Es ist seltsam, auch *Pulsatilla* mit seiner Weiblichkeit macht einen Mann homosexuell. Bei *Pulsatilla* wird der Mann aber normalerweise sagen: „Ich habe das Gefühl und die Angst, dass ich homosexuell sein könnte." Er muss noch keine Erfahrungen auf diesem Gebiet gemacht haben, doch die Furcht ist vorhanden. Sie sehen, es handelt sich um eine viel mildere Situation als bei *Medorrhinum*. Dort sitzt die Homosexualität sehr tief.

Ich habe das zum Beispiel bei sehr rauen Leuten erlebt, bei Betonarbeitern, die wirklich die schwersten Arbeiten verrichteten. Es handelte sich um sehr rohe und einfache Leute. Dennoch kann ein *Pulsatilla*-Fall darunter sein. Dieser Typ von Mann wird sagen: „Ich habe Angst, ich könnte homosexuell sein!" Es ist eine tiefsitzende Furcht, die so stark sein kann, dass sie diese Menschen zu einer Erfahrung auf diesem Gebiet treibt.

Teilnehmer: Handelt es sich bei dem *Medorrhinum*-Patienten um den selbstbewussten Homosexuellen? Würde er den männlichen Part spielen?

Vithoulkas: Nicht unbedingt; er kann auch passiv sein. Es gibt auch bei *Medorrhinum* den femininen, den weichen Teil.

Morgens fühlt sich der Medorrhinum-Patient nicht gut. Er wacht auf, ist träge und kann alle möglichen Schmerzen haben. Sein Geist arbeitet noch nicht richtig. Er fährt zum Büro, sein Geist funktioniert immer noch nicht. Er versucht, sich zu konzentrieren, es geht nicht, sein Geist schweift zu sexuellen Dingen ab. So vergeht die Zeit.

Gegen Abend ändert sich seine Verfassung. Tagsüber war er schwach und träge, doch nun fängt er sich. Er kann sich besser konzentrieren, er zeigt jetzt so etwas wie Festigkeit und Ganzheit. Er kann nun wesentlich flotter arbeiten. Es handelt sich im Allgemeinen um *Nachtmenschen*. Nachts leben sie auf.

Studenten oder *Medorrhinum*-Typen dieser Altersgruppe sind stets zu Unfug bereit. Sie schauen den ganzen Tag den Frauen nach. Sie sitzen in der Vorlesung, sind aber mit Frauen beschäftigt. Sie sind ganz und gar nicht bei der Sache, sondern voller Übermut.

Der Sexualtrieb beherrscht sie so sehr, dass sie normalerweise „verbotene" Beziehungen eingehen. Eine verheiratete Frau beginnt eine Affäre mit einem vielleicht auch verheirateten Mann. Der Trieb ist dermaßen stark, dass sie nicht anders können. Es ist seltsam, dass sie verbotene Dinge genießen. Sie besitzen diesen Sinn für Mutwilligkeit und neigen zu Ausschweifungen.

Teilnehmer: Egal, ob homosexuell oder heterosexuell?

Vithoulkas: Ja. Die Idee des Exzesses zieht sich durch das gesamte Bild von Medorrhinum. Die Katarrhe sind von exzessiver Art, die Sinusitiden ... Wir finden übermäßige Absonderungen, exzessive Gefühle, das Wachstum ... Tumoren wachsen schnell usw.

Es ist interessant zu sehen, wie sich das gonorrhoische Miasma von Generation zu Generation überträgt. Es kann sich zum Beispiel um einen hartnäckigen Kopfschmerz handeln, der sich durch keinerlei Medikamente bessert.

Ich erinnere mich an einen solchen Fall. Es handelte sich um die Tochter eines hohen Beamten in Athen. Er brachte seine 18-jährige Tochter zur Behandlung, weil sie starke Kopfschmerzen hatte. Ich wollte ihn nicht in Gegenwart seiner Tochter fragen, deshalb bat ich ihn nach nebenan. Ich fragte ihn, ob er je eine Gonorrhoe hatte. Er antwortete: „Wer hatte das nicht?" Ich sagte ihm: „Ich zum Beispiel." Er brachte dann auch noch seine andere Tochter

Medorrhinum

mit den gleichen Symptomen. Sie sah aus wie ein Kind, das nicht „gut im Futter war". Sie hatte die fixe Idee, sie wäre fett. Sie war dünner als *Sepia* oder *Laur.* (?).

Teilnehmer: Handelte es sich um eine Anorexie?

Vithoulkas: Nein. Sie hatte die fixe Idee, sie sei zu dick und müsse abnehmen. Ich glaube, dass sie zu diesem Zeitpunkt geistig ziemlich krank war. Sie hatte die Vorstellung, dass ihre Haut nicht gesund sei. <u>Ich probiere *Silicea* und *Calcium*, da ich annahm, sie würde vielleicht schnell zunehmen.</u> Ich gab noch ein weiteres Mittel, bevor ich *Medorrhinum* verschrieb. Das Miasma zog sich hier durch die Familie. Schließlich ließ sich die ganze Familie behandeln, da der Kopfschmerz der Tochter innerhalb von einem Monat verschwunden war und nicht wieder aufgetreten ist.

Als der Vater mich dann fragte, ob die Gonorrhoe etwas mit diesen Krankheiten zu tun habe, verneinte ich dies. Erzählen Sie den Vätern nicht, dass die Kinder aufgrund ihrer Gonorrhoe krank sind. Das könnte Probleme in der Familie oder beim Vater auslösen. Aber Sie brauchen diese Information natürlich.

Zurück zur *Medorrhinum*-Pathologie auf der geistigen Ebene.

Der Patient vergisst Worte und Sätze. Er weiß plötzlich nicht mehr, worüber er eben gesprochen hat, er stockt. Vielleicht erzählt er einfach irgendetwas, nur, damit er den Satz irgendwie zu Ende bringt. Er beginnt etwas zu erzählen, doch Sie merken, dass er auf einmal ganz anders weitermacht, er „fährt plötzlich eine ganz andere Schiene". Wenn Sie aufmerksam sind und darauf achten, was er sagt, werden Sie das bemerken. Es sind Pausen in seiner Rede.

Es gibt noch eine andere Eigentümlichkeit, die ebenfalls das Gedächtnis betrifft. *Der Patient hat den Eindruck, dass Dinge, die sich gestern ereignet haben, vor einer oder zwei Wochen geschehen seien.*

Teilnehmer: Mir ist nicht ganz klar, wie das gemeint ist. Der Patient beginnt in einer bestimmten Weise einen Satz, und dann wechselt er. Können Sie uns ein Beispiel geben?

Medorrhinum

Vithoulkas: Ja. Er möchte sagen, dass er letzte Woche nach Monterio gefahren ist, um dort etwas zu erledigen. Er sagt dann aber: „Ich bin letzte Woche nach San Francisco gefahren." Er beginnt den Satz, dann entsteht eine Lücke, und dann kommt etwas ganz anderes heraus als ursprünglich gedacht war.

Teilnehmer: Er beendet den Satz irgendwie, auch wenn es nicht in Beziehung zu dem steht, was er ursprünglich sagen wollte?

Vithoulkas: Ja. Er möchte weder als Dummkopf erscheinen noch zeigen, dass sein Geist plötzlich leer wurde. Er versucht das zu kaschieren.

Teilnehmer: Entsteht dann eine Pause?

Vithoulkas: Ja, es entsteht eine leichte Pause. Wenn Sie den Fall aufnehmen, wird der Patient es Ihnen erzählen. Er wird Ihnen sagen, dass er mitten im Satz den Faden verliert, dass er dann irgendetwas erzählt, damit die anderen es nicht bemerken. Er merkt, dass seine geistigen Funktionen nachlassen, er möchte aber nicht, dass das bemerkt wird.

Medorrhinum-Kranke sind nicht sehr offen, es sei denn, es handelt sich um die empfindsamen Typen, die aus sich herausgehen können. Sie finden nicht so leicht Anschluss, aber wenn sie sich erst in gleichgesinnter Gesellschaft befinden und mit einem Freund, den sie sehr mögen, zusammen sind, dann drücken sie sich und ihre Emotionen sehr rege aus. Sie haben eine verehrende Art an sich. Das sind aber normalerweise diejenigen, die in die andere Richtung kippen und homosexuell werden.

Teilnehmer: Wo liegt der Unterschied zwischen diesem Typen und *Natrium muriaticum*, das sich ebenfalls nahestehenden Freunden öffnet?

Vithoulkas: Der *Natrium muriaticum*-Patient wird sich auch öffnen, aber diese *Medorrhinum*-Typen sind viel ausdrucksvoller, *sie sind ausdrucksstark.*

Wir machen einen Exkurs zu *Natrium muriaticum*. Für den *Natrium muriaticum*-Typen ist es schwierig, eine Empfindung, ein

Medorrhinum

Gefühl auszudrücken. Auch wenn es sich um einen engen Freund handelt. Diese Menschen können ernste Diskussionen führen, sie sind eher intellektuell. Sie werden über Dinge diskutieren, die weit von ihren wirklichen Gefühlen entfernt liegen, und Gesprächen, die ihre Gefühle betreffen, aus dem Wege gehen.

Diese Personen können analysieren, sie sind sehr gute Psychologen. Deshalb kommen andere Menschen zu ihnen, um sich auszusprechen. Sie selbst würden niemals über ihre eigenen Probleme sprechen.

Der *Natrium muriaticum*-Typ macht dies nicht aus Berechnung; er kann es einfach nicht. Er kann es nicht erzählen, da die anderen denken würden, er sei nicht so gut, wie er erscheint.

Natrium muriaticum-Personen können ihre Gefühle einfach nicht ausdrücken. Sie können aber Vorstellungen ausdrücken und über diese Ideen sprechen. Doch selbst diese intellektuelle Diskussion werden sie nur dann führen, wenn sie sich in einer vertrauten Gemeinschaft befinden.

Wenn sie keinen Freund haben, niemanden, der für sie offen ist, dann werden sie – durch sich selbst – isoliert sein und großer Anstrengungen bedürfen, in Gemeinschaft zu kommen.

Da es sich bei *Natrium muriaticum*-Personen um Intellektuelle handelt, kritisieren sie sich auch sofort selbst, wenn sie zum Beispiel über das Wetter sprechen. Es kann zwar sein, dass sie äußern, dass das Wetter schön sei, oder ähnliches, aber in der Regel werden sie sich sogleich kritisieren und sagen: „Was rede ich hier eigentlich für einen Blödsinn?" Und dann werden sie fragen: „Was ist der Grund Ihres Kommens?"

Sie betrachten andere Menschen sehr kritisch und sind ihnen gegenüber unsensibel.

Der *Natrium muriaticum*-Typ ist sehr empfindlich, aber es gibt auch den Typ, der emotional unempfindlich gegenüber anderen ist, diese auf eine losgelöste Weise betrachtet und nicht versteht, was in deren Inneren vorgeht. Sie sehen nur die Oberfläche dessen, was auf sie zukommt. Sie schauen nicht tiefer.

Um jemanden verstehen zu können, muss ich für die Empfindungen dieses Menschen offen sein. *Natrium muriaticum*-

Menschen haben aber Angst, sie könnten verletzt werden, wenn sie sich öffnen. So können sie andere nicht so sehr verstehen.

Wenn Sie aber zu *Natrium muriaticum*-Personen gehen und sagen, dass Sie dieses und jenes Problem haben, dann wird diese Person alles glauben, was man ihr erzählt, und wird eine große Objektivität zeigen, soweit es das Problem betrifft. Es ist leicht für diese Menschen, sich außerhalb eines Problems zu stellen. Sie lassen sich nicht darin verwickeln und sind deshalb in der Lage, eine Lösung zu finden. Aus diesem Grunde holen die Leute sich gern bei ihnen Ratschläge.

Sie sehen alles von ihrem losgelösten Standpunkt aus. Deshalb ist es aber auch schwierig für sie zu verstehen, was im anderen vorgeht. Sie möchten sich nicht in den anderen hineinversetzen, weil sich die Gefühle vermischen könnten. Sie sind sehr verletzlich. Sie haben irgendwann Verletzungen erlitten, als Kind, als Erwachsener ...

Wir kommen wieder zu *Medorrhinum*.

Bei diesen Personen sieht die Sache anders aus. Sie stehen zu ihren Gefühlen, wenn ich das mal so ausdrücken darf. Die Empfindungen werden von ihrem ganzen Gefühl getragen. Bei *Natrium muriaticum* wird die Person zu ihren Vorstellungen stehen. Wenn sie einer Idee Ausdruck verleihen möchten, sind sie ganz und gar dabei. Wenn sie ein Gefühl ausdrücken, halten sie sich zurück. Sie bringen nur ungefähr ein Zehntel des Gefühls heraus. Sie möchten vielleicht sagen, dass sie in jemanden verliebt sind, aber sie können es nicht aussprechen. Sie fürchten, sie könnten sich zum Narren machen.

Medorrhinum-Menschen sind in gewisser Weise triebmäßig emotional.

Sie stürzen sich in Albernheiten oder eine Liebesaffäre und sind mit ihrem ganzen Sein bei der Sache. Sie werden Ihnen erzählen, dass sie das Sexuelle sehr genießen und dass es Exzesse in ihrem Leben gibt. Das ist bei *Medorrhinum* sehr ausgeprägt.

Teilnehmer: Dieses Mittel würde in unserer Skala der Empfindlichkeiten ...

Vithoulkas: Es kann sehr weit oben und sehr weit unten stehen. Es ist ein Mittel, das in die Extreme geht. Wenn Sie die beiden Extreme von männlich und weiblich mischen, haben Sie Homosexualität, den geborenen Homosexuellen.

Teilnehmer: Was würde geschehen, wenn man solch einem Homosexuellen *Medorrhinum* geben würde?

Vithoulkas: Ich habe ein- oder zweimal erlebt, dass eine Änderung eintrat.

Teilnehmer: Man könnte es ins Wasserreservoir von San Francisco geben, es gibt dort sehr viele Homosexuelle.

Vithoulkas: Je mehr Sie *Medorrhinum* verstehen, desto mehr werden Sie begreifen, wie wichtig dieses Mittel ist.

Das Miasma hat sich von Generation zu Generation übertragen und tiefgehende Verdrehungen hervorgebracht. Wenn man sich dem Sexuellen zu sehr hingibt, dann schwingt das Pendel in die andere Richtung. Es kommt dann zu einer Neutralität, die nicht mehr erregbar ist. Das ist der Moment, in dem es zu Homosexualität kommen kann.

Teilnehmer: Ist das wegen der nicht erlaubten, verbotenen Handlungen so?

Vithoulkas: Ja. Es handelt sich bei *Medorrhinum* um den Nachtmenschen. Er lebt im Dunkeln. Dieses dunkle Element ist symbolisch. Es liegt in seiner Natur, verbotene Dinge zu tun, soweit es Sexuelles betrifft. Es kommt zu Perversionen und zu „verbotenen" Liebesbeziehungen; es fehlt jegliche Sittlichkeit. Diese Menschen sind sittlich schwach.

Teilnehmer: In San Francisco ist es nicht mehr verboten. Man ist dort diesbezüglich sehr offen. Was würde das in Bezug auf *Medorrhinum*-Menschen bedeuten?

Vithoulkas: Ich glaube nicht, dass diese Menschen in der Tiefe ihres Herzens empfinden, dass es erlaubt ist. *Medorrhinum*-

Medorrhinum

Menschen zeigen Gefühlsausbrüche, Wutausbrüche und „Anfälle" von Ausflüssen. Alles ist exzessiv.

Teilnehmer: Würden Sie uns beschreiben, wie *Medorrhinum*-Patienten auf eine Blume, eine Rose, reagieren können?

Vithoulkas: Es gibt Phasen, in denen sie sehr empfindsam sind. Sie werden dann über einen Zaun klettern, um eine Rose zu pflücken. Nur wegen des Vergnügens, sie zu besitzen; dann welkt sie. Es hat etwas von einer Manie, es ist pathologisch.

Wir Menschen versuchen immer herauszufinden, was normal ist, und wollen Regeln dafür aufstellen. Man könnte sagen, dass alles das, was gemäßigt ist, auch gut ist. Demnach wäre exzessives Essen pathologisch, exzessiver Verlust des Appetits ebenso. Das Sexuelle sollte gemäßigt sein. Dadurch, dass man sich in ein Extrem begibt, kann der Genius hervorgebracht werden, aber auch der Wahnsinn.

Teilnehmer: Wenn Sie einen Patienten haben, von dem Sie glauben, er brauche *Medorrhinum*, aber keine Gonorrhoe in der Familiengeschichte finden, würde Sie das irritieren?

Vithoulkas: Nein. Wir stoßen nicht immer auf einen gonorrhoischen Ausfluss.

Diese Menschen haben ein sehr vitales Leben geführt und eine Menge illegitimer Dinge getan. Nehmen wir zum Beispiel einen Mann aus der Armee. Er hatte im Laufe seines Lebens all diese Affären. Dann kommt er in den Ruhestand. Er wird große Ängste und Schuldgefühle bekommen. Irgendwann kann er diese nicht länger ertragen. Er kann dann zu einem religiösen Fanatiker, einer Art Prediger, werden.

Dieser *Medorrhinum*-Typ wird dann kraftvoll für das Wohl der anderen beten. Diese Personen werden beten und Auswirkungen ihrer Gebete sehen, da sie einen starken Magnetismus, eine starke Vitalität besitzen. Sie sind extrovertiert, deshalb werden sie in Gegenwart anderer beten.

Ich erinnere mich an einen solchen Fall. Es handelte sich um einen General, um genau den Typen, den ich eben beschrieben habe. Er kam wegen eines chronischen postnasalen Katarrhs, der ihn seit drei Jahren plagte. Er gab Schnauftöne von sich, wenn er sich die Nase putzte. Diese Menschen sind sehr vital. Der Patient war 68 bis 70 Jahre alt. Ich dachte mir, dass er eine Gonorrhoe gehabt haben müsste, und überlegte, wie ich ihn danach fragen sollte. Es sind sehr religiöse Menschen, und sie haben es nicht gern, wenn sie an das erinnert werden, was sie in der Vergangenheit gemacht haben. Wie soll man also vorgehen?

Er hatte diese Absonderungen, aber es war kein weiteres Schlüsselsymptom vorhanden. Man möchte die Diagnose ja immer irgendwie stützen. Wenn Sie ihn fragen würden, ob er je eine Gonorrhoe gehabt hätte, würde er das verneinen. Diese Menschen sind heuchlerisch. Sie versuchen, ihre Vergangenheit zu verbergen. Außerdem würden sie keinen Zusammenhang zwischen der Gonorrhoe, die sie vor 20 oder 30 Jahren hatten, und ihrer Nase sehen und meinen, dass das keine Rolle spiele. Deshalb musste ich wie folgt fragen: „In welchem Alter hatten Sie eine Gonorrhoe, vielleicht mit 20 bis 22?" Sicher, ich ließ es darauf ankommen, aber ich war überzeugt davon, dass es *Medorrhinum* sein muss! Er sagte: „Etwa zu der Zeit."

Nach der *Medorrhinum*-Gabe ging es ihm gut. Er kam nach eineinhalb bis zwei Jahren mit einem Rückfall wieder. Er hatte Antibiotika gegen eine Erkältung oder etwas Ähnliches bekommen. Er erinnerte sich noch daran, wie ich ihn „bedrängt" hatte. Das hätte er immer noch nicht „geschluckt". Er sagte, dass seine Nase wieder laufen würde. Außerdem sagte er, dass er Vertrauen in die Homöopathie hätte, mich achten würde usw., und er beschwerte sich über meine damalige Vorgehensweise. Auf meine Frage, was er meine, sagte er: „Die Art, wie Sie mich seinerzeit über die Gonorrhoe befragt haben." Ich versuchte, mich zu entschuldigen, und fragte ihn, was ich denn gesagt hätte. Er fragte, ob ich ein Prophet oder so etwas sei.

Ich sagte ihm, dass Symptome vorhanden waren, die mir klar angezeigt haben, dass er eine Gonorrhoe gehabt haben muss. Es wäre wichtig für mich gewesen zu wissen, in welchem Alter das war. Er bekam seine zweite Gabe und kam dann nicht mehr wieder.

Medorrhinum

Wir finden bei *Medorrhinum*-Menschen ein *egoistisches Element*: „Wenn *ich* vom Ende der Welt predige, dann ist Gott nah." Die Selbstverständlichkeit, mit der sie diese Dinge sagen, zeigt uns dieses starke egoistische Element. Sie sind egoistisch und sie verhalten sich ihrer Familie gegenüber gebieterisch. Wissen Sie, wie sie sich verhalten, wenn sie verletzt wurden? Sie sprechen einen Monat lang nicht mehr mit dem betreffenden Familienmitglied. Sie hegen einen Groll und erinnern sich noch nach einem oder zwei Monaten daran.

Wenn man sie fragt, was los sei, werden sie mit einigen Ausführungen über sich antworten und erklären, dass der andere falsch gehandelt habe. Sie werden sich im Recht fühlen. Sie haben immer Recht und die anderen immer Unrecht.

Teilnehmer: Verhält *Sulfur* sich nicht auch so?

Vithoulkas: Sehr ähnlich. Vielleicht ist es bei *Sulfur* sogar noch stärker. Ich glaube, bei *Kent* sind beide Mittel zweiwertig.

Teilnehmer: Sie haben uns drei Mittel genannt, die Groll in sich tragen. *Natrium muriaticum, Sulfur* und *Medorrhinum*.

Vithoulkas: Ja, aber das Mittel, das wirklich Groll in sich hegt, ist *Acidum nitricum*. Diese Personen können sich noch daran erinnern, dass Sie sie – vor mehr als drei Jahren – einmal verletzt haben. Sie entschuldigen sich und sagen, dass Sie das nicht wollten, dass Sie ihn nicht verletzen wollten. Aber der Hass, den *Acidum nitricum*-Menschen innerlich empfinden, weicht dennoch nicht. Sie können es einfach nicht vergessen.

Bei *Medorrhinum*-Patienten ist es anders. Wenn sich der Verursacher dazu bekennt, etwas falsch gemacht zu haben, kommt es wieder in Ordnung.

Teilnehmer: Können Sie uns die Zusammenhänge zwischen der Gonorrhoe und dem sykotischen Miasma erklären?

Vithoulkas: Erlauben Sie mir, dass ich erst das *Medorrhinum*-Bild beende, dann werde ich es Ihnen erklären.

Sobald der Geist zusammenbricht, entwickelt sich die Pathologie weiter. Das Gedächtnis bricht zusammen, es kommen Angst und ein Schuldgefühl auf.

Hinter der Person liegen Exzesse, ganz besonders sexuelle Exzesse, die das Ausdrücken ihrer Emotionen betreffen. Während der Geist nun langsam zusammenbricht, greift die Angst mehr und mehr um sich. Sobald die Ängste anwachsen, lässt der sexuelle Appetit nach. Diese Person empfindet dann *Angst, die ihr das Gefühl gibt, in Eile zu sein*. Sie möchte ihre Tätigkeiten dann schnell zu Ende bringen.

Dieses Gefühl der Eile ist mit Stress verbunden. Daraus entwickelt sich schließlich ein Geisteszustand, den man wirklich als ungestüm, wie das Meer, bezeichnen kann. Es ist ein heftiger, wilder Zustand.

Diese Menschen können sich nicht mehr konzentrieren. Es ist etwas Wildes in ihnen, sie haben das Gefühl eines Sturmes in ihrem Kopf; was ihnen nicht gestattet, ihre Gedanken oder Gefühle auszudrücken. Es ist ähnlich wie beim *Alumina*-Bild. Sie haben das Gefühl, nie genug Zeit zu haben, um ihre Arbeit zu Ende zu bringen. Sie empfinden dieses schreckliche Gefühl der Eile, sie haben Angst, außerdem ist da dieser wilde Geisteszustand. Sie haben das Gefühl, dass sie zusammenbrechen werden.

Es zeigt sich eine *Furcht vor Geisteskrankheit*. Kurz bevor sich dieses Symptom einstellt, werden sie verschiedene andere Ängste haben. Es ist hauptsächlich die *Furcht, dass sich jemand hinter ihnen befindet* und sie dazu drängt, schnell zu gehen.

Ich weiß nicht, ob ich es erwähnt habe, aber man findet das auch bei *Natrium carbonicum*. Diese Menschen gehen durch die Straßen und haben das Gefühl, dass ihnen jemand sagt, sie sollen schneller und immer schneller gehen. Das geht solange, bis sie völlig erschöpft sind, dann beruhigen sie sich. Das Gefühl kommt dann aber wieder auf.

Teilnehmer: Sind es Hör-Halluzinationen?

Vithoulkas: Fast; es ist nicht direkt ein Hören. Es ist, als ob ihnen jemand sagen würde, dass sie es tun sollen. Das ist etwas anderes. Wenn sie die Stimme regelrecht hören würden, dann würde es sich um einen sehr fortgeschrittenen Zustand handeln. Was ich meine, ist das Gefühl, *als ob* sich jemand hinter ihnen befände. Sie stehen vor dem Waschbecken und meinen, jemand stünde hinter ihnen. Sie drehen sich um, um nachzuschauen. Sie gehen durch die Straßen und haben das Gefühl, dass ihnen jemand folgt. Sie hören nichts. Sie drehen sich deshalb um und schauen nach.

Es gibt bei *Medorrhinum* außerdem *Furcht vor Dunkelheit.*

Teilnehmer: Haben *Argentum nitricum*-Personen nicht auch das Symptom, dass sich jemand hinter ihnen befindet und sie deshalb schnell gehen müssen?

Vithoulkas: Ja, es ist aber anders. Das ist eine andere Sache. Ich möchte das im Moment nicht vertiefen.

Ich nenne Ihnen jetzt die Schlüsselsymptome von *Medorrhinum*: Beim Kind sind meist die *Lungen* durch Asthma betroffen. Auch die *Gelenke und die Schleimhäute* – besonders im Bereich des *oberen Respirationstraktes* – sind einbezogen. Die Patienten haben *starke Absonderungen*. Auch Entzündungen der Gelenke werden Sie finden.

Das *Asthma verschlimmert sich um zwei Uhr nachts*. Sie können es mit *Kalium carbonicum* verwechseln. Die Magenbeschwerden verschlimmern sich ebenfalls um diese Zeit. Hier finden Sie auch *Kalium carbonicum* und *Arsenicum album,* aber eben auch *Medorrhinum*.

Die Kinder werden – ob sie nun Atembeschwerden haben oder nicht – in der *Knie-/Ellbogen-Lage* schlafen, da diese ihre Beschwerden mildert.

Die asthmatische Atmung bessert sich in der Knie-/Ellbogen-Lage. Das ist ein Schlüsselsymptom, das Sie auch bei Erwachsenen sehen können. Ich habe bei Kindern beobachtet, dass sie diese Stellung nach einer Impfung einnahmen, dann war *Medorrhinum* nötig.

Wie Sie wissen, hat *Thuja* einen sehr starken Bezug zur Pockenimpfung, es antidotiert die Pockenimpfung. *Burnett* und andere Autoren betrachten diese Impfungen als sykotisch. Ich habe auch feststellen können, dass Kinder ihre Lage nach einer Pockenimpfung verändern.

Medorrhinum

Teilnehmer: Auch nach anderen Impfungen?

Vithoulkas: Nein, nur nach Pockenimpfungen.

Vithoulkas: *Nach Sonnenuntergang geht es Medorrhinum*-Patienten *besser*, sowohl emotional und geistig als auch körperlich.

Teilnehmer: Sprechen Sie jetzt noch von den Kindern oder gilt das allgemein?

Vithoulkas: Das gilt ganz allgemein. Ein wichtiges Schlüsselsymptom ist die *Empfindlichkeit der Fußsohlen*. Sie ist so stark, dass die Betroffenen nicht auftreten können. Diese starke Empfindlichkeit kann Sie zu *Medorrhinum* führen. Es betrifft die ganze Sohle, aber besonders die Fersen. *Silicea, Calcium fluoricum, Calcium phosphoricum* und *Sulfur* haben auch empfindliche Fußsohlen. Der gesamte Fuß erhitzt sich dann und wird aus dem Bett gestreckt, so wie wir es von *Sulfur* kennen.

Die Erwachsenen liegen normalerweise auf dem Gesicht. Bei Husten, der sich bessert, wenn man auf dem Gesicht liegt oder ins Kissen hustet, ist normalerweise *Medorrhinum* nötig.

Der *Schlaf auf dem Bauch* ist die normale Lage des *Medorrhinum*-Patienten. Die größte Erleichterung empfindet er in der Knie-/Ellbogen-Lage.

Teilnehmer: Strecken die Patienten ihre Füße aus dem Bett, weil sie empfindlich gegenüber der Bettdecke oder weil sie heiß sind?

Vithoulkas: Sie sind heiß. Wenn es aufgrund einer Empfindlichkeit gegenüber der Bettdecke geschieht, ist es *Lac caninum* oder *Lachesis*.

Ein weiteres wichtiges Symptom ist die *Besserung am Meer*. Bei 95 Prozent finden wir eine Besserung und bei zwei Prozent eine Verschlechterung am Meer.

Teilnehmer: Meinen Sie damit, wenn sich die Betroffenen direkt unten am Strand befinden?

Vithoulkas: Ja, direkt am Strand oder im Wasser. Entscheidend ist eigentlich der Salzgehalt.

Teilnehmer: New York City würde also nicht mehr zählen?

Medorrhinum

Vithoulkas: Nein. Auch hier, wo wir uns nah am Ozean befinden, ist es noch zu weit weg.

Sie gehen ans Wasser, und wenn sie wiederkommen, ist alles besser. Die Schmerzen sind weg und sie fühlen sich großartig.

Teilnehmer: Haben Sie eine Idee, warum das so ist?

Vithoulkas: Nein, aber die Betroffenen haben <u>Verlangen nach Salz,</u> das können Sie zwei- oder dreimal unterstreichen, sowie nach <u>Süßigkeiten</u> (2) und <u>nach Fett (2</u>). Diese Kombination und außerdem das Verlangen nach Eis (2) finden Sie nur bei *Medorrhinum*-Typen. Diese werden Eiswürfel lutschen.

Teilnehmer: Ich hatte eine Patientin, die sich die Zähne abgebrochen hatte, weil sie so viele Eiswürfel geknabbert hatte. Ich habe ihr *Medorrhinum* gegeben, es half.

Teilnehmer: Mögen diese Menschen Eiswasser oder Eis?

Vithoulkas: Sie mögen auch Eiswasser, aber charakteristisch sind Eiswürfel.

Teilnehmer: Haben Sie auch schon einmal eine Abneigung gegen Fett gesehen oder immer nur das Verlangen danach?

Vithoulkas: Manchmal haben sie eine Abneigung gegen Fett, aber meistens ist es ein Verlangen nach Fett. Wenn Sie diese Kombination finden, wissen Sie, dass es *Medorrhinum* ist.

Teilnehmer: Mögen sie es zu knabbern, außer dem Eis?

Vithoulkas: Nein. Sie werden außerdem finden, dass sie masturbieren. Es ist oft bei Erwachsenen indiziert. Sie tun es, um sich Erleichterung zu verschaffen. Doch sie werden schon bald eine neue Beziehung eingehen, dann hört das wieder auf.

Es handelt sich nicht um empfindsame, verschlossene Menschen, wie bei *Staphisagria* oder *Platinum*, die introvertiert sind.

Teilnehmer: Sie sagten, sie machen es, um was zu erleichtern?

Vithoulkas: Das exzessive hormonelle Ungleichgewicht in ihrem Körper schafft ein enormes Verlangen nach Sex. Eine andere, die

Babys betreffende Sache ist, dass der Urin sauer zu sein scheint. Er ruft eine Art Ausschlag an den Genitalien und am Perineum hervor. Dieser ganze Bereich ist rot.

Teilnehmer: Wir nennen das Windelausschlag.

Vithoulkas: Ja. Bei einer Prädisposition für *Medorrhinum* finden wir diese Art des Urins und diesen Ausschlag.

Teilnehmer: Einen Pilz? Viele Kinder haben diese hellen Ausschläge, Soor.

Vithoulkas: Ich weiß leider nicht, was Sie meinen, wenn Sie „Pilz" sagen.

Teilnehmer: Es handelt sich um eine Pilzinfektion. Sie ist bei Kindern sehr verbreitet. Sie bekommen dann einen sehr hellroten Hautausschlag.

Vithoulkas: Es muss aber in dem genannten Bereich sein, um den Anus und im Bereich der Genitalien.

Teilnehmer: Es ist leicht zu unterdrücken; nicht mit Cortison, sondern mit Antimykotika.

Vithoulkas: Wahrscheinlich ist das etwas anderes. Was ich normalerweise sehe, lässt sich nicht so leicht unterdrücken. Wenn es stark ist, können Sie es mit *Medorrhinum* versuchen. Das Kind empfindet den Ausschlag als unangenehm, es fängt deswegen an zu weinen.

Teilnehmer: Würden Sie es bei einem solchen Hautausschlag, wenn es sich um eine rein körperliche Sache handelt und keine Gonorrhoe-Geschichte vorliegt, in einer niedrigen Potenz anwenden?

Vithoulkas: Ja. Bei Herzkranken müssen wir vorsichtig mit *Medorrhinum* sein. Geben Sie es nie höher als in der 200. Bei einer höheren Potenz würde es zu tief ins System eingreifen und eine starke Erstverschlimmerung verursachen. Geben Sie eine 30er, allerhöchstens eine 200er.

Teilnehmer: Was könnte geschehen?

Medorrhinum

Vithoulkas: Sie könnten eine starke Erstverschlimmerung verursachen. Das Herz müsste stärker pumpen, es käme zu Schmerzen. Sie brauchen eine Menge Erfahrung, um einen Patienten durch solch eine Verschlimmerung zu bringen.

Teilnehmer: Zeigen Frauen das gleiche Bild wie Männer?

Vithoulkas: Ja, das gleiche. Bei *Medorrhinum* handelt es sich im Grunde um einen extrovertierten Menschen. Verwechseln Sie es nicht mit introvertierten Mitteln. Es ist interessant, dass diese Extroversion sich durch Absonderungen jeglicher Art mildert.

Teilnehmer: Auch durch gefühlsmäßige Absonderungen?

Vithoulkas: Ja, auch gefühlsmäßig, dadurch, dass sich die Betroffenen entäußern. Die *Medorrhinum-Pathologie* betrifft zuerst die Schleimhäute, dann die Gelenke und zuletzt das Herz. Findet man das akute rheumatische Herz heutzutage nicht mehr?

Teilnehmer: Sehr selten.

Teilnehmer: Wie passen die Lungen in das Bild?

Vithoulkas: Aufgrund der Schleimhäute. Meistens ist der obere Respirationstrakt betroffen, manchmal finden Sie auch Asthma. Doch meistens handelt es sich um eine Sinusitis mit postnasalen Absonderungen.

Eine andere sehr charakteristische Sache ist eine Art Schleim im Hals. Die Patienten versuchen, ihn abzuhusten, aber es geht nicht. Es ist das Gefühl eines Schleimklümpchens, an das man nicht „herankommt", um es hochzubringen.

Ein anderes Schlüsselsymptom ist das ungeheure *Verlangen nach Orangen*. Der Patient sagt: „Ich kann bis zu 30 Orangen essen."

Teilnehmer: Betrifft das auch grüne Äpfel?

Vithoulkas: Ja. Sie mögen ganz grünes, unreifes Obst.

Wir kommen einfach nicht zum Ende. Sie werden es anhand der Bücher – *Kent*, *Clarke*, die Leitsymptome, die Materia medica – studieren müssen. Bei *Kent* finden Sie das Wesentliche.

Medorrhinum

Gonorrhoe und das sykotische Miasma

Teilnehmer: Wie ist das nun mit der Prädisposition für die Sykosis?

Vithoulkas: Die Ursprünge der Prädisposition für die Sykosis liegen in der Gonorrhoe, von der wir zwei Arten, einen chronischen und einen akuten Zustand, kennen.

Letzterer kann mit Penicillin behandelt werden, oder er verschwindet von selbst.

Die chronische Gonorrhoe jedoch wird einen weiteren Zustand hervorrufen, indem sich normalerweise Warzen zeigen. Auswüchse, Geschwülste und Warzen sind aber ein noch nicht so gefährliches Stadium. Die Idee ist, dass Geschwülste auf die Haut projiziert werden. Wenn man das unterdrückt, wird es auf die Schleimhäute schlagen. Normalerweise zeigt es sich an den Schleimhäuten des oberen Respirationstraktes. Wenn dies unterdrückt wird, kann sich daraus Asthma entwickeln. Die Gonorrhoe kann auch direkt auf die Gelenke schlagen, wenn sie unterdrückt wird. Das verursacht dann eine Gelenkentzündung, eine monoartikuläre Arthritis. Es kann auch eine Polyarthritis sein.

Wenn man dann mit der Unterdrückung fortfährt, wird sich eine Auswirkung aufs Herz zeigen.

Gehen wir davon aus, dass der Mann eine Gonorrhoe hatte, die unterdrückend behandelt wurde, seine Frau gesund ist und beide ein Kind bekommen.

Dieses Kind wird wahrscheinlich sehr anfällig für die Gonorrhoe sein. Der Junge wird derjenige unter fünf Männern sein, der eine Gonorrhoe bekommt. Das liegt an seiner Prädisposition.

Wenn wir einen Mann nehmen, der eine Gonorrhoe hatte, *und* eine Frau, die vielleicht durch ihren Vater sykotisch belastet ist, dann wird das Kind dieser Eltern stark belastet sein.

Diese Kinder kommen manchmal mit Krebs zur Welt, mit einem Tumor, der sich schnell innerhalb der tiefliegenden Organe entwickelt. Es kann auch sein, dass ein solches Kind geistig erkrankt ist oder sich in einem anderen ernsten chronischen Krankheitszustand befindet.

Wenn dieses Kind nun mit einer Person zusammenkommt, die eine Gonorrhoe hat, dann wird es *nicht* daran erkranken, weil es sich seit seiner Geburt im zweiten Stadium der Gonorrhoe befindet. Es trägt das gonorrhoische Miasma. Dieses „schützt" das Kind davor, am ersten Stadium zu erkranken.

Dann gibt es den Fall, in dem Vater und Mutter *gesund* sind, so dass keine Prädisposition besteht, und das Kind in dieser Hinsicht ziemlich gesund ist. Wenn es nun in Kontakt mit diesem Krankheitsstoff kommt, wird es nur dann an der Gonorrhoe erkranken, wenn es diesem Einfluss sehr stark ausgesetzt ist.

Teilnehmer: Kann es nun die Gonorrhoe oder das Miasma bekommen?

Vithoulkas: Die gute gesundheitliche Verfassung des Kindes schützt es vor der Gonorrhoe. Wenn es sich aber wiederholt diesem Einfluss aussetzt und zur gleichen Zeit andere Belastungen dazukommen, wird die Gesundheit geschwächt, und es wird schließlich an der Gonorrhoe erkranken.

Es ist wie bei den Vergiftungen mit Giftsumach. Woher weiß ich, dass ich keine *Rhus*-Vergiftung bekomme? Weil ich keine Prädisposition dafür besitze. Wenn ich mich aber diesem Einfluss in genügender Stärke aussetzen würde, würde ich schließlich daran erkranken.

Teilnehmer: Können Sie sagen, wann man die akute oder die chronische Form der Gonorrhoe bekommen wird?

Vithoulkas: Das liegt an der anderen Person. Wenn die andere Person die zweite Form der Gonorrhoe hat, werden Sie diese bekommen. Hat die andere Person die ursprüngliche Form, so würden Sie an dieser Form erkranken.

Wenn eine starke Anfälligkeit besteht und dieser Mann auf eine Frau trifft, die viel mit Vaginal-Ausflüssen zu tun hat, mit chronischen Ovarialgeschichten oder Infektionen der Nieren, dann wird er an Infektionen des Harntraktes erkranken.

Wenn eine Frau mit einer starken Prädisposition auf einen Mann trifft, der vor zehn Jahren eine Gonorrhoe hatte, dann wird

Medorrhinum

sie an dem akuten, entzündlichen Zustand erkranken. Dies macht sie anfällig für Entzündungen des Uterus, der Eileiter, der Ovarien.

Oder die Frau, die seit ihrer Geburt prädisponiert ist, heiratet einen Mann, der eine Gonorrhoe hatte. Sie wird dann sagen: „Seit meiner Heirat habe ich immer wieder mit Zystitiden zu tun, manchmal habe ich auch Nierenentzündungen oder Probleme mit den Genitalien." Das erste Mittel, an das wir dann denken müssen, ist *Medorrhinum*, besonders, wenn Sie wissen, dass der Ehemann eine Gonorrhoe hatte.

Teilnehmer: Wodurch überträgt es sich?

Vithoulkas: Ich weiß es nicht. Tatsache ist, dass diese Frauen erzählen, dass sie seit ihrer Heirat dauernd Zystitiden haben. Sie werden das sehr häufig hören, wenn Sie in diese Richtung forschen.

Teilnehmer: Betrifft das jetzt eine Frau oder einen Mann, die selbst an der Gonorrhoe erkrankt waren?

Vithoulkas: Das betrifft die Frau, deren Vater Gonorrhoe hatte und deren Mutter gesund war. Sie wurde als gesundes Kind, aber mit dieser Prädisposition für die Gonorrhoe geboren. Sie hatte diesbezüglich bisher keine Symptome. Sie ist nicht so gesund wie die Mutter, aber gesünder als der Vater.

Das bedeutet auch, dass das erste Kind gesünder sein wird als das zweite oder dritte, da die Mutter dann bereits länger dem „Einfluss" des Mannes ausgesetzt war. Sie selbst wird keine Auswirkungen dieses Einflusses bemerken, wenn sie gesund genug ist.

Doch wie gesagt, wir finden tatsächlich, dass diejenigen, die eine Gonorrhoe bekommen, gesünder als diejenigen sind, bei denen das akute Stadium nicht auftritt. Es sei denn, sie befinden sich wirklich in einer exzellenten gesundheitlichen Verfassung, was heute sehr selten ist. Dieser Gesundheitszustand existiert heutzutage fast nicht mehr.

Teilnehmer: Warum wäre dieser Patient gesünder als jemand, der sie nicht hat?

Medorrhinum

Vithoulkas: Der Vater und die Mutter dieses Menschen hatten Gonorrhoe, er wurde in diesem ernsten chronischen Zustand geboren, der das Erststadium verhindert.

Teilnehmer: Ich verstehe nicht, wie die Gonorrhoe übertragen werden kann, wenn sie unterdrückt wurde und kein Ausfluss mehr besteht?

Vithoulkas: Ich weiß es nicht. Aber das ist es, was wir laufend sehen. Der Mann hat keinen Ausfluss mehr, aber wenn er heiratet, beginnen die Beschwerden bei seiner Frau. Wenn man dann *Medorrhinum* gibt, verschwinden diese.

Teilnehmer: Er überträgt es sexuell auf seine Frau? Warum vertreten Sie das so nachhaltig?

Vithoulkas: Es besteht ein häufiger Kontakt der Schleimhäute. Diese Bereiche sind nicht so geschützt wie der übrige Körper, der den Schutz der Haut genießt.

Wenn ich Giftsumach essen würde und somit einen Kontakt zu den Schleimhäuten herstelle, würde ich auch krank werden. Ich werde mich natürlich davor hüten, dies zu tun. Es ist ein großer Unterschied, ob ich etwas auf meine Haut bringe, wo nichts weiter geschieht, oder ob ich einen Kontakt zu den Schleimhäuten herstelle.

Teilnehmer: Die Indianer essen im Frühjahr die Knospen, um sich zu immunisieren.

Teilnehmer: Besagt diese Prädisposition, dass man anfällig für die akute oder für die chronische Form ist?

Vithoulkas: Wir sprechen über Chronisches, über die Art der Gonorrhoe, die sekundär ist, die Warzen hervorruft und weitere Auswirkungen hat. Es kann zu einer ganzen Reihe von verschiedenen Symptomen kommen.

Teilnehmer: Wissen wir denn, dass das überhaupt existiert?

Vithoulkas: Ja, es existiert. Es gibt eine Form der Gonorrhoe, die keine weitere Auswirkung hat, die akute Gonorrhoe, die wieder verschwindet.

Medorrhinum

Teilnehmer: Und das liegt in dieser Gonorrhoe begründet, nicht in der Gesundheit des betroffenen Menschen?

Vithoulkas: Nein, es liegt an dieser Form der Gonorrhoe. Nach den Antibiotika verschwindet sie und hinterlässt keine konstitutionelle Störung. Es handelt sich dann nicht um die miasmatische Art der Gonorrhoe. Es ist wie bei einer Infektion, die 20 Tage dauert und dann wieder vorüber ist.

Es gibt Patienten, die zwei-, drei- oder viermal eine Gonorrhoe hatten. Wenn es sich um eine chronische Gonorrhoe gehandelt hätte, wäre nach ihrer Unterdrückung kein Ausfluss mehr entstanden. Das heißt, es handelt sich um die Form der Gonorrhoe, die durch ihre Unterdrückung keine „Immunisierung" bewirkte.

Dieses Geschehen beinhaltet die Idee der Immunisierung.

Impfungen und ihre Auswirkungen

Aus diesen Gründen bin ich auch gegen Impfungen. Dieser Patient, dessen chronische Gonorrhoe unterdrückt wurde, ist jetzt gegen die (akute) Gonorrhoe „immunisiert" worden.

Er ist nun sehr krank. Deshalb wird er keine Syphilis oder Gonorrhoe mehr bekommen. Man wird die Syphilis kein zweites Mal bei ein und demselben Patienten sehen können, jedenfalls sehr selten! Das würde nämlich bedeuten, dass sie geheilt war, denn nur dann kann es ein zweites Mal zu einer Primärinfektion kommen.

Wenn sie jedoch kein zweites Mal auftritt, obwohl der Patient dem krankmachenden Einfluss ausgesetzt ist, dann bedeutet das, dass er konstitutionell krank ist. Er befindet sich im Zweitstadium (im chronischen Stadium) der Krankheit, weshalb er kein zweites Mal am Erststadium erkranken kann.

Das Gleiche geschieht bei einer Impfung! Die Kinder sind von dem Zeitpunkt an vor dem Erststadium, der akuten Krankheit, geschützt. Ich habe mich mit diesem Thema sehr intensiv auseinandergesetzt und hoffe, dass ich meine Forschungsergebnisse noch vervollständigen kann.

Sie wissen alle, dass die Multiple Sklerose ein sehr ernstes Problem darstellt, besonders in den europäischen Ländern und in Amerika. Ich habe mich sehr damit beschäftigt, ihre wirkliche Ursache zu ergründen. Einige schreiben es einem hohen Fettverbrauch zu, andere sprechen von geographischen Häufungen.

Nehmen Sie nur Israel. Diese Menschen stammen in erster Linie aus europäischen Ländern und aus Amerika. Sie sind als Kinder geimpft worden. In Israel erkranken 9 von 100.000 Einwohnern an MS. Im Irak, der sehr nah bei Israel liegt, liegt die Anzahl bei Null. In Südafrika sind 11 von 100.000 Menschen – europäischer Abstammung – betroffen. Bei den Schwarzen liegt die Zahl bei Null, sie sind nicht geimpft. Es ist so simpel, aber dennoch sieht man es nicht. Gehen Sie in die arabischen Länder, wo keine besonderen Gesundheitsmaßnahmen getroffen werden, da gibt es ebenfalls keine MS. Wenn Sie dann noch die verschiedenen

Untersuchungen nehmen, sehen Sie sofort, dass neurologische Störungen auftreten, nachdem geimpft worden ist.

Teilnehmer: Neuerdings heißt es, dass die MS von unterdrückten Masern herrühre.

Vithoulkas: Ja, aber niemand kommt darauf, dass durch die Masernimpfung mehr und mehr MS-Fälle hervorgebracht werden.

Teilnehmer: Die WHO hat nun mit den Pockenimpfungen aufgehört.

Vithoulkas: Es ist nicht nur die Pockenimpfung. Die Salk-Impfung, all diese Impfungen lösen eine immunologische Reaktion im Körper aus, die mehr oder weniger spezifisch ist. Gerade die Impfungen verursachen Schäden im Nervensystem. Sie werden in der Zukunft sehr viel mehr MS-Fälle sehen.

Teilnehmer: Sie meinen also, dass die orale Polio-Impfung schädlich sei?

Vithoulkas: Die orale Polio-Impfung, ja.

Teilnehmer: Die Abwässer sind voll davon, es wird durch die Faeces übertragen.

Vithoulkas: Es ist ein Unterschied, ob es in den Körper injiziert wird oder ob die Stoffe mit der Luft aufgewirbelt werden. Es handelt sich bei der Injektion um einen Zwang. Dem Körper bleibt gar nichts anderes übrig, als zu reagieren. Aufgrund der verschiedenen Reaktionen, die der Körper zeigt, können wir feststellen, ob er durch die Impfung in den chronischen Zustand versetzt wurde oder nicht.

Teilnehmer: Man hat herausgefunden, dass die nichtgeimpften Geschwister ebenfalls einen gewissen Schutz genießen, da eine Übertragung durch die Toiletten oder wie auch immer stattfindet. Würde das auch eine Anfälligkeit für die MS hervorrufen?

Medorrhinum

Teilnehmer: Das wäre nicht so sehr erzwungen, es handelt sich um eine natürliche Situation.

Vithoulkas: Ja. Es ist etwas anderes, wenn eine natürliche Situation vorliegt. Es gibt einen natürlichen Schutz, der Körper verfügt über Abwehrmechanismen.
  Ich befinde mich hier in Kalifornien und lebe somit nicht in der gewohnten Umgebung. Ich bin sicher, dass mein Körper Abwehrkräfte hervorbringt, um dem feuchten Klima, das ich nicht gewöhnt bin, entgegenzuwirken. Mein Körper setzt all den Einflüssen, denen ich hier ausgesetzt bin, dem atmosphärischen Druck, dem Giftsumach und den anderen Umweltreizen, etwas entgegen. Mein Körper zeigt immunologische Reaktionen.

Teilnehmer: Wenn Sie also einem entsprechenden Einfluss ausgesetzt sind und eine Gonorrhoe bekommen, die dann mit Penicillin behandelt wird, und danach bekommen Sie irgendwann wieder eine Gonorrhoe, weil Sie diesem Einfluss erneut ausgesetzt waren, heißt das, dass Sie nicht an diesem Miasma erkrankt sind.

Vithoulkas: Ja, bis zu dem Zeitpunkt, an dem Sie dem Einfluss ausgesetzt sind und keine Gonorrhoe bekommen, dann haben Sie es.

Teilnehmer: Könnte man einen *Medorrhinum-Zustand* auch durch eine Pockenimpfung hervorrufen?

Vithoulkas: Ja, das könnte man.

Teilnehmer: Dann hat es ja jeder.

Vithoulkas: Ja. Es hängt davon ab, welche Reaktionen aufgrund der Impfung aufgetreten sind. Daran lässt sich ablesen, welche Auswirkungen sie zeitigt.
  Menschen, die keine Anfälligkeit gegenüber der Impfung zeigen, würden auch nicht auf die Pocken reagieren, wenn sie in dem Gebiet auftreten sollten. Sie besitzen keinerlei Anfälligkeit gegenüber dieser Krankheit. Deshalb zeigen sie auch keinerlei Reaktion auf die Impfung. Es wäre praktisch egal, ob man diese Menschen impft oder nicht.

Andere hingegen zeigen starke Reaktionen, sie bekommen Fieber usw. Der Organismus rettet sich über diesen Einfluss hinweg. Dies könnte man als eine gute Reaktion bezeichnen. Sie sind jetzt aber nicht mehr geimpft und somit anfällig für die Krankheit. Der Körper hat den Einfluss der Impfung zunichte gemacht. Diese Menschen würden die Krankheit bekommen, wenn sie auftritt.

Teilnehmer: Sind sie nicht geschützt?

Vithoulkas: Sie sind nicht mehr geschützt. Es gibt Menschen ...

Teilnehmer: Ich war auch skeptisch, als ich Georges Ausführungen das erste Mal hörte. Deshalb habe ich mir auch allopathische Literatur besorgt und mich ein wenig in dieses Thema eingelesen.

Es gibt zum Beispiel in Indien Dörfer, in denen die gesamte Bevölkerung geimpft wurde, während in den Nachbardörfern nicht geimpft wurde. Die Schutzrate war bei den nicht geimpften Menschen genauso hoch wie bei den geimpften, und das bei benachbarten Dörfern.

Teilnehmer: Warum gibt es keine Pocken mehr?

Vithoulkas: Wegen der hygienischen Verhältnisse, in denen wir leben, und weil wir zu krank sind, um sie zu bekommen. In New York würde zum Beispiel kaum jemand krank werden. Wir sind einfach zu krank dafür, das „schützt" uns.

Angenommen, wir ließen uns alle impfen. Wir würden keine Reaktion auf die Impfung zeigen, weil wir zu krank sind. Man würde sagen, dass die Impfung nicht anschlug. Es wären nur einige wenige, die eine Reaktion auf die Impfung zeigen würden.

Ein anderer Punkt ist, dass diese Krankheiten, wenn man sich einmal die Geschichte anschaut, in Wellen verlaufen, wie Ebbe und Flut. Wenn wir wieder gesünder sind und sich die hygienischen Verhältnisse verschlechtern, aber insbesondere, wenn wir gesünder sind, wird sich die Krankheit wieder zeigen.

Es gibt eine weitere Gruppe, die reagieren würde und nach einer Impfung das bekommt, was man Nebenwirkungen nennt. Diese Menschen sind extrem anfällig, reagieren sehr stark und bekommen eine Enzephalitis oder eine Nephritis. Sie würden bei einer

Epidemie sterben. Sie besitzen eine sehr starke Prädisposition. Diese Menschen werden für den Rest ihres Lebens Schwierigkeiten damit haben.

Andere zeigen nur eine schwache Reaktion, das bedeutet, dass nur eine geringe Prädisposition vorliegt. Der Organismus ist aber nicht stark genug, diesen Einfluss auszumerzen. Es ist somit eingepflanzt und wirkt sich im Leben dieser Patienten aus. Das sind diejenigen, die Ihnen erzählen, dass sie nach der Impfung Kopfschmerzen, Asthma oder ... bekamen.

Die Allergesündesten reagieren nicht, weil sie sich in einem sehr guten, in einem exzellenten Gesundheitszustand befinden.

Die Zweitgesündesten reagieren mit hohem Fieber, und nach ein bis zwei Tagen ist es wieder in Ordnung.

Teilnehmer: Welche Gruppe könnte die Pocken bekommen?

Vithoulkas: Die einzigen, die sie bekommen würden, sind diejenigen, die eine starke Reaktion gezeigt haben und damit fertig geworden sind. Alle anderen würden die Krankheit nicht bekommen.

Teilnehmer: Gibt es nur starke lokale Reaktionen, keine Meningitis?

Vithoulkas: Starke lokale Reaktionen, Fieber, so dass man dem Körper ansieht, dass er die Toxine rauswirft.

Sie sollten mit diesen Statistiken vertraut sein. Wir hatten Grippeepidemien, zum Beispiel in Spanien 1929/30, bei denen Millionen starben. Die Alten und Kranken blieben verschont, die Geisteskranken ebenfalls. Die gesunden Menschen starben. Alte Menschen mit Krebs und Tuberkulose wurden verschont ...

(Tonbandwechsel.)

Was kann Medorrhinum?

Teilnehmer: Was kann *Medorrhinum* hier bewirken?

Vithoulkas: *Medorrhinum* kann in sehr ernsten Fällen wirksam sein. Wenn dieser Mensch an Gonorrhoe erkranken sollte, kann *Medorrhinum* hilfreich sein; es kann die Sache minimieren. Wenn Sie den Vater und die Mutter richtig behandeln, werden diese ein wesentlich gesünderes Kind bekommen.

Teilnehmer: Aber man gibt nicht einfach *Medorrhinum*, ohne dass die Symptome vorliegen.

Vithoulkas: Es müssen *Gonorrhoe-Symptome* vorliegen. Es können *Medorrhinum-Symptome* sein; der Patient kann aber auch *Natrium sulfuricum, Calcium carbonicum, Sulfur* oder eines der anderen Mittel benötigen.

Teilnehmer: So kann jedes Mittel ein sykotisches Miasma beseitigen?

Vithoulkas: Fast. Man kann nicht sagen, dass es jedes Mittel vermag. Es gibt Mittel, die mehr auf den sykotischen Zustand wirken, andere wirken mehr auf den syphilitischen. Ein Mittel wie *Mercurius* – eigentlich ein syphilitisches Medikament – kann aber durchaus bei einer Gonorrhoe angezeigt sein.

Teilnehmer: Ist dieses Schema, das Sie uns hier beschrieben haben, auch auf das syphilitische Miasma anwendbar? Wir sprechen praktisch nicht nur über die Gonorrhoe?

Vithoulkas: Ja. Ich denke, es ist auch auf Krebs und Tuberkulose anwendbar. Es handelt sich hierbei um meine Vorstellungen von diesen Dingen. Sie werden das nicht in irgendwelchen Büchern finden. Es gibt Dinge, die mich auf diese Ideen gebracht haben, bestimmte Fakten, bestimmte Erscheinungsbilder.

Man braucht eine Menge an Erfahrung, um die Dinge klar umrissen sehen zu können und um die richtigen Schlussfolgerungen zu ziehen.

Medorrhinum

Ich stelle Ihnen hier die Arzneimittel vor, die ich wirklich sehr gut kenne, obwohl ich auch noch eine Menge an Informationen habe, die andere Mittel betreffen.

Viele Dinge wissen Sie bereits, aber es kommen neue Informationen hinzu, die in das bekannte Bild eingefügt werden müssen. Die Bilder werden sich so mehr und mehr vervollständigen. Ich habe meine Erfahrungen mit den verschiedenen Mitteln und kann Ihnen deswegen die *Idee* der verschiedenen Arzneien vermitteln. Es handelt sich aber nicht um die vollständigen Bilder.

Teilnehmer: Die Mittel, mit denen Sie die meisten Erfahrungen gemacht haben, werden wahrscheinlich auch die sein, die wir am häufigsten benötigen werden.

Vithoulkas: Das stimmt, aber manchmal werden Sie auch seltene Mittel, wie etwa *Kalium bromatum*, benötigen.

Es gibt Arzneimittel, die ich bis jetzt nur ein einziges Mal verschrieben habe. Man kann auf Patienten treffen, die ein sehr seltenes Konstitutionsmittel benötigen. Sie können viel aus einem solchen Fall ableiten. Sie brauchen aber einen weiteren Fall, um die Gemeinsamkeiten sehen zu können, die sich durch diese Pathologie ziehen.

Netzhautblutung (Fall)

Es handelt sich um einen älteren Mann; er ist Regierungsbeamter.

Er hat Augenschmerzen (3), die plötzlich auftreten und nach einer kurzen Zeit wieder verschwinden. Am rechten Auge treten dann auch Blutungen (3) auf.

Er leidet an Schwindel (3). Der Schwindel ist schlimmer, wenn er sitzt. Er legt sich dann hin.

Kopfschmerzen (2) (am Hinterkopf, mehr rechts). Wenn die Kopfschmerzen auftreten, steht er ganz still und unbeweglich (2). Bewegung verschlimmert (2). Kalte Anwendungen bessern den Kopfschmerz (2).

Er ist sehr ruhig und ziemlich verschlossen. Er hat etwas Angst um seine Kinder. Er kann mitunter recht eifersüchtig sein.

Er hat Angst vor Hunden.

In der Dämmerung wird er müde. Morgens ist er nicht ausgeschlafen.

Er ist frostig, hat aber warme Füße.

Er ist verstopft. Er hat Hämorrhoidalbeschwerden. Es kommt auch zu Blutungen.

Eine Psoriasis hatte er auch schon, Herpes ebenfalls.

Er hat Verlangen nach Schokolade und Durst auf kaltes Wasser.

1948 sind Kondylome kauterisiert worden. Danach hatte er ein Jahr lang immer wieder Fieber. Es traten auch Herzanfälle auf.

Vithoulkas: Haben Sie sich den Fall angesehen? Wir kommen nun zu den wirklich schwierigen Fällen.

Teilnehmer: Ich denke, dass das Wegätzen der Kondylome am Penis ein bedeutsames Geschehen in der Vorgeschichte ist. Das war 1948. Es handelt sich hierbei um eine Unterdrückung. Mir fiel auf, dass danach einige wichtige Krankheiten auftraten. 1949 hatte er ein Jahr lang ständig Fieber, außerdem Herzanfälle und andere Dinge. Aus diesen Gründen verwendete ich folgende drei

Netzhautblutung (Fall)

Rubriken: Kondylome am Penis, unterdrückte Ausschläge und sykotische Konstitution. Ich habe die zwei-und dreiwertigen Mittel verwertet und kam auf die folgenden Arzneien: *Calc., Lyc., Merc., Nit-ac., Sep., Staph., Sulf.* und (...).

Dann verwertete ich die anderen Angaben. Ich repertorisierte diese Symptome und analysierte den Fall. Ich bin davon ausgegangen, dass es sich wegen der unterdrückten Kondylome um ein sykotisches Mittel handeln muss,

Vithoulkas: Das ist richtig, doch welches?

Teilnehmer: Ich kam auf *Nit-ac.* und auf (...).

Vithoulkas: Warum kamen Sie auf *Acidum nitricum?*

Teilnehmer: Es gehört zu den Hauptmitteln bei Sykosis. Es sprach nichts dagegen, aber einiges dafür.

Vithoulkas: Er hat Verlangen nach Schokolade. Ihre Überlegung ist korrekt. Das ist eine Auswirkung der Sykosis. Sehr wahrscheinlich handelt es sich um ein sykotisches Miasma.

Teilnehmer: Kann man davon ausgehen, dass keine weiteren Schichten darüberliegen?

Vithoulkas: Das sind die Dinge, die wir erkennen müssen. Er hat normalerweise Angst vor Hunden, außerdem leidet er an Kopfschmerzen.

Teilnehmer: Ich denke, dass es sich um einen sykotischen Fall handelt. Ich glaube aber nicht, dass wir den ganzen Fall dadurch erfassen, dass wir auf die Anfänge zurückgehen. Ich denke, dass das Arzneimittel die gegenwärtige Symptomatologie abdecken muss. Mir fiel die Plötzlichkeit auf, mit der die Augenschmerzen einsetzen. Außerdem hat er diese Kopfschmerzen am Hinterkopf, die sich durch jegliche Bewegung verschlimmern. Er steht dann völlig ruhig auf der Stelle, dann ist es besser. Der Kopfschmerz bessert sich durch kalte Anwendungen. Auch hier zeigt sich eine Rechtsseitigkeit.

Vithoulkas: Ihre Überlegungen stimmen auch. Es handelt sich um eine alte sykotische Strömung, die durchläuft. Es gibt hier außerdem verschiedene andere Geschehnisse. Wir müssen ein Mittel geben, das entweder geradewegs auf die tieferen Ebenen wirkt und alles abdeckt, oder eines, das die jeweils gegenwärtige Symptomatik und die dringlichsten Symptome deckt.

Teilnehmer: Es gibt zwei Möglichkeiten?

Vithoulkas: Es gibt zwei Wege, die davon abhängen, welche Symptomatologie der Patient momentan zeigt.

Wir haben hier einen chronischen Zustand. Wir haben ein „Lebensdiagramm" des Patienten, das sich entwickelt und weiterentwickelt. Er hatte einen Herzanfall, dann änderte es sich wieder. Nun ragen diese Symptome hervor.

Wenn wir uns alle Symptome anschauen und ein Mittel finden, welches dieses gesamte Bild abdeckt, wäre das natürlich optimal. Wenn wir den chronischen und den akuten Zustand abdecken könnten, so wäre es das Beste. Aber wie soll man dieses Mittel finden? Wir lassen uns durch die Symptomatologie leiten, die uns der Patient gibt.

Wenn diese akute Phase hier ein klares *Belladonna*-Bild zeigt, dieses Unterstrichene hier aber vielleicht *Calcium* sein könnte, welchem Mittel soll ich dann den Vorzug geben?

Ich werde erst *Belladonna* und dann *Calcium* geben. Ich werde erst dieses akute Geschehen angehen und danach das tiefere Mittel geben.

Welches Problem hat dieser Patient momentan?

Teilnehmer: Augenschmerzen und Hämorrhagien. Es handelt sich um einen sehr ernsten Zustand; ihm ist zur Operation geraten worden. Es handelt sich um einen hohen Beamten der griechischen Regierung. Er hat ganz Europa bereist, es ist alles Mögliche probiert worden. Ich weiß nicht, ob man eine Laserbehandlung durchgeführt hat, oder was sonst noch gemacht wurde. Dieser Zustand muss berücksichtigt werden. Wir können versuchen, ein Mittel zu finden, das alles abdeckt; so wie es K. vorgeschlagen hat.

Falls uns das nicht gelingen sollte, käme der Vorschlag von D. in Betracht, den akuten Zustand zu behandeln.

Teilnehmer: Wegen der Plötzlichkeit, der Blutung, weil er ziemlich frostig ist, Angst um die Kinder hat, in der Dämmerung müde wird, Durst auf kaltes Wasser und Verlangen nach Schokolade hat, dachte ich an *Phosphorus*. Außerdem ist er müde, wenn er morgens aufwacht.

Teilnehmer: Ich habe einen anderen Vorschlag, *Sulfur*. Das könnte durchaus das Mittel sein, das ich in der Praxis verordnet hätte, weil mir überhaupt nicht klar ist, was da vorgeht. Ich bin mir im Klaren darüber, dass das so etwas wie eine routinemäßige Verordnung ist, andererseits denke ich, dass hier tatsächlich einiges für *Sulfur* spricht.

Vithoulkas: Was wäre das?

Teilnehmer: Er mag nicht baden, hat Verlangen nach Schokolade, Angst um die Kinder, warme Füße im Sommer, und er hat rektale Blutungen.

Teilnehmer: Ich habe mir die akute Symptomatik angeschaut, wobei *Belladonna* herausragte. Aber dann berücksichtigte ich, dass er eine Psoriasis hatte, außerdem Furcht vor Hunden und die anderen Dinge. Ich denke, dass *Sulfur* den akuten Zustand und außerdem auch einige der langfristigen, chronischen Beschwerden decken würde.

Vithoulkas: Es handelt sich hier um einen sykotischen Patienten.
 Sulfur ist meist syphilitisch und psorisch. Wir finden bei diesem Mann aber auch viele Ausschläge. Die Psoriasis, er hatte Herpes. Schwindel ist unterstrichen.

Teilnehmer: Es sei schlimmer beim Sitzen, sagte er.

Teilnehmer: Selbst heute fühlt er sich noch nicht richtig im Gleichgewicht, wenn er auf einem Stuhl sitzt.

Vithoulkas: Ja, so eine Art Schwindel. Das hat er heute noch.

Teilnehmer: Würden Sie das wirklich als Schwindel bezeichnen, während des Sitzens?

Vithoulkas: Ja. Sie sehen, da zeichnet sich etwas Übles ab. Die *Natrium-(?)* Mittel beinhalten dieses Element des Gefährlichen. Es gibt Mitteltypen, die ein wesentlich gutartigeres Bild zeigen als andere mit einem Bild von Bösartigkeit. *Aconitum* ist, obwohl es sich um ein starkes Medikament handelt, gutartig, ebenso *Belladonna*. Ist *Lachesis* so gutartig wie *Bryonia*?

Teilnehmer: Nein.

Vithoulkas: Wenn ein *Lachesis-Fieber* vorliegt, handelt es sich eher um einen ernsten Zustand. Die Schlangengifte sind im Allgemeinen sehr viel heftiger in ihrer Erscheinungsform. Würden Sie sich den Fall aufgrund dieser Information noch einmal ansehen?

Teilnehmer: *Crotalus horridus?*

Vithoulkas: Sie haben diese Information ... ich bin noch nicht fertig, und zur gleichen Zeit sehen Sie etwas noch nicht klar; schauen Sie sich das Hauptsymptom an. Falls Sie Hinweise aus dem Repertorium haben, Netzhautblutungen, schauen Sie sich die Pathologie an und sehen Sie sich die Mittel an, welche diese Art von Pathologie hervorbringen.

Teilnehmer: *Belladonna, Crotalus horridus, Chamomilla, Lachesis, Mercurius, Phosphorus, Prunus spinosa, Arnica.*

Vithoulkas: In solch einem Fall ist es das Beste, sich ein Mittel nach dem anderen anzusehen und die am wenigsten ähnlichen auszusondern. Sie lesen in der Materia medica und stellen fest, dass aufgrund der hier vorliegenden Verschlimmerungen *Phosphorus* keine gute Lösung zu sein scheint. Sie können es aussondern.

Teilnehmer: Es ist nicht leicht, es auszusondern, besonders wegen der Blutungen und auch wegen der anderen Symptome.

Teilnehmer: Sie sehen sich also die akuten Mittel an, und *Phosphorus* sowie *Sulfur* sind nicht dabei, ist es das?

Netzhautblutung (Fall)

Vithoulkas: Ich sehe die Ernsthaftigkeit des Falles sowie die Schwere des Arzneimittels. Ich weiß, was dieses Mittel bewirken kann, es kann entsetzliche Dinge anrichten. Ich habe keine Bestätigung für *Sulfur*, *Phosphorus* oder *Belladonna*. Es fehlen die ergänzenden Symptome. Die Plötzlichkeit hat J. dazu verleitet, *Belladonna* zu verschreiben. Wir brauchen Symptome, die das stützen.

Teilnehmer: Er hat Furcht vor Hunden!

Vithoulkas: Ja, für gewöhnlich haben *Belladonna-Typen* Furcht vor Hunden.

Teilnehmer: Suchen Sie eine Bestätigung für den akuten oder für den chronischen Zustand?

Vithoulkas: Die Vorstellung, die K. zum Ausdruck brachte, stimmt. Unter all dem befindet sich eine Menge Sykosis. Durch unterdrückte Warzen kann etwa das Bild von *Thuja* aufkommen.

Teilnehmer: Sie würden also ein Arzneimittel wie *Crotalus horridus* nicht anwenden, wenn nicht eine sehr ernste Symptomatologie vorliegt?

Vithoulkas: Nein. Sie dürfen *Crotalus horridus* nicht vergessen, besonders bei Netzhautblutungen. Es besitzt diese spezifische Wirkung. Wenn Sie ein Mittel suchen, müssen klare Hinweise vorhanden sein, obwohl es meistens nicht sehr viele sind; intraokulare Blutungen.

Teilnehmer: *Crotalus horridus* hat Hämorrhagien des Auges. Das Auge sieht gelb aus, dazu blutiges Exsudat und Brennen der Augen. Irgendwo steht auch, dass es rechtsseitig ist. Wie unterscheidet sich *Crotalus horridus* von *Lachesis?* Der Seitenbezug ist doch sicher nicht alles.

Vithoulkas: *Lachesis* ist ein Mittel, das wir gut kennen. Wir würden in einem solchen Fall Bestätigungen für *Lachesis* finden. Es ist nicht *Lachesis*. Der Schwindel tritt während des Sitzens auf, wird schlimmer während des Sitzens. Da finden wir *Crotalus horridus*, einwertig.

Teilnehmer: *Lachesis* ist auch einwertig. Was ist mit den Kopfschmerzen?

Vithoulkas: Hat jemand die Charakteristik des Kopfschmerzes ausgearbeitet?

Teilnehmer: Er wird schlechter durch Bewegung. *Crotalus horridus* ist zweiwertig. Der Kopfschmerz von *Crotalus horridus* tritt nach dem Schlaf auf, der Patient schläft in die Beschwerden hinein. Je länger der Patient schläft, desto schlimmer sind die Kopfschmerzen.

Vithoulkas: Das ist nicht immer so.

Teilnehmer: Schwindel, schlimmer beim Sitzen, besser im Liegen. Was den Schwindel betrifft, so geht es *Crotalus horridus* im Liegen besser. Diese Information liegt hier aber nicht vor.

Teilnehmer: Ich repertorisierte „Schwindel während des Sitzens, besser im Liegen". Ich kam auf folgende Mittel: *Alum., Carb-an., Cic., China, Crot-h., Cupr., Grat., Lach., Nit-ac., Petr., Phos., Rhus-t., Sil., Stram., Sulf-ac., Teil., Thuj.*

Dann nahm ich die Netzhautblutung und kam auf *Crot-h., Lach., Phos., Sulf.* Nun fehlte noch die Differenzierung dieser vier Mittel.

Teilnehmer: Das dürfte an diesem Punkt nicht mehr schwer gewesen sein.

Vithoulkas: (Tonbandwechsel) ... und dann haben wir *Rhus-tox, Ignatia,* dann entwickelte er die Kopfschmerzen.

Er erzählte beim Zweitbesuch, dass er während dieser Zeit nur einmal Schmerzen im Auge hatte. Der Kopfschmerz hatte sich, was die Häufigkeit und die Intensität betraf, gebessert. Die Verstopfung war zurückgegangen. Am ersten Tag, als er das Mittel eingenommen hatte, zeigte sich eine anhaltende Übelkeit.

Teilnehmer: Gaben Sie eine 200 oder eine 30?

Vithoulkas: Eine 200. Sie müssen in solchen Fällen vorsichtig sein. Gehen Sie nicht zu hoch! Es ist besser, sicherzugehen. Das

Netzhautblutung (Fall)

Auge ist ein sehr empfindliches Organ, seien Sie deshalb vorsichtig, wenn Sie es behandeln.

Teilnehmer: Ende Oktober begann der Rückfall. Die Kopfschmerzen und die Verstopfung waren wieder da. Der Hautausschlag war weg, kam aber wieder durch. Es juckte, es wurde rot und es blutete auch, wenn er sich kratzte.

Psychisch war er der Gleiche geblieben, es ging ihm aber im Allgemeinen besser.

Vithoulkas: Was tun Sie, warten?

Teilnehmer: Das Mittel in einer höheren Potenz geben.

Teilnehmer: Das Mittel in der gleichen Potenz wiederholen.

Teilnehmer: Warten.

Vithoulkas: Aber die Kopfschmerzen sind wieder da, die Verstopfung auch.

Teilnehmer: Aber nicht die Augenschmerzen.

Teilnehmer: Die Psoriasis verschwand, kam dann aber wieder. Ich sehe keinen Grund, warum wir das Mittel wechseln sollten. Es ist jedenfalls nicht so schlimm wie vorher.

Teilnehmer: Er fühlt sich allgemein gut. Ich meine, wir sollten warten.

Vithoulkas: Nein, das hat er nicht gesagt. Er sagte, dass sich keine psychische Veränderung gezeigt hätte.

Teilnehmer: Er gab aber an, dass es ihm allgemein ein wenig besser ginge.

Vithoulkas: Ja. Was würden Sie nun tun?

Teilnehmer: Das Mittel wiederholen.

Vithoulkas: Andere Vorschläge? Eine höhere Potenz? Würde niemand das Mittel wechseln?

Teilnehmer: Ich würde es überlegen. Sie gaben *Crotalus horridus* wegen der Ernsthaftigkeit der Symptome, weil die Augen bluteten. Das scheint nicht mehr so zu sein.

Vithoulkas: Ja, aber *Crotalus horridus* wirkt hier auf einer anderen Ebene. Die Verstopfung, die der Mann über Jahre hatte, hat sich gebessert. Das bedeutet, dass das Mittel sehr tief gewirkt hat. Und nun sehen wir einen 60- oder 70-prozentigen und keinen 100-prozentigen Rückfall. Das Beste, das wir hier machen können, wenn kein vollständiger Rückfall vorliegt, ist, die gleiche Potenz zu wiederholen. Es kann auch sein, dass es beim Rückfall schlimmer ist als anfangs, das gibt es auch.

Warum wiederholen wir? Wir haben es hier mit einem sehr empfindlichen Organismus zu tun. Wir können es uns nicht leisten, einen Fehler zu machen. Wenn Sie *Crotalus horridus* in einer höheren Potenz geben, können Sie dadurch eine Hämorrhagie der Retina hervorrufen.

Wenn der Patient es benötigt, sollten Sie es geben. Wenn er es aber nicht in einer höheren Potenz benötigt, können Sie eine Prüfung bei ihm auslösen, die zu einer sehr starken Verschlimmerung führen kann. Gehen Sie deshalb nicht höher. Das entspricht meiner Erfahrung und auch meinem Verständnis.

Teilnehmer: Falls es nötig wäre, höher zu gehen, würde dann nichts geschehen? Wenn er käme und berichten würde, dass sich nichts getan habe, würden Sie dann eine höhere Potenz geben?

Vithoulkas: Ich würde es überlegen. Wenn sich keine Besserung zeigen würde, die Symptome aber die gleichen wären, würde ich es überlegen. Liegt der weitere Verlauf vor?

Teilnehmer: Ja. Die Verstopfung ging zurück, und er hatte zwei- bis dreimal eine Diarrhoe. Er hat nicht gesagt, ob er eine Verschlimmerung hatte. Hätten Sie eine Verschlimmerung erwartet?

Vithoulkas: Es kann eine Verschlimmerung eingetreten sein oder auch nicht.

Teilnehmer: Wäre sie notwendig?

Netzhautblutung (Fall)

Vithoulkas: Nein!

Teilnehmer: Treten bei der Wiederholung des Mittels weniger oft Verschlimmerungen auf, auch, wenn man die Potenz wechselt?

Vithoulkas: Ja, sicher. Es kommt auch weniger häufig zu einer Arbeitsunfähigkeit.

Das war im November, ja? Er sagte, dass die Verstopfung fast verschwunden sei. Er hatte sogar zwei- bis dreimal eine Diarrhoe. Die Besserung der Kopfschmerzen war hervorragend. Der Hautausschlag war schwächer, und der Patient hatte keine Augenschmerzen. Das Sehvermögen blieb gleich. Er hatte einen leichten Ausfluss aus der Harnröhre. Er sagte, dass er nun ziemlich eifersüchtig und nachtragend wäre. Er würde nicht so leicht vergeben. Er habe Angst um seinen Sohn und sagte, dass er überdurchschnittlich empfindlich sei. Wie lautet Ihre Verordnung?

Teilnehmer: Warten.

Vithoulkas: Obwohl die Eifersucht zugenommen hat?

Teilnehmer: Es handelt sich um ein altes Symptom, das wieder auftritt. Er klang schon besser.

Vithoulkas: Sicher. Wenn Sie *Lachesis* geben würden, käme es zu einer wunderschönen Prüfung.

Teilnehmer: Sind die Mittel feindlich zueinander?

Vithoulkas: Sie liegen nah beieinander. Man kann sagen feindlich, ja. In Bezug auf das Auge ist er immer noch nicht geheilt. Es ist noch verfärbt. Er hatte eine Erkältung. Er kam nach fünf Monaten wieder, im April 1978. Sehen Sie, was geschehen war? Der Kardiologe hatte darauf bestanden, ihm Antibiotika zu geben. Warum? Er befürchtete, die Erkältung könne eine Auswirkung auf das Herz haben.

Teilnehmer: Wir begegnen solchen Situationen immer wieder. Die Patienten kommen in die Praxis und wollen, dass man ihre Erkältung behandelt, wenn nicht, würden sie Antibiotika nehmen.

Das ist glatte Erpressung. Was machen Sie dann, behandeln Sie die Erkältung?

Vithoulkas: Wenn Sie es für angebracht halten. Sie können die Erkältung behandeln.

Teilnehmer: Mit richtigen Medikamenten?

Vithoulkas: Ja, mit dem Mittel, das Sie geben.

Teilnehmer: Obwohl er ein Konstitutionsmittel bekommen hat?

Vithoulkas: Ja.

Teilnehmer: Behandeln Sie dann mit niedrigen Potenzen?

Vithoulkas: Nicht unbedingt.

Teilnehmer: Ich dachte, Sie würden diese akuten Sachen nicht behandeln, es sei denn, es ist lebensbedrohlich.

Vithoulkas: Ja. Ich möchte diese Frage erörtern. Sie behandeln jemanden konstitutionell, und dann erscheint eine akute Krankheit. Was soll man tun?

Akute Zwischenbehandlungen

Am besten ist es zu vermeiden, eine Mittel dazwischen zu geben. Es hängt aber von der Schwere des akuten Zustandes ab, ob eine Arzneimittelgabe nötig ist. Wenn der Patient sagt: „Meine Nase läuft und auch meine Augen, ich möchte ein Medikament", geben Sie ihm *Cyclamen*. Geben Sie nicht *Allium cepa* oder was auch immer, weil seine Nase läuft oder weil er niesen muss. Geben Sie ihm *Cyclamen*, wenn Sie das Gefühl haben, dass Sie ihm etwas geben müssen.

Die Erkältung wird sich dann entweder entwickeln oder zurückgehen. Wenn sie zurückgeht, so ist das in Ordnung; wenn nicht, wird er nach zwei bis drei Tagen wiederkommen und Ihnen erzählen, dass er etwas Husten und leichtes Fieber habe. Es handelt sich nun um eine Symptomatologie, die schon klarer sein kann. Wenn das Bild noch nicht klar sein sollte und das Fieber noch nicht hoch ist, können Sie ihm sagen, dass er diese Medizin – ein Placebo – einnehmen und in zwei Tagen wiederkommen soll. Am fünften oder sechsten Tag wird er entweder gesund sein oder ein klares Bild zeigen. Wenn ein klares Bild vorliegt, können Sie ihm ein Mittel geben und ihm helfen. Sie können dem Patienten wirklich damit helfen. Der Vorgang bleibt der gleiche. Sie behandeln den Patienten weiterhin konstitutionell, es ist nichts anderes.

Teilnehmer: War es bei dem gestrigen Fall gut, *Natrium sulfuricum* zu geben? Die Symptome der Patientin waren klar genug, um behandeln zu können.

Vithoulkas: Nein, das ist keine gute Vorgehensweise. Sie können es machen, wenn es lebensbedrohlich wird, weil Sie etwas tun müssen, wenn Sie vermuten, dass die Patientin Selbstmord begehen könnte. Wenn das Mittel falsch sein sollte, wird es die Wirkung des ersten Mittels, das tief gewirkt hat, nicht stören. Das erste Mittel wird weiterhin wirken, wenn Sie danach ein falsches Mittel geben.

Sie behandeln einen Patienten mit *Calcium*. Es geht ihm besser, er ist schon ein wenig gesünder geworden. Während dieser Phase bekommt er nun eine Erkältung, die klar *Belladonna* ist. Wenn Sie nun *Belladonna* geben, wird der Organismus dadurch in die Richtung besserer Gesundheit gebracht. Seien Sie also nicht ängstlich, wenn Sie während der chronischen Behandlung akut verschreiben müssen, solange das Bild klar ist.

Es kann sich um eine Erkältung handeln, die ein *Crotalus horridus*-Fall zu sein scheint. Sie geben es aber nicht, weil Sie nicht sicher sein können, ob es sich wirklich um eine *Crotalus horridus*-Erkältung handelt. Bei einer *Aconit*-Erkältung können Sie sicher sein, bei einer *Belladonna*- oder *Bryonia*-Erkältung ebenfalls; auch bei einer *Arsenicum*-Erkältung. Das Mittel wird dann helfen, und es kommt manchmal sogar zu einer allgemeinen Besserung, nachdem man ein Mittel für einen akuten Zustand gegeben hat. Die Patienten sagen dann, dass sie sich allgemein besser fühlen. Es lässt sich also nicht immer umgehen, ein Mittel während der chronischen Behandlung zu geben. Es ist aber zu vermeiden, wenn das Bild nicht klar ist.

Eine Nase, die ein wenig läuft, und ein Husten machen noch kein Bild. Wir geben kein Mittel, wenn das Bild nicht klar ist. Sie bringen den Fall womöglich durcheinander, weil Sie versuchen, den Husten zu stoppen. Wenn dann Fieber aufkommt, werden Sie vielleicht ängstlich und geben schließlich Antibiotika. Wenn sofort ein klares Bild vorliegt, dann können Sie natürlich ein Mittel geben, Sie müssen es dann sogar geben. Sie können nicht erwarten, dass der Patient, den Sie 1977 mit *Sulfur* behandelt haben, bis zu seinem Tode nicht mehr akut krank wird. Sie werden seine akuten Krankheiten behandeln müssen. Es ist nicht so, dass wir keine akuten Krankheiten behandeln. Was wir nicht behandeln, sind leichte Sachen, mit denen der Organismus von selbst fertig wird.

Teilnehmer: Es würde also keinen Schaden anrichten zu warten?

Vithoulkas: Nein.

Teilnehmer: Schaden kann aber entstehen, wenn man einen Zustand, der Behandlung erfordert, nicht behandelt. Der Patient kann dann auf das ursprüngliche Mittel zurückfallen, ja?

Vithoulkas: Ja. Wenn nicht behandelt wird, kann es nach einer Erkältung zu einem Rückfall kommen, weil der Organismus geschwächt wird.

Teilnehmer: Ich glaube, dass das vom praktischen Gesichtspunkt her schwierig sein dürfte. Ich kann den Leuten schlecht sagen, dass sie in zwei Monaten kommen sollen, da ich vorher keinen Termin frei habe.

Vithoulkas: Deshalb behandelt ein Homöopath die akuten Fälle per Telefon. Es mischen sich sonst zu viele Kleinigkeiten zwischen die ernsten Fälle.

Weiterer Verlauf des Falles

Also gut. Der Patient bekam im April Antibiotika. Das Bilirubin lag bei 2,7 mg. Haben Sie gelesen, wie es weiterging? Was würden Sie nun tun?

Teilnehmer: Spricht er nicht über seinen geistigen Zustand?

Vithoulkas: Er ist sehr verschlossen. Es handelt sich um einen sehr ruhigen, verschlossenen Menschen; fast so wie ich es bei *Natrium sulfuricum* beschrieben habe. Er ist ganz oben im Bankgeschäft tätig, in der griechischen Zentralbank.

Teilnehmer: Vielleicht braucht er *Natrium sulfuricum* anstatt *Thuja*. Er hat Leberbeschwerden.

Teilnehmer: Was ist mit *Medorrhinum*?

Vithoulkas: Der Arzt hat *Medorrhinum* vorgeschlagen. Es handelt sich beinahe um einen vollständigen Rückfall. Welche Potenz sollen wir geben?

Teilnehmer: Eine 200. Nach den Antibiotika, eine 200.

Vithoulkas: Wir sagten, dass wir ein Mittel zweimal geben können und danach höher gehen. Wenn das Mittel bereits zweimal gegeben wurde, können wir höher gehen. Ich gab eine M (C1000er Potenz). Es ist seltsam, wie sehr die Verstopfung mit dem gesamten Bild zusammenhängt. Es sind jetzt keine Kopfschmerzen vorhanden.

Teilnehmer: Das Mittel wirkte auch auf die Sykosis, erwarten Sie etwa noch mehr?

Teilnehmer: Es brachte den Ausfluss zurück.

Vithoulkas: Es wirkte sehr tief. Er war sehr zufrieden.

Teilnehmer: Wir sollten uns das merken. Möglicherweise gehört *Crotalus horridus* zur Liste der sykotischen Mittel.

Vithoulkas: *Crotalus horridus* passte hier sehr gut.

Teilnehmer: Wir wissen nicht, was aus seinem Verlangen nach Schokolade geworden ist.

Vithoulkas: Nein. Vielleicht stoßen wir noch drauf, wenn wir weiterlesen. Im Mai 1978 bekam er ein Placebo. Er kam dann im Februar 1979 wieder. Er sagte, dass er Hämorrhoidalbeschwerden hätte und Tabletten zur Kräftigung der Blutgefäße nehmen würde. Ich weiß nicht, um welches Medikament es sich handelte. Die Tabletten seien angeblich unschädlich.

Es ist interessant zu sehen, wie das System arbeitet. Der Patient hat keine Hämorrhagien der Augen mehr, es sitzt nun im Rektum, wo es absolut harmlos ist. Er verspürt ein wenig Brennen nach dem Stuhlgang. Er hat keine Kopfschmerzen und jeden Tag normalen Stuhl. Er gab an, dass sich die Psoriasis gebessert habe. An den Hoden waren nun Warzen ausgebrochen. Die Sonne verursachte keine Beschwerden. Kälte oder Hitze beeinträchtigten ihn nicht. Im Grunde war er gesund.

Das Einzige, das ihn quälte, waren die ein wenig schmerzhaften Warzen. Er erzählte, dass er manchmal Träume vom Fliegen habe. Das war bei seinem letzten Besuch, im Juli 1979. Ich habe ihm eine 30er gegeben. Im Februar hatte er die Hämorrhoidalbeschwerden, aber was ihn wirklich quälte, waren die empfindlichen Warzen.

Teilnehmer: Sie haben ihm im Februar nichts gegeben?

Vithoulkas: Er bekam eine Gabe *Thuja*. Nun hatte er Warzen und Flugträume, das war alles. Er war nun seit mehr als einem Jahr nicht mehr bei uns, deshalb gehe ich davon aus, dass er gesund ist.

Teilnehmer: Ist *Thuja* eine Ergänzung zu der Rubrik „Träume vom Fliegen"?

Vithoulkas: *Thuja* hat Träume vom Fallen, was von der Idee her gleich ist.

Teilnehmer: Wenn Sie einen Patienten hätten, der gesund und kräftig ist, aber etwa einen eiternden Zeh hätte, der immer wieder als seine einzige Beschwerde auftreten würde. In welcher Potenz würden Sie das angezeigte Mittel verabreichen?

Vithoulkas: In der 30.

Teilnehmer: Was würde geschehen, wenn Sie eine 10 M geben würden, könnte man in einem solchen Fall auch zu hoch gehen?

Vithoulkas: Wenn es sich um einen Patienten handelt, der nur eine geringe Beschwerde hat, die aber behandelt werden muss, so geben Sie am besten eine 12er oder eine 30er.

Teilnehmer: Wenn man zu hoch ginge, würde dann nichts geschehen?

Vithoulkas: Sie können eine Prüfung hervorrufen und Ihre Munition verschießen.

Es handelte sich in dem Fall um einen sykotischen Patienten, wobei *Crotalus horridus* wunderbar gewirkt hat. Es fragte jemand, ob ich ausführen könne, was wir unter einer Heilung verstehen.

Zum Thema Heilung

Wenn jemand mit Symptomen zu Ihnen kommt, Sie ihm ein Mittel geben, die Symptome verschwinden und sich der Patient gut fühlt, sagen wir aus praktischen Erwägungen heraus, dass dieser Mensch, soweit es die Homöopathie betrifft, geheilt ist.

Wie lange wird er gesund bleiben? Wir wissen es nicht. Können wir von einer Heilung sprechen, wenn die Symptomatologie wiederkehren kann?

Wir können sagen, dass es eine Heilung für den Zeitraum war, in dem es dem Patienten gut ging. Warum tritt die Symptomatologie erneut auf?

Es gibt niemanden, der – etwa im Alter von 15 Jahren – ein Mittel einnimmt und für den Rest seines Lebens gesund bleibt, ohne eine Erkältung oder etwas anderes zu bekommen.

Wenn aber seine chronische Symptomatologie, wegen der er zur Behandlung kam, beseitigt ist, dann ist er für 20 Jahre geheilt. Er wird akut krank werden und Sie werden ihn wegen dieser akuten Zustände behandeln müssen. Soweit es aber den chronischen Zustand betrifft, ist er geheilt.

Wir haben einen Patienten, der Medikamente nimmt, um existieren zu können. Sie setzen die Medikamente ab und geben ihm ein Mittel. Es geht ihm nun einen Monat lang gut. Er war für einen Monat geheilt. Wenn Sie ihn erneut behandeln und noch einmal, dann kann es sein, dass es ihm über einen Zeitraum von drei Jahren gut geht, ohne dass er irgendwelche Medikamente einnehmen muss. Für diesen Zeitraum ist er geheilt.

Es wäre eine andere Sache, wenn wir dieses Thema philosophisch betrachten würden. Was ist eine Heilung, wann ist man geheilt? Das ist eine andere Sache.

Teilnehmer: Sie sagten in der letzten Woche, als wir über dieses Thema sprachen, dass die konstitutionelle Prädisposition bestehen bleibt. Wenn es dann zu größeren Belastungen kommt, fällt man auf die chronische Symptomatologie zurück, die vorher bestanden hat.

Vithoulkas: Man kann zurückfallen. Wenn Sie ein Mittel verabreicht haben, kann der Patient in den Zustand zurückfallen, der diesem Mittel entspricht.

Unser Patient würde, falls er mit Antibiotika oder ähnlichen Dingen belastet werden würde, auf *Thuja* zurückfallen. Ich glaube nicht, ich bin nicht sicher, dass er auf *Crotalus horridus* zurückfallen würde. Er kann auf *Thuja* zurückfallen, was besser wäre. Es handelt sich um einen Zustand, der nicht so schlimm ist wie der von *Crotalus horridus*.

Teilnehmer: Was ist mit Symptomen, die nicht zu den Krankheiten gezählt werden, wie Schüchternheit, oder wenn jemand sehr selbstsüchtig ist? Es sind eher Charakterzüge, aber dennoch handelt es sich um Beschränkungen der Freiheit. Können wir erwarten, dass diese Dinge verschwinden?

Vithoulkas: Nein, aber das Pathologische wird abnehmen. Die Charakterzüge bleiben bestehen. Ein schüchterner Mensch – *Natrium muriaticum* – wird nach dem Mittel sehr viel entspannter sein. Er wird sich nicht mehr so belastet fühlen. Die Dinge werden ihn nicht mehr so sehr treffen. Es zeigen sich feine Veränderungen, aber der Charakterzug bleibt bestehen. Die Persönlichkeit wird sich nicht grundsätzlich verändern.

(Tonbandwechsel) ... ist sehr begrenzt. Der Patient legt sich am Abend schlafen und denkt: „Warum hat sie das zu mir gesagt?" Wenn Sie *Natrium muriaticum* verordnen, werden diese Gedanken nicht mehr aufkommen, sondern die Person wird sich hinlegen und den Schlaf genießen.

Philosophisch gesehen ist niemand jemals wirklich geheilt. Ich kenne niemanden, der wirklich vollständige Freiheit besitzt. Wir bieten dem Patienten durch die Homöopathie eine Möglichkeit, ein wenig in diese Richtung gehen zu können. Er entwickelt sich als Individuum und arbeitet an seiner Befreiung. Er bekommt dann mehr Krankheiten spiritueller Art.

Ich habe herausgefunden, dass es im Prinzip für Symptome drei Quellen gibt, die spirituelle Quelle, den Selbsterhaltungstrieb und die Sexualkraft. Wenn es beispielsweise zu Frustrationen kommt, wie: „Ich verlor mein Haus, ich verlor meinen Besitz ...," so betrifft das die Selbsterhaltung. Je mehr sich das Individuum entwickelt, desto mehr kommt es zu Symptomen, die durch Enttäuschungen auf den höheren Ebenen, also spirituell, verursacht wurden.

Teilnehmer: Um welche Symptome kann es sich dabei handeln? Ich verstehe nicht, was mit Enttäuschungen auf der spirituellen Ebene gemeint ist.

Vithoulkas: Frustriert ist vielleicht nicht das richtige Wort. Ich denke, Sie alle haben gewisse Erfahrungen mit spirituellen Praktiken gemacht. Wenn man das erste Mal Dinge spiritueller Natur entdeckt, in einer religiösen oder spirituellen Gruppe, in einer Yoga-Gruppe oder ähnlichem, dann ist man auf etwas gestoßen, das in diesem Moment sehr erhebend sein kann. Sie praktizieren dann die Übungen, die ihnen gegeben wurden, gemäß ihrem Verständnis, und es werden sich irgendwann Enttäuschungen einstellen, weil die „erhebenden" Phasen sich nicht so ohne weiteres wiederholen lassen.

Sie setzen das, was man sie gelehrt hat, in die Praxis um. Es stellen sich aber keine Ergebnisse ein. Sie sehen, dass sich in der Gemeinschaft verschiedene Dinge abspielen, die sich nicht mit ihren Gefühlen, die sie der Sache entgegengebracht haben, vereinbaren lassen. Es kommt zu Frustrationen. Es kann dann zu Tuberkulose kommen. Solche Dinge sind ebenso ernst wie der Bruch in einer Beziehung oder schwerwiegende materielle Verluste. Es kostet die Menschen, für die das spirituelle Leben einen großen Stellenwert besitzt, eine Menge an Kraft. Das kann sie wirklich krank machen. Ich habe solche Dinge gesehen und herausgefunden, wie leicht es nach solchen Enttäuschungen zu Krankheiten kommen kann.

Teilnehmer: Glauben Sie, dass die Homöopathie diesbezüglich noch Schwierigkeiten hat?

Vithoulkas: Nein. Wir sollten in solchen Fällen die gleichen Arzneimittel verwenden wie sonst auch. Normalerweise sieht man ... Gleichgültigkeit, sie verlieren ihre Vitalität.

Teilnehmer: Würden Sie sagen, dass das einen großen Teil von dem ausmacht, was Krankheit eigentlich ist? Ist es der Mangel an Stärke während des Wachstums; ist es der beschwerliche Vorgang des Wachsens?

Vithoulkas: Was ich wirklich glaube? Wenn die Sonne untergeht, beginnt das Philosophieren. Im alten Griechenland löste man jedes Problem dieser Erde, daran sollten wir uns erinnern. Wissen Sie, ich habe schon seltsame Dinge erlebt. Als ich in Indien war, habe ich zum Beispiel einen Tbc-Fall gesehen. Es handelte sich um einen jungen Mann; er erzählte mir seine Geschichte:

Sein Guru ließ ihn bestimmte Übungen machen und verordnete ihm eine bestimmte Diät. Die Tbc verschwand, obwohl die allopathischen Mittel nicht wirkten. Er erzählte mir das. Was ich aber sah, war ein schizophrener Mensch. Er wusste das nicht. Er war völlig außer sich. Ich bemerkte, dass er nicht wusste, was vorging. Er warf alle möglichen spirituellen Dinge durcheinander.

Ich habe andere Fälle gesehen. Da war eine Frau in Athen, die behauptete, Brustkrebs gehabt zu haben. Sie betete zu den Göttern, die sie dann geheilt hätten. Sie wurde sehr religiös und schuf eine eigene Religion. Ich weiß nicht, wie gesund das ist. Warum? Das ereignete sich vor Jahren. Diese Frau war mittlerweile von bestimmten Personen angezeigt worden, und sie befanden sich in einem Gerichtsverfahren. Sie war ein spirituelles Oberhaupt. Ich weiß nicht, wie viel Gesundheit in solch einem spirituellen Oberhaupt steckt, wenn es schon zu Gerichtsverhandlungen kommt.

Ich kenne einen anderen Fall von Brustkrebs. Der Schock war dermaßen schrecklich, dass diese Frau sagte: „Nein, ich werde nicht krebskrank!" Sie redete sich ein, nicht an Krebs erkrankt zu sein, und orientierte sich spirituell. Der Krebs verschwand. Für meine Begriffe ist dieser Mensch geistig sehr krank.

Ich habe noch eine Menge weiterer Erfahrungen gemacht. Wenn man das zusammenfasst, dann ist es sehr schwierig, ein abschließendes Urteil abzugeben. Die allgemeine Strömung sieht so aus, dass wir etwas suchen, das sich jenseits unseres logischen Verstehens befindet. Das ist sicher. Es ist das Suchen nach der Wahrheit. Wir möchten die Wahrheit finden. Es ist eine natürliche, evolutionsbedingte Angelegenheit für den Menschen, das Suchen nach der Wahrheit. Aber wie gesagt, meiner Meinung nach sind wir als menschliche Wesen begrenzt und können das Absolute nicht erfassen.

Diejenigen, die für sich in Anspruch nehmen, das Absolute, das Vollkommene zu sein, behaupten, dass es keinen anderen Menschen auf der Welt gibt, auf den das auch zutrifft. Ich weiß nicht, wie gesund das ist. Ich weiß nicht, wie viel Freiheit das beinhaltet und welche Ergebnisse so etwas hervorbringen kann. Wir leben in einem Durcheinander, in einer total verworrenen Gesellschaft. Die Werte sind völlig auf den Kopf gestellt; niemand weiß mehr, was einen Wert hat und was nicht. Ich denke, wir sind leicht zu verführen.

In New York hat jemand ein interessantes Experiment durchgeführt. Er gab eine Zeitungsannonce auf und erklärte, dass er ein indischer Guru sei und seine Jünger erwarte. Er nannte auch einen Termin. Es war ein Experiment. Er wollte sehen, was geschieht. Er berichtete, dass mehrere Leute kamen, unter denen sich ein großer Prozentsatz befand, der ihm alles glaubte. Wir leben in einer verzwickten Welt. Wer ist im Besitz der Wahrheit? Was ist Wahrheit? Und wie sieht die Lösung aus?

Nach meinem Verständnis liegt die Lösung darin zu wissen, ob sich jemand im Einklang mit der Wahrheit befindet. Was ereignet sich im Umfeld dieses Menschen, was tut sich bei ihm? Mich interessiert, ob sich mehr Kreativität, mehr Glück, mehr Heiterkeit, mehr positives Denken usw. zeigt. Das ist entscheidend für mich; so sehe ich das.

Ein spiritueller Mensch ... ich habe einen spirituellen Menschen getroffen, der aber nie für sich beansprucht hat, spirituell zu sein, doch er hat vielen Menschen geholfen. Ich bin sicher, dass Sie wegen der Widmung in meinem Buch neugierig sind. Er war kein Lehrer der Homöopathie, er nahm auch nicht für sich in

Anspruch, ein spiritueller Lehrer zu sein. Für mich klärte sich vieles durch ihn. Durch die Art, wie er sein Leben lebte, durch seine Art zu denken, durch seine Art, Fragen zu stellen, die zum Weiterdenken anregte. Ich sah, welche Dinge sich in seinem Umfeld ereigneten, dennoch hatte ich meine Zweifel. Ich war skeptisch. Ich musste skeptisch bleiben, da ich sonst eine Störung in meinem Körper hervorgerufen hätte. Das ist meine persönliche Meinung.

Ein wirklich spiritueller Lehrer wird meiner Ansicht nach nichts tun, was seinen Schülern schaden kann. Er weiß, was für den Schüler richtig ist. Auch wenn der Schüler sagen sollte, dass er etwas anderes möchte. Er wird ihm sagen, was wirklich für ihn richtig ist. Er kennt die Evolutionsstufe, auf der sich sein Schützling befindet, und wird ihm lediglich das geben, was für dessen momentane Entwicklung nötig ist, um das Fortschreiten des Schülers ein wenig zu fördern.

Bei einem spirituellen Lehrer handelt es sich um jemanden, der den Weg bereits beschritten hat. Er ist durch die gleichen Schwierigkeiten gegangen und weiß deshalb, was in seinen Schülern vorgeht. Er wird sie so führen, dass die spirituellen Übungen ihre Gesundheit fördern und nicht dagegen wirken werden. Wenn er es aus Gewinngründen macht, würde ich ihm misstrauen. Es ist sehr schwierig, einen wirklichen Lehrer zu finden. Gegenüber der Spiritualität, die sich momentan zeigt, habe ich gewisse Vorbehalte.

Teilnehmer: Ich habe einige Fragen ... lassen wir das spirituelle Problem für einen Moment beiseite ... Es scheint, dass man, um ein großer Homöopath zu werden, durch bestimmte pathologische Zustände gehen muss. Ich würde vermuten, dass Sie sich an bestimmten Punkten Ihrer Karriere in gewissen Notlagen befunden haben, die Ihnen sozusagen einen gewissen Antrieb verliehen haben.

Teilnehmer: Menschen, die einen spirituellen Weg beschreiten, durchleben auch verschiedene Zustände, verschiedene Stufen.

Vithoulkas: Ich glaube, dass ich jetzt nicht hier wäre, wenn ich nicht eine Menge Schmerzen im Rückgrat gehabt hätte, als ich 15

Jahre alt war. Das ist ein Teil von dem, was mich zum Studieren brachte. Es war nie so, dass ich die Medizin nicht mochte, doch ich wurde Ingenieur. Ich hatte nie einen Gedanken in Richtung Medizin. Es ist seltsam, dass ich erst all diese Erfahrungen machen musste. Ich glaube nicht, dass ich jetzt hier wäre, wenn ich damals gesund gewesen wäre. Ich habe außerdem sehr viel studiert; zwölf Stunden am Tag, sechs Jahre lang einschließlich der Wochenenden.

Teilnehmer: Seine Vermieterin pflegte zu sagen: „George, warum gehst Du nicht mal aus? Geh Dich doch mal amüsieren!" Er antwortete dann: „Mir macht das hier Spaß."

Teilnehmer: Zum Thema Gesundheit. Ramakrishna starb an Kehlkopfkrebs, Ramana Maharshi starb an Krebs, Sri Aurobindo hatte auch einige bemerkenswerte Krankheiten. Ich kann nicht glauben, dass diese Menschen nicht gesund gewesen sein sollen. Sie befanden sich auf der Höhe von dem, was man Gesundheit nennt.

Vithoulkas: Das ist erklärbar. Wenn man die drei Ebenen kennt, die bei ihnen geklärt waren, dann kann man verstehen, dass die ihnen innewohnende Kraft der Krankheit sich im physischen Körper auswirkte. Wenn wir spirituell, geistig und emotional sehr klar werden würden, könnte unser Körper das nicht aushalten. Sehen Sie, Sie finden auch keine spirituellen Lehrer, die Ihnen sagen: „Diese spirituelle Übung ist nichts für Sie, da Ihr Körper das nicht aushält und verbrennen wird" oder ähnliche Dinge. Das stimmt aber. Irgendwann werden Sie wirklich erleuchtet sein. Das bedeutet, Sie werden völlig rein, selbstlos, voller Liebe, voller Weisheit sein, und alle diese Ebenen werden gereinigt sein. Dann wird die Kraft der Krankheit in den physischen Körper gehen, Sie werden Krebs bekommen und der Körper brennt aus.

Teilnehmer: Sie sagen, dass man Krebs bekommen wird, wenn man auf der geistigen und emotionalen Ebene wirklich gesund geworden ist?

Vithoulkas: Man wird Krebs bekommen, ja.

Teilnehmer: Spirituelle Menschen sind meiner Ansicht nach sehr feinsinnig. Sie sagen, dass solche Menschen normalerweise auch sehr krank seien. Wenn man also sehr klar und feinsinnig auf die Welt kommt, wird Krankheit aufkommen.

Vithoulkas: Ja, so sieht es aus. Wir müssen uns mit der Gesellschaft befassen, in der wir leben ... wir müssen den allgemeinen Gesundheitszustand der Gesellschaft verbessern, anheben; dann können wir auch Erleuchtung erlangen. So sehe ich das. Wir sind das Problem. Wir müssen der Gesellschaft helfen, gesünder zu werden, um die Erleuchtung „ertragen" zu können. Wir werden die ungeheure Kraft, die die Erleuchtung mit sich bringt, nicht aushalten können. Wir wissen nicht, wie diese Erfahrung aussieht. Falls es doch jemand weiß, werden Sie sehen, dass man es nicht lange aushalten kann; der Körper würde nur so in Stücke gehen. Die Menschen werden nicht immer Krebs bekommen.

Teilnehmer: Dadurch, dass man den Körper reinigt, kann man es besser aushalten.

Vithoulkas: Natürlich, das sagte ich. Wir brauchen die Homöopathie, weil sie ein machtvolles Instrument für die Reinigung des Systems darstellt. Die Kinder werden viel gesünder sein als wir. Sie werden dann in der Lage sein, Erleuchtung zu erlangen. Ich glaube, dass die wirklich spirituellen Lehrer dann erscheinen werden. Wenn sie jetzt in Erscheinung treten würden und dieser Einfluss auf uns wirken würde, würden wir daran zugrunde gehen. Das ist meine Meinung.

Teilnehmer: Wir können die Menschen nicht vollständig heilen, wir würden sie sonst töten.

Vithoulkas: Wissen Sie, es befindet sich ein „Computer" in unserem Inneren. Bestimmte Charakterzüge ... es wird nicht alles innerhalb der geistigen Ebene ausgelöscht. Bestimmte Bestandteile des Geistigen, Emotionalen und Körperlichen bleiben bestehen. Es wird nicht alles wirklich rein. Aber es geht in Richtung Peripherie, ausgehend vom Zentrum. Es geht vom Geist zum Körper, das ist eine Menge. Wenn es zu Hautausschlägen, Ausflüssen oder Warzen kommt, eröffnen sich neue Lebensaussichten.

Teilnehmer: Es scheint mir, dass man, wenn dieser Prozess vollzogen ist, die Grenzen des gesundheitlich Möglichen erreicht hat, dass man dann bei der nächsten Generation weiterarbeiten muss.

Teilnehmer: Ich kann mir vorstellen, dass man umso schneller ein neues Mittel braucht, je härter man spirituell arbeitet. Man durchläuft die Stadien dann schneller.

Vithoulkas: Ja.

Magnesium muriaticum

Vithoulkas: Leberbeschwerden(2); schlimmer am Meer (2); der Patient wacht unerfrischt auf (2).

Ich habe herausgefunden, dass es sich eigentlich um sehr nette Menschen handelt. Andere werden sagen, dass dieser Mensch sehr nett ist oder war. Wenn er in einen *Magnesium muriaticum*-Zustand kommt, ist es nicht mehr so.

Es ist ein Hauptmerkmal dieser Menschen, dass sie keine Auseinandersetzungen, keine Streitigkeiten mögen. Sie möchten die anderen Menschen glücklich sehen. Sie vertragen es nicht, wenn es zu einem Gerangel zwischen anderen kommt. Das bedeutet, dass es sich um emotional sehr empfindliche Menschen handelt, die verantwortungsbewusst sind und Verantwortungen auf sich nehmen. Das Leben bietet ihnen aber nicht immer die Möglichkeiten, ihren Weg gehen zu können. Da sie sehr empfindlich, sehr gefühlsbetont sind und da es während des Lebens oft zu Zusammenstößen zwischen Menschen kommen kann, werden sie schließlich Erschütterungen erleiden. Sie entwickeln dann ein verdrießliches Temperament und werden innerlich verbittert. Sie werden mürrisch (sour), unglücklich.

Sie empfinden eine zunehmende geistige Müdigkeit und entwickeln Abneigung gegen das Denken. Es existieren Verantwortungen, die sie auch tragen wollen, sie möchten ihre Arbeit verrichten, müssen aber feststellen, dass sie nicht mehr dazu in der Lage sind. Sie werden schließlich so müde, dass ihre Haut runzelig wird und zusammenfällt. Plötzlich, von einem Tag zum anderen, stellt sich ein, dass sie sich gehen lassen und nicht mehr länger leben wollen. Sie schauen in den Spiegel und sagen: „Mein Gott, bin ich alt." Es stellt sich dann eine Bitterkeit, eine Verbitterung ein, was zu einer gewissen Isolation führt. Sie möchten sich nicht in Gesellschaft begeben, da sie meinen, dass sie aufgrund ihrer Gefühlslage eine Last für die anderen darstellen würden.

Magnesium muriaticum

Es ist seltsam, wie diese Menschen über andere denken. Sie möchten, dass die anderen glücklich sind, werden das aber nicht zum Ausdruck bringen, so wie *Phosphorus*-Patienten.

Sie empfinden in ihrem Inneren, dass jemand unglücklich ist, sind aber nicht extrovertiert und werden deshalb nicht aus sich herausgehen und etwas für denjenigen tun. Es macht sie aber betroffen.

Das *Leberelement* spielt bei diesen Menschen eine wichtige Rolle. Sie suchen nach Frieden; sie können keinen Streit ertragen. Die Leber wird dann in Mitleidenschaft gezogen. Es handelt sich nicht um optimistische Menschen. Sie bekommen Depressionen.

Sie empfinden, dass sich so etwas wie eine Stase eingestellt hat, der durch fortgesetzte Bewegung entgegengewirkt werden müsse. Wie Sie sehen, kann man diese Menschen mit *Rhus tox.* verwechseln, da es ihnen *schlechter geht, wenn sie stillstehen, aber besser, wenn sie sich bewegen.*

Die Erleichterung durch Bewegung betrifft aber meist mehr ihren emotionalen oder geistigen Zustand als ihre körperliche Verfassung. Es ist auch eher ein Umherwandern als eine Ruhelosigkeit. Man kann beobachten, dass *Magnesium muriaticum*-Typen Möglichkeiten finden, um von morgens bis abends umhergehen zu können, auch dann, wenn sie keine Tätigkeiten zu verrichten haben. Sie können sich nicht hinlegen. Es stellt sich dann die Stase ein, und es kommt zu einer starken Verschlimmerung. Das *Hinlegen verursacht eine Verschlechterung* ihres emotionalen und geistigen Zustandes.

Da ist diese Stase; die Leber ist in Mitleidenschaft gezogen. Diese Menschen werden aber die ganze Nacht über liegen müssen; Schlaf scheint sie zu ermüden. Da sie schlafen und sich während des Schlafes nicht bewegen können, wachen sie am Morgen in einer wirklich schrecklichen Verfassung auf, als hätten sie die ganze Nacht über gearbeitet. Sie sind dann emotional „verstopft" (stuffed-up) und wissen nicht, was sie wollen. Körperlich ist es ebenfalls schlimm. Es dauert ungefähr eine dreiviertel Stunde, bis sich das etwas legt.

Teilnehmer: Sie sagten, diese Patienten fühlen sich emotional „verstopft", wenn sie aufwachen.

Vithoulkas: Ja. Es ist so etwas wie ein Vergiftungszustand, der die Emotionen betrifft, falls Sie sich das vorstellen können. Diese Menschen sind mürrisch. Das ist die Zeit, in der sie wirklich mürrisch sind. Es ist keine Reizbarkeit. *Nux vomica*-Patienten haben das ebenfalls; sie wachen auf und sind reizbar. Das wissen sie auch und werden es sagen. Der *Magnesium muriaticum*-Patient wird jedoch nicht wissen, was mit ihm nicht stimmt. Er ist nicht reizbar. Er wird sagen, dass ihm elend sei und er schlechte Laune habe.

Teilnehmer: Ist es eher eine allgemeine Negativität als eine wirkliche Reizbarkeit?

Vithoulkas: Ja. Nichts stimmt, alles ist schlimm, negativ. Diese Personen können ihre Empfindung nicht definieren. Ich habe des Öfteren versucht herauszufinden, was sie empfinden, weil es wichtig ist, das zu wissen. Sie sind aber nicht in der Lage, es zu beschreiben. Sie sagen: „Ich fühle mich einfach nur schrecklich." Wenn das Erwachen derartig beschrieben wird, sollte Sie das an *Magnesium muriaticum* denken lassen.

Teilnehmer: Ist es wie bei *Lachesis*?

Vithoulkas: Bei *Lachesis* verschlimmert sich meist die Beschwerde, an der der Patient leidet. Er hat Kopfschmerzen, und dieses Symptom verschlechtert sich entweder beim Einschlafen oder beim Erwachen. Wie auch immer die Symptome aussehen mögen, sie verschlimmern sich dann.

Während des Tages kann der *Magnesium muriaticum*-Typ sehr aktiv und leistungsfähig sein.

Er kann auch sofort einschlafen. Es ist nicht der Schmerz im Knie oder der Kopfschmerz, der sich verschlimmert, wenn er erwacht, und auch nicht die Reizbarkeit oder die Angst.

Es ist ein *Stillstand!* Es ist, als ob das Blut nicht zirkuliert wäre. Der Körper scheint während der Nacht nicht entgiftet worden zu sein. Es ist, als würden sich die Emotionen, der Geist und der

Körper in einem Vergiftungszustand befinden. Alles ist steif; alle Zellen fühlen sich schwer an, wie vergiftet.

Teilnehmer: Können Sie etwas über die Angst sagen, die *Kent* beim Schließen der Augen beschreibt?

Vithoulkas: Es gibt einen Zustand, sobald *Magnesium muriaticum-Typen* ihre Augen schließen, der mehr ist als Angst. Es ist etwas, das sie „ersticken" lässt. Sie müssen dann aufstehen. Sie gehen ein wenig umher und legen sich danach wieder hin, worauf sich der Vorgang wiederholt. Das geht so lange, bis sie irgendwann einschlafen.

Das zeigt sich bei akuten Geschehnissen. Sie haben eine Bronchitis oder eine Laryngitis oder eine verstopfte Nase. Sobald sie sich hinlegen, verstärken sich die Symptome. Wenn sie die Augen schließen, zeigt sich diese Erstickung; so dass sie wieder aufstehen müssen.

Denken Sie daran, dass dieser Zustand sehr charakteristisch für *Magnesium muriaticum* ist. Sie können eine Influenza, eine Sinusitis, eine Otitis oder eine schwere Leberstörung mit *Magnesium muriaticum* heilen. Es wird bei *Leberzirrhose* indiziert sein. Es gehört zu den Hauptmitteln.

Teilnehmer: Würden Sie sagen, dass es am Morgen so ist wie bei *Lycopodium*?

Vithoulkas: Es ist sehr ähnlich. Bei beiden Mitteln ist die Leber betroffen, und Sie finden Aufgeblähtsein und viele Gase. Der fast einzige Unterschied besteht darin, dass *Magnesium muriaticum*-Menschen lieber links schlafen. Sie können schlecht auf der rechten Seite liegen ... (Tonbandwechsel). *Lycopodium*-Patienten schlafen auf der rechten Seite, das ist sehr deutlich.

Teilnehmer: Im Repertorium steht, dass *Lycopodium* nicht auf der linken Seite schlafen kann.

Vithoulkas: Ja, *Lycopodium* wird nicht auf der linken Seite schlafen.

Wenn *Magnesium muriaticum*-Patienten an Schlaflosigkeit leiden, dann rührt diese von einer sehr tief sitzenden Angst her.

Wenn sie dann einschlafen, fallen sie in einen tiefen, aber unerquicklichen Schlaf. Sie wachen nach zwei bis drei Stunden auf und können dann ungefähr zwei oder drei Stunden lang nicht wieder einschlafen. Sie liegen im Bett und drehen sich von einer Seite auf die andere. Sie werfen sich hin und her, bis sie schließlich nach drei bis vier Stunden erschöpft in einen tiefen Schlaf fallen. Dieser Schlaf ist wiederum unerquicklich. Das ist die typische Schlaflosigkeit von *Magnesium muriaticum*.

Ich habe herausgefunden, dass *Magnesium muriaticum*-Patienten wegen unerheblicher Dinge schnell besorgt sind. Wenn man ein schwerwiegendes Problem hat, ist man besorgt, das ist verständlich.

Was die Empfindlichkeit dieser Personen betrifft ... sie sind ein wenig wie *Natrium muriaticum*-Menschen, jedoch viel betroffener, weil sie um andere Menschen besorgt sind. Schon kleine Dinge können eine tiefe Besorgnis auslösen. Die Kleinigkeiten addieren sich, und *es stellt sich eine Angst ein, die nicht begründbar ist.* Man findet nicht heraus, ob es sich um eine finanzielle Unsicherheit oder um ein Problem emotionaler Art handelt. Man bekommt es nicht heraus.

Es sind Kleinigkeiten, die auf *Magnesium muriaticum*-Personen einwirken und eine tiefe unbestimmbare Angst hervorrufen, die sie aufweckt und sie nicht ruhen lässt.

Sie haben ein starkes Pflichtbewusstsein. Sie glauben, sie würden nicht genug tun, und das lässt sie nicht zur Ruhe kommen, oder das Kind bekommt mit, wie die Eltern sich streiten. Es wird nichts sagen, aber innerlich wünscht es, dass sie sofort mit der Streiterei aufhören. Das Kind erträgt das nicht. Es entwickelt sich dann eine infektiöse *Hepatitis*. Diese Patienten machen sich anfällig, da sie ihre Leber schwächen. Deshalb ist *Magnesium muriaticum* bei Hepatitis indiziert.

Lycopodium, Chelidonium majus und all die anderen Lebermittel wollen, wenn auch aus verschiedenen Gründen, keinen Streit. Sie möchten sich keine Streitereien ansehen. Feigheit spielt hier eine Rolle. Sie möchten nicht streiten, und sie möchten auch körperlich nicht zu Schaden kommen.

Magnesium muriaticum

Bei *Magnesium muriaticum* ist das anders. *Magnesium muriaticum* wird für eine Sache kämpfen und kann sogar zu einem großen Revolutionär werden. Sie machen das nicht, weil sie etwa selbst von einer Sache betroffen sind, sondern sie tun es aufgrund der emotionalen Zwänge, die sie in ihrer Umgebung beobachten. Es können Idealisten sein, die für eine Sache kämpfen und eine Menge Aufruhr machen. Sie machen einigen Aufruhr, für die Regierung oder eine Organisation oder ähnliches. Das ist aber unpersönlich. Sie wollen dann jegliche Störung ausräumen, egal was es kostet. In dieser Hinsicht zeigen sie sich nicht gefühlvoll.

Sie werden ... sie sind sehr viel geselliger als *Natrium muriaticum*.

Exkurs zu Natrium muriaticum

Natrium muriaticum wird keinen Anteil an den Gefühlen anderer haben, und es versteht die Gefühle der anderen auch nicht. Sie selbst werden aber sehr verletzt sein, wenn man nur ein falsches Wort sagt. Weil sie nicht verstehen, was im anderen vorgeht, sie aber meinen, es würde sich so oder so verhalten, sind sie verletzt. Das ist *Natrium muriaticum*.

Teilnehmer: Wie steht es bei *Natrium muriaticum* um das Mitgefühl?

Vithoulkas: Sie sind nicht mitfühlend.

Teilnehmer: Es steht zweiwertig im Repertorium!

Vithoulkas: Man sollte das richtig verstehen. Es besteht eine Überempfindlichkeit, es handelt sich um verfeinerte Menschen. Es sind Künstler; sie haben all diese Qualitäten, aber dennoch sind sie nicht offen für die Gefühle anderer.

Um jemanden verstehen zu können, ist es erforderlich, dass man offen ist. Sie isolieren sich und teilen sich nicht mit. Es ist sehr schwierig für sie, sich mitzuteilen. Wie können sie dann mitfühlend sein?

Sie hängen zwar an der Mutter oder am Vater oder an den Geschwistern, aber diese Anhänglichkeit drückt sich nicht aus. Sie werden nicht äußern, dass sie jemanden lieben; ganz egal, wie sehr sie diesen Menschen lieben. Sie können sogar sagen ... sie können sehr eifersüchtig sein, wenn der Partner auf eine Party geht, auf der geflirtet wird. Sie werden sagen: „Ja, Du kannst hingehen." Innerlich sieht es aber anders aus. Sie sind ärgerlich, wegen dieser geistigen „Selbstbeherrschung". Sie sind empfindlich. Sie können etwas Gutes für einen anderen tun, doch soweit es ihre Emotionen betrifft ... Ich verstehe Ihre Überlegungen.

Sie finden bei *Natrium muriaticum* keine Hellseher. In unseren Büchern sehen Sie *Phosphorus, Silicea* usw. Und um was für Mittel handelt es sich hierbei? Es sind Mittel, die offen sind, bei denen es zu Kontakten kommt. Es kommt, wenn auch aus verschiedenen Gründen, ob das pathologisch ist oder nicht, zu Kontakten. Je mehr sie mit anderen in Berührung kommen, desto mehr verstehen sie die anderen Menschen auch. Sie können dann an einen Punkt gelangen, an dem alles sehr offen liegt, wo die Informationswege frei von Hindernissen sind. Sie verstehen die anderen dann so sehr, dass wir sagen, sie können hellsehen. Sie wissen genau, was der andere denkt und fühlt. Es ist eine Art Hellsehen. *Natrium muriaticum* ist konkret, da gibt es äußerlich keine Emotionen. Wenn ich sage, dass ich jenen Menschen liebe, werde ich auch etwas von mir geben müssen. Sie haben aber Angst vor ihren eigenen Gefühlen, ihr Verhalten ist dann hysterisch. Sie fragen sich, was die anderen wohl denken werden; sie haben Angst. Finden Sie nicht, dass sie verschlossen sind und sich isolieren? Aus diesem Grunde können sie nicht empfänglich für die Gefühle anderer sein. Wie können sie empfänglich sein, wenn sie die anderen nicht verstehen? Sie sind aber dennoch diejenigen, zu denen die anderen gehen, um sich auszusprechen.

Teilnehmer: Vermitteln sie einen Anschein von Mitgefühl, wirken sie vielleicht irgendwie mitfühlend?

Vithoulkas: Es liegt eigentlich daran, dass sie sehr verschlossen sind. Das bewegt die anderen dazu, zu *Natrium muriaticum* zu gehen. Sie werden die Geheimnisse der anderen für sich behalten. Die anderen merken, dass es sich um einen ernsthaften und verschlossenen Menschen handelt, der ihre Geheimnisse bewahren wird. Man hat außerdem das Gefühl, als würde ein Hauch von

Magnesium muriaticum

Weisheit von ihnen ausgehen. Es ist, als ob sie mehr wüssten als andere. Deshalb neigen die Leute dazu, zu ihnen zu gehen, um sich einen Rat zu holen.

Teilnehmer: Ist es nicht sehr schwierig für sie, andere Menschen zu verletzen, den anderen kritisch gegenüberzutreten?

Vithoulkas: Ja. Es ist schwierig für sie, es bewusst, es absichtlich zu tun.

Sie denken: „Was veranlasst die anderen nur, zu meinen, ich sei ein schlechter Mensch?" Das liegt an dieser Unempfänglichkeit für die Gefühle anderer. Wenn der andere fragt, wie es ihm geht, weiß *Natrium muriaticum* nicht, was er meint. Sie verstehen die Bedürfnisse der anderen nicht.

Teilnehmer: Das ist ein weiteres gutes Beispiel dafür, dass die niedergeschriebenen Mittelbilder nicht klar sind. Können Sie uns morgen nicht die Essenz von *Natrium muriaticum* geben?

Vithoulkas: Ich habe in den verschiedenen Vorlesungen viel über *Natrium muriaticum* gesprochen, weil es zu den Hauptmitteln gehört, die in unserer Gesellschaft benötigt werden.

Es ist aber nicht so, dass Sie niemals auf einen *Natrium muriaticum*-Patienten treffen können, der mitfühlend ist, um Gottes willen. Wir sprechen hier über die Hauptmerkmale. Es ist nicht so, dass wir dem Patienten, wenn es ihm in der Sonne schlechter geht, er viel Salz isst, kein Fett mag, nicht *Natrium muriaticum* geben, nur weil er mitfühlend ist.

Teilnehmer: Ich habe den Eindruck, dass sie es, aufgrund ihrer eigenen Verwundbarkeit und Verletzlichkeit, auf sich übertragen, wenn sie vom Leiden anderer hören. „Wie wäre es, wenn ich das erleben würde?" Ich habe den Eindruck, dass sie in diesem Sinne mitfühlend sind, dass sie die Dinge in Beziehung zu ihren eigenen Schmerzen setzen.

Vithoulkas: Ja, der eigene Schmerz. Wir sprechen jetzt über verschiedene Ebenen von Empfindlichkeit. Wir sagen, dass *Natrium muriaticum* überempfindlich ist, und das ist auch so. Wenn wir aber den Bereich der Kommunikation mit anderen nehmen, so fehlt es ihnen dort an Empfindsamkeit. Sie haben Angst, ihre Gefühle zu zeigen, da sie fürchten, sie könnten verletzt werden. Sie möchten das nicht, deshalb kritisieren sie andere auch nicht, ja?

Teilnehmer: Sie kritisieren andere nicht?

Vithoulkas: Sie kritisieren andere nicht. Deshalb bleiben sie auch meistens ruhig. Sie können jemanden zur Seite nehmen und einen anderen kritisieren; aber in Gegenwart des Betroffenen werden sie es nicht tun.

Teilnehmer: Aber in einer Liebesbeziehung können sie den anderen kritisieren?

Vithoulkas: Was die Liebesbeziehungen betrifft, so gibt es eine Ähnlichkeit zwischen diesen beiden Mitteln, wegen des Salz-Elementes. Bei Liebesbeziehungen werden sie nicht zeigen, dass sie dem anderen zugeneigt sind, ich meine jetzt *Natrium muriaticum*. Besonders zu Beginn einer Beziehung werden sie keine Zuneigung zeigen. Wenn die Beziehung aber einigermaßen gefestigt ist, werden sie innerlich aufbrechen und sehr anhänglich werden. Sie werden diese Anhänglichkeit jedoch nicht zum Ausdruck bringen, sie werden sie nicht leben. Sie verhalten sich weiterhin so, als ob sie den anderen nicht lieben würden. Dann kommt der Zeitpunkt, wo der andere genug hat und geht. Zu diesem Zeitpunkt, wenn sie verlassen werden, wird die Stärke der Bindung deutlich, sie brechen zusammen. Sie bekommen hysterische Anfälle und weinen, - für sich. Sie weinen und kritisieren sich auch, doch sie können sich nicht ändern. Die Emotionen kommen hoch und sie verbringen schlaflose Nächte. Sie erholen sich dann auch nicht wieder. Es ist eines der Hauptmittel für Kummer durch Liebesbeziehungen. *Natrium muriaticum* kann durch den Abbruch einer Liebesbeziehung zu einem Wrack werden. Es handelt sich um ein emotionales Unvermögen, das hat natürlich nicht nur *Natrium muriaticum*. Wir sprechen hier über das typische *Natrium muriaticum*-Verhalten.

Magnesium muriaticum

Teilnehmer: Wissen sie innerlich, dass sie den anderen lieben, oder täuschen sie sich selbst?

Vithoulkas: Beides ist möglich. Es kann geschehen, dass sie, indem sie die Gefühle so sehr verdrängen, die Grenzen überschreiten und sich verlieren. Es sind die Krebskandidaten. Sie sind emotional nicht stark.

Wir machen nun mit *Magnesium muriaticum* weiter.

Teilnehmer: Ich hatte einen Patienten, der so war. Ich weiß nicht, ob er ein *Natrium muriaticum*-Typ ist oder nicht. Er hatte eine Beziehung und empfand, dass er die Frau benutzen würde, sie aber nicht liebe. Er ermutigte sie, sich mit anderen Männern zu verabreden. Als sie sich dann verliebte, merkte er, dass er sie brauchte. Er sagte dann: „Ich werde um sie kämpfen!"

Vithoulkas: Es handelt sich mehr oder weniger um solche Affären. Diese Personen wissen nicht so recht, was sie emotional wollen. Was das Geistige betrifft, so wissen sie es sehr wohl, emotional ist es aber nicht so. Sie möchten etwas ... es vermischt sich dann mit *Ignatia* ... Der *Natrium muriaticum*-Patient ist unbeständig, der *Ignatia*-Patient ist sehr unbeständig. Das eine Mal brauchen sie den anderen, beim anderen Mal hassen sie ihn. Sie sind sehr wechselhaft.

Teilnehmer: Wie passt die Gleichgültigkeit von *Sepia* in dieses Bild?

Vithoulkas: Die Gleichgültigkeit von *Sepia-Typen* ist beständig, es kann sich sogar eine Abneigung entwickeln. Bei *Natrium muriaticum* dagegen findet ein innerlicher Kampf statt, der zu einer emotionalen Instabilität führt. Das eine Mal lieben sie den anderen, beim nächsten Mal wollen sie ihn nicht sehen. Wenn das sehr ausgeprägt ist, wird das *Natrium muriaticum*-Bild zu *Ignatia;* Unbeständigkeit in jeglicher Hinsicht.

Teilnehmer: Kann der *Sepia*-Zustand nicht eine Fortführung des Verschlossenseins von *Natrium muriaticum*-Patienten darstellen?

Vithoulkas: Ja. Wenn diese Person kein Mittel bekommt und so weitermacht, wenn die Gefühle eine längere Zeit lang verdrängt werden, vielleicht ein Jahr lang oder so. Normalerweise beschließen sie, nie wieder zu lieben, und manchmal tun sie das auch nicht. Es kann sein, dass es bei *Natrium muriaticum*-Menschen nur eine Liebe gibt. Wenn diese Beziehung beendet ist, denken sie daran zurück, wie es war. D. könnte *Natrium muriaticum* sein, vielleicht auch B., soweit es die äußere Erscheinung betrifft.

Teilnehmer: Sie besitzen eine gewisse Ernsthaftigkeit, stimmt's? Sie scheinen ein ausgeprägtes Verantwortungsbewusstsein und Hingabe zu besitzen.

Vithoulkas: Ja.

Teilnehmer: Ist keine Besorgnis aufgrund von Verantwortungen vorhanden, wie bei *Magnesium muriaticum?*

Vithoulkas: Der *Magnesium muriaticum*-Typ ist viel besorgter aufgrund von Verantwortungen, da er ein starkes Pflichtbewußtsein besitzt. Das ist sehr ausgeprägt!

Teilnehmer: Sie sagten, dass *Magnesium muriaticum*-Menschen in einen *Sepia*-Zustand gelangen können?

Vithoulkas: Nach einer langen Zeitspanne können sie in einen *Sepia*-Zustand kommen. Bei *Sepia* finden Sie normalerweise eine völlige Gleichgültigkeit und eine Abneigung gegen Sexuelles. Nachdem *Natrium muriaticum* seine Gefühle für eine bestimmte Zeit zurückgehalten und sich bemüht hat, sich nicht mehr zu verlieben, kann es in einen *Sepia*-Zustand geraten.

Magnesium muriaticum zeigt eine deutliche Empfindlichkeit, die fast so wie die von *Natrium muriaticum* aussieht, aber die Emotionen sind viel kräftiger und auch gesünder. Aus diesen Gründen sind diese Menschen leicht verletzt, besonders bei Streitigkeiten. Das richtet sie zugrunde. Wenn aber eine Beziehung zerbricht, wird *Magnesium muriaticum* sehr viel gesünder reagieren. Sie werden zwar bekümmert sein und missmutig, aber sie werden darüber hinwegkommen und nicht beschließen, dass es das Ende sei.

Bei *Natrium muriaticum* zeigt sich eine gewisse Absolutheit. Sie scheinen endgültige Lösungen zu bevorzugen.

Magnesium muriaticum

Magnesium muriaticum kann beide Seiten verstehen, *Natrium muriaticum* dagegen nur eine. *Magnesium muriaticum* ist diplomatischer. Diplomaten tendieren zu *Magnesium muriaticum*.

Teilnehmer: Haben Sie das beobachtet?

Vithoulkas: Das kann ich gar nicht sagen. Aufgrund dessen, was ich über Konstitutionsmittel weiß, scheint es so zu sein.

Teilnehmer: Warum plagen Streitereien sie so sehr?

Vithoulkas: Sie sind so. Ich weiß nicht, warum. Sie können keine heftigen Auseinandersetzungen vertragen.

Teilnehmer: Sollte es in die Rubrik „mitfühlend" eingetragen werden?

Vithoulkas: Nein. Mitgefühl ist ein Zustand, bei dem jemand leidet, weil ein anderer leidet. Es handelt sich hier nicht wirklich um einen Zustand von Mitgefühl.

Teilnehmer: Ich höre häufig, dass die Leute sagen, sie würden ihrem Ärger keinen Ausdruck verleihen, da sie nicht möchten, dass der andere deswegen zornig wird. Bei *Lycopodium* kann ich das verstehen; gibt es noch andere Mittel, an die man denken müsste?

Vithoulkas: *Magnesium muriaticum* ist ein Mittel, das seinen Zorn nicht ausdrücken wird.

Teilnehmer: Ich fragte, an welche Mittel Sie sonst noch denken würden, außer *Magnesium muriaticum* und *Lycopodium*.

Vithoulkas: *Silicea, Staphisagria, Kalium* – es gibt viele Mittel. Man kann nicht sagen, dass es eine große Besonderheit dieses Mittels darstellt. Die Eigenart zeigt sich in der gesamten Aufmachung.

Teilnehmer: Ich habe große Schwierigkeiten, dies zu verstehen. Könnte man sagen, dass sie nicht mitfühlend sind, wenn es um das Leiden geht, das durch die Streitereien verursacht wurde, sie aber eine Vorstellung von einer Welt haben, die friedvoll und schön und ideal ist? Es sind die Missklänge, die sie quälen?

Vithoulkas: Ja. Sie mögen keinen Aufruhr, sie vertragen keine Unruhe. Sie können keine Streitereien ertragen.

Teilnehmer: Ist das ähnlich wie bei *Silicea*?

Vithoulkas: Ja, es ist ziemlich ähnlich.

Teilnehmer: Findet man es oft bei Kindern?

Vithoulkas: Als Kindermittel? Nein, nicht oft. Es kann aber vorkommen, besonders wenn Leberbeschwerden vorliegen und die Stühle weißlich oder gelblich verfärbt sind.

Teilnehmer: Wie deutlich ist die Verschlechterung durch Schlaf normalerweise?

Vithoulkas: Wenn jemand *Magnesium muriaticum* braucht, werden Sie auf dieses Symptom stoßen. Es ist ein Schlüsselsymptom. Es ist ein beständiges Symptom, das über einen längeren Zeitraum, seit vielen Jahren, besteht. Es ist ein beständiges Symptom, das vorhanden ist, seit sich die ersten Stadien der Symptomatologie entwickelt haben.

Teilnehmer: Ich habe Kinder gesehen, die sehr empfindsam waren. Sie sind empfindsam, was das Schreien der Eltern betrifft, aber auch in Bezug auf Tadel. Wenn sie getadelt werden oder ihnen gesagt wird, sie sollen etwas lassen, dann sind sie sehr verletzt. Ist das *Magnesium muriaticum*?

Vithoulkas: Nicht so sehr, wenn es durch Tadel geschieht. Das kann *Natrium muriaticum* oder auch *Nux vomica* sein. Es ist tatsächlich das erste Mittel, an das Sie denken sollten, wenn ein geringer Tadel ein Kind zum Weinen bringt.

Teilnehmer: *Nux vomica* ist ein Mittel, das niemand von uns häufig bei Kindern anwendet. Kommt es in Ihrer Praxis häufig bei Kindern vor?

Vithoulkas: Nicht sehr häufig. Häufig sind *Sulfur, Lycopodium, Phosphorus, Mercurius, Medorrhinum* und *Tuberculinum*.

Magnesium muriaticum

Teilnehmer: Das, was Sie als eine Stase beschrieben haben, diese Ruhelosigkeit, die den Patienten veranlasst, sich zu bewegen, würden Sie sagen, dass es sich dabei wirklich um eine Stase handelt?

Vithoulkas: Sie werden es Ihnen gegenüber als eine Ruhelosigkeit beschreiben [...]

Es ist eine Unbeholfenheit der Körperbewegungen. Sie sind ungeschickt und stoßen sich oder werfen Dinge um, solche Sachen. Es ist aber auch eine Unbeholfenheit der Gefühle vorhanden. Sie wissen nicht, wie man sie fein ausdrückt.

Teilnehmer: Wirft *Sulfur* nicht auch Sachen um?

Vithoulkas: *Apis* macht das besonders. Es ist komplementär zu *Natrium muriaticum*.

Es zeigt sich eine *Verschlechterung durch Kälte*, aber es geht ihnen im *Freien besser*, wie auch dem *Lycopodium*-Patienten. *Durch Seeluft und in der See geht es ihnen schlechter*.

Das betrifft *Magnesium muriaticum* und *Natrium muriaticum*. Der *Magnesium muriaticum*-Patient wird sich der Verschlimmerung am Meer nicht so bewusst sein. Er muss erst viele Male ans Meer fahren, um das zu bemerken, weil es sich um keine sehr dramatische Verschlimmerung handelt.

Teilnehmer: Ist es wie bei *Medorrhinum-Typen*? Sie müssen sich entweder im Wasser oder nah am Wasser befinden.

Vithoulkas: Ja. Nah am Wasser oder direkt im Meer. Sie müssen wirklich ins Wasser gehen, um eine Verschlechterung zu erfahren. Sie bekommen dann eine verstopfte Nase und fühlen sich steif.

Was das Nahrungsverlangen bzw. die Abneigungen betrifft, so haben sie *Verlangen nach Süßigkeiten, Früchten und Gemüse*.

Teilnehmer: Wie stark ist das?

Vithoulkas: Alles ist zweimal unterstrichen. Sie können natürlich auch Vegetarier sein. Die Leber verlangt, wenn sie betroffen ist, nach leichter Nahrung. Sie werden kein Verlangen nach Fleisch haben, aber sie werden es mögen. Es geht ihnen *durch Milch viel schlechter*. Sie bekommen normalerweise Durchfall, wenn sie

Milch trinken. Das zeigt wiederum, dass die Leber merkwürdig reagiert. Die Milch verursacht eher eine Dysfunktion der Leber als eine Darmstörung.

Teilnehmer: Ist das bei *Natrium carbonicum* auch so?

Vithoulkas: *Natrium carbonicum-Kranke* haben starke Abneigung gegen Milch. *Natrium muriaticum*-Patienten haben ein Verlangen nach Milch, aber es geht ihnen dann schlechter.

Teilnehmer: Gibt es bei ihnen auch eine Verschlechterung durch Salz?

Vithoulkas: Bei *Natrium muriaticum*-Patienten? Ja, aber nicht so furchtbar stark.

Teilnehmer: Welche Formen kann diese Verschlimmerung annehmen?

Vithoulkas: Sie mögen dann kein Salz, sie sind nicht besonders daran interessiert. Salz wird aber eine Verschlechterung bewirken.
Magnesium muriaticum ist bei Magenbeschwerden indiziert, zum Beispiel bei einer Gastritis. Wenn der Patient dann salzige Nahrung zu sich nimmt, wird sich die Gastritis sehr stark verschlimmern. Sie finden dann Brennen und Aufblähung sowie eine Reizung des Verdauungssystems.

Teilnehmer: Sind es offene, extrovertierte, ausdrucksvolle Menschen?

Vithoulkas: Sie zeichnen sich nicht dadurch aus, extrovertiert oder introvertiert zu sein.

Teilnehmer: Sind sie impulsiv oder reaktiv?

Vithoulkas: Sie drücken ihre Gefühle aus, aber nicht auf eine passive Art. Wenn sie sich ärgern, behalten sie es aber für sich.
Sie schlafen auf der linken Seite, und es zeigt sich eine *Verschlimmerung, wenn sie auf der rechten Seite schlafen.* Wenn die Leber betroffen ist, mögen sie es nicht, auf der rechten Seite zu liegen. Hier noch einige ungewöhnliche Symptome, die Sie selten finden werden.

Elektrische Schläge ziehen durch den Körper. Es beginnt an einer Stelle im Nackenbereich, der ganze Körper ist aber betroffen. Es zieht durch den Körper wie bei einem elektrischen Schlag. *Durch Berührung geht es ihnen schlechter.*

Teilnehmer: Betrifft das die elektrischen Schläge oder den Allgemeinzustand?

Vithoulkas: Wissen Sie, es handelt sich um eine Steifheit des Nackens, die andauert. Eines Tages zeigt sich dann ein „elektrischer Schlag", ohne dass die Steifheit dadurch gebessert wird.

Die Schmerzen wie auch der Allgemeinzustand des Patienten verschlimmern sich durch Berührung.

Teilnehmer: Gilt das für leichte Berührung und auch für festen Druck?

Vithoulkas: *Fester Druck bessert* im Allgemeinen bei *Magnesium*-Patienten. Das gilt besonders für *Magnesium phosphoricum*. Bei *Magnesium phosphoricum* ist es wie bei *China*, wenn Sie sich erinnern. Sie mögen es nicht, berührt zu werden, aber sie mögen es gehalten zu werden.

Teilnehmer: Sie mögen es, wenn man sie an sich drückt?

Teilnehmer: Wäre das auf die britische Art?

Vithoulkas: Britannien dürfte viele *Natrium muriaticum*-Menschen haben ...

... es sind Menschen von der alten Sorte, die ihre Emotionen nicht zeigen. Sie sind in dieser Tradition erzogen worden, mit all der Anständigkeit und der steifen Oberlippe.

Teilnehmer: Ich habe gelesen, dass der *Medorrhinum*-Typ es nicht mag, von Fremden berührt zu werden.

Vithoulkas: Es stellt sich eine Verschlimmerung durch Berührung ein, zum Beispiel, wenn sie sich mit jemandem unterhalten und dabei berührt werden.

Teilnehmer: Haben sie eine Abneigung gegen Gesellschaft, wenn sie sich in dem Stadium befinden, in dem sie mürrisch und verbittert sind? Sind sie dann ungesellig?

Vithoulkas: Nein, sie sind nicht ungesellig. Da sie sich anderen nicht anvertrauen und nicht möchten, dass die anderen sehen, wie schlecht es ihnen geht, bleiben sie aber in ihrem Zimmer.

Sie sind nicht glücklich, wenn sie für sich sind, wie *Natrium muriaticum*-Menschen, die Bücher lesen und das Radio anstellen werden, um Musik zu hören. Sie bleiben stundenlang allein, das mögen sie. Das ist der Unterschied. Es ist keine Abneigung gegen Gesellschaft wie bei *Natrium muriaticum*.

Teilnehmer: Sollen wir *Magnesium muriaticum* unter „Abneigung gegen Berührung" nachtragen?

Vithoulkas: Ja, Sie können es hinzufügen. Dyspepsie ist ein weiteres Merkmal von *Magnesium muriaticum*-Kranken, mit einem Geschmack im Mund wie von verfaulten Eiern. Welche Mittel haben das außerdem?

Teilnehmer: *Sulfur, Arnica.*

Vithoulkas: Eine weitere Charakteristik ist, dass sie, obwohl es sich um kalte und frostige Menschen handelt, *warme* Füße bekommen, die so heiß werden können, dass sie sie aus dem Bett strecken müssen. Welche Mitteltypen machen das sonst noch?

Teilnehmer: *Sulfur, Calcium, Sanicula aqua.*

Arzneimittelindex

Abrotanum 54
Acidum fluoricum 338, 355
Acidum muriaticum 102, 192, 218, 268, 335
Acidum phosphoricum 165, 192, 218, 223, 266-268, 271, 302, 408, 413
Acidum picrinicum 65-67, 218, 267-268, 335
Acidum sulfuricum 10, 147, 148, 266
Aconitum 23, 25, 27, 155, 219, 220-225, 228, 235-236, 240-241, 467
Agnus castus 23, 181-182, 219
Alumina 165, 337, 408, 445
Anacardium 1, 40, 42, 57-66, 68, 70- 81, 89, 378-383
Antimonium crudum 15, 139, 140
Apis 47, 142, 221-222, 242, 307, 360, 504
Argentum nitricum 100, 102-108, 112-113, 119, 139, 142, 181, 222, 337, 446
Arnica 110, 204, 394-395, 467, 507
Arsenicum 41, 145-146, 155-156, 158, 211-212, 240-241, 248, 255, 261, 319-321, 323, 332-333, 338, 382, 398, 406, 409-410, 424-426, 446, 475
Aurum 129, 337, 348

Barium carbonicum 60-61, 72, 334
Belladonna 32, 200, 219, 318, 465-468, 475
Borax 34, 36
Bromum 33-35
Bryonia 5, 35, 155, 209, 210, 230, 241, 266, 286, 287, 293, 307, 329-334, 338, 348-354, 357, 388, 431, 467, 475
Bufo 334, 338

Cactus 77
Calcium 65, 134, 201, 231, 253, 261, 280, 292, 321, 334, 340, 395, 433, 437, 465, 474, 507
Calcium carbonicum 15, 33, 113-116, 119, 155, 197, 220, 230, 336, 339, 461
Calcium phosphoricum 27, 35, 36, 155, 324-325, 326, 336-337, 433, 447
Calcium sulfuricum 155

Arzneimittelindex

Cannabis indica 206
Carbo vegetabilis 282
Causticum 27, 93, 134, 147, 165, 167, 171-172, 179, 207, 222-223, 242,
    292, 314, 318-319, 340
Chamomilla 33, 35-36, 322-326, 354, 433, 467
Chelidonium 242, 289, 495
China 9, 103, 275-291, 293, 325, 469, 506
Chininum sulfuricum 293
Cimicifuga 27
Cina 433
Clematis 255
Colocynthis 339, 340
Conium 32, 165, 187-188, 190, 192-194, 196-201, 220
Corallium rubrum 33
Crotalus horridus 467-469, 471, 475, 477, 479, 482
Croton tiglium 43, 59
Cuprum 1, 83, 85-86, 88-96, 394
Curare 169

Ferrum phosphoricum 4, 5, 17

Gelsemium 15, 65-67, 167-173, 176, 178-179, 352
Glonoinum 135
Granatum 136
Graphites 15, 129, 181-182, 334, 337, 388-389

Helleborus 72, 295-298, 300-303, 308, 334
Hyoscyamus 80, 306-308, 342-345, 418

Ignatia 72, 76, 116-117, 119, 155, 214, 217, 222-223, 242, 261, 277, 281,
    292, 337, 344, 356, 383-384, 469, 500
Ipecacuanha 133-134

Jodum 1, 34, 141-147, 149-151, 262, 316

Kali 155, 335,-338, 360-361, 431
Kalium arsenicosum 321-322
Kalium bromatum 410-413, 424, 462
Kalium carbonicum 336, 359363, 390, 392, 446
Kalium phosphoricum 335
Kalium sulfuricum 263, 355, 360-362, 390

Lac defloratum 131
Lachesis 30, 84, 144, 271, 278, 280, 306-307, 322, 328, 344-345, 422-423, 447, 467-469, 472, 493
Ledum 40, 261
Lilium tigrinum 101, 337
Lycopodium 60, 65, 78-79, 97, 100, 103, 113, 117-120, 132, 155, 180-182, 201, 206, 229, 231-232, 241-242, 253, 262, 275, 282, 284, 326, 338, 339, 351, 355-356, 398, 494-495, 502-504
Lycopus 44, 155, 256

Magnesium carbonicum 15, 155
Magnesium muriaticum 155, 268-269, 491-496, 500-505, 507
Magnesium phosphoricum 293, 506
Medorrhinum 166, 211-222, 228-229, 253-257, 266, 272-274, 307, 314, 374, 398, 400, 433-438, 440-450, 453-454, 458, 461, 477, 503-506
Mercurius 91, 112, 131-134, 231, 247, 315-319, 398, 400, 461, 467, 503
Moschus 214

Natrium carbonicum v, 1, 121, 124, 125, 126, 129, 130, 131, 132, 133, 134, 135, 136, 137, 138, 139, 155, 227, 228, 230, 231, 389, 445, 505
Natrium muriaticum 9, 43-51, 55, 102, 121, 123, 130-132, 136, 137, 160, 172, 214, 222-223, 231-232, 241-242, 248, 254-256, 262, 266-269, 275, 277-278, 280-281, 288-289, 292-293, 308, 326, 344, 350-351, 356, 369, 372-373, 383, 386, 388, 393, 433-434, 438, 439-440, 444, 482, 495-507
Nux vomica 77, 117, 120, 139, 156, 165, 181-182, 223, 232, 240-241, 261, 275-276, 279, 282, 288, 292, 306-307, 314-315, 318, 322-323, 326, 339, 355, 382, 493, 503

Oleander 254
Opium 9, 235-236, 303, 305, 307, 335

Petroleum 61
Phosphor 155, 334, 348, 409
Phosphorus 9, 10, 11, 13, 15, 17, 97-108, 123, 131, 158, 162, 164, 207, 218, 222, 240-242, 247-248, 253, 255, 263, 280, 291, 293, 313-314, 321-323, 325, 335-337, 344, 345, 349-350, 366, 368, 394-395, 408-409, 424-426, 429, 431, 466,-468, 492, 497, 503
Platinum 76, 158-159, 162-164, 172, 183, 220, 264, 278, 335, 337, 399-400, 404-407, 409-410, 435, 448
Prunus spinosa 467

Arzneimittelindex

Psorinum 203-204, 207, 210-212, 290
Pulsatilla 5, 22-24, 35, 97-103, 107, 112, 142, 155-156, 158, 161, 247, 253, 291-292, 326, 338, 355, 360, 366, 370-382, 408, 429, 430, 435

Rhus tox. 44, 58, 332-333, 338, 492
Rhus-tox. 91, 194, 291
Rhus toxicodendron 43

Sabadilla. 256
Secale 142
Selenium 111
Sepia 32, 45, 46-48, 70, 76, 112-113, 156, 161, 240-241, 247, 326, 408, 413, 437, 500, 501
Silicea 34, 35, 112, 114-115, 132, 201, 210, 336-338, 355, 437, 447, 497, 502, 503
Staphisagria 113, 137-138, 178-183, 261, 266, 278, 356, 426, 448, 502
Stramonium 9-10, 80, 279, 288, 308, 318-319, 322-323
Sulfur 3-7, 13, 29-30, 32, 37, 40, 58, 66, 103, 115, 118-119, 126, 131-134, 139, 158, 161, 204, 211, 222, 228-229, 239, 240-256, 261-266, 271, 292-293, 306, 336-340, 351, 356, 360, 368, 370, 383, 393, 426, 444, 447, 461, 466-468, 475, 503, 504, 507
Syphilinum 247, 397, 412

Tarantula 129, 147-149
Thuja 219, 446, 468, 477-478, 482
Tuberculin 262
Tuberculinum 77, 370-371, 503

Veratrum 80
Vespa 33
Zincum. 413

Stichwortverzeichnis

abergläubisch 194
Abmagerung 6, 150
Abort 107
Albträume 213, 222, 261, 265, 271, 403-404
Alkohol 187, 193, 234-235, 246-247, 256, 311, 314, 347, 400-408, 412
Alleinsein 97, 100-102, 105, 125, 155, 213, 217, 219, 220, 223, 311, 322, 335, 365-366, 371
Aneurysmas 303
Angst (siehe Furcht) 10-11, 18, 23, 27, 63, 66-69, 73, 79, 83, 89, 97-98, 102, 106, 111, 115-116, 129, 141-158, 162, 170-172, 181, 207-223, 235, 251, 261, 279-281, 300, 311-315, 319-327, 345, 365-368, 370, 377, 379, 385, 389-390, 395, 398, 405, 410, 419, 422-424, 435, 440, 445, 463-466, 472, 493-499
Anorexia nervosa 150, 437
Antibiotika (siehe Penicillin) 5, 6, 14, 51, 224-229, 258, 284, 290, 304, 362, 443, 455, 472, 475, 477, 482
Antidotierung 16, 17, 110, 225, 236
Apathie 188, 192, 302
Appendizitis 349
Appetit 6, 29, 105, 150, 154-160, 173, 176, 262, 297, 325, 346, 353, 365, 400, 402, 445
Armut 203, 207, 209, 211, 333, 348
arteriosklerotisch 188, 193, 303, 353, 370, 417, 421-423
Asthma 83, 94, 96, 221, 291, 299-300, 357-364, 385, 390-395, 446, 450-451, 460
Ataxie 337
Atembeschwerden 419, 446
Atemnot 270, 273, 360, 419
Augenschmerzen 463-465, 470, 472
Ausfluss 66, 257, 259, 442, 454-455, 472, 477
Ausschlag (siehe Ekzem, Hautausschlag) 45-46, 207, 209, 362-364, 371, 387, 449
Austern 97, 105, 352
Austrocknung 11, 12, 419

Stichwortverzeichnis

Begräbnis 25
Berührungsempfindlichkeit 285
Blähungen 131, 270
Blutdruck 159, 286, 306, 311-315, 321-324, 327, 328, 345, 367, 370, 377
Blutungen 275, 463, 466, 467
boshaft 34, 58, 382
Braunfärbung 10
Brennen 176, 253, 254, 365, 366, 415, 420, 424-425, 468, 478, 505
Bronchitis 210, 221, 230, 240, 331, 353, 494
Brustkrebs 197, 484

Cholezystitis 285, 289, 290-291
Coca Cola 235
Colitis 154, 251, 263, 282, 339, 357

Degeneration 191
Delirium 330, 344, 345, 354
Depression 90, 128, 153, 161-163, 246, 251-252, 263, 265, 270, 277, 295, 302, 325, 346, 383, 393, 401, 403, 406, 410, 492
Diabetes 251, 252, 262
Diarrhoe 84, 92, 121, 240, 275, 295, 346, 353, 431, 471, 472
Drogen 170, 191, 192, 193, 234, 335, 341, 342, 394, 405
Drüsen 4, 6, 31-36, 142, 150-151, 187-189
Drüsenfieber 29, 33, 37
Dunkelheit 11, 18, 100, 104, 109, 153, 322, 365, 366, 446
Durst 5, 9, 18, 21, 31, 105, 108, 111-116, 154, 158-160, 164, 173, 176, 177, 213, 222-223, 311, 314, 332-333, 350-351, 365, 367-368, 371, 374, 402, 404, 408-409, 424, 463, 466
Dyspnoe 270, 271, 371, 375

Eier 204, 232, 236, 263, 265, 270-271, 272-273, 274, 365, 507
eifersüchtig 81, 270-271, 308, 398-399, 463, 472, 497
Eile 104, 148, 217, 222, 445
Eiscreme 12, 97, 99, 104, 108, 154
Eiter 177, 204, 430, 431
Ekzem (siehe Ausschlag, Hautausschlag) 77, 362, 363, 364
Empfindlichkeit 40- 44, 84, 121-124, 128-129, 138-139, 323, 335-338, 349, 369, 433, 447, 495, 498, 501
Empfindungslosigkeit 188, 190
Engel 72-73, 78, 80
Entschlussunfähigkeit 63
Entzündungen 188, 290, 330, 446, 453

Enzephalitis 8, 14, 422, 459
Erkältung 12, 170, 190, 220, 224, 226, 400, 402, 443, 472-476, 481
Erröten 217
Erschöpfung 6, 83, 121-123, 126, 187-189, 200, 203, 231, 268, 270, 275,
    282, 288, 331, 406-407, 410-411, 424
Erythema nodosum 12, 13, 293
Essen 6, 77, 79, 124, 143, 146-150, 196, 211, 233, 262, 346, 391, 442

Faulheit 66, 157, 239, 247-248
Fehlgeburt 365
Feigheit 65-66, 171, 495
Feinfühligkeit 124
Fett 111-114, 154, 160-161, 222, 232, 255, 265, 266, 271, 311, 323, 364,
    365, 369, 370-379, 429, 448, 498
Fibrom 24, 365
Fieber 3-13, 17, 21-23, 29-32, 36, 66, 220, 265, 267, 284, 286, 287, 295,
    303-305, 331, 339, 349, 353, 360, 362, 459-460, 463, 467, 474-475
Fleisch 142, 154, 204, 208, 271, 273, 330, 352, 375, 380-381, 504
Frösteln 170
Früchte 97, 111, 154, 265, 365-367, 374, 377, 381, 504
Furcht (siehe Angst) 5, 11, 24-25, 65-68, 98, 100-109, 153-156, 162-164,
    171, 176, 209-221, 236, 246, 261-262, 279-281, 311-328, 333, 335,
    348, 365-369, 374, 377, 381-382, 422-425, 435, 445-446, 466-468

Gallenstein 291
Gangrän 245, 246
Gedächtnis 62-68, 165, 191, 195, 265, 270, 400, 434, 437, 445
Gehirnschäden 172
Geisteskrankheit 68, 251, 335, 382, 426, 445
Gelähmtheit 64
Gelbsucht (siehe Hepatitis) 150
Gesellschaft 47, 74-75, 87, 91, 101-102, 105, 122-126, 160, 195-196, 208,
    239, 249-250, 263-264, 356, 365, 375, 380-381, 387, 438, 485, 488,
    491, 498, 507
gewalttätig 59, 63, 67, 78-79, 91, 142, 149-151, 394, 397
Gewitter 164, 335, 365, 371, 374
Giftsumach 39-40, 42-43, 58-59, 452, 454, 458
Ginseng 235
Gleichgültigkeit 62, 153, 156, 158-159, 195, 196, 295, 377, 484, 500-501
Gonorrhoe 256-259, 388, 436-437, 442-444, 449, 451-458, 461
Grausamkeit 62-63, 70-71, 74, 78, 80
Grippe 170-172

Stichwortverzeichnis

Haarausfall 109, 115, 265, 270, 274
Halluzinationen 400, 407, 445
Halsentzündung 402
Hämorrhagien 465, 468, 478
Hämorrhoidalbeschwerden 463, 478
Harndrang 21
Harnwegsinfektion 206, 257-258
Hautausschlag (siehe Ekzem,) 7, 18, 55, 58, 204, 211, 239, 253, 449, 470, 472
Hautfarbe 86
Hepatitis (siehe Gelbsucht) 240, 495
Herpes 259, 463, 466
Herzklopfen 97, 108, 110, 116-117, 368, 376
Herzkrankheiten 311-313, 320-321, 324-325, 328
Hingabe 136, 501
Hitze 3, 21-23, 32-34, 97-105, 112, 122-123, 131-134, 139, 142, 145-146, 150, 160-161, 213-214, 219, 221-222, 225, 253, 271, 292, 353, 360, 374, 379-384, 387, 393, 420, 478
Hitzewallungen, Hitzewellen 170, 365-368
Hochpotenz 43, 394
homosexuell 137, 146, 434-436, 438, 441
Hunde 281, 365, 370, 374, 431
Husten 95, 161, 353, 400, 425, 447, 474-475
Hypersexualität 160
Hypertonie 327
hypochondrisch 154, 311-312, 322
hysterisch 90, 92, 189, 213-216, 372

Imbezillität 189-191
Impetigo 209
Impfung 446-447, 455-460
Impotenz 176, 179-182, 197
Impulsivität 83, 101-105, 316
Infektionen 36, 205, 260-261, 291, 452
Insekten 280
Intercostal-Neuralgien 353

Jucken 59, 77, 203-204, 207-210, 254, 272-273, 359, 363-364, 373
Kaffee 115, 228, 233-235, 379-381, 384
Kälte 21, 34, 84, 98, 104, 111-114, 121-123, 131-134, 153, 160, 190, 254, 270-271, 288, 311, 320-321, 353, 359, 374, 387, 411, 424, 478, 504
Katarrh 269
Katzen 280, 365, 367, 369, 370, 374

Stichwortverzeichnis

Klaustrophobie 97-105, 109, 111, 311-314, 327, 366-367, 374
komatös 286
Kondylome 271-273, 390, 463, 464
Konjunktivitis 254, 430
Konvulsionen (siehe Petit-Mal-Epilepsie) 83, 85, 88-95, 295, 418
Kopfschmerzen 7-8, 12, 111-113, 138-139, 143, 170, 193, 210-211, 252-253, 269, 291, 293, 332, 350, 379, 391, 403-404, 436-437, 460, 463-464, 469-472, 477-478, 493
Kopfverletzung 393-395, 412
Krampf 86, 88-90, 96, 373
Krätze 203-204, 206-208
Krebs (siehe Tumor) 24, 53, 153-157, 189, 197, 199, 213-214, 220, 284, 308, 311-312, 320-324, 325, 377, 382, 411, 421-422, 425, 426, 451, 460-461, 484, 487-488
Kummer 110-112, 115-119, 125, 127, 130, 137-138, 198-199, 223, 231, 298, 311, 314, 320, 324-328, 378-379, 383-387, 391, 425, 499

Lähmung 72, 138, 187-190, 192, 195, 197-199
Lampenfieber 65, 170, 377
Langsamkeit 161, 188
Lärm 123, 382
Laryngitis 400, 494
Läuse 205
Leberzirrhose 494
Leblosigkeit 271
Leukämie 53, 54
Leukorrhoe 92, 111, 159, 273
Lithium 210, 406

Magenbeschwerden 76, 122, 126, 138-139, 315, 352, 391, 415, 446, 505
Magerkeit 142
Manie 411, 442
Märtyrer 125, 133
Masern 7, 8, 13-14, 457
Melancholie 411, 424
Melanom 49, 50-55
Meningitis 8, 295, 300, 344, 393, 460
Meningoenzephalitis 3, 8, 14
Menses 92, 96, 109, 111, 113-114, 154, 159, 201, 222-224, 365, 379
Miasma 259, 385, 411-412, 433-437, 441, 444, 451-452, 458, 461, 464
Milch 49, 97, 101, 105, 111, 131, 154, 160-161, 223, 263, 286, 364, 366, 369, 504-505

Minderwertigkeitsgefühl 60-63, 69, 78, 378
misstrauisch 287, 382, 417
mitfühlend 97, 101-102, 106, 166, 171-174, 184, 213- 215, 218, 222, 311, 313, 319, 323, 365, 496-498, 502
Mononukleose (siehe Drüsenfieber) 6-7
Morbus Hodgkin 53
Müdigkeit 22, 63, 67-68, 110-116, 139, 288, 491
Multiple Sklerose 337, 456-457
Musik 123, 128-129, 149, 160, 298, 388-389, 401, 507
Muskelspasmen 395

Nackensteifigkeit 7, 76
nervös 13, 287, 321, 369, 382, 430
Netzhautblutung 469
Neuralgien 276, 282, 353
Nierenbeckenentzündung (siehe Pyelonephritis) 21
Nierenkolik 286
Nierensteine 285

Obstipation (siehe Verstopfung) 76, 111, 119, 353
Obszönität 345
Ödeme 282

Parkinson 417-418, 422
Penicillin (siehe Antibiotika) 6, 13-14, 259, 304, 451, 458
Perversion 159, 405, 408
Petit-Mal-Epilepsie (siehe Konvulsionen) 49, 50, 51, 54
Pfefferminztee 235
Photophobie 389, 402
Pilzinfektion 271-274, 304, 362, 449
Pneumonien 6, 221, 353
Pochen 150, 177
Pocken 458-460
Polio 457
Potenz 15-17, 30, 35, 43-46, 48, 119, 136, 149, 182, 206, 272, 327, 343, 379, 412, 418, 427, 449, 470-472, 477, 479
Prädisposition 51, 169, 204-205, 227-228, 237, 262, 412, 449, 451-454, 460, 481
Psoriasis 401, 411, 463, 466, 470, 478
psychotisch 397, 405-406, 408, 410-411
Pyelonephritis (siehe Nierenbeckenentzündung) 21
quälen 62, 502

rachsüchtig 270-271, 393
Reaktionsfähigkeit 122, 160
Reizbarkeit 67, 69, 83, 92, 98-100, 109, 114, 116, 121, 129-130, 173, 189, 224, 270-271, 275, 279, 282, 291, 293, 313-316, 320-325, 327, 329-333, 353, 365, 367-370, 373-377, 380, 383, 385, 393-394, 493
Risse 7, 12
romantisch 159
Rückenmarkspunktion 8-9, 422
Rückenschmerzen 112, 154, 232, 359, 362
Ruhelosigkeit 23, 83, 141-145, 147-148, 212, 300-301, 321, 404, 492, 504

sadistisch 62
Salz 44, 47, 99, 106, 154, 160, 177, 265-266, 268-269, 364, 369, 375, 384, 400, 402, 404, 448, 498-499, 505
Saures 273, 365
Schauer 150
Schizophrenie 59, 63, 80, 153
Schlaflosigkeit 109, 261, 282, 311, 314, 327, 368, 494-495
Schlaganfall 301, 306, 422
Schnarchen 166, 173
Schokolade 97, 99, 463-464, 466, 478
schreckhaft 121, 398
Schreien 34, 100, 322, 503
Schuldgefühl 88, 94, 445
Schüttelfrost 21
Schwäche 57, 84, 112-115, 122-123, 138, 165-167, 169, 170-172, 175, 180, 187-190, 197-199, 206, 210, 218, 267, 275, 296, 329, 385
Schwachsinn 138, 187-189
Schweiß 34, 113, 204, 312
Schwellung 33, 293, 305, 307
Schweregefühl 115, 159, 173
Schwerfälligkeit 188
Schwiele 193, 194
Schwindel 111, 165-167, 173, 176, 200, 327, 351, 352, 354, 463, 466-469
Selbstkontrolle 70
Selbstlosigkeit 136, 137
Selbstmord 79, 128, 252, 325, 341, 346, 348, 386, 387, 388, 392, 393, 394, 399, 401, 406, 407, 474
Selbstmordversuche 342
selbstsüchtig 482
Selbstvertrauen 57, 60, 61
Sensitivität 123, 124, 279, 335

Sexualität 158, 163, 199
Sexualtrieb 159, 160, 196, 198, 199, 250, 391, 436
sexuell 47, 68, 78, 87-88, 91, 95, 137, 147, 154, 158-166, 173-178, 180-181, 187-189, 196-198, 206, 252, 278, 373-374, 397-398, 402, 404, 407, 434-436, 440-442, 445, 454, 501
Sinusitis 251, 269, 450, 494
Sommer 34, 161, 409, 466
Sommersprossen 367
Sonne 123, 135, 153, 280, 288, 292, 320, 339, 371, 377, 379, 384, 401, 429, 478, 484, 498
Sonnenstich 135-136, 339
Spasmus 86-87, 89, 90, 96, 201
Steifheit 27, 506
Stöhnen 34-35, 95, 324
stottern 316, 318-319
Stuhl 153, 156, 246, 254, 283-284, 331, 345, 403, 431, 466, 478
Stuhlgang 194, 263, 395, 396, 478
Stumpfheit 70, 76, 295
Süßigkeiten 47, 97-99, 103-106, 111, 113-116, 154, 160, 176, 218, 222-223, 236, 255-256, 262-263, 311, 314, 324, 364-365, 369, 381, 400, 402, 404, 448, 504
sykotisch 259, 385, 388, 390, 433, 444, 451, 461, 464-466, 477, 479
Syphilis 246-247, 256-259, 304, 456

Tachykardie 107, 109, 116, 370, 376, 379, 381-382
Tadel 503
Taubheit 166, 200, 379
Teilnahmslosigkeit 296, 302
Tod 136, 153, 157, 162, 187, 197, 213, 219, 311-312, 320, 325, 381, 426
Todesangst 23, 25
Tonsillitis 5
töten 44, 73, 142, 147, 149, 151, 316, 319, 402, 488
Trägheit 111, 260, 295, 329, 330-332
Tränen 24
Tremor 418, 423
Trieb 58, 62, 160, 181, 189, 408, 436
Trockenheit 8, 10, 34, 108, 333, 351, 353, 372, 420
Tuberkulose 270-271, 367, 460-461, 483
Tumor (siehe Krebs) 51, 70, 197, 199, 419, 422-423, 426, 451

Übelkeit 77, 111, 213, 217, 222, 352, 469
Überempfindlichkeit 121-123, 275-277, 323, 335, 388, 397, 433, 496

Übererregung 141, 149
Überfunktion 147
Überreizung 187, 190, 196, 275, 281-282
Ulcus duodeni 16, 143, 315
Unentschlossenheit 57, 59, 61, 72, 74
Unterdrückung 18-19, 49, 88, 92, 189, 246-247, 258, 363, 370, 451, 455, 463
Urethritis 66, 258-259
Urin 23, 200, 377, 449

Vergesslichkeit 188
Verhärtung 187-193, 196-200
Verschwörung 411
Verstopfung (siehe Obstipation) 76-77, 114-117, 194, 315, 331, 391, 404, 469, 470- 472, 477
Verzweiflung 18, 188, 208, 403
Vorderlappentumoren 301

Wadenschmerzen 22
Wahnsinn 80, 91, 354, 442
Wahnzustand 405, 406
Wärme 34, 98, 108, 132, 134, 150, 153, 190, 253-254, 270, 276, 292, 360, 365
Warzen 273, 390, 451, 454, 468, 478, 489
Wein 160-161
Widerwille 132

Zärtlichkeit 22, 23, 70
Zerfall 203
Zitronen 176, 365
Zittern 83, 169-171, 188, 190, 199, 416, 417-418, 423-424
Zorn 92-94, 313, 316, 329, 378-379, 400, 409, 433, 502
Zucken 83, 86, 188
Zusammenbruch 60, 267, 297, 301, 406-407, 410
Zusammenschnürung 217, 218, 222-224, 376
Zystitiden 365, 453
Zystitis 257, 285, 289, 366

Weitere Werke beim Narayana Verlag

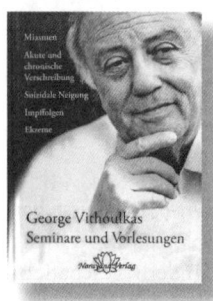

George Vithoulkas
Seminare und Vorlesungen

Miasmen, akute und chronische Verschreibung, suizidale Neigung, Impffolgen, Ekzeme

432 Seiten, geb., mit Goldprägung, € 27.-

George Vithoulkas hat die Homöopathie des 20. Jahrhunderts wie kaum ein anderer geprägt. Er vermag homöopathische Mittel aus einer Summe von Symptomen zu einer klaren Gestalt zum Leben zu erwecken, die man leicht und plastisch verinnerlichen kann. Dieses Buch setzt sich aus Beiträgen seiner Seminare von 1984 bis 1986 zusammen, die in England, Holland, Griechenland und den USA stattfanden.

Sie umfassen so aktuelle Themen wie AIDS und Impffolgen sowie schwere chronische Erkrankungen mit eindrücklichen Fallbeispielen von Kleinhirnentzündung, Arthritis, Kolitis und Lähmungen. Ein großes Kapitel beschäftigt sich ausführlich mit den verschiedensten Hauterkrankungen und ihrer homöopathischen Behandlung. Unter anderem werden Furunkel, Ekzeme, allergische Hautreaktionen, Psoriasis und Ichthyosis geschildert.

Ein weiterer Schwerpunkt liegt auf suizidgefährdeten Patienten, wie man diese erkennt und wie man sie behandelt. Die wichtigsten Mittel werden hierzu ausführlich differenziert. Außerdem findet man umfassende Beschreibungen der Arzneimittelbilder von u.a. Lac caninum, Lilium tigrinum, Antimonium crudum und Sanicula aqua. Das Buch ist eine wahre Fundgrube an praktischen Tipps und gibt eine schöne Einführung in die Arbeitsweise des homöopathischen Meisters.

Homöopathisches Seminar – Esalen Seminar Band II

330 Seiten, geb., mit Goldprägung, € 25.-

Band 2 des legendären Seminars. George Vithoulkas stellt verschiedenste Fallbeispiele vor, von Prostatabeschwerden und Schilddrüsenvergrößerung über Amenorrhoe, Infektanfälligkeit, die Behandlung von Kleinkindern und Kopfschmerzen bis zu Phobien, Depressionen und Minderwertigkeitskomplexen.

Im Detail erklärt er, wie man Arzneimittelbilder studieren sollte, und erläutert dies ausführlich anhand vieler interessanter Mittel. Besprochen werden u. a. Abies nigra, Absinthium, Acetanilidum, Acidum nitricum, Acidum phos., Alumina, Calcium, Cannabis indica, Platina, Sepia, Staphisagria und Tuberculinum.

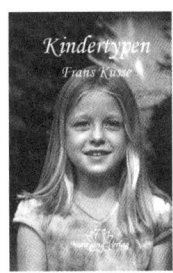

Frans Kusse
Kindertypen
56 homöopathische Konstitutionsmittel
280 Seiten, geb., € 39.-

Der liebenswürdige holländische Arzt Dr. Frans Kusse hat hier ein wunderbares Werk über die Typologie von 56 wichtigen homöopathischen Mitteln bei Kindern geschaffen. Mit einfachen Worten fasst er auf geniale Weise die Charakterzüge dieser Mittel. Man denkt, man kennt viele dieser Mittel schon - und ist jedesmal überrascht, wie neu und klar sie hervortreten. Dabei schildert er auch neue Mittel wie Beryll, Lithium, Helium, Hydrogen oder Saccharum officinale, die bei Kindern oft angezeigt sind und doch bisher nur in Werken über die Behandlung Erwachsener oder einzeln verstreut in Fachzeitschriften zu finden waren. Viele Mittelbeschreibungen sind durch Fotos von geheilten Kindern bereichert.

Möge dieses zauberhafte Buch auch allen Eltern, Lehrern und Psychologen eine Hilfe sein, die angezeigten Mittel bei den Kindern besser zu erkennen!

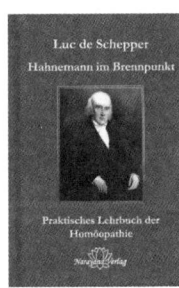

Luc de Schepper
Hahnemann im Brennpunkt
Praktisches Lehrbuch der klassischen Homöopathie
704 S., geb., € 79,-

Der Autor des Bestsellers "Der Weg zum Simillimum", gibt in diesem Werk eine klare und detaillierte Einführung in die Homöopathie. Es ist eines der umfassendsten Lehrbücher der klassischen Homöopathie und wird bereits weltweit von vielen Schulen als Grundlagenwerk empfohlen.

Das Buch gliedert sich in drei Teile: Die Grundlagen, der Heilungsprozess und die chronischen Miasmen. Alle Aspekte der Homöopathie werden beleuchtet, u.a. die Lebenskraft, die Potenzwahl, ein sehr ausführlicher Teil über LM Potenzen, die Fallaufnahme, Konstitution, Fall-Management, Heilungshindernisse, Nosoden, Miasmen und Krebsbehandlung. Die Inhalte werden anhand zahlreicher Fallbeispiele verdeutlicht.

„Allein der Umfang und die Detailliertheit machen dieses Buch zu einem der besten modernen Lehrbücher, die auf diesem Gebiet erhältlich sind. Wenn ein Student sich dieses Buch, eine Arzneimittellehre und ein gutes Repertorium zulegt, sollte für ihn nichts im Wege stehen, ein ausgezeichneter Homöopath zu werden." Peter Morrell

Weitere Werke beim Narayana Verlag

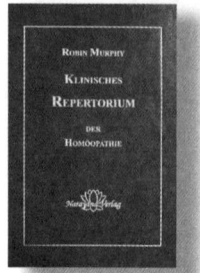

Robin Murphy
Klinisches Repertorium

Ein modernes, praktisches, alphabetisch geordnetes Repertorium

2.304 Seiten, geb., mit Goldprägung, € 125.-

Deutsche Erstausgabe des „Homeopathic Clinical Repertory", das in den USA bereits große andere Repertorien überholt hat. Ein Vorteil ist seine einfache alphabetische Struktur, die die Handhabung erleichtert und selbst Anfängern einen schnellen Zugang ermöglicht. Viele Homöopathen bestätigten uns, dass das Werk handlich und praktisch ist und dass sie nur noch mit dem Murphy arbeiten, seit sie ihn kennengelernt haben. Vom Umfang steht es anderen großen Repertorien nicht nach (über 2.300 Arzneimittel). Einzigartig bei diesem Repertorium ist ein klinischer Teil, der Krankheitsbilder und Diagnosen zusammenfasst, die in anderen Repertorien über die Rubriken verstreut sind. Außerdem gibt es Kapitel über Impfungen, Konstitution und Vergiftungen und einen Wortindex, wie man es in anderen Repertorien so nicht findet.

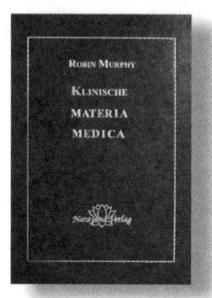

Robin Murphy
Klinische Materia Medica

2.400 Seiten, geb., mit Goldprägung, € 138.-

Die Klinische Materia Medica ist eine der führenden Arzneimittellehren weltweit. Bei über 1.400 homöopathischen und phytotherapeutischen Arzneimitteln hat sie einen kompakten Umfang von 2.400 Seiten und ermöglicht somit ein rasches, gezieltes Nachschlagen. In dieser Preisklasse ist sie bezogen auf das Preis-Leistungs-Verhältnis das mit Abstand beste Werk.

Murphy kombiniert Arzneimittelprüfungen mit der historischen und klinischen Anwendung sowie der Toxikologie. Neben Klassikern wie Clarke, Boericke und Burnett sind auch modernere Arzneimittel wie Skorpion oder Diamant integriert. So werden heutzutage so wichtige Mittel wie Carcinosin in großer Ausführlichkeit und nahezu bildhaft dargestellt. Beschrieben sind auch neuere Milchmittel, Pilze, Bäume, Bachblüten, Edelsteine, Giftstoffe und Nosoden.

Weitere Werke beim Narayana Verlag

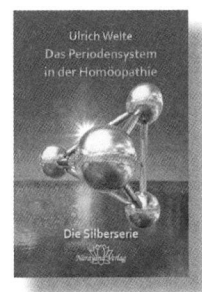

Ulrich Welte
Das Periodensystem in der Homöopathie
Die Silberserie

344 Seiten, geb., € 33,-

Mit 64 lebendigen Falldarstellungen aus eigener Praxis gibt uns Ulrich Welte eine Einführung in die Methodik der Serien und Stadien. Exemplarisch werden die Elemente der Silberserie dargestellt, die den Künstlern und Wissenschaftlern entspricht und vor allem neurologische Krankheitsbilder beeinflusst.

Ausgehend von der Symptomatik des Krankheitsbildes wird gezeigt, wie man typische Verhaltensweisen, auslösende Situationen, Berufe oder andere lebensbestimmende Charakteristika der Patienten in die Mittelwahl mit einbezieht. Viele neue Heilmittel sind mit der Theorie der Elemente entdeckt worden. Ferner sieht man die altbekannten Mittelbilder in neuem Licht.

„Man kann dieses Buch allen empfehlen, die einen praktischen Einstieg in die Theorie der Elemente suchen." Jan Scholten

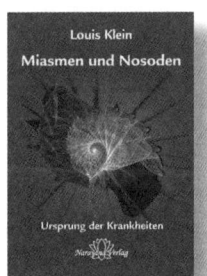

Louis Klein
Miasmen und Nosoden
Ursprung der Krankheiten

550 Seiten, geb., € 59,-

Louis Klein zählt zu den weltweit führenden Homöopathen. In seinem bahnbrechenden Werk beschreibt er das Keuchhusten- und Tetanus-Miasma, das Diphtherie-Miasma, das tuberkulinisches sowie das Lepra-Miasma, die Bach-Paterson-Darmnosoden sowie das Typhus-, Yersinia-, Malaria- und Toxoplasmose-Miasma. Die klinisch relevante Information wird durch herausragende Fallbeispiele illustrier. Dieses Buch stellt eine Klasse für sich dar. So wie Rajan Sankaran für pflanzliche Arzneimittel und Jan Scholten für das Periodensystem bekannt sind, so wird Louis Klein für die Miasmen und Nosoden bekannt werden.

„Lou Klein weiß, wie man die Essenz einer Arznei aus der Prüfung, der Herkunft und ganz besonders aus den Patienten zieht. Er hat die Gabe, dem Vagen eine genauere Gestalt zu geben. Dieses Buch ist das erste seiner Art, das dieses schwierige Thema mit wirklichem Erfolg umsetzt. Meiner Meinung nach ist es ein Muss für jeden Homöopathen." Jan Scholten

Weitere Werke beim Narayana Verlag

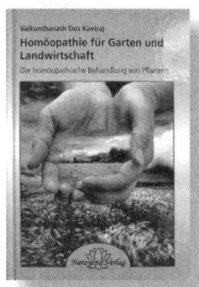

Vaikunthanath Das Kaviraj
Homöopathie für Garten und Landwirtschaft

Die homöopathische Behandlung von Pflanzen

376 Seiten, geb., € 34.-

Eine bahnbrechende Neuerscheinung über die homöopathische Therapie von Pflanzenerkrankungen. Der erfahrene Homöopath Kaviraj beschreibt die homöopathische Therapie der Pflanzenkrankheiten bei Nährstoffmangel, bei Schädlings- und Pilzbefall, bei bakteriellen und viralen Erkrankungen, Verletzungen und auf die homöopathische Unkrautbekämpfung ein. Zahlreiche Abbildungen erleichtern die Diagnose der Krankheiten.

Neben bekannten homöopathischen Mitteln wie Calendula bei Verletzungen beim Umtopfen oder Calcium phosphoricum bei Stängelgrundfäule kommen auch seltene homöopathische Mittel wie Hyssopus bei Brandkrankheiten, Mentha viridis bei Schädlingen, Ocimum bei Tomatenerkrankungen und Ricinus communis bei Schädlingen im Weinbau zum Einsatz. Ein Buch, das zum Nachdenken anregt und die Zukunft der Landwirtschaft revolutionieren könnte.

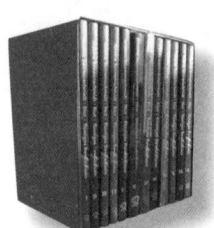

Rosina Sonnenschmidt
Set der Schriftenreihe
Organ - Konflikt - Heilung in 12 Bänden

Mit Homöopathie, Naturheilkunde und Übungen

1.400 Seiten, geb., 12 x € 26, nach Erscheinen € 365.

Die Idee, ein Organsystem ganzheitlich, das heißt spirituell, mental, emotional und physisch zu betrachten, entstand aus der Erkenntnis, dass der Organismus mit seinen Synergien, Kreisläufen und Selbstheilungsprogrammen genial und weise ist. Eine Krankheit manifestiert sich gemäß dem Resonanzprinzip immer am passenden organischen Ort und vermittelt den Konflikt und die Lösung.

Jeder Band behandelt ein Organsystem: Band 1: Blut, Band 2: Leber und Galle, Band 3: Verdauungsorgane, Band 4: Das Atemsystem, Band 5: Nieren und Blase, Band 6: Herz und Kreislauf, Band 7: Endokrine Drüsen, Band 8: Weibliche und männliche Sexualorgane, Band 9: Gehirn und Nervensystem, Band 10: Sinnesorgane, Band 11: Gliedmaßensystem, Band 12: Häute und Lymphsystem.

Weitere Werke beim Narayana Verlag

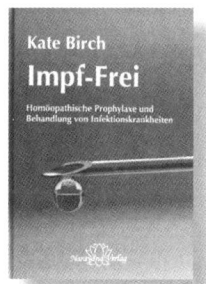

Kate Birch
Impf-Frei

Homöopathische Prophylaxe & Behandlung von Infektionskrankheiten

Ein Ratgeber für Therapeuten und Laien

400 Seiten., geb., € 39.-

Das Werk gibt einen umfassenden Überblick über bekannte Infektionskrankheiten, deren Erreger, übliche Impfungen und Behandlungen sowie die mögliche homöopathische Prophylaxe und Therapie. Dies umfasst neben den bekannten Kinderkrankheiten wie Windpocken, Masern, Röteln und Scharlach, weitere Infektionen wie Tollwut, Tetanus, Diphtherie und Tuberkulose. Einen ausführlichen Teil widmet sie auch sexuell übertragbaren Krankheiten wie Herpes, Gonorrhoe, Syphilis, AIDS und Hepatitis sowie Tropenkrankheiten. Es ist der erste Ratgeber seiner Art, der nicht nur auf potentielle Schäden von Impfungen hinweist, sondern auch mögliche Alternativen fundiert und klar verständlich erläutert. Ein sehr umfassendes Buch über ein hochaktuelles Thema.

„Ich kann dieses Buch jedem Homöopathen wärmstens empfehlen."
Dr. J. Rozencwajg, Homeopathic Links

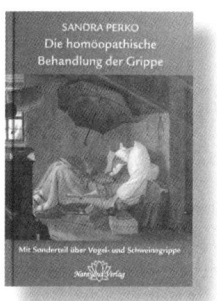

Sandra Perko
Die homöopathische Behandlung der Grippe

Mit einem Sonderteil über Vogel - und Schweinegrippe

648 Seiten., geb., € 29.-

Was die Spanische Grippe von 1918 wirklich bedeutete, zeigt Sandra Perko anhand der authentischen Schilderungen im ersten Teil des Buches. Diese Seuche forderte mehr Todesopfer als der ganze erste Weltkrieg. Gerade in dieser Zeit des Schreckens und der Hilflosigkeit bewährte sich die homöopathische Therapie hervorragend.

Das vorliegende Buch ist mit 68 homöopathischen Grippemitteln und einem über 150-seitigem Repertorium der Grippesymptome das sicherlich umfassendste Nachschlagewerk. Man kann es sowohl für leichte Grippefälle als auch bei Epidemien zu Rate ziehen.

„Wenn die Grippe ausbricht, sollte man dieses Buch zur Hand haben. Ich möchte es dann nicht vermissen!" Maria T. Bohle (Homeopathy Today).

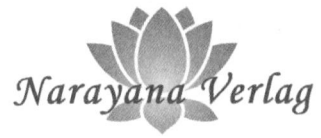

Blumenplatz 2, D-79400 Kandern
Tel: +49 7626-974970-0, Fax: +49 7626-974970-9
info@narayana-verlag.de

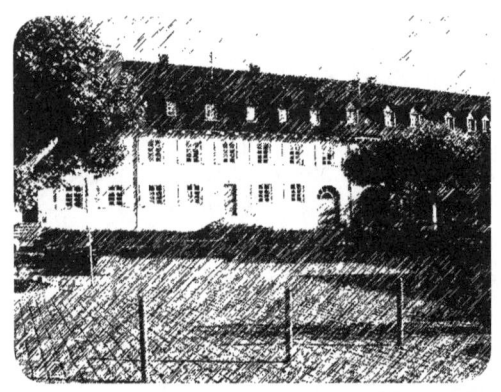

In unserer Online Buchhandlung
www.narayana-verlag.de
führen wir alle deutschen und
englischen Homöopathie-Bücher.

Es gibt zu jedem Titel aussagekräftige Leseproben.

Auf der Webseite gibt es ständig Neuigkeiten zu aktuellen Themen, Studien und Seminaren mit weltweit führenden Homöopathen, sowie einen Erfahrungsaustausch bei Krankheiten und Epidemien.

Ein Gesamtverzeichnis ist kostenlos erhältlich.